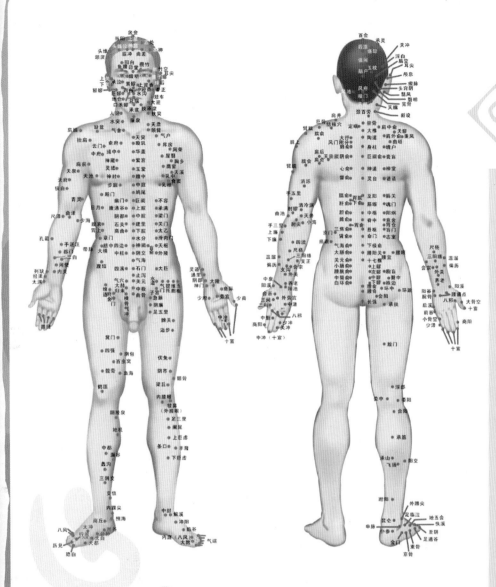

图解

经络穴位养生大全

主编 于志远

中医古籍出版社

（上）

图书在版编目（CIP）数据

图解经络穴位养生大全 / 于志远编著 . -- 北京：
中医古籍出版社 , 2016.6
ISBN 978-7-5152-1256-2

Ⅰ . ①图… Ⅱ . ①于… Ⅲ . ①经络 – 图解②穴位 – 图
解 Ⅳ . ① R224.4

中国版本图书馆 CIP 数据核字 (2016) 第 126694 号

图解经络穴位养生大全

主　　编：于志远
责任编辑：刘丛明
出版发行：中医古籍出版社
社　　址：北京市东直门内南小街 16 号（100700）
印　　刷：北京鑫海金澳胶印有限公司
发　　行：全国新华书店发行
开　　本：889mm×1194mm　　1/16
印　　张：28
字　　数：633 千字
版　　次：2016 年 6 月第 1 版　　2016 年 6 月第 1 次印刷
书　　号：ISBN 978-7-5152-1256-2
定　　价：380.00 元

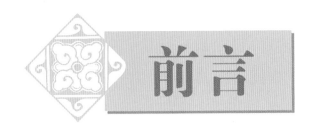

前言

　　在我们每个人的体内，都拥有一个强大的自我保护系统，它就是隐藏在我们体内，摸不着、看不到、拥有无数穴位的经络。经络具有"行血气、营阴阳、决死生、处百病"的重大作用。

　　穴位是什么呢？如果说经络是气血运行传输的通道，是一条条线，那么，穴位就是气血停留汇聚的地方所形成的一个个点。

　　人体的健康与疾病，通常都会通过其相对应的经络穴位做出一定程度的反应和提示。例如，当你感到大脑疲劳时，太阳穴往往会出现重压或胀痛的感觉；当你患了风寒感冒时，按压风池穴处就会有刺痛的感觉；背部心俞穴、肺俞穴处若发生剧烈疼痛，则往往提示胸腔器官存在心肺或其他相关疾病的可能。这些都是与中医的经络穴位有关的。

　　人体中，很多穴位都可以用来滋养我们的脏腑，使其正常地进行工作。如按摩足三里可以健脾和胃，按摩大都穴可以增强人的消化能力；按摩心俞穴可以养心安神，按摩内关穴可以保养我们的心脏；按摩肺俞穴可以驱除肺部的疾病；按摩肝俞穴可以疏肝理气、养血明目；按摩胆俞穴可以消除各种胆病等。为了健康，我们不要等到体内的脏腑出现不适时才想到这些穴位，休闲之时，工作之余，动动你的双手，你就会收获一份意想不到的健康之礼。

　　本书上半部以经脉为纲介绍十四经穴、经外奇穴，详细介绍了单穴的定位、主治、配伍、操作、功效、日常保健等；下半部以疾病为纲，针对不同病症可按摩、刮痧、艾灸、拔罐等。无论是美容养颜、瘦身美体、日常养生，还是缓解身体不适及治疗疾病，都可以根据书中介绍的穴位和手法，不用打针、吃药，减少花费，为自己、家人以及亲戚朋友进行最方便、无创伤的养生保健。一书在手，全身上下454个穴位全掌握，用最简、便、廉、效的物理疗法祛百病。

编者

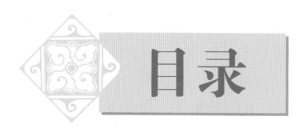

目录

第一部分 经穴畅通，百病不生

第二部分

十四经穴和经外奇穴：人体自带的大药库

图解经络穴位养生大全

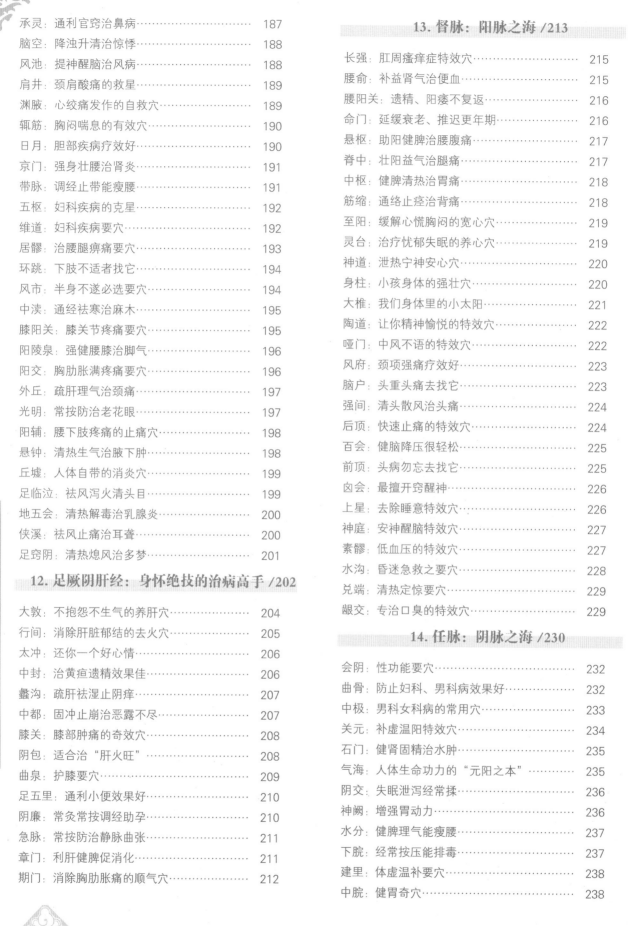

15.经外奇穴：神奇的疗效 /245

第三部分　不生病的智慧：经穴调理祛百病

1.小病不用愁：内科常见病经穴疗法 /268

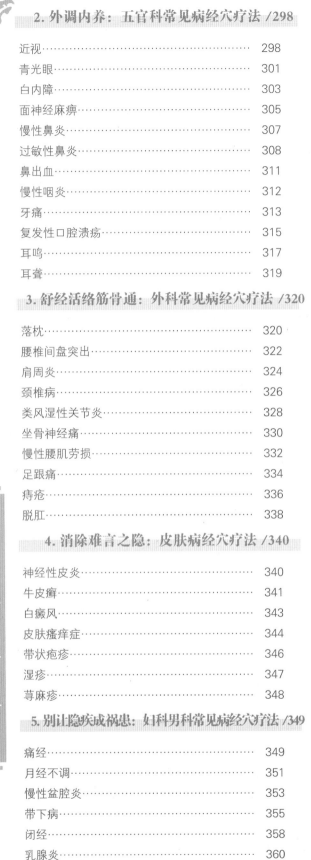

第一部分

经穴畅通，百病不生

1

经络：健康的守护神

2500年前，中国诞生了第一部医学巨著——《黄帝内经》，在这部典籍中，一个重要的概念贯穿于全书，那就是经络。经络是经脉和络脉的总称，古人发现人体上有一些纵贯全身的路线，称之为经脉；又发现这些大干线上有一些分支，在分枝上又有更细小的分支，古人称这些分支为络脉，"脉"是这种结构的总括概念。《黄帝内经》里对人体经络的作用倍加推崇，其有言"人之所以生，病之所以成，人之所以治，病之所以起"的根本。就是说人生下来、活下去、生病、治病都有赖于经络。如果把人体看成是一个个器件的有机组合，经络就是串引这些组合的丝线，而穴位则是这些组合的结点。从经穴的角度来看，人体中"正经"的经络有12条（实际上，左右对称共有24条）。加上身体前正中央有一条"任脉"，后正中央有一条"督脉"，这14条"正经"经络上所排列着的人体穴道，称为"正穴"，全部共有365处，与一年的天数基本吻合。

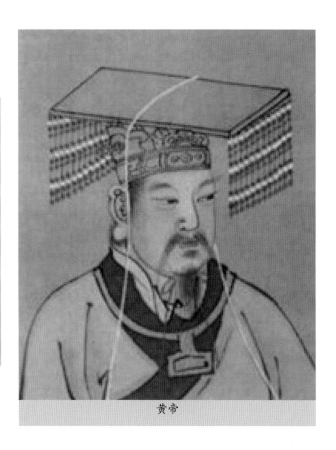

黄帝

？你知道吗

岐黄之称

岐黄为岐伯与黄帝二人的合称，相传为医家之祖。中医学奠基之作《黄帝内经》的主要内容以黄帝、岐伯问答的体裁写成，因而后世即以"岐黄"代称《内经》。并由此引申而专指正统中医、中医学，更多的则是作为中医、中医学的代称。同时，由"岐黄"组合的新词，也各有自己相应的意义。如"岐黄之术"、"岐黄之道"指中医学术或医术、中医理论；"岐黄家"指中医生、中医学家；"岐黄书"指中医书；"岐黄业"指中医行业等等。有关岐伯与岐黄的研究发现，其中充满了浓郁的中国传统文化气息，由此说明中医药学与其母体文化的密切关系。

⊖ 联系内外，网络全身

经络系统由主体部分（十二经脉、奇经八脉、经别、络脉）、内属部分（属络脏腑）和外连部分（经筋、皮部）组成，是人体气血运行的主要通道，也是联结人体各个部分的基本途径。人体的脏腑、器官、皮毛、孔窍、肌肉、筋腱、骨骼等，就是依靠经络的沟通和联结而成为一个有机的整体。

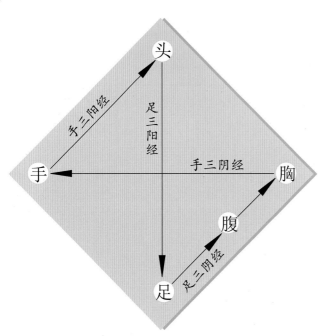

经络系统外行于体表，内属于脏腑，纵横交错，沟通表里，贯穿上下，通过多种通路和途径将机体上下、左右、前后各个部分，以及脏与脏、腑与腑、脏与腑之间，脏腑与体表，体表与脏腑，官窍、皮肉、筋腱和骨骼之间紧密地联系在一起。

其具体联系通路有以下一些特点：

十二经脉和十二经别，着重在体表与脏腑以及脏腑之间的联系；

十二经脉和十五络脉，着重在体表与体表，以及体表与脏腑之间的联系；

十二经脉通过奇经八脉，加强经与经之间的联系；

十二经脉的标本、气街和四海，则加强人体前后腹背和头身上下的分段联系。

正如《黄帝内经灵枢·海论》所说："夫十二经脉者，内属于府藏，外络于支节"。

脏腑居于内，支节居于外，其间是通过经络系统相联系。经络系统是以头身的四海为总纲，以十二经脉为主体，分散为三百六十五络遍布于全身，将人体各部位紧密地联系起来，使有机体各部分之间保持着完整和统一。

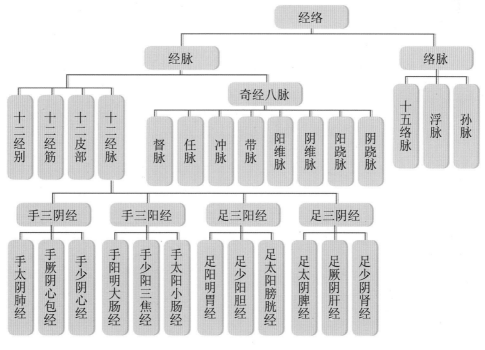

🔅 运行气血，协调阴阳

《黄帝内经灵枢·本藏》论经络的作用是："行血气而营阴阳，濡筋骨，利关节"。

经气推动气血在经脉中的运行，约束气血的运行轨道，调节气血的容量，对全身脏腑气血阴阳的协调平衡起着总领的作用。没有经络系统对全身的维系、协调和平衡，就不可能有有机体正常的生命运动。

※ 运行血气

运行气血的功能，首先取决于"宗气"。《黄帝内经灵枢·邪客》说："宗气积于胸中，出于喉咙，以贯心脉而行呼吸"。《黄帝内经太素》"心脉"作"心肺"，可知宗气是总括心肺的活动功能。《黄帝内经灵枢·五十营》说的："呼吸定息，气行六寸"。意指一呼一吸，脉气可运行六寸，这是就呼吸与经脉运行的关系进行讨论，脉气的宗主即称宗气。

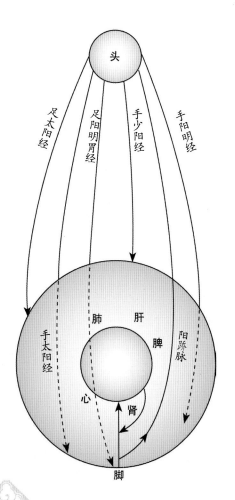

其次取决于出自"脐下、肾间"的"原气"。《难经·八难》指出："脐下、肾间动气"是"五脏六腑之本，十二经脉之根"。经络的功能活动表现称为"经气"。经气来源于真气，真气来自先天之原气，又依赖后天水谷精微之气的不断充养，是人体生命活动最根本的动力。原气与胸内的膻中，一上一下，分别称为上下气海。

此外，产生于中部的营气和卫气，依赖于饮食，由"水谷之气"转化而成，营气运行于经脉之中，起濡养全身的作用，并变化为血液；卫气寓布到经脉之外，起保卫全身的作用，抵抗病邪的侵犯，并有调节体温、管理汗液分泌、充实皮肤和温煦肌肉等功能。

由于宗气和原气的参与和推动，"内溉脏腑，外濡腠理"（见《黄帝内经灵枢·脉度》），从而使体内的脏腑和体表的五官七窍，皮肉筋骨，均能息息相通，协调一致。

※ 营阴阳

营阴阳除指经络气血营运全身，濡养所有器官组织外，还有"协调阴阳"的意义。如人体内外、上下、左右、前后、脏腑、表里之间，不仅由于经脉的联系使生命有机体的各个部分相互联系，而且由于阴阳的相互协调，相互促进，相互制约，使气血盛衰、机能动静保持正常节律，从而使机体成为统一的、协调而稳定，并与外部环境息息相关的有机整体。这是经络在正常生理上的主要功能。

⊖ 抗御病邪，反应症候

经络的功能活动表现称为"经气"。经气不仅表现为"行气血、营阴阳"，还表现为经络的"反应性"和"传导性"。在疾病状态下，经络的反应性和传导性表现为抵御外邪、传入疾病和反映疾病。

※ 抗御病邪

经络内联脏腑，外络肢节，网络周身，当人体正气充足时，经脉之气就能首当其冲，奋起抵御外邪的入侵；而当人体正气不足，抵抗力下降时，经络便会成为疾病的传入通路。邪气（致病因素）侵入人体，通过经络的传导由表向里，由浅入深，传入内脏，并且还会通过经络系统影响到人体的其他部分。

※ 反映症候

另一方面，脏腑病变有时也会通过经络传出体表，在体表某些部位出现压痛、结节、隆起、凹陷、充血等反应，这类反应常可用以帮助诊断有关内脏的疾病。因此经络又有诊断疾病的作用。

经络反映症候，可分局部的、一经的、数经的和整体的。

一般来说，经络气血阻滞而不通畅，就会造成有关部位的疼痛或肿胀；气血郁积而热，则出现红、肿、热、痛，这些都属经络的实证。如果气血运行不足，就会出现病变部位麻木不仁、肌肤痿软及功能减退等，这些都属经络的实证。

关于十二经脉、奇经八脉、络脉、经筋等各有所属病症，是各经络所反映的症候，同时又是该经络穴位所能主治的适应症，两者是一致的。由此可以理解，运用针灸、按摩、艾灸等治法激发了经气和经络本身抗御病邪的功能，从而疏通经脉，通行周身，调节阴阳平衡，促使人体功能活动向正常状态恢复。

？你知道吗

根据"天人合一"、"春夏养阳，秋冬养阴"的理论，每年三伏季节阳气正旺之时，是冬病夏治的最佳时机。三伏天是全年中天气最热、阳气最盛的阶段，在此期间，人体腠理疏松、经络气血流通，有利于药物的渗透和吸收。利用这一有利时机治疗某些寒性疾病，能最大限度的驱风祛寒，祛除体内沉疴，调整人体的阴阳平衡，预防旧病复发或减轻其症状，并为秋冬储备阳气，令人体阳气充足至冬至时则不易被严寒所伤。

⊖ 传导感应，调整虚实

针灸、按摩、气功等方法之所以能防病治病，正是基于经络具有传导感应和调整虚实的作用。

※ 经气与神气

与经络密切相关的气有原气、宗气、营气、卫气，行于经络则概称为"经气"，这是将"经"与"气"紧密结合起来说明经络的多种功能。

经气所表现出来的生命现象又称做"神气"，经络所属的俞穴就是"神气之所游行出入"之所在（见《黄帝内经灵枢·九针十二原》）。《黄庭内景经》说："泥丸、百节皆有神"，意思是脑及全身百节都有神气活动。针刺中的"得气"、"行气"等感觉现象说的"气"，与"神"是密切相关的，所谓"气行则神行，神行则气行"（张志聪：《灵枢集注·行针》），故经络传导感应的功能又可说是"神气"的活动。

"神"与脑有关，后人所称"脑为元神之府"（《本草纲目》辛夷条），在《黄帝内经灵枢·本神》里主要把它说成与"心"和"脉"有关，说："心藏神，脉舍神"以及"心怵惕思虑则伤神"等。从"脉舍神"的意义来理解，可见经络与神气活动是直接结合在一起的。

※ 调整虚实

经络的调整虚实功能是以正常情况下的协调阴阳作为基础，针灸、按摩等治法就是通过适当的穴位和运用适量的刺激方法激发经络本身的功能，调节机体失常的机能使之趋向平衡，"泻其有余，补其不足，阴阳平复"（见《黄帝内经灵枢·刺节真邪》）。

当疾病表现为"实"时，选取适当俞穴、采用不同针刺艾灸方"泻"其有余，反之则"补"其不足，从而达到体内平衡。

气的生理功能

推动作用	1.激发和促进人体的生长发育及各脏腑经络等组织器官的生理功能。 2.推动血液的生成、运行，以及津液的生成、输布和排泄。
温煦作用	1.维持人体的体温。 2.维持各脏腑、经络等组织器官的生理活动。 3.维持血和津液等液态物质的正常循行。
防御作用	1.可以抵御外邪入侵。 2.驱邪外出。
固摄作用	1.固摄血液，防止其溢出脉外。 2.固摄汗液、尿液、唾液、胃液、肠液等，控制其分泌量和排泄量，防止体液丢失。 3.固摄精液，防止妄泄。 4.固摄脏腑，使其位于恒定的位置。
营养作用	具有这种作用的气主要是指脾胃运化的水谷精气。
气化作用	气的运动而产生的各种变化。

2 穴位：最好的"保健医生"

穴位是什么呢？如果说经络是气血运行传输的通道，是一条条线，那么，穴位就是气血停留汇聚的地方所形成的一个个点。人体的健康与疾病，通常都会通过其相对应的穴位做出一定程度的反应和提示。例如，当你感到大脑疲劳时，太阳穴往往会出现重压或胀痛的感觉；当你患了风寒感冒时，按压风池穴处就会有刺痛的感觉；背部心俞穴、肺俞穴处若发生剧烈疼痛，则往往提示胸腔器官存在心肺或其他相关疾病的可能。

到治疗目的。这是俞穴之所以能够治疗疾病的基础。

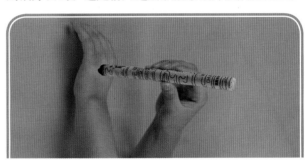

◎ 俞穴的概念

俞穴又称穴位，也叫穴、穴道。指人体经络线上特殊的点区部位，中医可以通过针灸或者推拿、点按、艾灸刺激相应的经络点治疗疾病。穴位是中国文化和中医学特有的名词。多为神经末梢和血管较少的地方。俞穴主要分布在经脉上，从属于经脉，通过经脉向内连属脏腑，人体生命运动最精华之气——"真气"在俞穴这一部位游行出入，既向外出，又向内入。因此俞穴就具备了抵御疾病（出）、反应病痛（出）、传入疾病（入）、感受刺激、传入信息（入）等功能。

当病邪侵袭人体时，人体的正气可以通过经脉、俞穴向外奋起以护卫机表；当人体内部发生病变时，内在的病理状态又可通过经脉俞穴反映于体表，因此俞穴部位的变化可以作为诊断疾病的依据。

当人体正气亏虚、肌腠空疏时，邪气也会通过体表俞穴由表入里；而在俞穴部位施以针刺、温灸、推拿、拔罐、刮痧等刺激时，俞穴又能将各种刺激传入体内，从而激发人体的正气以抗御疾病，协调平衡阴阳，达

◎ 俞穴的名称

在《内经》中，俞穴被称作"节""会""气穴""气府""空（孔）""骨空""原""络""俞""溪""谷"等，《针灸甲乙经》中称为"孔穴"，《太平圣惠方》则称作"穴道"，俗称"穴位"。

《灵枢·九针十二原》说："所言节者，神气之所游行出入也，非皮肉筋骨也。"《灵枢·小针解》说："节之交三百六十五会者，络脉之渗灌诸节者也。"意思是说，俞穴所在部位是人体精华之气（神气）集中输注、聚集、留止、游行、出入之处，是络脉气血渗灌的部位。络脉是经脉的分支，而经脉则联属脏腑，脏腑、经脉、俞穴之间密切相关，不能将俞穴部位仅仅看作皮、肉、筋、骨局部的形质。这里既有纵行循行的概念，又有横行出入的概念，而且还有"面"和"网"的概念。

从《内经》对俞穴的命名来看，也反映了对俞穴功能的概括。腧，本作"输"（形声，从车，俞声。本义转运，运送），输注之意，喻脉气如水注输转、灌注；穴，则有"洞""孔""隙"之意，喻脉气集注于洞穴。综合分析各俞穴名称的字义，其间至少包涵了五个方面的含义：① "本源"之义，如原，表明俞穴是人体脏腑精华之气的本源；② "聚集"之义，如穴、会、府、节等，表明俞穴所在是经气停留和聚集之处；③ "转输"之义，如俞、溪等，反映俞穴有转输的作用；④ "孔隙"，如空、孔、窍等，反映了俞穴经脉与外界的相通性联系；⑤ "渗灌"，如络等，说明俞穴是络脉气血渗灌的部位，反映了俞穴与内脏的联系。

㊀ 俞穴的分类

俞穴可分为十四经穴、奇穴、阿是穴三类。

※ 十四经穴

十四经穴为位于十二经脉和任督二脉的俞穴，简称"经穴"。经穴因其分布在十四经脉的循行线，上所以与经脉关系密切，它不仅可以反映本经经脉及其所属脏腑的病证，也可以反映本经脉所联系的其他经脉、脏腑之病证，同时又是针灸施治的部位。因此，俞穴不仅有治疗本经脏腑病证的作用，也可以治疗与本经相关经络脏腑之病证。

十二经脉又名十二正经，是经络系统的主体。其命名是根据其阴阳属性，所属脏腑、循行部位综合而定的。它们分别隶属于十二脏腑，各经用其所属脏腑的名称，结合循行于手足、内外、前中后的不同部位，并依据阴阳学说，给予不同的名称。十二经脉的名称为：手太阴肺经、手厥阴心包经、手少阴心经、手阳明大肠经、手少阳三焦经、手太阳小肠经、足太阴脾经、足厥阴肝经、足少阴肾经、足阳明胃经、足少阳胆经、足太阳膀胱经。

十二经脉通过手足阴阳表里经的联接而逐经相传，构成了一个周而复始、如环无端的传注系统。气血通过经脉即可内至脏腑，外达肌表，营运全身。其流注次序是：从手太阴肺经开始，依次传至手阳明大肠经，足阳明胃经，足太阴脾经，手少阴心经，手太阳小肠经，足太阳膀胱经，足少阴肾经，手厥阴心包经，手少阳三焦经，足少阳胆经，足厥阴肝经，再回到手太阴肺经。其走向和交接规律是：手之三阴经从胸走手，在手指末端交手三阳经；手之三阳经从手走头，在头面部交足三阳经；足之三阳经从头走足，在足趾末端交足三阴经；足之三阴经从足走腹，在胸腹腔交手三阴经。

十二经脉在体表的循行分布规律是：凡属六脏（心、肝、脾、肺、肾和心包）的阴经分布于四肢的内侧和胸腹部，其中分布于上肢内侧的为手三阴经，分布于下肢内侧的为足三阴经。凡属六腑（胆、胃、大肠、小肠、膀胱和三焦）的阳经，多循行于四肢外侧、头面和腰背部，其中分布于上肢外侧的为手三阳经，分布于下肢外侧的为足三阳经。手足三阳经的排列顺序是："阳明"在前，"少阳"居中，"太阳"在后；手足三阴经的排列顺序是："太阴"在前，"厥阴"在中，"少阴"在后（内踝上八寸以下为"厥阴"在前，"太阴"在中，"少阴"在后）。

十二经脉的表里关系是：手足三阴、三阳，通过经别和别络互相沟通，组成六对"表里相合"的关系。其中，足太阳与足少阴为表里，足少阳与足厥阴为表里，足阳明与足太阴为表里。手太阳与手少阴为表里，手少阳与手厥阴为表里，手阳明与手太阴为表里。

任脉，行于腹面正中线，其脉多次与手足三阴及阴维脉交会，能总任一身之阴经，故称："阴脉之海"。任脉起于胞中，与女子妊娠有关，故有"任主胞胎"之说。

督脉，行于背部正中，其脉多次与手足三阳经及阳维脉交会，能总督一身之阳经，故称为"阳脉之海"。督脉行于脊里，上行入脑，并从脊里分出属肾，它与脑、脊髓、肾又有密切联系。

※ 十二经脉之原穴

手三阴经	肺经	太渊
	心经	神门
	心包经	大陵

手三阳经	大肠经	合谷
	小肠经	腕骨
	三焦经	阴池

足三阴经	脾经	太白
	肾经	太虚
	肝经	太冲

足三阳经	胃经	冲阳
	膀胱经	京骨
	胆经	丘虚

※ 奇穴

奇穴是指未能归属于十四经脉的俞穴，它既有下定的穴名，又有明确的位置，又称"经外奇穴"。

这些俞穴对某些病证具有特殊的治疗作用。奇穴因其所居人体部位的不同，其分布也不尽相同。有些位于经脉线外，如中泉、中魁；有些在经脉线内，如印堂、肘尖；有些有穴位组合之奇穴，如四神聪、四缝、四花等穴。

※ 阿是穴

阿是穴又称压痛点、天应穴、不定穴等。这一类俞穴既无具体名称，又无固定位置，而是以压痛点或其他反应点作为艾灸、按摩部位。阿是穴多位于病变的附近，也可在与其距离较远的部位。

☯ 俞穴的作用

※ 输注气血

俞穴从属于经脉，通过经脉向内连属脏腑，是脏腑经络气血渗灌、转输、出入的特殊部位。《灵枢·九针十二原》说："所言节者，神气之所游行出入也，非皮肉筋骨也。"说明俞穴是气血通行出入的部位，脏腑、经脉之气在俞穴这一部位游行、出入，因此俞穴就具备了抵御疾病（出）、反应病痛（出）、传入疾病（入）、感受刺激、传入信息（入）等功能。

※ 反应病症

护卫机表，当人体内部发生病变时，内在的病理状态又可通过经脉俞穴反映于体表，因此俞穴部位的变化可以作为诊断疾病的依据。

与经脉反应病症不同，俞穴所反映的病症主要限于俞穴范围的压痛、痠楚、结节、肿胀、瘀血、丘疹、虚陷等现象。

俞穴反应病症的作用近年有不少新发现，如呼吸系统病症多在中府、肺俞、孔最处出现反应；肝胆系统的病症多在肝俞、胆俞、胆囊穴出现压痛等。

※ 防治疾病

俞穴不仅是气血输注的部位，也是邪气所客的处所。当人体正气亏虚、肌腠空疏时，邪气就会通过体表俞穴由表入里。

俞穴输注气血向内传入的特性，又是俞穴之所以能够治疗疾病的基础。在俞穴部位施以针刺、温灸等时，各种刺激能通过俞穴、经脉传入体内，从而激发人体的正气，协调平衡阴阳，达到预防和抗御疾病的目的。俞穴防治疾病的作用已被大量的临床和实验所证实。

☯ 俞穴的主治规律

※ 俞穴所在，主治所能

俞穴都能治疗所在部位及邻近器官的病症，这是俞穴的近部主治作用。例如，鼻区的迎香、口禾髎以及邻近的上星、通天等均能治疗鼻病；分布在耳区的穴位多能治疗耳病，分布在肩部的穴位多能治疗肩部病症，分布在躯干部的穴位，由于邻近脏腑，就能治疗相应部位内脏的病症。大体来说：

胸部属上焦，位于胸部的穴位多能主治心、肺的病症；

上腹部属中焦，位于上腹部的穴位多能主治肝、胆、脾、胃的病症；

下腹部属下焦，位于下腹部的穴位多能主治肾、膀胱、肠的病症。

当然，在同一区域的俞穴除有相同作用外，每一个穴位又有其单独的作用，有其不同的特点，临床应用时，应该既掌握其共性，又掌握其个性，才能做到正确选穴。

※ 分部主治规律表

分　部		主　治
头面颈项部	前头、侧头区	眼、鼻病
	后头区	神志病
	项区	神志、喑哑、咽喉、眼、头项病
	眼区	眼病
	鼻区	鼻病
	颈区	舌、咽喉、喑哑、哮喘、食管、颈部病
胸膺胁腹部	胸膺部	胸、肺、心病
	腹部	肝、胆、脾、胃病
	少腹部	经带、前阴、肾、膀胱、肠病
肩背腰尻部	肩胛部	局部、头顶痛
	背部	肺、心病
	背腰部	肝、胆、脾、胃病
腋胁侧腹部	腋胁部	肝、胆病，局部病
	侧腹部	脾、胃病，经带病
上肢内侧部	上臂内侧部	肘臂内侧病
	前臂内侧部	胸、肺、心、咽喉、胃、神志病
	掌指内侧部	神志病、发热病、昏迷、急救
上肢外侧部	上臂外侧部	肩、臂、肘外侧病
	前臂外侧部	头、眼、鼻、口、齿、咽喉、胁肋、肩胛、神志、发热病
	掌指外侧部	咽喉、发热病、急救
下肢后侧部	大腿后侧	臀股部病
	小腿后侧	腰背、后阴病
	跟后、足外侧	头、顶、背腰、眼、神志、发热病
下肢前侧部	大腿前侧	腿膝部病
	小腿前侧	胃肠病
	足跗前侧	前头、口齿、咽喉、胃肠、神志、发热病
下肢内侧部	大腿内侧	经带、小溲、前阴病
	小腿内侧	经带、脾胃、前阴、小溲病
	足内侧	经带、脾胃、肝、前阴、肾、肺、咽喉病
下肢外侧部	大腿外侧	腰尻、膝股关节病
	小腿外侧	胸胁、颈项、眼、侧头部病
	足外侧	侧头、眼、耳、胁肋、发热病

※ 三焦之争

"三焦"是中医学中的一个重要概念，但是对"三焦"的概念至今仍有许多争论。实际上，中医学中的脏腑器官并不是现代解剖学中的脏器概念，而是指一组运动系统。所以，关于"三焦"概念的争论是没有意义的，关键是我们如何利用它来指导临床实践。

三焦	生理功能
上焦如雾	主要指心肺的输布功能
中焦如沤	指脾胃的消化传输功能
下焦如渎	指肾与膀胱的排尿功能，并包括肠道的排便作用

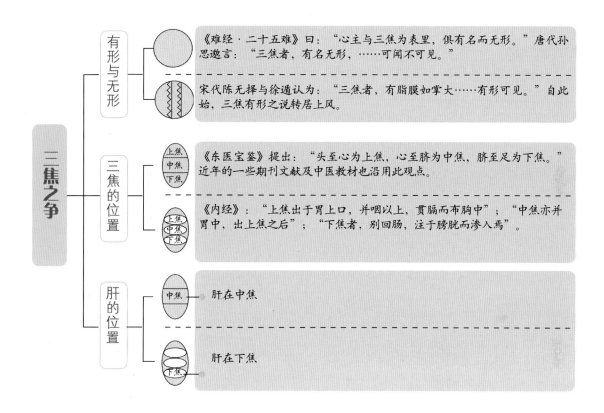

三焦之争

有形与无形

《难经·二十五难》曰："心主与三焦为表里，俱有名而无形。"唐代孙思邈言："三焦者，有名无形，……可闻不可见。"

宋代陈无择与徐遁认为："三焦者，有脂膜如掌大……有形可见。"自此始，三焦有形之说转居上风。

三焦的位置

《东医宝鉴》提出："头至心为上焦，心至脐为中焦，脐至足为下焦。"近年的一些期刊文献及中医教材也沿用此观点。

《内经》："上焦出于胃上口，并咽以上，贯膈而布胸中"；"中焦亦并胃中，出上焦之后"；"下焦者，别回肠，注于膀胱而渗入焉"。

肝的位置

中焦——肝在中焦

下焦——肝在下焦

※ 经脉所过，主治所及

俞穴能主治所属经脉循行部位及其深部组织、器官的病症，这是俞穴的远部主治作用。在十二经脉四肢肘膝以下的俞穴中，俞穴的远治作用尤为显著。例如，列缺不仅能治疗上肢病症，还能治疗头项部、胸、肺、咽喉以及外感病症等；阳陵泉不仅能治疗下肢病变，还能治疗胁肋、胆、肝、神志病以及痉挛、抽搐等筋的病症。

十二经脉中，手三阴经都联系胸部，分别主治胸部心、肺的病症；手三阳经都联系头身部，分别主治头面、头侧及头项部的病症；足三阳经联系头身部，分别主治头身的前、侧、后部的病症；足三阴经都联系腹部，分别主治腹部内脏的病症。

※ 分经主治规律表

经名		主治			
手三阴	手太阴 手厥阴 手少阴	肺、喉病 心、胃病 心病		神志	胸部病
手三阳	手阳明 手少阳 手太阳	头面、鼻、口、齿病 头颞、颊、肋病 头项、肩胛、神志病		耳病	眼病、咽喉、热病
足三阳	足阳明 足少阳 足太阳	前头、面、口齿、喉、胃肠病 侧头、耳、胁肋病 后头、背腰、脏腑病		眼病	神志病、热病
足三阴	足太阴 足厥阴 足少阴	脾胃病 肝病 肾、肺、咽喉病			前阴病、妇科病
任督脉	任脉 督脉	回阳、固脱、强壮 中风、昏迷、热病、头面病			神志病、脏腑病、妇科病

※ 特定俞穴，特定主治

特定穴不仅具有一般俞穴的主治特性，还有独特的主治作用。如背俞穴、原穴主治五脏病症，募穴、下合穴主治六腑病症；郄穴主治急性、痛性病症，八会穴主治慢性、虚弱性病症等。

※ 同一俞穴，双向主治

俞穴治病具有良性的双向调节作用。机体在不同状态下，同一俞穴会表现出两种相反的治疗作用。如足三里穴、天枢穴，在腹泻时起止泻作用，当便秘时又起通便作用；内关可使心动过缓者心率加快，而使心动过速者心率减慢；合谷穴在解表时可以发汗，在固表时又能止汗 等。

※ 主治相同，疗效有别

某些俞穴在主治病症上具有相同性，但其临床疗效并不等同。例如，二间、三间、合谷、阳溪均可治疗牙痛，但以合谷疗效最好；艾灸隐白、太白、三阴交、少商、至阴均有转胎作用，但以至阴穴疗效最好。

※ 主治要领

俞穴所在，主治所能；

经脉所过，主治所及；

本经俞穴主治本经病，表里经俞穴配合治疗表里两经病；

邻近经穴，治疗作用多相近；

四肢部穴，以分经主治为主；

头面躯干穴，以分部主治为主。

⊖ 俞穴主治作用

※ 近治作用

这是所有俞穴主治作用中具有的共同特点。凡是俞穴均能治疗该穴所在部位及邻近组织、器官的疾病。

※ 远治作用

这是十四经俞穴主治作用的基本规律。在十四经俞穴中，尤其是十二经脉在四肢肘膝关节以下的俞穴，不仅能治疗局部病证，而且能治疗本经循行所涉及的远隔部位的组织、器官、脏腑的病证，甚至具有治疗全身疾患的作用。

※ 特殊作用

大量的临床实践已经证明，针刺某些俞穴，对机体的不同状态，可起着双相的良性调整作用。

例如泄泻时，针刺天枢能止泻；便秘时，针刺天枢又能通便。此外，俞穴的治疗作用还具有相对的特异性，如大椎退热，至阴矫正胎位等，均是其特殊的治疗作用。

3 取穴有方：找准穴位的方法技巧

　　准确的选取俞穴，也就是俞穴的定位，一直为历代医家所重视。

⊖ 骨度分寸法

　　骨度分寸法，始见于《灵枢·骨度》篇。是以骨节为主要标志测量周身各部的大小、长短，并依其比例折算尺寸作为定穴标准的方法。不论男女、老少、高矮、肥瘦都是一样。如腕横纹至肘横纹作12寸，也就是将这段距离划成12等分，取穴就以它作为折算的标准。常用的骨度分寸见下表。

分部	起止点	常用骨度	度量法	说明
头部	前发际至后发际	12寸	直寸	如前后发际不明，从眉心量至大椎穴作18寸，眉心至前发际3寸，大椎穴至后发际3寸
	耳后两完骨（乳突）之间	9寸	横寸	用于量头部的横寸
胸腹部	天突至歧骨（胸剑联合）	9寸	直寸	胸部与肋部取穴直寸，一般根据肋骨计算，每一肋骨折作1寸6分；"天突"指穴名的部位
	歧骨至脐中	8寸		
	脐中至横骨上廉（耻骨联合上缘）	5寸		
	两乳头之间	8寸	横寸	胸腹部取穴的横寸，可根据两乳头之间的距离折量。女性可用左右缺盆穴之间的宽度来代替两乳头之间的横寸
背腰部	大椎以下至尾骶	21椎	直寸	背部腧穴根据脊椎定穴。一般临床取穴，肩胛骨下角相当第7（胸）椎，髂嵴相当第16椎（第4腰椎棘突）
	两肩胛骨脊柱缘之间	6寸	横寸	
上肢部	腋前纹头（腋前皱襞）至肘横纹	9寸	直寸	用于手三阴、手三阳经的骨度分寸
	肘横纹至腕横纹	12寸		
侧胸部	腋以下至季胁	12寸	直寸	"季胁"指第11肋端
侧腹部	季胁以下至髀枢	9寸	直寸	"髀枢"指股骨大转子

图解经络穴位养生大全

分部	起止点	常用骨度	度量法	说明
下肢部	横骨上廉至内辅骨上廉（股骨内髁上缘）	18寸	直寸	用于足三阴经的骨度分寸
	内辅骨下廉（胫骨内髁下缘）至内踝高点	13寸		
	髀枢至膝中	19寸	直寸	用于足三阴经的骨度分寸；前面相当犊鼻穴，后面相当委中穴；臀横纹至膝中，作14寸折量
	臀横纹至膝中	14寸		
	膝中至外踝高点	16寸		
	外踝高点至足底	3寸		

❸ 手指比量法

以患者手指为标准来定取穴位的方法。由于生长相关律的缘故，人类机体的各个局部间是相互关联的。由于选取的手指不同，节段亦不同，手指比量法可分作以下几种。

中指同身寸法：是以患者的中指中节屈曲时内侧两端纹头之间作为1寸，可用于四肢部取穴的直寸和背部取穴的横寸。

拇指同身寸法：是以患者拇指指关节的横度作为1寸，亦适用于四肢部的直寸取穴。

横指同身寸法：亦名"一夫法"，是令患者将食指、中指、无名指和小指并拢，以中指中节横纹处为准，四指横量作为3寸。

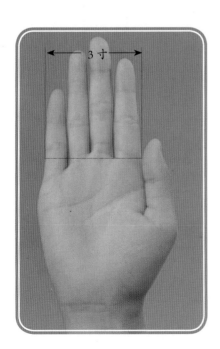
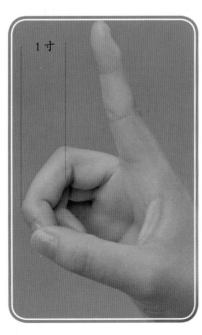
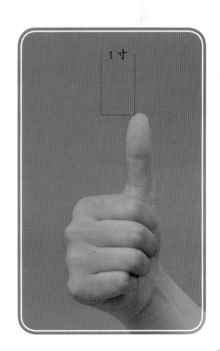

⊖ 自然标志取穴法

根据人体表面所具特征的部位作为标志，而定取穴位的方法称为自然标志定位法。人体的自然标志有两种：

固定标志法：即是以人体表面固定不移，又有明显特征的部位作为取穴标志的方法。如人的五官、爪甲、乳头、肚脐等作为取穴的标志。

活动标志法：是依据人体某局部活动后出现的隆起、凹陷、孔隙、皱纹等作为取穴标志的方法。如曲池屈肘取之。

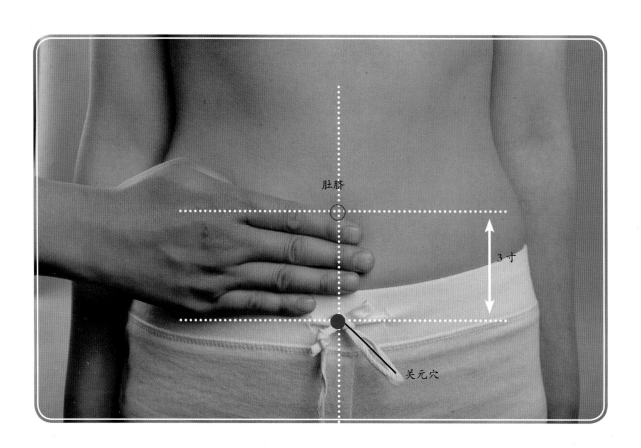

肚脐

3寸

关元穴

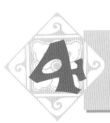

4 国医疗法：祛病又长寿

⊖ 按摩基本知识一点通

※ 按摩发展的追古溯今

按摩是中华医学的瑰宝，在我国有着悠久的历史，凝结着我国劳动人民的智慧。按摩，也可称为推拿，是以我国传统的经络学说、穴位学说为基础，运用手部技法施于体表特定部位进而调节人体功能与病理状况，最终达到保健、治疗目的的健身措施。早在秦汉时期，我国第一部医学专著《黄帝内经》中就有按摩疗法的论述，且在这一时期，我国第一部按摩专著《黄帝歧伯按摩十卷》也问世了。当时的名医扁鹊、华佗等就用这种方法治疗了许多疾病。魏、晋、隋、唐时期，按摩治疗和按摩保健已十分流行，并传入了朝鲜、日本、印度和欧洲。宋、金、元时期，按摩防治的范围更为广泛，涉及到内、外、妇、儿各科疾病。及至明、清时期，在此基础上，按摩理论有了进一步的发展，尤其是用按摩方法治疗小儿疾病，形成了独特的体系。新中国成立后，在党的中医政策指导下，按摩疗法得到了高度重视，挖掘整理了大量的按摩文献资料，创办了各种按摩培训班，并在中医院校设立了按摩专业，编撰了按摩教材，进行了大量的临床实践研究，使按摩疗法成为一种重要的治疗方法，广泛应用于临床，为人类的健康作出了贡献。目前，人们回归自然的热潮席卷全球，按摩疗法再次被推崇为非药物疗法的代表，以其简单易学、便于操作、疗效显著、费用低廉、无毒副反应等特点深受国内外各届人士的喜爱，且已成为21世纪人们追求绿色保健、提高生活质量的有效方法。

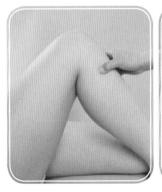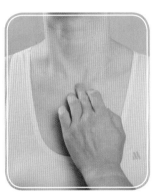

※ 按摩疗法的作用

疏通经络《黄帝内经》里说："经络不通，病生于不仁，治之以按摩"，说明按摩有疏通经络的作用。如按揉足三里，推脾经可增加消化液的分泌功能等。从现代医学角度来看，按摩主要是通过刺激末梢神经，促进血液、淋巴循环及组织间的代谢过程，以协调各组织、器官间的功能，使机体的新陈代谢水平有所提高。

调和气血

明代养生家罗洪在《万寿仙书》里说："按摩法能疏通毛窍，能运旋荣卫"。这里的运旋荣卫，就是调和气血之意。因为按摩就是以柔软、轻和之力，循经络、按穴位，施术于人体，通过经络的传导来调节全身，借以调和营卫气血，增强机体健康。现代医学认为，推拿手法的机械刺激，通过将机械能转化为热能的综合作用，以提高局部组织的温度，促使毛细血管扩张，改善血液和淋巴循环，使血液黏滞性减低，降低周围血管阻力，减轻心脏负担，故可防治心血管疾病。

提高机体免疫能力

如小儿痢疾，经推拿时症状减轻或消失；小儿肺部有干湿性啰音时，按揉小横纹。掌心横纹有效。有人曾在同龄组儿童中并列对照组进行保健推拿，经推拿的儿童组，发病率下降，身高、体重、食欲等皆高于对照组。以上临床实践及其他动物实验皆证明，推拿按摩具有抗炎、退热、提高免疫力的作用，可增强人体的抗病能力。也正是由于按摩能够疏通经络，使气血周流，保持机体的阴阳平衡，所以按摩后可感到肌肉放松、关节灵活，使人精神振奋，消除疲劳，对保证身体健康有重要作用。

※ 按摩的手法

按法

手法：用手指或手掌在身体某处或穴位上用力向下按压。按压的力度可浅到皮肉，深达骨骼、关节和部分内脏处。操作时按压的力量要由轻而重，使患部有一定压迫感后，持续一段时间，再慢慢放松。也可以有节律地一按一松，这种按压法在操作时一定要注意按压的强度与频率，不可过重、过急，应富有弹性。按法在施术时根据不同部位、不同疾病及不同治疗目的，可分为拇指按、中指按、拳按、掌按、肘按。此外，尚有利用按摩工具按压等。

作用：按法是一种较强刺激的手法，有镇静止痛、开通闭塞、放松肌肉的作用。指按法适用于全身各部穴位；掌按法常用于腰背及下肢部；肘按法压力最大，多用于腰背、臀部和大腿部。

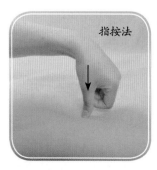
指按法

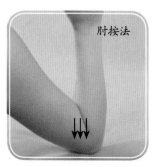
肘按法

推法

手法：用指、掌、肘部等着力在人体某一个部位或穴位上做前后、上下或左右的推动。推法在应用时所用的力量须由轻而重，根据不同部位而决定用力大小。用力大时，作用达肌肉、内脏；用力小时，作用达皮下组织。一般频率50～150次/分，开始稍慢，逐渐加快。推法根据不同的部位和病情可分为拇指推、手掌推、肘尖推、拳推。

作用：具有消积导滞、解痉镇痛、消瘀散结、通经理筋的功能，可提高肌肉兴奋性，促进血液循环。

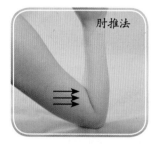
肘推法

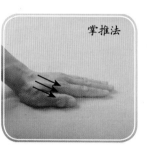
掌推法

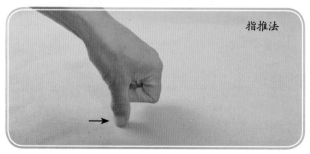
指推法

拿法

手法：用拇指与食、中指或其他手指相对做对应钳形用力，捏住某一部位或穴位，做一收一放或持续的揉捏动作。拿法不同于捏法，力量集中于指尖上，而是指腹和手指的整个掌面着力。使用拿法时，腕要放松灵活，要由轻到重，再由重到轻。在拿法的同时可结合提法，提拿并用。多在提拿某一肌腹时用，作用力要与肌腹相垂直，即纵行肌腹横向提拿，横行肌腹纵向提拿。此类手法强度比较大，被治疗者反应明显，一般以提拿时感觉酸胀、微痛，放松后感觉舒展、轻快的手法强度合适。通常是做定点拿、揉、提的手法，也可做移动拿、揉手法。拿法可根据不同疾病、

图解经络穴位养生大全

不同部位，采用指拿、四指拿、五指拿和抖动拿等。速度可快可慢，要有节奏，要连续，不可忽快忽慢、忽轻忽重。

作用：拿法刺激较强，常配合其他手法用于颈项、肩部和四肢等部位，具有祛风散寒、舒筋通络、缓解痉挛、消除肌肉酸胀和精神疲劳的作用，在颈椎按摩中应用较多。

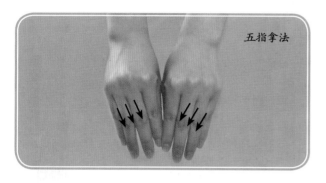

五指拿法

揉法

手法：用手指或手掌面在身体某个部位做回旋揉动。揉法的作用力一般不大，仅达到皮下组织，但重揉时可以作用到肌肉。频率较慢50～100次/分，一般是由轻到重再至轻。此种手法较温和，多在疼痛部位或强手法刺激后使用，也可在放松肌肉、解除局部痉挛时用。操作时手指和手掌应紧贴皮肤，与皮肤之间不能移动，而皮下的组织被揉动，幅度可逐渐扩大。根据按揉的部位不同可分为拇指揉、大鱼际揉、肘揉、掌揉等等。

作用：本法轻柔缓和，刺激量小，适用于全身各部位，具有舒筋活络、活血化瘀、消积导滞、缓解肌痉挛、软化瘢痕的作用。

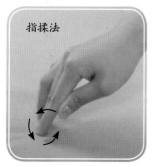
指揉法

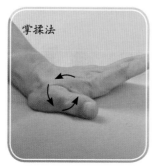
掌揉法

点法

手法：用指端、屈曲之指间关节或肘尖，集中力点，作用于施术部位或穴位上，称点法。操作时要求部位准确，力量深透。

作用：具有开通闭塞、活血止痛、解除痉挛、调整脏腑功能的作用，适用于全身各部位及穴位。

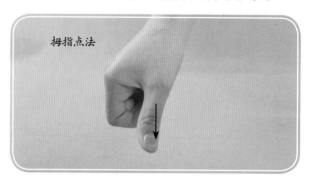

拇指点法

掐法

手法：是用拇指、中指或食指在身体某个部位或穴位上，做深入并持续的掐压。掐法刺激较强，常用于穴位刺激按摩。操作时用力须由小到大，使其作用为由浅到深。掐法用在穴位时，可有强烈的酸胀感觉称"得气"反应。掐法也可称指针法，是以指代针的意思。另与掐法近似的一种指切法，是用一手或两手拇指做一排排轻巧而密集的掐压，边掐边向前推进。这一方法一般用于组织肿胀时，将其向前方推散，而使肿胀散开。

作用：刺激穴位，疏通经脉，消肿散瘀，镇静安神，开窍等。

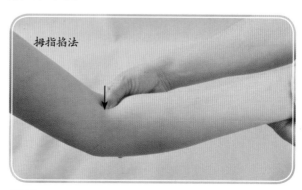

拇指掐法

擦法

手法：以手掌或大鱼际、小鱼际附着在一定部位，

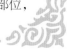

进行直线往返摩擦，称擦法。其作用力浅，仅作用于皮肤及皮下。其频率较高，达 100～200 次 / 分。对皮肤引起反应较大，常要擦到皮肤发红，但不要擦破皮肤，故在操作时多用介质润滑，防止皮肤受损。此法可单手操作，根据不同的部位有指擦和手掌擦。

作用：擦法的主要作用是益气养血，活血通络，加快血液循环，消肿止痛，祛风除湿，湿经散寒等。

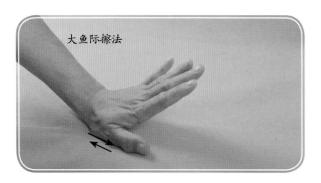
大鱼际擦法

摩法

手法：用手指或手掌在身体某一部位或穴位上，做皮肤表面顺、逆时针方向的回旋摩动。操作时指或掌不要紧贴皮肤，在皮肤表面做回旋性的摩动，作用力温和而浅，仅达皮肤与皮下。摩法的频率根据病情的需要而定，一般慢的 30～60 次 / 分，快的 100～200 次 / 分。此法多用单手摩，也可用双手摩。常用在按摩的开始，或疼痛较剧烈的部位及用强手法按摩后，使肌肉放松。摩法的转动方向一般是顺时针方向运动，摩法根据不同部位有指摩、掌摩、掌根摩三种。

作用：摩法的主要作用是疏气活血，消肿止痛，消积导滞，健脾和胃，调补脏腑，增强皮肤弹性等。

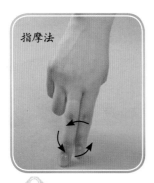
指摩法

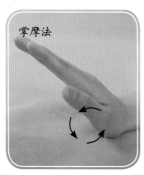
掌摩法

振法

手法：操作时主要依靠前臂和手的肌肉持续用劲发力，使力量集中于指端或手掌，形成震动力，使按摩部位随之而发生震颤。操作时要着力实而频率快，使其有向深部渗透的感觉。有些部位的穴位振法，用手振比较累，可以使用电振器做治疗。但最好先做头、面部的电动按摩器治疗。通常每个穴位可做 1 分钟左右。振法可单手操作，也可用双手重叠操作。根据治疗部位不同可分为指振法、掌振法、电振法三种。

作用：主要治疗作用是放松肌肉，调节神经，解痉止痛，消除疲劳等。

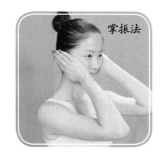
掌振法

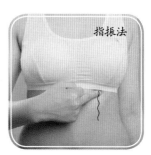
指振法

磙法

手法：由腕关节的屈伸运动和前臂的旋转运动带动空拳滚动，在颈椎按摩中，分为侧掌磙法、握拳磙法两种。

侧掌磙法：肩、肘、腕关节自然放松，以小指掌指关节背侧为着力点，吸定于治疗部位，不应拖动和跳跃，保持一定的压力、频率和摆动幅度。

握拳磙法：手握空拳，用示、中、无名、小指四指的近侧指间关节突出部分着力，附着于体表一定部位，腕部放松，通过腕关节做均匀的屈伸和前臂的前后往返摆动，使拳做小幅度的来回滚动，滚动幅度应控制在 60° 左右。

作用：磙法压力较大，接触面较广，适用于肩背、腰及四肢等肌肉丰厚部位，具有舒筋活血缓解肌肉和韧带痉挛、增加肌筋活力、促进血液循环、消除肌肉疲劳的作用。

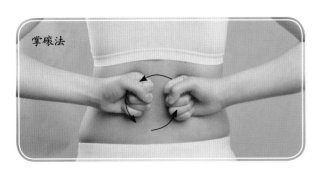

掌磙法

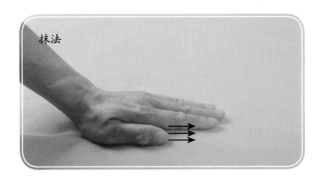

抹法

摇法

手法：以关节为轴心，使肢体做被动的环转活动，称摇法。适用于颈、肩、肘、腕、掌指关节或指间关节、髋、膝、踝等关节，动作要缓和，用力沉稳，摇动方向及幅度须在生理范围内，由小到大。

作用：本法常用于颈项、腰部及四肢关节，具有滑利关节、松解粘连、整复错位的作用。

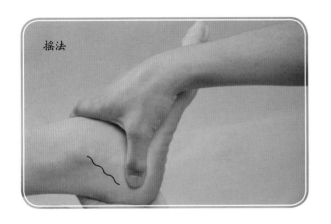

摇法

抹法

手法：用手指或手掌平伏按于按摩部位后，以均衡的压力抹向一边的一种手法。其作用力可浅在皮肤，深在肌肉。其强度不大，作用柔和。一般常用双手同时操作，也可单手操作。根据不同的部位有指抹、掌抹、理筋三种方法。抹法不同于推法，它的着力一般较推法为重，推法是单方向的移动，抹法则可根据不同的治疗位置任意往返移动。抹法的频率也较推法慢。

作用：本法具有开窍镇静、清醒头目、行气散血的作用，常用于头部、颈项部。适宜于颈椎病引起的头痛、头晕等症的治疗。

搓法

手法：是用双手在肢体上相对用力进行搓动的一种手法。其作用力可达肌肉、肌腱、筋膜、骨骼、关节囊、韧带等处。强度轻时感觉肌肉轻松，强度大时则有明显的酸胀感。频率一般 30 ～ 50 次 / 分，搓动速度开始时由慢而快，结束时由快而慢。搓法有掌搓和侧掌搓两种。

作用：疏散经络，调和气血，通利关节，松弛肌肉，消除疲劳等。

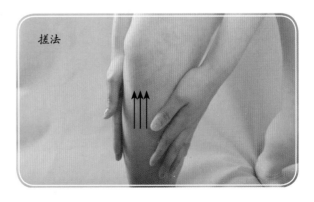

搓法

拍捶法

手法：用手指或手掌轻巧地拍打身体某一部位的方法，叫拍法。图28。用空心拳或拳侧面捶击身体某部位的方法为捶法。拍法着力较轻，多用于胸廓、背部及表浅的关节部位；捶法作用力较重，可达肌肉、关节与骨骼。捶法轻而缓慢的操作可使筋骨舒展；重而快速的捶击可使肌肉兴奋。不论拍、捶在操作时要以腕发力，由轻而重，由慢而快，或一阵快，一阵慢交替操作。动作要协调、灵活，着力要有弹性。可单手操作，也可双手操作。根据病变部位不同而分别选用拍、捶的治疗方法。拍法可分为指拍、指背拍和掌拍。捶法可分为直拳捶、卧拳捶和侧拳锤。

作用：拍捶法的主要作用是行气活血，放松肌肉，祛风散寒，消除肌肉疲劳，缓解局部酸胀，适用于肩背、腰臀及下肢部。

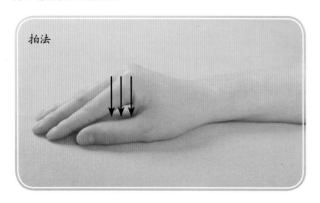

拍法

梳头栉发

手法：双手十指弯曲，从前至后做梳头动作。动作轻快，适用于头部。

作用：清头明目，醒神止眩，行气活血，通络止痛等。

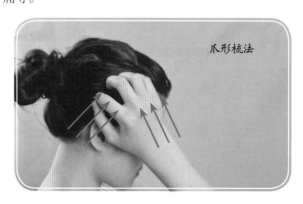

爪形梳法

击法

手法：用拳背、掌根、掌侧小鱼际、指尖或器具叩击体表，称击法。用力快速、短暂、垂直向下，速度均匀而有节奏。

作用：本法具有调和气血、安神醒脑、消除疲劳的作用。拳击法常用于腰背部，掌击法常用于头顶、腰臀及四肢部，侧击法常用于腰背及四肢部，指尖击法常用于头面、胸腹部，棒击法常用于头顶、腰背及四肢部。

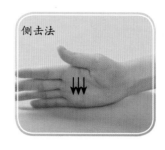

侧击法

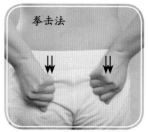

拳击法

※ 按摩手法的要求

持久：指操作手法要按规定的技术要求和操作规范持续作用，保持动作和力量的连贯性，并维持一定时间，以使手法的刺激积累而能产生良好的作用。

有力：指手法刺激必须具有一定的力度，所谓的"力"不是指单纯的力量，而是一种功力或技巧力，而且这种力也不是固定不变的，而是要根据对象、部位、手法性质以及季节变化而变化。

均匀：指手法动作的幅度、速度和力量必须保持一致，既平稳又有节奏。

柔和：指动作要稳、柔、灵活，用力要缓和，力度要适宜，使手法轻而不浮、重而不滞。

渗透：指手法作用于体表，其刺激能透达至深层的筋脉、骨肉甚至脏腑。应该指出的是持久、有力、均匀、柔和、渗透这五方面是相辅相成、密切相关的。持续运用的手法逐渐降低肌肉的张力，使手法功力能够逐渐渗透到组织深部，均匀协调的动作使手法更趋柔和，而力量与技巧的完美结合则使手法既有力又柔和，达到"刚柔相济"的境界，只有这样，才能使手法具有良好的"渗透"作用。

※ 按摩强度

根据患者的症状、体征、治疗部位以及耐受能力，选择适宜的按摩手法和按摩强度。

按摩开始时的手法需轻而柔和，逐渐增强到一定的强度，并维持一段时间后，再逐渐减轻强度。

⊖ 拔罐基本知识一点通

※ 拔罐疗法的渊源

"拔火罐"是我国民间流传很久的一种独特的治病方法，俗称"拔罐子"、"吸筒"，在《本草纲目拾遗》中叫作"火罐气"，《外科正宗》中又叫"拔筒法"。古代多用于外科痈肿，起初并不是使罐，而是用磨有小孔的牛角筒，罩在患部排吸脓血，所以一些古籍中又取名为"角法"。早在成书于西汉时期的帛书《五十二病方》中就有关于"角法"的记载，这就表明我国医家至少在公元前 6 ～ 2 世纪，已经采用拔罐这一治疗方法。

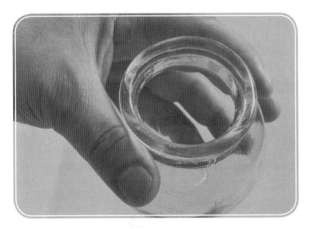

到了现代，拔罐疗法已越出中医外科外治法的边界，取得突破性进展，治病范围已经普遍应用于内、外、妇、儿、五官等各科病症。既有急性病证，诸如急性阑尾炎、胆绞痛、急性扁桃体炎、急性腰扭伤、带状疱疹等，也用于治疗某些为现代西医所束手的疑难病症，如牛皮癣、红斑性肢痛症、遗尿等。拔罐工具除传统的拔罐器具外，已创制出良多新的用具，诸如玻璃罐、橡皮罐、塑料罐及穴位吸引器等。在拔罐操作方法上也多种多样，如以吸拔的排气法分，有利用火力排去空气的火罐法，包括闪火法、投火法、架火法、滴酒法等等；有利用煮水排去空气的水罐法；有利用注射器或其他方法抽去空气的抽气罐法。如以吸拔的形式分，又有单罐、排罐、闪罐、走罐之别。

另外，近年来，拔罐与其他穴位刺激法结合运用日趋增加，其中不少已成有机整体，如用中草药煎煮竹罐后吸拔，或在罐内预行贮盛药液吸拔的药罐；在针刺过的部位或留针处拔罐的针罐；用三棱针或皮肤针等刺破体表细小血管之后拔罐的刺络拔罐，等等。

俗话说"拔拔火罐，病好一半"。拔火罐为什么能治病呢？中医认为拔罐可以开泄腠理、扶正祛邪。疾病是由致病因素引起机体阴阳的偏盛偏衰，人体气机升降失常，脏腑气血功能紊乱所致。当人体受到风、寒、暑、湿、燥、火、毒、外伤的侵袭或内伤情志后，即可导致脏腑功能失调，产生病理产物，如瘀血、气郁、痰涎、宿食、水浊、邪火等，这些病理产物又是致病因子，通过经络和腧穴走窜机体，逆乱气机，滞留脏腑，瘀阻经脉，最终导致种种病症。拔罐产生的真空负压有一种较强的吸拔之力，其吸拔力作用在经络穴位上，可将毛孔吸开并使皮肤充血，使体内的病理产物从皮肤毛孔中吸出体外，从而使经络气血得以疏通，使脏腑功能得以调整，达到防治疾病的目的。中医认为拔罐可以疏通经络，调整气血。经络有"行气血，营阴阳，儒筋骨，利关节"的生理功能，如经络不通则经气不畅，经血滞行，可出现皮、肉、筋、脉及关节失养而萎缩、不利，或血脉不荣、六腑不运等。通过拔罐对皮肤、毛孔、经络、穴位的吸拔作用，可以引导营卫之气始行输布，鼓动经脉气血，儒养脏腑组织器官，温煦皮毛，同时使虚衰的脏腑功能得以振奋，畅通经络，调整机体的阴阳平衡，使气血得以调整，从而达到健身祛病疗疾的目的。

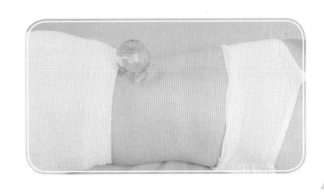

※ 罐的种类

竹筒火罐

选用直径3～5厘米、坚固无损的竹子，制成6～10厘米长的竹管，一端留节作底，另一端作罐口，用刀刮去青皮及内膜，制成形如腰鼓的圆筒。用砂纸磨光，使罐口光滑平整。口径大的，用于面积较大的腰背及臀部；口径小的，用于四肢关节部位。至于日久不常用的竹火罐，过于干燥，容易透进空气。临用前，可用温水浸泡几分钟，使竹罐质地紧密不漏空气然后再用。竹罐的优点在于取材较容易、经济易制、轻巧而不易摔碎。缺点是容易燥裂、漏气、吸附力不大，无法观察罐内皮肤的变化。

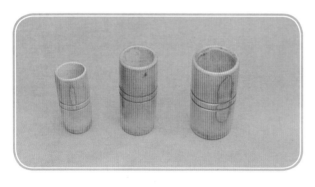

玻璃火罐

在陶制罐的基础上，改用玻璃加工而成的，其形如球状，罐口平滑，分大、中、小三种型号，也可用广口罐头瓶代替。优点是造型美观、清晰透明，使用时可以观察所拔部位皮肤充血、瘀血的程度，便于随时掌握情况，随时调整。缺点是导热快，易烫伤，容易破碎、损坏，不易携带。

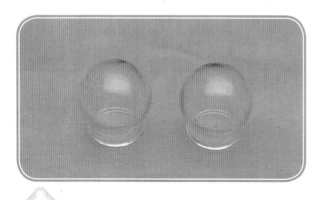

抽气罐

用有机玻璃或透明的工程塑料制成，采用罐顶活塞来控制抽排气。抽气罐的优点是不用点火，不会烫伤，安全可靠，抽气量和吸拔力可控制；自动放气起罐不疼痛；罐体透明，便于观察吸拔部位皮肤的充血情况，便于掌握拔罐时间。抽气罐是对传统罐具改进的一大突破，是目前临床医生广泛使用的罐具，给拔罐疗法向家庭和个人自我保健的普及和推广开辟了广阔的前景。

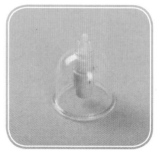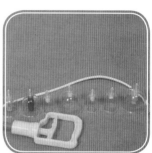

橡胶罐

用具有良好伸缩性能的橡胶制成。口径小至可用于耳穴，大到可以覆盖整个人体。其形状因临床需要各异。用于抽气排气法。优点是消毒便利，不破损，适用于耳、鼻、眼、头皮、腕踝部和稍凹凸不平等特殊部位拔罐。缺点是价格高，也无法观察罐内皮肤的变化。

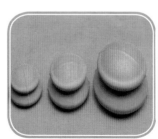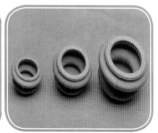

※ 拔罐的辅助器具

燃料

采用75%～95%的酒精作为点火用的材料。可以使用酒精灯或用小口瓶装酒精，以便点火时蘸酒精方便。

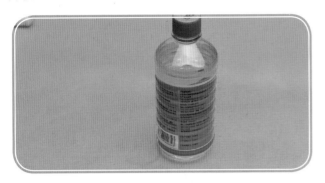

点火工具

可以用止血钳或镊子夹住棉球作为点火工具，点火蘸酒精时要注意酒精的量，以不滴为度，过多酒精容易滴在患者的身上而导致烫伤。

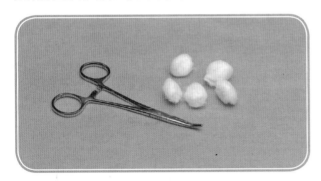

介质

选用能起到润滑作用的液体，常用的介质有液状石蜡、按摩乳、甘油、松节油、植物油等。既可起到润滑作用，又可以增强拔罐时的吸附力。固体的选用质地柔软、细腻、光润的软质固体，如凡士林、面霜、板油等，既可起到润滑的作用，又可对局部皮肤起到滋润作用，以防止局部皮肤干裂。

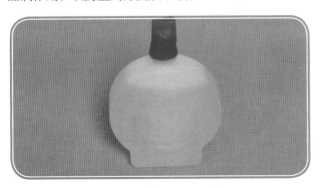

消毒清洁用品

选择常用的消毒液，一般多作为同针灸挑刺放血配合使用时，消毒局部皮肤之用，如75%的酒精或1%的新洁尔灭等。清洁用品如棉签、酒精脱脂棉球等。

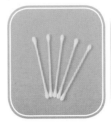 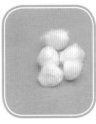 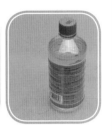

针具

行刺络拔罐法的时候需要梅花针、皮肤针或者三棱针。如果没有这些专业的用具，用家里日常用的缝衣服的针也是可以的，但是要做好消毒工作。

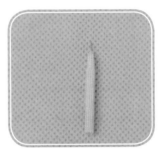 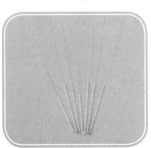

※ 拔罐的方法

贴棉法

用1厘米见方左右的棉花一块，不用太厚，略浸酒精，贴在罐内壁上中段或底部，点燃后罩于选定的部位上，即可吸住。此法也多用于侧向横拔，同样不可蘸太多酒精，以免灼伤皮肤。

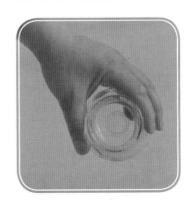

第四章 国医疗法：祛病又长寿

闪火法

用镊子夹酒精球点燃后，伸入罐内旋转一圈立即退出，再迅速将罐具扣在需拔穴位上。操作时要注意蘸酒精不要太多，避免火焰随酒精流溢烫伤皮肤；火焰也不宜在罐内停留时间太长，以免罐具过热而烫伤皮肤。

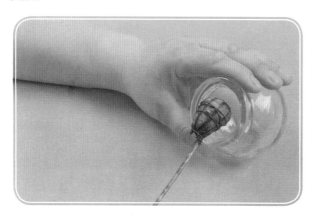

滴酒法

向罐子内壁中部，少滴 1～2 滴酒精，将罐子转动一周，使酒精均匀地附着于罐子的内壁上（不要沾罐口），然后用火柴将酒精燃着，将罐口朝下，迅速将罐子扣在选定的部位上。操作时要注意蘸酒精不要太多，避免火焰随酒精流溢烫伤皮肤。

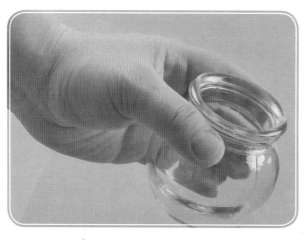

抽气法

先将青、链霉素等废瓶磨成的抽气罐紧扣在需要拔罐的部位上，用注射器从橡皮塞抽出瓶内空气，使产生负压，即能吸住。或用抽气筒套在塑料杯罐活塞

上，将空气抽出，即能吸着。

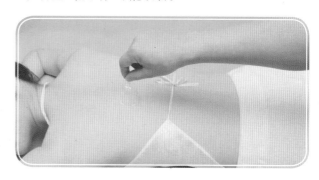

刺络拔罐法

此法又被称为血罐法，是指刺络放血与拔罐配合应用的一种拔罐方法。先用三棱针、梅花针、七星针等，根据病变部位的大小、疾病情况，对出血量的要求，迅速点刺数下或十数下，轻者皮肤出现红晕即可，中度以微出血为度，重者以点状出血为度，然后迅即拔罐并留罐，留罐 15～20 分钟。取罐后，用消毒棉球拭净血渍，罐内血块应清洗干净。此法在临床治疗中较常用，而且适用证广，见效快，疗效好，具有开窍泄热、活血祛瘀、清热止痛、疏经通络等功能。凡属实证、热证者，如中风、昏迷、中暑、高热、头痛、咽喉痛、目赤肿痛、麦粒肿、急性腰扭伤、痈肿、丹毒等，皆可用此法治疗。此外，对重症、顽症及病情复杂的患者也非常适用，如对各种慢性软组织损伤、神经性皮炎、皮肤瘙痒、神经衰弱、胃肠神经痛等疗效尤佳。

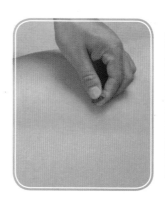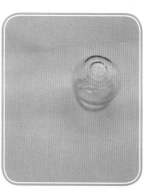

按摩罐法

按摩罐法是指将按摩和拔罐相结合的一种拔罐方

法。两者可先后分开进行，也可同时进行。特别在拔罐前，根据病情先循经点穴和按摩，对于疼痛剧烈的病证及软组织劳损或损伤引起疼痛的患者，治疗效果十分显著。

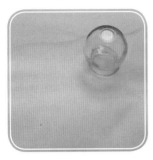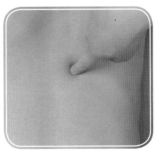

刮痧罐法

刮痧罐法是利用一定的工具，如牛角板、木梳背、瓷调羹等，在人体某一部位的皮肤上进行刮痧，使皮肤发红充血，呈现一块和一片紫红色的斑点，然后再拔罐，从而达到防治疾病目的的一种疗法。此法可作为病变范围较窄的部位以及走罐法或多罐法受到限制时的补充方法。

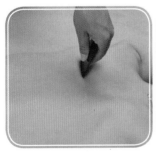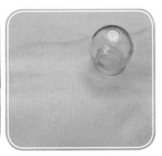

※ 起罐的顺序及方法

起罐是拔罐疗法过程的最后一步操作。起罐的顺序和方法有一定的讲究，起罐后还需对拔罐部位进行适当的处理。起罐顺序，要遵循先拔先起、先上后下的原则。这样可防止发生头昏脑涨、恶心呕吐等现象。如胸或背部拔多个罐时，应先起最先拔下的罐，然后以此类推。

起罐时，一般先用一手夹住火罐，另一手拇指或

食指从罐口旁边按压一下，使气体进入罐内，即可将罐取下。若罐吸附过强时，切不可用力猛拔，以免擦伤皮肤。一般用侧法和立法。侧法用手背近小指侧着力于治疗部位，肘关节微屈，靠前臂的旋转及腕关节的屈伸，使产生的力持续地作用在治疗部位上；立法用小指、无名指、中指背侧及其掌指关节着力于治疗部位，肘关节伸直，靠前臂的旋转及腕关节的屈伸，使产生的力持续地作用在治疗部位上。

※ 注意事项不可违

罐的消毒，一般采用75%的酒精棉球擦拭罐口、罐体，即可起到消毒作用。消毒后的罐可以用干棉球擦干，或者自然风干后使用。

点火的方法一般选用闪火法，一手拿点火棒，一手拿罐，把点火棒的酒精棉球（酒精量不能过多，防止点燃后酒精滴下）点燃，迅速伸入罐内，1～3秒后拿出，另一手将火罐轻放在需要拔罐的部位。点火时不能在罐口燃烧，以免造成罐口过烫。

拔罐时，一般应选择丰满、有弹性的部位。对于皮肤过敏、皮肤破损、肌肉瘦削、毛发过多的部位应慎用，孕妇应慎用。

选择适当的体位，一般采用卧位，一经拔上，不宜移动体位，以免火罐脱落。根据不同部位，选用大小合适的罐具。先在应拔部位比试，罐口与部位吻合，方可应用。

在使用多罐时，罐具排列的距离，一般不宜太近，否则因皮肤被罐具牵拉，会产生疼痛，同时因罐互相牵扯，也不易拔牢。在走罐时，不宜在皮肤瘦薄骨突出处推拉，以免损伤皮肤，或使火罐漏气脱落。

起罐时，手法宜轻缓，右手持罐，左手拇指或食指抵住罐边肌肉，按压一下，使气漏入，吸力消失，火罐就会自然脱落，不可使劲硬拉或旋动，以免损伤皮肤。

起罐后，一般局部会出现红晕或紫绀色，这是正常现象，一般会在1星期内自行消退。如局部瘀血严

重者，不宜原处再次拔罐。如留罐过长，皮肤起水泡。小的不必处理，会自行吸收，但需防止擦破；大的刺破后，用干棉球擦拭，也可以涂上些紫药水，防止感染。室内需要温暖，空气清新，拔罐时不宜吹风扇、空调，以免着凉。

※ 拔罐的正常反应和异常反应

正常反应

无论采用何种方法将罐吸附于施治部位，由于罐内的负压吸拔作用，局部组织可隆起于罐口平面以上，患者觉得局部有牵拉发胀感，或感到发热、发紧、凉气外出、温暖、舒适等，这都是正常现象。起罐后，治疗部位出现潮红，或紫红，或紫红色疹点等，均属拔罐疗法的治疗效应，待一至数天后，可自行恢复，毋需做任何处理。出现水泡，说明体内湿气重，如果水泡内有血水，这是热湿毒的反应。水泡小者，只须小心防止擦破，可待其自然吸收；水泡较大时，常提示病情较重，可用消毒针在水泡跟部将其刺破放水，敷以消毒纱布以防感染。无消毒工具切忌自行处理，应到医院或诊所处理。

异常反应

拔罐后如果患者感到异常，或者烧灼感，则应立即拿掉火罐，并检查有无烫伤，患者是否过度紧张，或术者手法是否有误，或是否罐子吸力过大等。根据具体情况给予处理。如此处不宜再行拔罐，可另选其他部位。如在拔罐过程中，患者感觉头晕、恶心、目眩、心悸，继则面色苍白、冷汗出、四肢厥逆、血压下降、脉搏微弱，甚至突然意识丧失，出现晕厥时(晕罐)，应及时取下罐具，使患者平躺，取头低脚高体位。轻者喝些开水，静卧片刻即可恢复。重者应立即送医院抢救。

⊝ 刮痧基本知识一点通

刮痧是以中医经络腧穴理论为指导，通过特制的刮痧器具和相应的手法，蘸取一定的介质，在体表进行反复刮动、摩擦，使皮肤局部出现红色粟粒状，或暗红色出血点等"出痧"变化，从而达到活血透痧的作用。还可配合针灸、拔罐、刺络放血等疗法使用，加强活血化瘀、驱邪排毒的效果。因其简、便、廉、效的特点，临床应用广泛，适合医疗及家庭保健。

※ 刮痧工具

牛角类刮痧板是民间传统最好的刮痧器具，所用的材质有水牛角、黄牛角、牦牛角、绵羊角等，各具作用。其中以水牛角刮痧板使用最为广泛。水牛角味辛、咸、寒。辛可发散行气、活血润养；咸能软坚润下；寒能清热解毒，具有发散、行气、清热、凉血、解毒，以及活血、化瘀的作用。牛角刮痧板忌热水长时间浸泡、火烤或电烤；刮痧后需立即把刮板擦干，涂上橄榄油，并存放于刮板套内。

玉石类刮痧板

玉性味甘、平，入肺经，润心肺，清肺热。据《本草纲目》介绍，玉具有清音哑，止烦渴，定虚喘，安神明，滋养五脏六腑的作用，是具有清纯之气的良药，可避秽浊之病气。玉石含有人体所需的多种微量元素，有滋阴清热、养神宁志、健身祛病的作用。玉质刮痧板有助于行气活血、疏通经络而没有副作用。玉石刮痧板用完后要注意清洁，避免碰撞，避免与化学试剂接触。

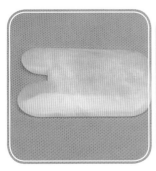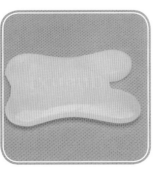

砭石类刮痧板

又称砭板，是用泗滨砭石（泗滨浮石）制成的可用作刮痧的保健砭具，几乎适用于砭术十六法中的所有砭术，是所有款式砭具中用途最广泛的。分大中小三种型号，尤其是大号砭板，刮痧效果尤其好。需要注意的是砭板和刮痧板的概念不完全相同。首先，砭板是用泗滨浮石制作，具有特殊的能量场，直接或间接接触人体均可以改善人体微循环，起到活血化瘀、治疗疾病的作用；再者，由于泗滨浮石的特性，使用砭板进行治疗时，并不要求出痧，就能达到较好疏通经络、排宣热毒的作用。因砭石可能含有有害物质，购买时需认真辨别真伪，购买经国家权威部门检测不含有害物质的砭石。

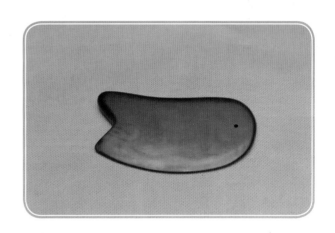

刮痧油、刮痧乳

刮痧油　刮痧油是中医外用药，红棕色澄清液体，配合刮痧疗法使用。专业的刮痧油应选用具有活血化瘀、清热解毒、消炎镇痛而没有毒副作用的中草药及渗透性强、润滑性好的植物油加工而成。中药的治疗作用有助于疏经通络、活血化瘀、排毒驱邪，而植物油有助于滋润皮肤。请勿使用其他药剂代替刮痧油，以免发生不良副作用。刮痧油属于外用药，切不可内服。刮痧油中含有乙醇，应避火使用和保存。

刮痧乳　因为刮痧油涂在面部会流进眼睛或顺面颊而下流至脖颈，所以面部刮痧选用特制的美容刮痧乳。美容刮痧乳渗透性及润滑性好，其中的中药成分有活血化瘀，改善面部微循环，滋养皮肤的功效。

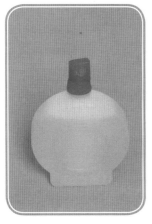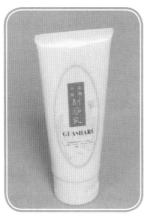

※ 刮痧板的持法和用法

刮痧板是刮痧使用的工具，只有正确地使用刮痧板，才能起到保健治病的作用。刮痧板分为厚面、薄面和棱角。治疗疾病时多用薄面刮拭皮肤，保健多用厚面刮拭皮肤，关节附近穴位和需要点按穴位时多用棱角刮拭。操作时要掌握好"三度一向"，促使出痧，缩短刺激时间，控制刺激强度，减少局部疼痛的感觉，下面向大家详细介绍如何使用刮痧板。

持板方法

正确的持板方法是用手握着刮痧板，将刮痧板的长边横靠在手掌心部位，拇指及其他四个手指弯曲，分别握住刮痧板的两侧，刮痧时用手掌心部位施加向下的按压力。刮拭时应单方向刮，不要来回刮。身体平坦部位和凹陷部位的刮拭手法不同，持板的方法也有区别，下面会详细地介绍。

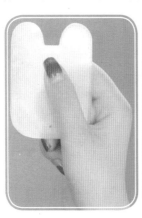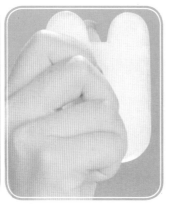

面刮法

面刮法是刮痧最常用、最基本的刮拭方法。手持刮痧板，向刮拭的方向倾斜 30° ~ 60° ，以 45° 角应用最为广泛，根据部位的需要，将刮痧板的 1/2 长边或整个长边接触皮肤，自上而下或从内到外均匀地向同一方向直线刮拭。面刮法适用于身体比较平坦部位的经络和穴位。

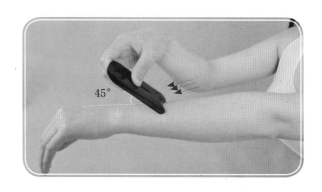

平刮法

操作方法与面刮法相似，只是刮痧板向刮拭的方向倾斜的角度小于 15° ，并且向下的渗透力比较大，刮拭速度缓慢。平刮法是诊断和刮拭疼痛区域的常用方法。

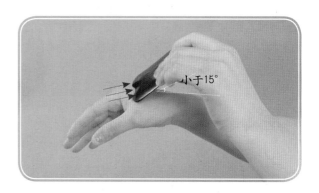

推刮法

操作方法与面刮法相似，刮痧板向刮拭的方向倾斜的角度小于 45° （面部刮痧小于 15° ），刮拭的按压力大于平刮法，刮拭的速度也慢于平刮法，每次刮拭的长度要短。推刮法可以发现细小的阳性反应，是诊断和刮拭疼痛区域的常用方法。

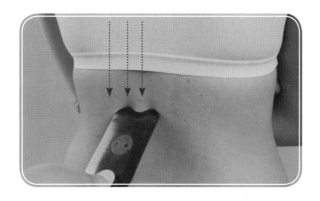

单角刮法

用刮痧板的一个角部在穴位处自上而下刮拭，刮痧板向刮拭方向倾斜 45°。这种刮拭方法多用于肩部肩贞穴，胸部膻中、中府、云门穴，颈部风池穴。

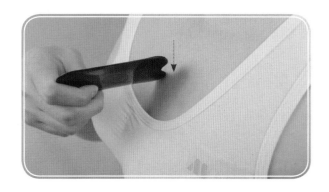

点按法

将刮痧板角部与穴位呈 90° 垂直，向下按压，由轻到重，逐渐加力，片刻后迅速抬起，使肌肉复原，多次重复，手法连贯。这种刮拭方法适用于无骨骼的软组织处和骨骼缝隙、凹陷部位，如人中、膝眼穴。

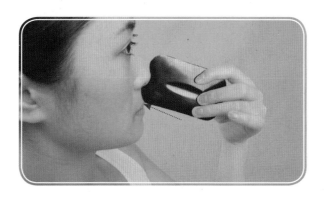

厉刮法

用刮痧板角部与穴区呈 90° 垂直，刮痧板始终不离皮肤，并施以一定的压力，做短距离（约 1 寸长）前后或左右摩擦刮拭。这种刮拭方法适用于头部全息穴区的诊断和治疗。

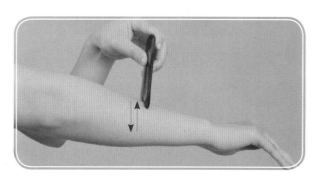

拍打法

以痧板面为工具拍击需施治的穴位或部位，称为拍法。施术者以单手紧握刮痧板一端，以刮痧板面为着力点在腕关节自然屈伸的带动下，一落一起有节奏地拍而打之。一般以腕为中心的活动带动刮痧板拍打为轻力，以肘为中心的活动带动刮痧板拍打为中力，在拍打施力时，臂部要放松，着力大小应保持均匀、适度，忌忽快忽慢。此法常用于肩背部、腰部及上下肢如肘窝和膝窝。

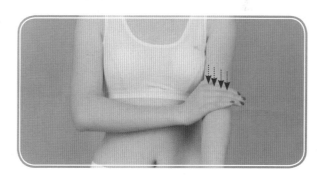

平面按揉法

用刮痧板角部的平面以小于 20° 按压在穴位上，做柔和、缓慢的旋转运动，刮痧板角部平面始终不离开所接触的皮肤，按揉压力应渗透至皮下组织或肌肉。这种刮拭方法常用于对脏腑有强壮作用的穴位，如合谷、足三里、内关穴，以及对手足全息穴区、后颈、背腰部全息穴区中疼痛敏感点的诊断和治疗。

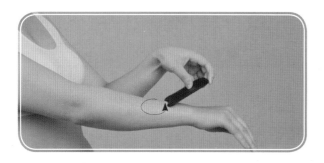

垂直按揉法

垂直按揉法将刮痧板的边缘以90°按压在穴区上，刮痧板始终不离开所接触的皮肤，做柔和的慢速按揉。垂直按揉法适用于骨缝部穴位，以及第2掌骨桡侧全息穴区的诊断和治疗。

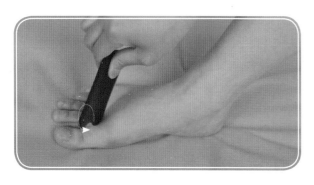

提拉法

两手各持一块刮痧板，放在面部一侧，用刮痧板整个长边接触皮肤，刮痧板向刮拭的方向倾斜，倾斜的角度为20°～30°，两块刮痧板交替从下向上刮拭，刮拭的按压力渗透到肌肉的深部，以肌肉运动带动皮肤向上提升，边提升边刮拭。向上提升的拉力和向下按压力度相等。各提拉法有防止肌肤下垂，运动肌肉，促进肌肉收缩的作用。

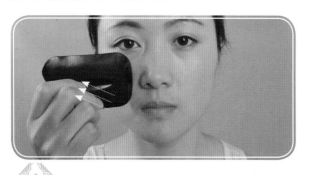

疏理经气法

按经络走向，用刮板自下而上或自上而下循经刮拭，用力轻柔均匀，平稳和缓，连续不断。一次刮拭面宜长，一般从肘膝关节部位刮至指趾尖。常用于治疗刮痧结束后或保健刮痧时对经络进行整体调理，松弛肌肉，消除疲劳。

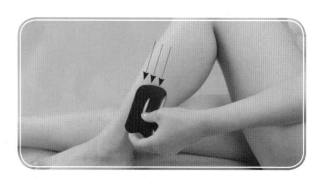

※ 刮拭要领及技巧

按压力要适中

刮痧时除向刮拭方向用力外，更重要的是要有对肌肤向下的按压力，因为经脉和全息穴区在人体有一定的深度，须使刮拭的作用力传导到深层组织，才有治疗作用。刮板作用力透及的深度应达到皮下组织或肌肉，如作用力大，可达到骨骼和内肌。刮痧最忌不使用按力，仅在皮肤表面摩擦，这种刮法，不但没有治疗效果，还会因反复摩擦，形成表皮水肿。但并不是按压力越大越好，人的体质、病情不同，治疗时按压力强度也不同。各部位的局部解剖结构不同，所能承受的压力强度也不相同，在骨骼凸起部位按压力应较其他部位适当减轻。力度大小可根据患者体质、病情及承受能力决定。正确的刮拭手法，应始终保持按压力。

速度应均匀、平稳

刮拭速度决定舒适度及对组织的刺激强度。速度越慢疼痛越轻，刮拭速度过快会增加疼痛，也不能发现阳性反应，从而无法进行阳性反应诊断，更不能使刮痧的渗透力达到病所，产生刮痧疗效。正确的刮拭手法应慢速均匀，力度平稳。这样可以减轻疼痛，利于诊断和消除阳性反应，产生疗效。每次刮拭应速度均匀，力度平稳，切忌快速，或忽快忽慢、忽轻忽重、头轻尾重和头重尾轻。

点、面、线相结合

点即穴位，穴位是人体脏腑经络之气输注于体表的部位。面即指刮痧治疗时刮板边缘接触皮肤的部分，约有 1 寸宽。这个面，在经络来说是其皮部；在全息穴区来说，即为其穴区。线即指经脉，是经络系统中的主干线，循行于体表并连及深部，约有 1 毫米宽。点、面、线相结合的刮拭方法，是在疏通经脉的同时，加强重点穴位的刺激，并掌握一定的刮拭宽度。因为刮拭的范围在经脉皮部的范围之内，经脉线就在皮部范围之下，刮拭有一定的宽度，便于准确地包含经络，而对全息穴区的刮拭，更是具有一定面积的区域。刮痧法，以疏通调整经络为主，重点穴位加强为辅。经络、穴位相比较，重在经络，刮拭时重点是找准经络，宁失其穴，不失其经。只要经络的位置准确，穴位就在其中，始终重视经络整体疏通调节的效果。点、面、线相结合的方法是刮痧的特点，也是刮痧简便易学、疗效显著的原因之一。

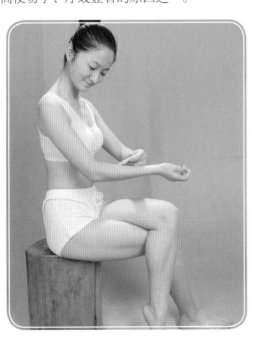

刮拭长度要适宜

在刮拭经络时，应有一定的刮拭长度，8 ～ 15厘米，如需要治疗的经脉较长，可分段刮拭。重点穴位的刮拭除凹陷部位外，也应有一定长度。一般以穴位为中心，上下总长度 8 ～ 15 厘米，在穴位处重点用力。在刮拭过程中，一般须一个部位刮拭完毕后，再刮拭另一个部位。遇到病变反应较严重的经穴或穴区，刮拭反应较大时，为缓解疼痛，可先刮拭其他经穴处，让此处稍事休息后，再继续治疗。

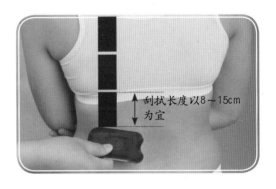

刮拭长度以8～15cm为宜

顺序方向有讲究

整体刮拭的顺序是自上向下，先头部、背、腰部或胸、腹部，后四肢。背、腰部及胸、腹部可根据病情决定刮拭的先后顺序。每个部位一般先刮阳经，再刮阴经，先刮拭身体左侧，再刮拭身体右侧。

时间掌控好一般每个部位刮 3 ～ 5 分钟，最长不超 20 分钟。还应根据患者的年龄、体质、病情、病程及刮痧的施术部位而灵活掌握刮拭时间。对于一些不出痧或出痧少的患者，不可强求出痧，以感到舒服为原则。刮痧次数一般是第一次刮完等 3 ～ 5 天，痧退后再进行第二次刮治。出痧后 1 ～ 2 天，皮肤可能轻度疼痛、发痒，这些反应属正常现象。

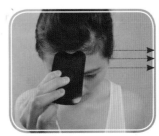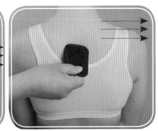

※ 刮痧后的人体反应

正常反应

　　由于个体的差异，刮痧后皮肤表面出现红、紫、黑斑或疱的现象，临床上称为"出痧"，是一种正常刮痧治疗反应，数天即可自行消失，毋须做特殊处理。刮痧，尤其是出痧后 1～2 天出现被刮拭的皮肤部位轻度疼痛、发痒、虫行感，自感体表冒冷、热气，皮肤表面出现风疹样变化等情况，均是正常现象。

　　晕刮如在刮痧过程中，患者出现头晕、目眩、心慌、出冷汗、面色苍白、四肢发冷、恶心欲吐或神昏仆倒等晕刮现象，应及时停止刮拭，迅速让患者平卧，取头低脚高体位。让患者饮用一杯温糖水，并注意保温。迅速用刮痧板刮拭患者百会穴(重刮)，人中穴(棱角轻刮)，内关穴(重刮)，足三里(重刮)，涌泉穴(重刮)。静卧片刻即可恢复。

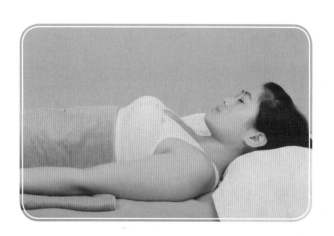

　　对于晕刮应注意预防如初次接受刮痧治疗、精神过度紧张或身体虚弱者，应做好解释工作，消除患者对刮痧的顾虑，同时手法要轻。若饥饿、疲劳、大渴时，不要对其刮痧，应令进食、休息、饮水后再予刮拭。医者在刮痧过程中要精神专注，随时注意患者的神色，询问患者的感受，一旦有不适情况应及时纠正或及早采取处理措施，防患于未然。

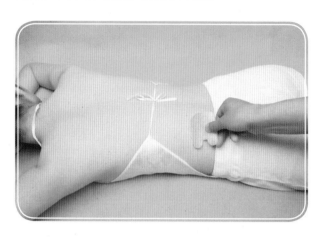

※ 刮痧后喝什么水利于保健养生

　　在家刮痧，出痧以后喝一杯温开水，最好是淡盐水或者淡糖水。人体在刮痧过程中损失了一些津液，喝盐水和糖水一方面能够补充津液；另一方面还可以加速身体的新陈代谢，促进体内废物的排出，从而加强刮痧的功效。

⊖ 艾灸基础知识一点通

※ 艾灸疗法的渊源

艾灸疗法能健身、防病、治病，在我国已有数千年历史。春秋时代的《诗经·采葛》载："彼采艾兮"，西汉毛亨和毛苌传释："艾所以疗疾"。战国时代孟子《离娄》曰："犹七年之病，求三年之艾也……艾之灸病陈久者益善……"可见在春秋战国时代即重视艾灸，艾灸疗法已颇为流行。《三国志·华佗传》载："病若当艾（艾灸），不过一两处，每处不过七八壮。"（按：医用艾灸，灸一次谓之一壮，一壮捻成艾绒如雀屎大，谓之艾炷，艾叶越陈越好。）至晋代葛洪的《肘后方》、唐代孙思邈的《千金要方》都很重视艾灸的保健防病作用。宋代以后灸的保健防病作用日益受到重视，窦材的《扁鹊心书》就是以灸法防治疾病的专著。

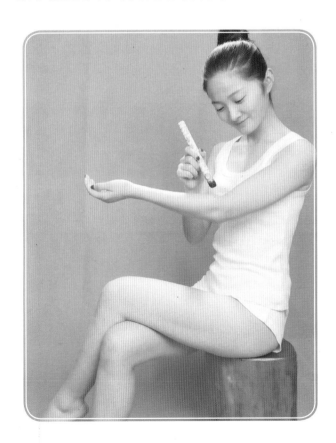

艾灸疗法的适应范围十分广泛，在中国古代是主要治疗疾病的手段。用中医的话说，它有温阳补气、祛寒止痛、补虚固脱、温经通络、消瘀散结、补中益气的作用。可以广泛用于内科、外科、妇科、儿科、五官科疾病，尤其对乳腺炎、前列腺炎、肩周炎、盆腔炎、颈椎病、糖尿病等有特效。

艾灸具有奇特养生保健的作用。用灸法预防疾病，延年益寿，在我国已有数千年的历史。《黄帝内经》"大风汗出，灸意喜穴"，说的就是一种保健灸法。日本人须藤作等做过的灸法抗癌研究，还表明艾灸可以使皮肤组织中潜在的抗癌作用得到活化，起到治癌抗癌的作用。近年来，随着人们对艾灸疗效独特性的认识，艾灸疗法重新得到了医学界重视，现代化研究的步伐也在加快。现代的温灸疗法，并不直接接触皮肤，采用艾条悬灸、艾灸器温灸和药物温灸的方式来治疗疾病和保健养生，其疗效也大大提升。并具有使用方便，操作简单，不会烧灼皮肤产生瘢痕的特点。艾灸正逐渐进入人们的生活，踏入了现代健身保健的医学舞台，成为了现代防病、治病、养生保健的一颗闪耀明星。

※ 艾草、艾绒和艾条

艾草

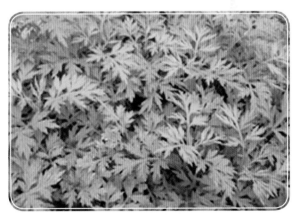

又称冰台、遏草、香艾、蕲艾、艾蒿、艾、灸草、医草、黄草等。多年生草本或略成半灌木状，植株有浓烈香气。茎单生或少数，褐色或灰黄褐色，基部稍木质化，上部草质，并有少数短的分枝，叶厚纸质，上面被灰白色短柔毛，基部通常无假托叶或极小的假托叶；上部叶与苞片叶羽状半裂、头状花序椭圆形，花冠管状或高脚杯状，外面有腺点，花药狭线形，花柱与花冠近等长或略长于花冠。瘦果长卵形或长圆形。花果期9～10月。全草入药，有温经、去湿、散寒、止血、消炎、平喘、止咳、安胎、抗过敏等作用。艾叶晒干捣碎得"艾绒"，制艾条供艾灸用。

艾绒

　　在艾灸中，艾绒是最主要的材料，它是由艾叶经过加工制做成的。艾叶有一些粗梗和灰尘等杂质，不利于燃烧，所以需要进行加工。古代通常是将艾叶风干后，放在石臼、石磨等加工工具中，反复进行捣捶和碾轧，然后通过反复筛除，将其中的粗梗、灰尘等杂质去掉，只剩下纯粹的艾纤维，其色泽灰白，柔软如绒，易燃而不起火焰，气味芳香，适合灸用。它的功效主要有：通经活络、温经止血、散寒止痛、生肌安胎、回阳救逆、养生保健的作用。外用灸法则能灸治百病。

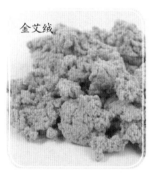
金艾绒

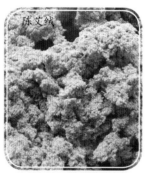
陈艾绒

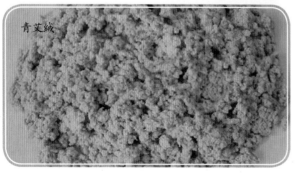
青艾绒

　　艾绒分为青艾绒、陈艾绒和金艾绒三种，一般来说，用新艾施灸，火烈且有灼痛感，而用陈艾施灸，

灸火温和，灸感明显，疗效好，《本草纲目》里说："凡用艾叶，须用陈久者，治令软细，谓之熟艾；若生艾，灸火则易伤人肌脉。"所以，在选用艾绒时，应该用陈艾而不用新艾。老中医会根据病因选用青艾绒或陈艾绒，金艾绒为艾绒中的极品，用途广泛，但价格贵。在家庭使用艾绒时，最好选用陈艾绒，因为艾火温和，不会造成灼伤。

艾条

　　艾条是用棉纸包裹艾绒制成的圆柱形长卷，直径一般在在4～50毫米之间。最常见的直径为18毫米的。长度一般在200～300毫米之间。最常见的长度为200毫米。长度小于80毫米的艾条，可称艾炷、艾段。按艾绒陈放年份分为陈艾条、艾条（艾绒陈放几年叫做几年陈艾条。比如经常见到的3年陈艾条、5年陈艾条）；按艾条排出的烟分为有烟艾条、无烟艾条及微烟艾条；按艾条的成份分为纯艾绒艾条、药艾条；按艾条的长短分为长条、短条、艾炷、艾坨；按艾条制成的形状分为梅花艾条、菱形艾条、艾管。

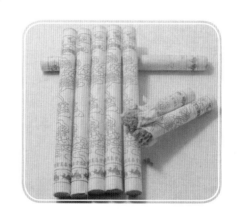

※ 如何挑选艾条

　　劣质艾条会危害人们的身心健康，所以在挑选艾条时，一定要认真辨别。

　　一看成色：好艾条，一般采用陈艾绒精心制作，艾绒提取比例高（御道极品艾条艾绒提取比例是45：1，即45公斤艾叶提取1公斤艾绒），无杂质，艾绒细腻均匀，色如黄金；劣质艾绒，粉尘冲鼻，杂质枝杆更是占绝大部分，成分粗糙，色泽暗淡。

二捏实度：好艾条，用料十足，端口紧实细腻，密实度好，燃烧更全面，温灸更到位；劣质艾条，偷工减料，包装松散，燃烧不全面，药性不均匀。

三观艾火：好艾条是真正的纯阳之火，火力持久，渗透力强，疗效更好；劣质艾条杂质枝梗粉尘多，燃烧速度缓慢，火力不能直透经络，根本无法起到治疗作用。

四闻艾烟：好艾条，气味浓而不呛，艾烟淡白，还有一股清新。劣质艾条，艾的气味较淡，非常刺鼻，燃烧的杂质成分所产生的烟雾对人体健康有危害。

※ 施灸工具

艾灸盒

又叫温灸盒，是艾灸的首选器具，并由于其体积小，操作简单方便，集养生防病、治病和美容养颜于一身，一直来深受家庭养生者的青睐。温灸盒是通过艾火的热力渗透肌肤，可以温通经络，行气活血，祛湿逐寒，温经止痛，平衡阴阳，促进血液循环，调整脏腑功能，促进机体新陈代谢，增强抵抗力。近年来，随着科学技术的进步，温灸盒也有了众多升级换代产品，新科技温灸盒，无烟无痛，不怕灼伤人体，不怕污染环境，具有人体工学设计特性，佩戴便利，舒适随身，还能实现 1 ～ 8 小时任意时长灸疗，受到新生代艾灸养生人士的喜爱。

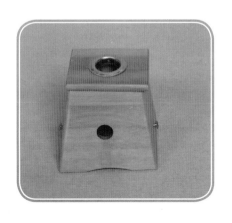

艾灸罐

艾灸罐是艾灸所用器具，是艾绒艾柱盛放的载体，把点燃的艾绒，艾柱放在艾灸罐，然后通过艾灸罐的便捷性对人体施灸，因此艾灸罐是人们在日常艾灸的重要器具。艾灸罐材料多样，大致分为不锈钢、铜制、木制等。艾灸罐为圆柱体，直径 7 ～ 9 厘米不等，高 7 ～ 10 厘米不等。

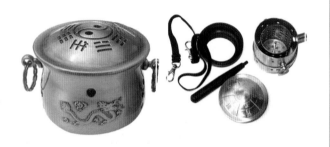

※ 灸法的种类和操作方法

艾条温和灸

将艾条燃着的一端与施灸处的皮肤保持 1 厘米左右距离，使患者局部温热而无灼痛。每穴灸 15 分钟左右，以皮肤出现红晕为度。对昏迷或局部知觉减退者，须随时注意局部温热程度，防止灼伤。近今有各种灸疗架，可将艾条插在上面，固定施灸。这种灸法的特点是，温度较恒定和持续，对局部气血阻滞有散开的作用，主要用于病痛局部灸疗。

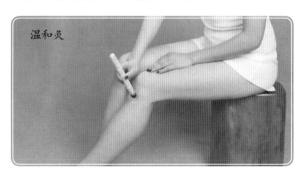

温和灸

艾条雀啄灸

将艾条点燃的一端对准穴位，似鸟雀啄米状，一上一下地进行艾灸。多随呼吸的节奏进行雀啄。一般可灸 15 分钟左右。这种灸法的特点是，温度突凉突温，对唤起腧穴和经络的功能有较强的作用，因此适用于灸治远端的病痛和内脏疾病。

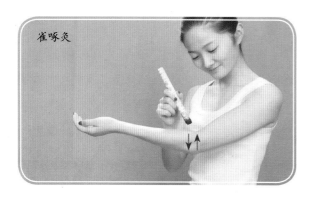

艾条回旋灸

又称熨热灸。即将点燃的艾条一端接近施灸部位，距皮肤 1 厘米左右，平行往复回旋施灸。一般灸 20 ～ 30 分钟。这种灸法的特点是，温度呈渐凉渐温互相转化，除对局部病痛的气血阻滞有消散作用外，还能对经络气血的运行起到促进作用，故对灸点远端的病痛有一定的治疗作用。

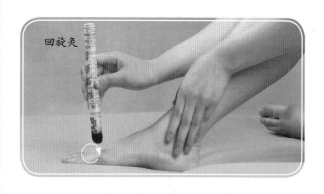

艾炷直接灸

瘢痕灸在临床上又名化脓灸，属于烧灼灸法，用蚕豆大或枣核大的艾炷直接放在穴位上点燃施灸，烧灼局部组织，施灸部位往往被烧红起泡，并嘱患者服用药物，或用桃木煎水洗烧灼处，使其产生无菌性化脓现象（灸疮）。施灸前，要注意患者体位的平正和舒适，以及所灸穴位的准确性。局部消毒后，可涂以大蒜液或凡士林，增加艾炷对皮肤的黏附力。点燃艾炷后，患者一般会因烧灼感到剧痛，为了减轻疼痛，可轻轻拍打局部，亦可用麻醉法来防止。灸完一壮后，用纱布蘸冷开水抹净所灸穴位，再依前法灸之。灸满所需壮数后，可在灸穴上敷贴淡膏药，每天换一次。也可用桃木水洗数天后即现灸疮，停灸后 3 ～ 4 周灸疮结痂脱落，留有瘢痕。本法适于虚寒证，实热和虚热证不宜用，头面颈项不宜用，每次用穴不宜多。如用麦粒大的艾炷烧灼穴位，痛苦较小，可连续灸 3 ～ 7 壮，灸后无需膏药敷治，称为麦粒灸，适于气血两亏者。

非瘢痕灸属于温热灸法，点燃艾炷后，当患者感到烫时，即用镊子将艾炷夹去或压灭。连续灸 3 ～ 7 壮，局部出现红晕为止。灸后不发灸疮，无瘢痕，易为患者接受。

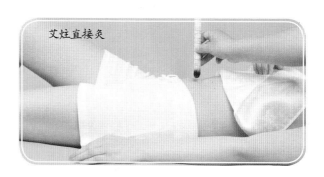

艾炷间接灸

间接灸是在艾炷与皮肤之间用药物制品衬隔，又称隔物灸。常用的有：隔姜灸将生姜切成约 2 毫米厚的片，用针在其中间穿几个孔，置于穴位上，把艾炷放在姜片上点燃施灸。适于风寒咳嗽、虚寒腹痛、呕吐、泄泻、风寒湿痹等寒湿阻滞者。

隔蒜灸用独头大蒜切成 1 毫米厚的片，中间以针刺数孔，置于穴位上，把艾炷放在蒜片上点燃。每穴每次可灸 5 ～ 7 壮，隔 2 ～ 3 日一次。适于痈疽未溃、瘰疬、肺痨等寒湿化热者。如用大蒜捣成泥糊状，均匀铺于脊柱（大椎至腰俞）上，约 2 毫米厚、2 厘米宽，周围用棉皮纸封固，然后用艾炷置其上，点燃施灸，则称为铺灸法，可用治虚劳顽痹。

隔盐灸将干燥食盐块研细末，撒满脐窝，在盐上面置放生姜片和艾炷施灸。适于寒证吐泻、腹痛、癃闭、四肢厥冷等寒滞气虚者，本法有回阳救逆作用。此外，还有隔附子、隔胡椒等间接灸法。

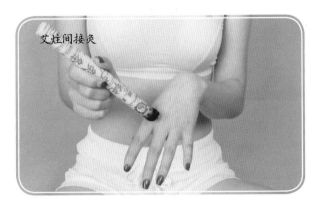

艾炷间接灸

※ 艾灸禁忌要注意

由于艾灸以火熏灸，施灸不注意有可能引起局部皮肤的烫伤，另一方面，施灸的过程中要耗伤一些精血，所以有些部位或有些人是不能施灸的，这些就是施灸的禁忌。古代施灸法，禁忌较多，有些禁忌虽然可以打破，但有些情况确实是应禁忌的。

平和心态，明确对象

施灸前要保持心情平静，大悲、大喜、大怒等情绪不稳定时也不宜用，否则会使艾灸的效果大打折扣。对于极度疲劳，过饥、过饱、酒醉、大汗淋漓、情绪不稳，或妇女经期不要施灸；孕妇及小儿囟门未闭合者，不宜艾灸；某些传染病、高热、昏迷、抽风期间，或身体极度衰竭，形瘦骨立等不要施灸；无自制能力的人如精神病患者等不要施灸；有些病证必须注意施灸时间，如失眠症要在临睡前施灸，不要饭前空腹时和在饭后立即施灸。

确定部位，注意程序

艾灸时，凡暴露在外的部位，如颜面，不要直接灸，以防形成瘢痕，影响美观；皮薄、肌少、筋肉结聚处，妊娠期妇女的腰骶部、下腹部，男女的乳头、阴部、睾丸等不要施灸。另外，关节部位不要直接灸。此外，

大血管处、心脏部位不要灸，眼球属颜面部，也不要灸。要掌握施灸的程序，如果灸的穴位多且分散，应按先上后下，先左后右，先背后腹（胸前）、先头身后四肢的顺序进行。灸法一般比较安全可靠，需要说明的是施艾（灸）法应在有经验的专业医师指导下进行。

正确体位，找准穴位

体位一方面要适合艾灸的需要，同时要注意体位舒适、自然，要根据处方找准部位、穴位，以保证艾灸的效果。体位须摆放平直，肌肉放松，让准备施灸的穴位暴露而出，既防烫伤，又增加疗效。艾灸取穴是否正确，直接影响灸治效果，灸前必须选好体位，坐点坐灸，卧点卧灸，使体位与点相统一。若坐着点穴，躺下施灸，受骨骼、肌肉牵动变化，必影响取穴准确。灸肢体的穴位以正坐为主；灸胸腹部的穴位取仰卧位；灸背腰部的穴位取俯卧位。

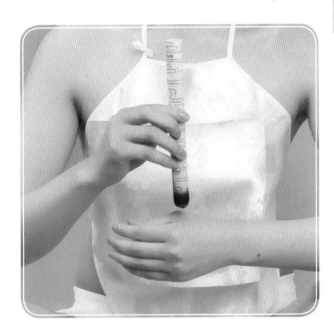

专心致志，耐心坚持

施灸时要注意思想集中，不要在施灸时分散注意力，以免艾条移动，不在穴位上，徒伤皮肉，浪费时间。对于养生保健灸，则要长期坚持，偶尔灸是不能收到预期效果的。

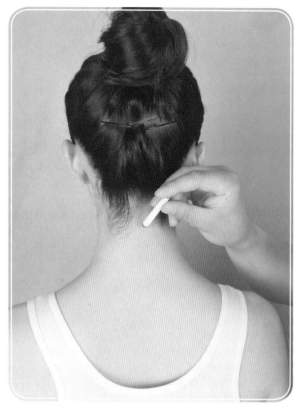

把握温度，按序施灸

由于艾灸以火熏灸，施灸不注意有可能引起局部皮肤的烫伤，所以必须要注意温度。对于皮肤感觉迟钝者或小儿，用食指和中指置于施灸部位两侧，以感知施灸部位的温度，做到既不致烫伤皮肤，又能收到好的效果。初次使用灸法的患者，要注意掌握好刺激量，先少量、小剂量，如用小艾炷，或灸的时间短一些，壮数少一些，以后再加大剂量。不要一开始就大剂量进行。

注意卫生，防止晕灸

化脓灸或因施灸不当，局部烫伤可能起疱，产生灸疮，一定不要把疮搞破，如果已经破溃感染，要及时使用消炎药。晕灸虽不多见，但是一旦晕灸则会出现头晕、眼花、恶心、面色苍白、心慌、汗出等，甚至发生晕倒。出现晕灸后，要立即停灸，并躺下静卧，再加灸足三里，温和灸10分钟左右。

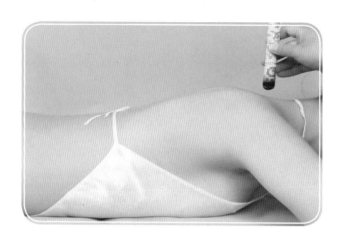

注意防护，安全施灸因施灸时要暴露部分体表部位，在冬季要保暖，在夏天高温时要防中暑，同时还要注意室内温度的调节和开换气扇，及时换取新鲜空气。现代人的衣着不少是化纤、羽绒等质地的，很容易燃着，因此，施灸时一定要注意防止落火，尤其是用艾炷灸时更要小心，以防艾炷翻滚脱落。用艾条灸后，可将艾条点燃的一头塞入直径比艾条略大的瓶内，以利于熄灭。

第二部分 人体自带的大药库

十四经穴和经外奇穴：

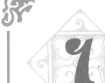

手太阴肺经：肺脏健康的晴雨表

肺经乃以肺为中心，连接胸、手、手掌、拇指的经脉。肺部的功能主要是将空气吸入体内，并将其连送分配至五脏（内脏），以维持生存。若此机能发生异常时，会有上火、口干渴、胸痛、咳嗽、心悸、喘息等症状出现。此外，尚会产生脖根部痛、肘至手腕痛及麻痹等。随着身体机能降低，皮肤呈现干燥、没有光泽的现象、脸色苍白、声音微弱、元气丧失，并连带地失去耐性。精神上也常会心情暗淡。当身体呈现以上所述的症状时，请刺激肺经上的穴位，使气血流通顺畅，身体便能迅速恢复健康。

1. 经脉循环：起于中焦，向下联络大肠回绕胃口过膈属于肺脏，从肺系（肺与喉咙相联系的部位）横行出来，沿上臂内侧下行，行于手少阴经和手厥阴经的前面，经肘窝入寸口，沿鱼际边缘，出拇指内侧端（少商）。手腕后方支脉，从列缺处分出，走向食指内侧端，与手阳明大肠经相接。

2. 脏腑经脉病候：咳嗽气喘气短、咳血咽痛，外感伤风，循环部位痛麻或活动受限等。

3. 主治概要：主治外感、头痛、项强、咳痰喘等证。

手太阴肺经穴歌

手太阴肺十一穴，中府云门天府列，
次则侠白下尺泽，又次孔最与列缺，
经渠太渊下鱼际，抵指少商如韭叶。

手太阴肺经要穴主治歌

肺居上焦为华盖，宣发肃降朝百脉，
主气利水司呼吸，娇脏合皮病鼻塞。
中府降气泻胸热，主肺咳喘及痰火，
健脾消肿降呕逆，后病前取诊结核。
尺泽合水主肺疾，泻肺通经降气逆，
咳喘吐泻急慢惊，膝痛肘挛臂难起。
孔最治血最认真，宣肺解肌汗溱溱，
咽喉肿痛咳失音，痔疮出血治在本。
列缺解表清头咽，偏正头痛嗽寒痰，
男子五淋阴中痛，腕弱掌热喑咽炎。
太渊通脉补肺气，咽痛咳嗽失音疾，
血管疾病无脉证，腕肘无力痰呃逆。
鱼际善治咽喉痛，清肺泻热利肺功，
胸闷咳喘并发热，金鉴灸此治牙痛。
少商开窍治喉痹，胸痞癫狂功最奇。

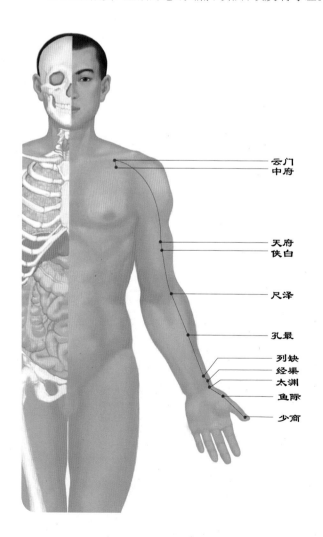

云门
中府

天府
侠白

尺泽

孔最

列缺
经渠
太渊
鱼际

少商

⊖ 中府：通肺经，治腹胀

【定位】在胸外侧部，云门下1寸，平第一肋间隙处，距前正中线6寸。

【主治】咳嗽，气喘，肺胀满，胸痛，肩背痛。

【配伍】配尺泽治咳嗽；配定喘、内关治哮喘；配肩髎治肩痛；配意舍治胸满噎；配阳交治喉痹；配少冲治心痛、胸痛；配间使、合谷治面肿、腹肿。

【操作】

灸法：温和灸艾炷灸3～5壮；或艾条灸10～20分钟，使局部皮肤发红。

按摩：点按法、擦法、揉法。

【功效】肃降肺气，和胃利水，止咳平喘，清泻肺热，健脾补气。

【日常保健】中府穴是肺经上的大穴，是调理内息的一个重要穴位。经常按摩可以顺畅肺的经脉，有丰胸的作用，还可以强化淋巴循环，减轻胸闷、肩背痛。并且可兼治脾肺两脏之病，治疗气不足、腹胀、消化不良、水肿等。肠胃功能不好的女性朋友，不妨每天花10分钟按摩中府穴。

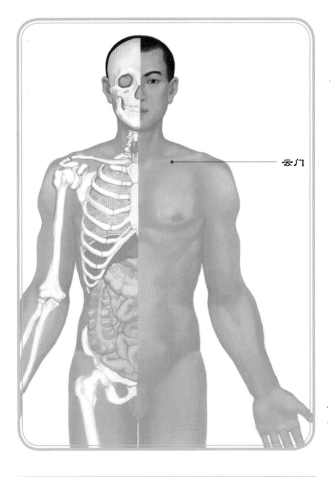

云门

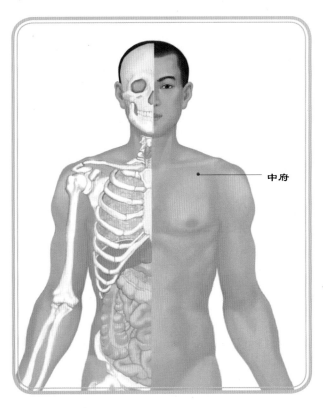

中府

⊖ 云门：消气解闷又能治咳嗽

【定位】在胸外侧部，肩胛骨喙突上方，锁骨下窝凹陷处，距前正中线6寸。

【主治】咳嗽，气喘，胸痛，肩背痛，胸中烦痛。

【配伍】配天府、臑会、气舍治瘿气咽肿；配天府、合谷治鼻衄；配天府、侠白治紫白癜风；配天府、侠白、尺泽治咽喉肿痛；风证：配天府、曲池、列缺、百会治咽喉肿痛。

【操作】

艾灸：艾炷灸3～5壮；艾条灸5～10分钟。

按摩：按法、点法、揉法、按揉法、点揉法、点按法等。

【功效】宣肺止咳，化痰散结，泻四肢热邪。

【日常保健】每天早晚用中指指腹点揉云门1～3分钟，进行日常保健，可以预防咳嗽痰多症状。

第一章 手太阴肺经：肺脏健康的晴雨表

⊖ 天府：缓解过敏性鼻炎

【定位】在臂内侧面，肱二头肌桡侧缘，腋前纹头下3寸处。

【主治】气喘，鼻衄，瘿气，臂痛。

【配伍】配曲池治疗臂痛；配臑会、气舍治疗瘿气咽肿；配合谷治疗鼻衄；配侠白治疗白癜风；配侠白、尺泽治疗咽喉肿痛；配曲池、列缺、百会治疗风证。

【操作】

灸法：艾炷灸或温针灸3～5壮；艾条灸5～10分钟。

按摩：按法、点法、揉法、按揉法、点揉法、点按法、掐法等。

【功效】宣肺止咳，镇惊止血，疏经活络。

【日常保健】经常用中指指腹揉按天府，每次左右各按1～3分钟，对鼻部有很好的保健作用，能够预防鼻塞、鼻炎等。

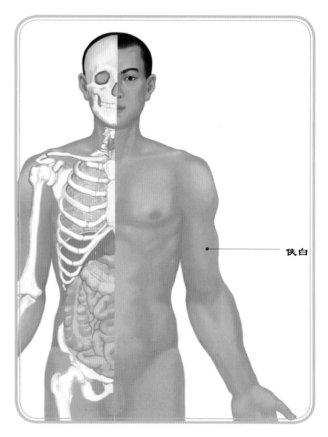

侠白

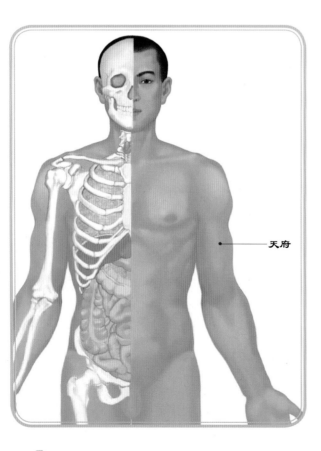

天府

⊖ 侠白：助您消除恐惧的穴位

【定位】在臂内侧面，肱二头肌桡侧缘，腋前纹头下4寸，或肘横纹上5寸处。

【主治】咳嗽，气喘，干呕，烦满，腹痛。

【配伍】配曲池、肩髎治肩臂痛；配天府治紫白癜风；配尺泽、天府治咽喉肿痛。

【操作】

艾灸：温针灸艾炷灸3～5壮；或艾条灸5～10分钟。

按摩：按法、点法、揉法、按揉法、点揉法、点按法、掐法等。

【功效】宣肺理气、宽胸和胃。

【日常保健】经常用中指指腹揉按侠白，每次左右各按1～3分钟，对肺有很好的保健作用，能补足肺气，预防肺气不足造成的心跳过速、恐惧。

⊖ 尺泽：补肾养肺的养生要穴

【定位】在肘横纹中，肱二头肌腱桡侧凹陷处。

【主治】咳嗽，气喘，咳血，潮热，胸部胀满，咽喉肿痛，小儿惊风，吐泻，肘臂挛痛。

【配伍】配太渊、经渠治咳嗽，气喘；配孔最治咳血，潮热；配曲池治肘臂挛痛。

【操作】

艾灸：温针灸艾炷灸3～5壮；或艾条灸5～10分钟。不宜疤痕灸，以免影响关节活动。

按摩：按法、点法、揉法、按揉法、点揉法、点按法、掐法等。

【功效】清宣肺气，泻火降逆。

【日常保健】用手按摩尺泽穴可有效泄除肺热。微屈肘，用一手拇指放在尺泽穴上，其余四指放在合适的部位，相对揉捻36次。然后用同样的手法再揉捻对侧的尺泽穴36次，有放射性酸胀感则效果好。

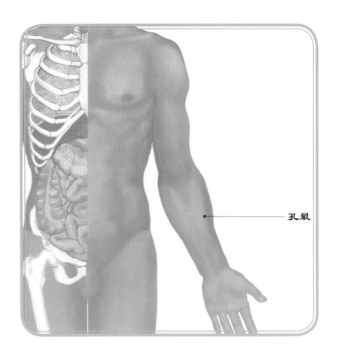

孔最

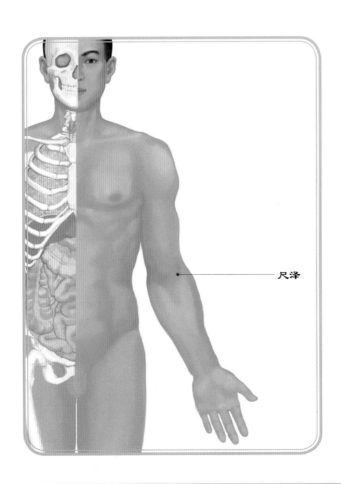

尺泽

⊖ 孔最：止血戒烟要穴

【定位】在前臂掌面桡侧，当尺泽与太渊连线上，腕横纹上7寸处。

【主治】咳嗽，气喘，咳血，咽喉肿痛，肘臂挛痛，痔疾。

【配伍】配肺俞、尺泽治咳嗽，气喘；配鱼际治咳血；配天柱、陶道、大杼、后溪治头痛；配上星、玄颅、前谷、腕骨治热病汗不出。

【操作】

艾灸：艾炷灸或温针灸5～7壮；艾条灸10～20分钟。

按摩：按法、点法、揉法、按揉法、点揉法、点按法、掐法等。

【功效】清热、发表、利咽，凉血止血。

【日常保健】孔最穴对戒烟有较好的效果，针刺孔最穴后，能够及时改善因吸烟导致的肺部血流改变，具有良好的调节性效应，起到保护心和肺脏的作用，所以，戒烟的时候常取此穴。每天用拇指指腹按压孔最1～3分钟，可以预防因长时间蹲坐而造成的痔疮，也可以调理肺气、清热止血。

⊖ 列缺：补肺益肾要穴

【定位】在前臂桡侧缘，桡骨茎突上方，腕横纹上1.5寸，当肱桡肌与拇长展肌腱之间。

【主治】伤风，头痛，项强，咳嗽，气喘，咽喉肿痛，口眼歪斜，齿痛。

【配伍】配合谷治伤风头痛项强；配肺俞治咳嗽气喘。

【操作】

灸法：艾炷灸3～5壮；艾条灸5～10分钟，因此处皮肤较薄，不宜瘢痕灸。

按摩：按法、点法、揉法、按揉法、点揉法、点按法、掐法、拇指弹拨法等。

【功效】宣肺解表，通经活络，通调任脉。

【日常保健】每天坚持用食指指腹揉按列缺，每次1～3分钟，对于三叉神经痛、健忘、惊悸等病症，可以起到显著的保健调理效果。

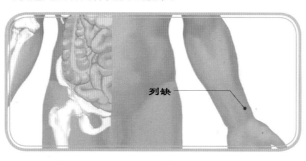

列缺

⊖ 经渠：理气降逆治咳嗽

【定位】在前臂掌面桡侧，桡骨茎突与桡动脉之间凹陷处，腕横纹上1寸。

【主治】咳嗽，气喘，胸痛，咽喉肿痛，手腕痛。

【配伍】配肺俞、尺泽治咳嗽；配丘墟、鱼际、昆仑、京骨治背痛；配颊车、合谷、少商、尺泽、阳溪、大陵、二间、前谷治喉痹；配列缺、太渊治掌中热。

【操作】

灸法：艾炷灸或温针灸3～5壮；艾条灸5～10分钟。因此穴靠近桡动脉，不宜瘢痕灸。按摩：按法、点法、揉法、按揉法、点揉法、点按法、掐法、拇指

弹拨法等。

【功效】宣肺理气，清肺降逆，疏风解表。

【日常保健】在气不太顺或者气接不上来时，可用中指指腹揉经渠4～5分钟，有降逆平喘的作用，能使呼吸轻松顺畅。

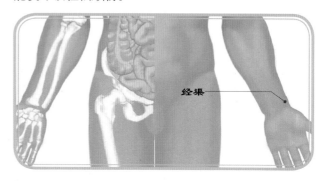

经渠

⊖ 太渊：调整肺功能特效穴

【定位】在腕掌侧横纹桡侧，桡动脉搏动处。

【主治】咳嗽，气喘，咳血，胸痛，咽喉肿痛，腕臂痛，无脉症。

【配伍】配尺泽、鱼际、肺俞治咳嗽，咳血，胸痛；配人迎治无脉症。

【操作】

灸法：艾炷灸1～3壮；艾条灸5～10分钟。因此穴靠近桡动脉，不宜瘢痕灸。

按摩：按法、点法、揉法、按揉法、点揉法、点按法、掐法、拇指弹拨法等。

【功效】补肺益气，止咳化痰，通经复脉。

【日常保健】经常用拇指及甲尖掐按太渊，每次1～3分钟，可以补肺气、利心脏，促进血液循环，还可保健心脑血管，预防心肺疾患。

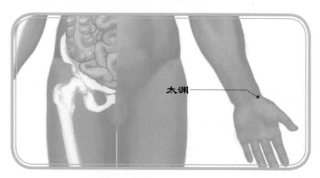

太渊

图解经络穴位养生大全

⊖ 鱼际：润肺化痰治咳血

【定位】在手拇指本节（第 1 掌指关节）后凹陷处，约当第 1 掌骨中点桡侧，赤白肉际处。

【主治】咳嗽，咳血，咽喉肿痛，失音，发热。

【配伍】配孔最、尺泽治咳嗽，咳血；配少商治咽喉肿痛。

【操作】

灸法：艾炷灸 3 ～ 5 壮；艾条灸 3 ～ 5 分钟。

按摩：按法、点法、揉法、按揉法、点揉法、点按法、掐法等。

【功效】清宣肺气，清热利咽。

【日常保健】日常用两手对搓，或用另一只手的拇指按压鱼际，感觉酸痛时，再稍稍坚持一会儿，能增强肺功能，从而改善容易感冒者的体质状况，提高其抵御外邪的能力，有益保持身体健康。

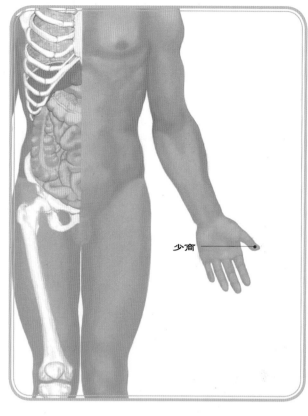

少商

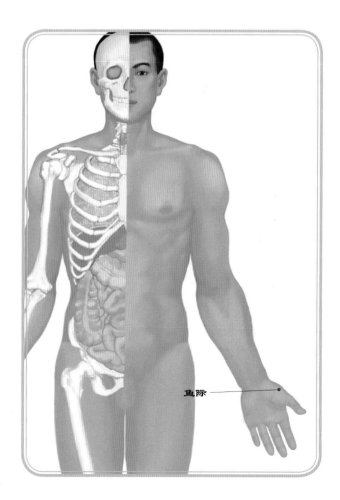

鱼际

⊖ 少商：治咳嗽的特效穴

【定位】在手拇指末节桡侧，距指甲角 0.1 寸。

【主治】咽喉肿痛，咳嗽，鼻衄，发热，昏迷，癫狂。

【配伍】配天突、合谷治咽喉肿痛；配中冲治昏迷，发热；配大椎、曲池、中冲、百会治小儿惊风；配合谷、大陵、关冲、尺泽、金津、玉液治中暑。

【操作】

按摩：点法、点揉法、点按法、掐法等。

此穴位一般不灸。

【功效】清肺利咽，开窍醒神。

【日常保健】经常用拇指尖轻轻掐揉少商，揉到少商不痛，对防治慢性咽炎非常有效，还可以预防感冒；注意掐按时力度不宜过大，以免受伤。

另外，打嗝时，用拇指按压少商，以感觉酸痛为度，持续半分钟，即可止嗝。急性咽炎、扁桃体炎时，在少商处放几滴血，可有效缓解症状。

2 手阳明大肠经：肺和大肠的保护神

气血是维持生命活动的基础，《黄帝内经》上说："阳明经多气多血"。手阳明大肠经与足阳明胃经络属的肠胃是人消化、吸收以及排出废物的器官。人的体质由先天和后天决定，先天部分是遗传于父母的，我们无法改变，后天部分就来源于我们的食物，而肠胃消化吸收功能正常，体内生成的气血充足，抵抗疾病的能力自然会增强；胃肠排泄功能正常，体内产生的垃圾能够及时排出，不在体内堆积，那么由内在性原因产生的疾病自然会减少。所以阳明经是人体重要的经络，大家平时一定要注意疏通手足阳明经的气血。

1. 经脉循行：起于食指末端（商阳），沿食指内（桡）侧向上，通过一、二掌骨之间（合谷）向上进入两筋（拇长伸肌健与拇短伸肌腱）之间的凹陷处，沿前臂前方，并肘部外侧，再沿上臂外侧前缘，上走肩端（肩髃），沿肩峰前缘向上出于颈椎（大椎），再向下入缺盆（锁骨上窝）部，联络肺脏，通过横膈，属于大肠。

缺盆部支脉：上走颈部，通过面颊，进入下齿龈，回绕至上唇，交叉于人中，左脉向右，右脉向左，分布在鼻孔两侧（迎香），与足阳明胃经相接。

2. 主要病候：腹痛、肠鸣、泄泻、便秘、咽喉肿痛、齿痛。本经循行部位疼痛、热肿或寒冷麻木等。

3. 主治概要：主治头面、五官、咽喉病、热病及经脉循行部位的其他病证。

手阳明大肠经穴歌

手阳明穴起商阳，二间三间合谷藏，
阳溪偏历历温溜，下廉上廉三里长，
曲池肘髎迎五里，臂臑肩髎巨骨起，
天鼎浮突接禾髎，终以迎香二十止。

手阳明大肠经要穴主治歌

大肠与肺相表里，传导化物通腑气。
商阳主刺卒中风，胸满暴仆痰昏蒙，
咽喉肿起牙齿痛，指麻耳聋面颊肿。
二间三间治颌肿，龂钮齿喉睡蒙胧。
合谷退热主镇静，头面疹汗刺之宁，
解表通经滞难产，肠痛偏瘫惊风平，
阳溪主治诸热证，瘾疹腕痛目咽肿。
温溜消肿安神腑，腹痛面肿痛舌吐。
三里消胀穴在手，腹胀不仁瘫难走。
曲池退热调营卫，皮病风疹半身痿，
头痛眩晕膝肿痛，癫狂善惊调肠胃。
臂臑理气兼明目，肩臂疼痛目疾主；
肩　通经治瘫痪，手挛瘰疬肩周炎；
扶突清咽止呃逆，暴喑咳喘臂不起。
迎香通窍鼻病灵，面瘫面痒若虫行，
斜向鼻根三分刺，禁灸放血治眼病。

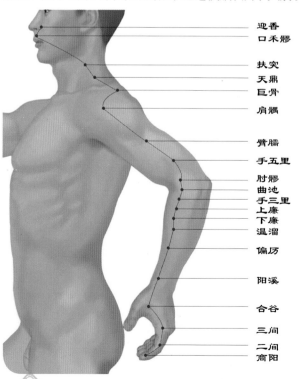

迎香
口禾髎

扶突
天鼎
巨骨
肩髃

臂臑
手五里
肘髎
曲池
手三里
上廉
下廉
温溜

偏历

阳溪

合谷

三间
二间
商阳

图解经络穴位养生大全

⊖ 商阳：调节消化功能，加快新陈代谢

【定位】在手食指末节桡侧，距指甲角0.1寸。

【主治】耳聋，齿痛，咽喉肿痛，颌肿，青盲，手指麻木，热病，昏迷。

【配伍】配少商点刺出血治热病，昏迷；配喘满、三间治气喘；配少商、中冲、关冲、少冲、少泽治中风昏迷；配阳谷、掖门、二间、四渎治下牙齿痛。

【操作】

灸法：米粒灸1～3壮；艾条灸5～10分钟。

按摩：按法、点法、揉法、按揉法、点揉法、点按法、掐法等。

【功效】清泻阳明，宣肺利咽，开窍醒神。

【日常保健】经常用拇指尖掐一掐商阳，能旺盛大肠经的气血，调节消化道功能，加快人体新陈代谢，对身体有强壮补益的作用。若是便秘，可用刮痧板分别刮拭食指、小指，从指根部刮至指尖，重点刮拭商阳，可以促进肠道蠕动。若是暴饮暴食引起的恶心、呕吐，用牙签重刺激此穴7～10次，难受的感觉会有所缓解。另外，商阳还是男性性功能保健的重要穴位，常用拇指指腹按摩该穴具有明显的强精壮阳之效，可延缓性衰老。

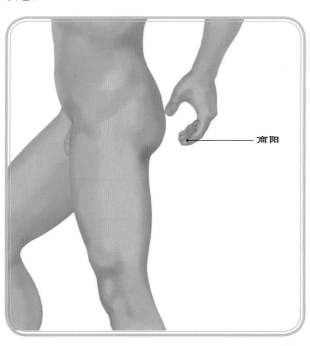

商阳

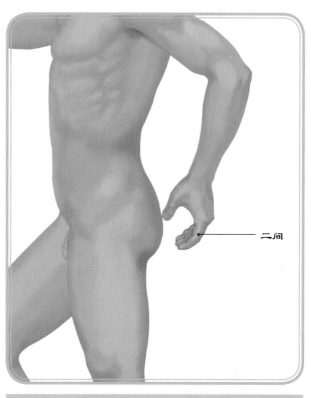

二间

⊖ 二间：清热消肿

【定位】微握拳，当手食指本节（第2掌指关节）前桡侧凹陷中。

【主治】目昏，鼻衄，齿痛，口歪，咽喉肿痛，热病。

【配伍】配合谷治齿痛；配风府、迎香治鼻衄；配合谷、肝俞、足三里治目痛红肿不明；配合谷、神道、风池、期门、间使、足三里治伤寒头痛身热；配商阳、委中、昆仑治肩背相引；配上星、心俞、肝俞、肾俞、足三里、光明治眼目昏花，视物不明。

【操作】

灸法：麦粒灸3～5壮；艾条灸5～10分钟。

按摩：按法、点法、揉法、按揉法、点揉法、点按法、掐法等。

【功效】清泻阳明、消肿止痛。

【日常保健】突然流鼻血时，可以在手上二间处刮痧，一般痧一出，鼻血就会止住。感觉腹胀时，可用手揉此穴几分钟，症状就会缓解。经常用拇指指腹揉按二间数次，每次1～3分钟，有治疗和预防肠道消化功能紊乱的作用。

⊖ 三间：牙痛从此不眷顾

【定位】微握拳，在手食指本节（第2掌指关节）后，桡侧凹陷处。

【主治】咽喉肿痛，牙痛，腹胀，眼痛，肠泻，洞泄。

【配伍】配神阙、水分治肠鸣而泄；配承浆、颊车、合谷、列缺治下片牙痛；配阳溪治喉痹咽如哽；配中管、偏历、厉兑、承筋、京骨、昆仑、承山、飞扬、隐白治头热鼻衄；配少泽、太冲治口干；配前谷治目急痛；配商阳治喘息。

【操作】

灸法：艾炷灸或温针灸3～5壮；艾条灸5～10分钟。

按摩：按法、点法、揉法、按揉法、点揉法、点按法、掐法等。

【功效】清泻阳明，通调腑气，通经活络。

【日常保健】痔疮疼痛难忍时，只要掐按三间，就能快速止痛，并有辅助治疗的作用；还可对此穴进行热水浴，即将手放入45℃左右的水中浸泡10分钟左右。另外，经常用拇指指腹揉按三间，每次1～3分钟，对调和脾胃，改善消化不良等症有帮助。

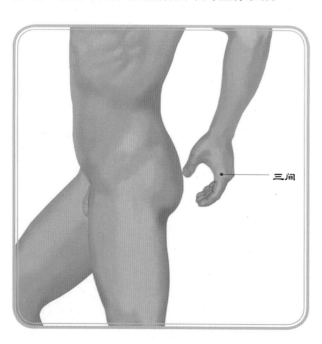

三间

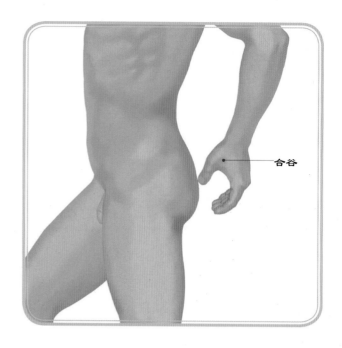

合谷

⊖ 合谷：清热止痛急救穴

【定位】在手背，第1、2掌骨间，当第2掌骨桡侧的中点处。

【主治】头痛，目赤肿痛，鼻衄，齿痛，牙关紧闭，口眼歪斜，耳聋，疟腮，咽喉肿痛，热病无汗，多汗，腹痛，便秘，经闭，滞产。

【配伍】配太阳治头痛；配太冲治目赤肿痛；配迎香治鼻疾；配少商治咽喉肿痛；配三阴交治经闭，滞产；配地仓、颊车治眼歪斜。

【操作】

灸法：艾炷灸或温针灸5～9壮；艾条灸10～20分钟。

按摩：按法、点法、揉法、按揉法、点揉法、点按法、掐法等。

【功效】镇静止痛，通经活络，清热解表。

【日常保健】因手阳明大肠经经过下牙龈，因此下牙疼痛时按合谷5分钟，疼痛会减轻。如果患牙龈炎，并且持续时间较长，反复发作，经常按压合谷也有效果。合谷还是一个急救穴。如因中暑、中风、虚脱等导致晕厥时，可用拇指掐捏患者合谷，持续2～3分钟，晕厥一般可缓解。

⊖ 阳溪：补阳气、提精神的要穴

【定位】在腕背横纹桡侧，手拇指向上翘时，当拇短伸肌腱与拇长伸肌腱之间的凹陷中。

【主治】头痛，目赤肿痛，耳聋，耳鸣，齿痛，咽喉肿痛，手腕痛。

【配伍】配合谷治头痛。配少府、通里、内关治心律不齐。

【操作】

艾灸：艾炷灸或温针灸 3 ~ 5 壮；艾条灸 10 ~ 20 分钟。

按摩：按法、点法、揉法、按揉法、点揉法、点按法、掐法、拇指弹拨法。

【功效】祛风泄火。

【日常保健】阳溪是补阳气、提精神的要穴。头痛发作时，以拇指指腹按压阳溪半分钟以上，头痛会迅速得到缓解。阳溪最善通经活络，经常用拇指尖垂直掐按此穴，每次 1 ~ 3 分钟，可以有效防治脑中风和高烧不退等症。用拇指指腹，放在对侧阳溪穴，适当用力掐 0.5 ~ 1 分钟，有通腑泻热，清热止痛的功用。

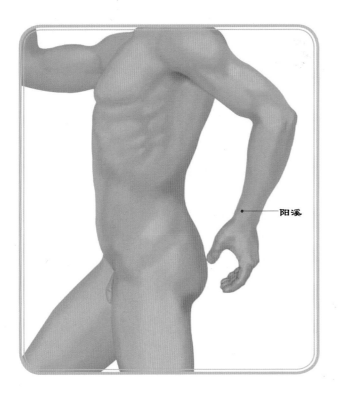

阳溪

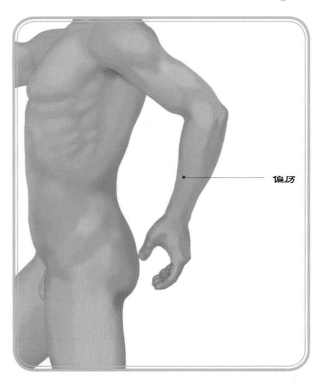

偏历

⊖ 偏历：龋齿牙痛特效穴

【定位】屈肘，在前臂背面桡侧，当阳溪与曲池连线上，腕横纹上 3 寸处。

【主治】目赤，耳鸣，鼻衄，喉痛，手臂酸痛，水肿。

【配伍】配曲池治手臂疼痛；配商阳、二间、三间、合谷、阳溪、温溜治齿痛。

【操作】

灸法：艾炷灸或温针灸 3 ~ 5 壮；艾条灸 5 ~ 10 分钟。

按摩：按法、点法、揉法、按揉法、点揉法、点按法、掐法、拇指弹拨法等。

【功效】清泻阳明、通调水道。

【日常保健】牙痛的时候，在偏历穴处会感觉有条索一样的东西或压痛比较明显，可每天多揉几次，每次最少 300 下。只要把条索给揉散，牙痛就会明显减轻。

经常用拇指指腹揉按偏历数次，每次 1 ~ 3 分钟，可以预防面部神经麻痹和脑中风。

⊖ 温溜：祛除体内的寒邪

【定位】屈肘，在前臂背面桡侧，当阳溪与曲池连线上，腕横纹上5寸处。

【主治】头痛，面肿，咽喉肿痛，疔疮，肩背酸痛，肠鸣腹痛。

【配伍】配合谷治头痛；配曲池治喉痹不能言；配仆参治癫疾。

【操作】

灸法：艾炷灸或温针灸3～5壮；艾条灸5～10分钟。

按摩：按法、点法、揉法、按揉法、点揉法、点按法、掐法、拇指弹拨法等。

【功效】清泻阳明，消肿止痛，安神通腑。

【日常保健】

突然鼻出血时，可用拇指压迫温溜，过一会儿鼻血便会止住；若是脸上起了痘痘，及时揉温溜，第二天痘痘就下去。

温溜有驱寒的作用，所以经常手凉、手心爱流冷汗的人可以多揉温溜。

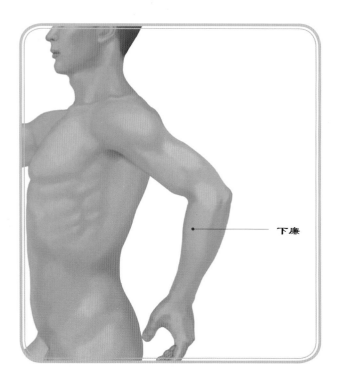

下廉

⊖ 下廉：调理肠胃治目痛

【定位】在前臂背面桡侧，当阳溪与曲池连线上，肘横纹下4寸处。

【主治】头痛，眩晕，目痛，肘臂痛，腹胀，腹痛。

【配伍】配足三里治腹胀，腹痛；配幽门、太白治泄利脓血；配五处、神庭治头风。

【操作】

灸法：艾炷灸或温针灸3～5壮；艾条灸5～10分钟。

按摩：按法、点法、揉法、按揉法、点揉法、点按法、掐法、拇指弹拨法等。

【功效】疏经通络，清肠利腑。

【日常保健】

下廉对运动系统疾病有一定的疗效，如网球肘、肘关节炎、肘臂痛等。疼痛难忍时，可将食指与中指并拢，以指腹垂直按压此穴，左右臂各1～3分钟，疼痛就会减轻。

经常配合按摩上廉、下廉，每次1～3分钟，对手臂具有良好的保养作用。

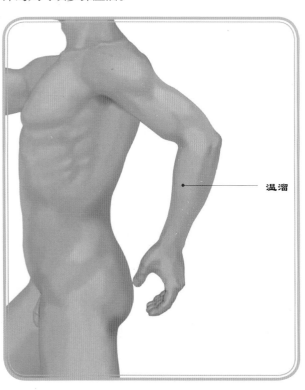

温溜

⊖ 上廉：通经络、利关节

【定位】在前臂背面桡侧，当阳溪与曲池连线上，肘横纹下3寸处。

【主治】头痛，肩膊酸痛，半身不遂，手臂麻木，肠鸣腹痛。

【配伍】配曲池治手臂麻木；配曲池、肩髃治臂痛，有通痹止痛之效；配下巨虚治腹痛肠鸣，有通腑气、除瘀滞之功。

【操作】

灸法：艾炷灸或温针灸3～5壮；艾条灸5～10分钟。

按摩：按法、点法、揉法、按揉法、点揉法、点按法、掐法、拇指弹拨法等。

【功效】疏经通络，清肠利腑。

【日常保健】

经常配合按摩上廉、下廉，每次1～3分钟，对手臂具有良好的保养作用

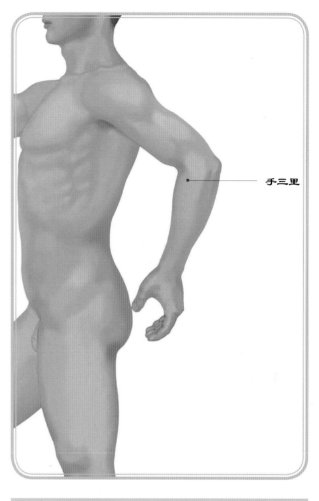

手三里

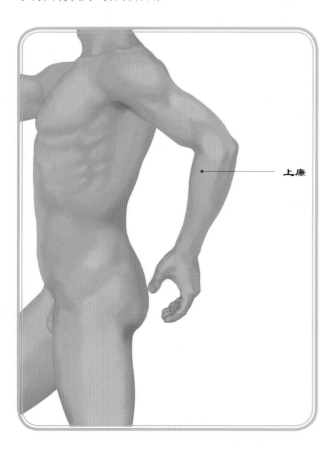

上廉

⊖ 手三里：润化脾燥治腹泻

【定位】在前臂背面桡侧，当阳溪与曲池连线上，肘横纹下2寸处。

【主治】齿痛颊肿，上肢不遂，腹痛，腹泻。

【配伍】配曲池治上肢不遂。

【操作】

灸法：艾炷灸或温针灸5～7壮；艾条灸10～20分钟。

按摩：按法、点法、揉法、按揉法、点揉法、点按法、掐法。

【功效】通经活络，清热明目，调理肠胃。

【日常保健】

该穴为人体手阳明大肠经上的重要穴道之一，经常指压手三里对精神镇定有效，可治疗精神性阳痿。

⊖ 曲池：疏风清热要穴

【定位】在肘横纹外侧端，屈肘，当尺泽与肱骨外上髁连线中点。

【主治】咽喉肿痛，齿痛，目赤痛，瘰疬，瘾疹，热病上肢不遂，手臂肿痛，腹痛吐泻，高血压，癫狂。

【配伍】配血海、足三里治瘾疹；配手三里治上肢不遂；配太冲、大椎治高血压；配合谷、外关等治疗感冒发热、咽喉炎、扁桃体炎；配合谷、血海等治疗荨麻疹；配肩髃、外关等治疗上肢痿痹；配十宣、大椎治高热；配血海、三阴交治下肢瘙痒、瘾疹。

【操作】

灸法：艾炷灸或温针灸5～7壮；艾条灸10～20分钟。

按摩：按法、点法、揉法、按揉法、点揉法、点按法、掐法。

【功效】解表热、又可清热毒。

【日常保健】平时可通过按压此穴来平稳血压，达到预防高血压的效果。方法是，在高血压发作的高峰期，即每天早6～10点，下午3～5点这两个时段，将右手手掌摊开，左臂微微弯曲，用右手的掌侧敲打左手的曲池穴所在处，重复多次，便可保持血压平稳。

用中指和食指圈状按摩此穴，在收紧肌肉的同时，可美化臂部皮肤，改善干燥粗糙的状况，使你的手臂光滑动人。

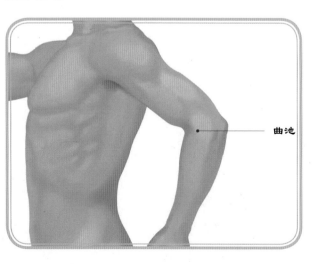

曲池

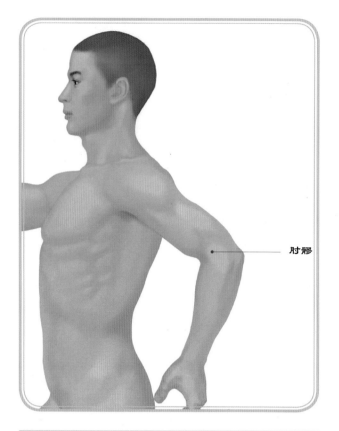

肘髎

⊖ 肘髎：颈椎病的特效穴

【定位】在臂外侧，屈肘，曲池上方1寸，当肱骨边缘处。

【主治】肘臂部疼痛，麻木，挛急。

【配伍】配曲池治肘臂疾病。

【操作】

灸法：艾炷灸或温针灸3～7壮；艾条灸5～20分钟。

按摩：按法、点法、揉法、按揉法、点揉法、点按法、掐法、拇指弹拨法等。

【功效】通经活络，舒筋利节。

【日常保健】肘髎是治疗肘上疾病的特效穴，如肘部劳损、网球肘等。揉时要找到痛点，多揉一揉，症状就会得到相应缓解。

每天早晚用拇指指腹按揉肘髎，每次1～3分钟，长期坚持，对上肢、肩臂部有良好的保养作用，可预防肩周炎。

⊖ 手五里：止咳化痰治臂痛

【定位】在臂外侧，当曲池与肩髃连线上，曲池上3寸处。

【主治】肘臂挛痛，瘰疬。

【配伍】配曲池治肘臂挛痛；配曲池、通里、中渚、合谷、尺泽治手臂红肿疼痛；配三阳络、三间、厉兑、天井治嗜卧，四肢不欲动摇。

【操作】

灸法：艾炷灸或温针灸3～5壮；艾条灸5～20分钟。

按摩：按法、点法、揉法、按揉法、点揉法、点按法、掐法、拇指弹拨法等。

【功效】疏经利节，调和气血。

【日常保健】手五里位于骨头上，通经活络的效果非常强，尤其能治肩膀上的疾病，如肩膀沉重、肩周炎。经常用拇指指腹按揉手五里，每次1～3分钟，能改善颈、肩、手臂的血液循环，对上肢有很好的保养作用。

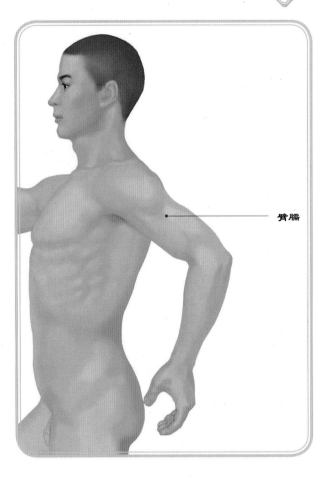

臂臑

第二章 手阳明大肠经：肺和大肠的保护神

⊖ 臂臑：清热理气瘦手臂

【定位】在臂外侧，三角肌止点处，当曲池与肩髃连线上，曲池上7寸处。

【主治】肩臂痛，颈项拘挛，瘰疬，目疾。

【配伍】配光明治目疾；配强间主治颈项强；配手三里、大迎主治颈部淋巴结核。

【操作】

灸法：艾柱灸或温针灸3～7壮；艾条温和灸10～20分钟。

按摩：按法、点法、揉法、按揉法、点揉法、点按法、掐法、拇指弹拨法等。

【功效】清热明目，通经通络，理气消痰。

【日常保健】经常用食指中指共同作圈状按压此穴位，感到酸痛的力度即可，可以促进血液循环，增加臂部肌肉的弹性，使上臂变得紧致。

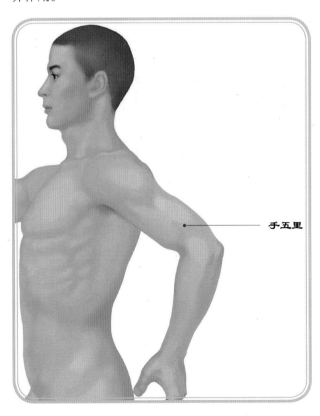

手五里

⊖ 肩髃：防治肩周炎要穴

【定位】在臂外侧，三角肌上，臂外展，或向前平伸时，当肩峰前下方向凹陷处。

【主治】肩臂挛痛不遂，瘾疹，瘰病。

【配伍】配肩髎治肩臂疼痛；配肩髎、肩贞、臑俞等主治肩周炎；配曲池、外关、合谷主治上肢不遂。

【操作】

灸法：艾炷灸或温针灸5～7壮；艾条灸5～15分钟。

按摩：按法、点法、揉法、按揉法、点揉法、点按法、掐法、搓法等。

【功效】通经活络，疏散风热。

【日常保健】按揉肩髃能改善动脉的弹性，增加肢体的血液循环，使血管流量增加、血管周围阻力减小，平时多用手掌大鱼际处揉搓肩髃或者用中指指腹点揉肩髃，可预防关节炎。

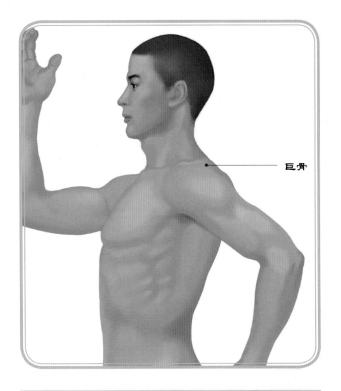

巨骨

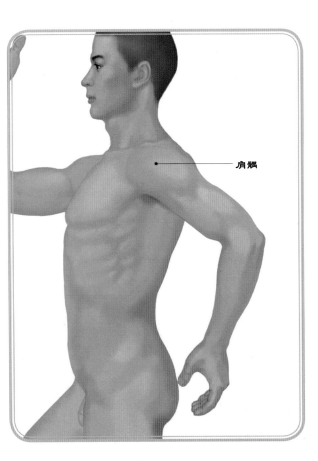

肩髃

⊖ 巨骨：理气化痰的特效穴

【定位】在肩上部，当锁骨肩峰端与肩胛冈之间凹陷处。

【主治】肩臂挛痛不遂，瘰疬，瘿气。

【配伍】配肩髃、肩髎治肩痛；配前谷，有疏通经络作用，主治臂不举；配孔最、尺泽、鱼际，有降气止咳、清热止血作用，主治咯血。

【操作】

艾灸：艾炷灸或温针灸3～5壮；艾条灸5～10分钟。

按摩：按法、点法、揉法、按揉法、点揉法、点按法、掐法、拇指弹拨法等。

【功效】通经理气、化痰散结。

【日常保健】肩臂拘挛时可用对侧手的中指指腹按揉患侧巨骨，直至患侧感到热或局部有酸麻感，能够缓解肩臂拘挛带来的不适。

经常用中指指腹按摩巨骨，每次1～3分钟，对咽喉和耳部非常有好处，能缓解咽喉肿痛，预防听力减退。

图解经络穴位养生大全

⊖ 天鼎：治呃逆特有效

【定位】在颈外侧部，胸锁乳突肌后缘，当结喉旁，扶突与缺盆连线中点。

【主治】暴喑气梗，咽喉肿痛，瘰疬，瘿气。

【配伍】配少商治咽喉肿痛；配合谷治瘿气；配合谷、间使治暴喑。

【操作】

灸法：艾炷灸 3 ~ 5 壮；艾条灸 5 ~ 10 分钟。

按摩：按法、点法、揉法、按揉法、点揉法、点按法、拇指弹拨法等。

【功效】理气化痰、清咽利膈。

【日常保健】用力按压天鼎 50 次，可缓解扁桃体红肿所造成的疼痛及喉咙阻塞等症状。

用中指指腹按摩天鼎，每次 1 ~ 3 分钟，对咽喉和耳部有很好的保养作用，能缓解咽喉肿痛，预防听力减退。

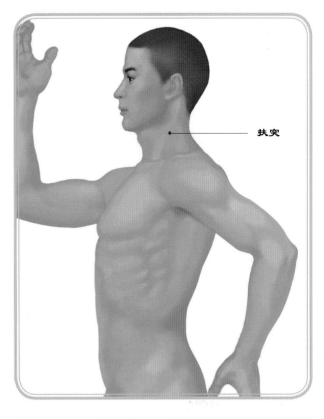

扶突

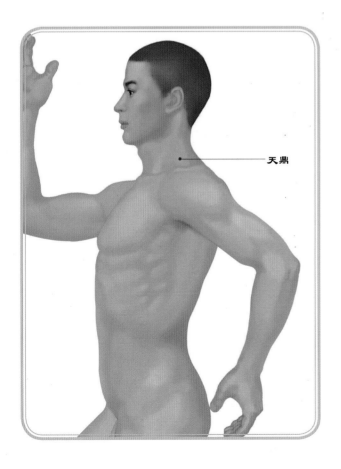

天鼎

⊖ 扶突：止咳平喘有奇效

【定位】在颈外侧部，结喉旁，当胸锁乳突肌前、后缘之间。

【主治】咳嗽，气喘，咽喉肿痛，暴喑，瘰疬，瘿气。

【配伍】配合谷治瘿气。

【操作】

灸法：艾炷灸 3 ~ 5 壮；温和灸 5 ~ 10 分钟。

按摩：按法、点法、揉法、按揉法、点揉法、点按法、拇指弹拨法等。

【功效】清咽消肿，理气降逆。

【日常保健】

用食指和中指并拢，以指腹按压扶突穴，每次左右各按压 3 分钟，可以缓解治疗咳嗽气喘。

用大拇按揉扶突穴 100 ~ 200 次，每天坚持，可防止落枕、咳嗽。（以手指指腹向下按压，并作圈状按摩。）

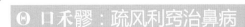

❸ 口禾髎：疏风利窍治鼻病

【定位】 在上唇部，鼻孔外缘直下，平水沟穴。

【主治】 鼻塞，鼻衄，口歪，口噤。

【配伍】

配迎香、上星、五处、水沟、风府、百劳、太渊治鼻塞，不辨香臭；配风池、风府、迎香、人中治息肉；配上星、合谷、鱼际、少商治鼻衄；配合谷、列缺、颊车治口噤不开；配攒竹治尸厥。

【操作】

此穴因位于面部危险三角区，禁灸。

按摩：按法、点法、揉法、按揉法、点揉法、点按法、拇指弹拨法等。

【功效】 疏风清热，通鼻利窍。

【日常保健】

用食指指腹按压口禾髎，每次 5 ~ 10 分钟，以有酸痛感为宜，对过敏性鼻炎、鼻前庭炎和慢性鼻炎均有较好疗效。

经常用食指指腹点按口禾髎，每次 1 ~ 3 分钟，对鼻部有良好的保养作用。

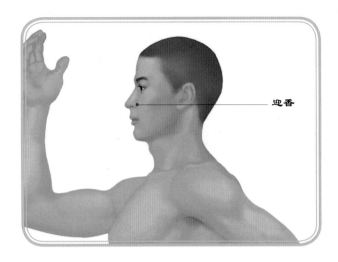

迎香

❸ 迎香：治疗各种颜面疾患的要穴

【定位】 在鼻翼外缘中点旁，当鼻唇沟中间。

【主治】 鼻塞，鼻衄，口歪，面痒，胆道蛔虫症。

【配伍】 配印堂穴、合谷穴主治急慢性鼻炎；配四白穴、地仓穴治疗面神经麻痹、面肌痉挛；配阳陵泉穴、丘墟穴主治胆道蛔虫症。

【操作】

此穴禁灸。

按摩：点法、揉法、按揉法、点揉法、点按法、掐法等。

【功效】 疏散风热，通利鼻窍。

【日常保健】

伤风引起的流鼻涕、鼻塞，或者过敏性鼻炎，按摩迎香至发热，能立即缓解症状。将食指指尖置于迎香穴，做旋转揉搓。鼻吸口呼。吸气时向外、向上揉搓，呼气时向里、向下揉搓，连做 8 次，多可 64 次。

经常用食指指腹垂直按压迎香，每次 1 ~ 3 分钟，能使鼻子保持舒畅，对肺部也有很好的保健作用，可预防肺病。

经常按摩迎香可以祛头面之风，散巅顶之寒，从而增强抵抗病菌的能力。经常揉搓迎香穴可以促进鼻周围的血液循环，使气血畅通，外邪不容易侵入体内，对抗病菌侵入，以达到预防和消除感冒的效果。

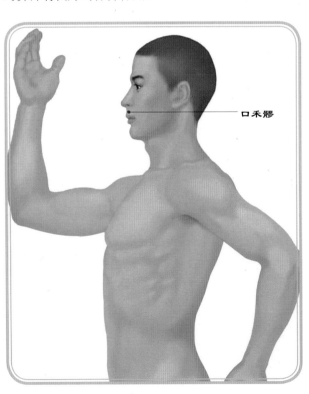

口禾髎

3 足阳明胃经：人的后天之本

中医里说脾胃是人的"后天之本"，就是说它们是人生下来活下去的根本保证，为什么这么说呢？因为脾胃具备了我们现在所说的整个消化吸收功能，是人体的能量源头。脾胃管着能量的吸收和分配，脾胃不好，人体"电能"就不够用，"电压"偏低，使很多器官运作代谢减慢，工作效率降低，或干脆临时停工。如果五脏六腑都不能好好工作，短期还可以用"蓄电池"的能源，长期下去就不够用了，疾病也就出来了。由此看来，养好后天的脾胃发电厂有多么重要！

1. 经脉循行：起于鼻翼两侧（迎香）上行到鼻根部与足太阳经交会，向下沿鼻外侧进入上齿龈内，回出环绕口唇，向下交会于颏唇沟承浆处，再向后沿口腮后下方，出于下颌大迎处沿下颌角颊车，上行耳前，经上关，沿发际，到达前额（前庭）。

面部支脉：从大迎前下走人迎，沿着喉咙，进入缺盆部，向下过膈，属于胃，联络脾脏。

缺盆部直行的脉：经乳头，向下挟脐旁，进入少腹两侧气冲；

胃下口部支脉：沿着腹里向下到气冲会合，再由此下行至髀关，直抵伏兔部，下至膝盖，沿胫骨外侧前缘，下经足跗；进入第二足趾外侧端（厉兑）；

胫部支脉：从膝下3寸（足三里）处分出进入足中趾外侧；

足跗部支脉：从跗上分出，进入足大趾内侧端（隐白）与足太阴脾经相接。

2. 主要病候：肠鸣腹胀、水肿、胃痛、呕吐或消谷善饥、口渴、咽喉肿痛、鼻衄、胸部及膝髌等本经循行部位疼痛、热病、发狂等。

3. 主治概要：主治胃肠病、头面、目鼻、口齿痛、神志病及经脉循行部位的其他病证。

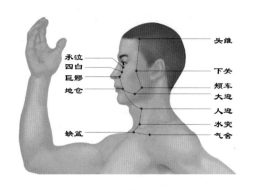

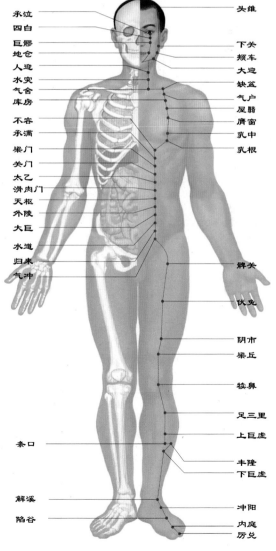

足阳明胃经穴歌

四十五穴足阳明，承泣四白巨髎经，
地仓大迎下颊车，下关头维对人迎，
水突气舍连缺盆，气户库房屋翳寻，
膺窗乳中下乳根，不容承满出梁门，
关门太乙滑肉起，天枢外陵大巨里，
水道归来达气冲，髀关伏兔走阴市，
梁丘犊鼻足三里，上巨虚连条口底，
下巨虚下有丰隆，解溪冲阳陷谷同，
内庭厉兑阳明穴，大趾次趾之端终。

足阳明胃经要穴主治歌

胃主受纳降为顺，后天之本以之尊。腐熟水谷生气血，脾胃升降枢纽存。
承泣祛风可明目，流泪眼病目瞤主。四白明目定筋痉，面痛面瘫目系病。
地仓可正口眼歪，颊肿唇弛牙不开。失音不语食难进，口角瞤动涎自来。
颊车开关落颊风，面瘫口噤面颊肿。下关通经祛风痛，开合不利难活动。
足跟骨刺大腿痛，面瘫牙痛耳鸣聋。头维主刺诸头痛，迎风流泪目不明。
禁灸随皮三分刺，系头维目散风热。人迎脉法司上部，寸口人迎两相符。
头痛眩晕无脉症，瘰疬瘿气咽喉主。缺盆清泄胸中热，瘰疬瘿瘤诸经过。
乳根行乳主乳少，膺肿噎膈龟胸妙。梁门和胃降逆气，纳呆呕吐升中气。
太乙复连滑肉门，癫狂吐舌胃诸疾。天枢主灸脾胃伤，脾泻痢疾及大肠。
崩漏腹胀癥瘕病，疝气水肿妇人康。水道一穴最好用，小便不利及水肿。
右为子户治便秘，胞门在左妇人宗。归来阴挺经闭通，疝气小腹阴茎痛。
气冲气街在此中，益肾调经把子种。疝气不孕下肢病，阳痿经乱外阴肿。
髀关主治腰膝冷，下肢无力腿无能。伏兔亦治腰胯痛，兼刺脚气痛痹风。
阴市温经膝如冰，腰膝寒如水来并。兼刺两足拘挛痹，寒疝腹痛难为情。
梁丘深聚胃急痛，腿膝不遂及乳痈。犊鼻治膝最专一，鹤膝风肿及脚气。
三里和胃兼补虚，通经开窍痰湿去。脾胃诸疾肺心伤，妇人水液健步履。
巨虚上廉通肠腑，脚气瘫痪腰膝主。条口活络温筋经，小腿痛肿及肩凝。
下巨虚主小肠疝，胫肿肠鸣痛血便。丰隆祛痰有神功，有形无形痰不同。
癫狂痰咳梅核动，头痛眩晕下肢痛。解溪主治风水气，面腹足肿喘嗽急。
悲泣癫狂心惊悸，气逆发噎难难系。冲阳镇惊健脾胃，胃痛腹胀无滋味。
善惊面肿嚼难随，齿痛脚肿及足痿。陷谷主治水气肿，善噫痛疝腹肠鸣。
眼肌无力睁眼难，胃脉得弦泻此平。内庭泄热健脾胃，实火泻之效为最。
经热腑热皆用之，瘟疹腹胀攻心隧。厉兑主治尸厥病，癫狂面肿喉痹疔。
腹胀足寒膝膑肿，相偕隐白梦魇灵。

❺ 承泣：清热泻火预防黑眼圈

【定位】在面部，瞳孔直下，当眼球与眶下缘之间。

【主治】目赤肿痛，流泪，夜盲，眼睑𥆧动，口眼歪斜。

【配伍】配太阳治目赤肿痛；配阳白治口眼歪斜；配风池、睛明，耳尖放血，有疏风清热，泻火解毒的作用，主治目赤肿痛；配足三里、合谷、攒竹、风池，有补益气血，祛风清热的作用，主治眼胞睑外翻及口眼歪斜。

【操作】

按摩：点法、揉法、按揉法、点揉法、点按法等。

【功效】补益气血，疏风清热，泻火解毒。

【日常保健】每天按压承泣穴和四白穴各50次，缓解视力模糊、迎风流泪等症状。

有眼袋的女性朋友要经常按摩承泣穴、四白穴，同时再配合按摩足三里穴、丰隆穴，以提高脾胃功能，消除眼袋。

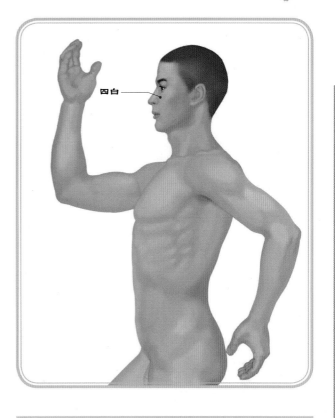

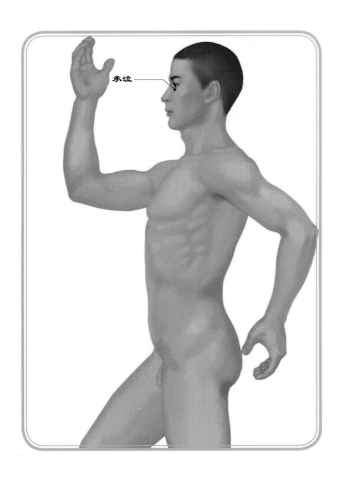

❻ 四白：明目美白穴

【定位】在面部，瞳孔直下，当眶下孔凹陷处。

【主治】目赤痛痒，目翳，眼睑𥆧动，口眼歪斜，头痛眩晕。

【配伍】配阳白、地仓、颊车、合谷治口眼歪斜；配攒竹治眼睑𥆧动。

【操作】

按摩：点法、揉法、按揉法、点揉法、点按法等。

【功效】祛风明目、通经活络。

【日常保健】四白穴是一个明目穴，效果非常显著。这个穴位可谓胃经的循经的上口，点揉四白穴，就把气血引过来了，可以预防黑眼圈；对于上学的孩子，拿它来治疗近视；对于中年人可防止黑眼圈；对于老年人，还可以防止老花眼。此外，如果有人经常眼睛痒，或者胀痛，也揉四白穴。四白穴的位置，有时也是三叉神经痛的位置，所以它还对三叉神经痛有一定疗效。

⊖ 巨髎：美化脸部曲线

【定位】在面部，瞳孔直下，平鼻翼下缘处，当鼻唇沟外侧。

【主治】口眼歪斜，眼睑瞤动，鼻衄，齿痛，唇颊肿。

【配伍】配合谷治齿痛；配地仓、颊车治口歪。

【操作】

灸法：温针灸3～5壮；艾条灸5～10分钟。

按摩：点法、揉法、按揉法、点揉法、点按法等。

【功效】清热熄风，明目退翳。

【日常保健】手握拳头，用大拇指的指头节由内向外按摩巨髎、颧髎两穴位，可帮助消除脸部水肿，紧实肌肤，并能美化脸部线条。

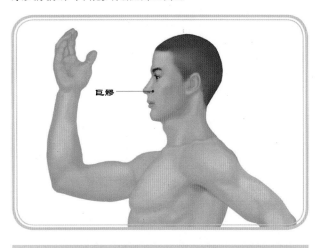

⊖ 地仓：治口歪流涎特效穴

【定位】在面部，口角外侧，上直对瞳孔。

【主治】口歪，流涎，眼睑瞤动。

【配伍】配颊车、合谷，治口歪、流涎。

【操作】

灸法：温针灸3～5壮；艾条灸5～10分钟。

按摩：点法、揉法、按揉法、点揉法、点按法等。

【功效】舒筋活络，活血化瘀。

【日常保健】当胃部处于高温状态下时，我们的食欲就会增加，按摩地仓穴，可以降低胃温，从而抑制食欲。

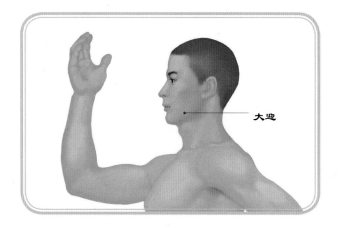

⊖ 大迎：祛风消肿、利口齿

【定位】在下颌角前方，咬肌附着部前缘，当面动脉搏动处。

【主治】口歪，口噤，颊肿，齿痛。

【配伍】配颊车治齿痛；配下关、合谷、人中，有通关开窍的作用，主治牙关紧闭；配颧髎、听会、曲池，有疏风清热，消肿止痛的作用，主治齿痛恶寒。

【操作】

灸法：温针灸3～5壮；艾条灸5～10分钟。

按摩：点法、揉法、按揉法、点揉法、点按法等。

【功效】祛风通络，消肿止痛。

【日常保健】双手拇指指腹按于大迎穴，其他手指支持于面部，呼气时用拇指指腹点按大迎穴5秒，吸气时松离，重复按摩30次，以局部感到酸胀并向整个面部放射为好。按摩大迎穴有增进脸部血液循环和使皮肤紧缩的功能，可以消除双下巴，预防脸部松弛。

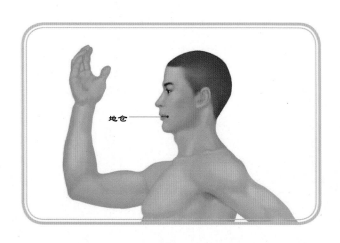

图解经络穴位养生大全

⊖ 颊车：面部按摩轮廓美

【定位】在面颊部，下颌角前上方约1横指（中指），当咀嚼时咬肌隆起，按之凹陷处。

【主治】口歪，齿痛，颊肿，口噤不语。

【配伍】配地仓、合谷等主治口角歪斜、齿痛、颊肿；配下关、合谷主治颞颌关节炎。

【操作】

灸法：温针灸3～5壮；艾条灸5～10分钟。

按摩：点法、揉法、按揉法、点揉法、点按法等。

【功效】祛风清热，开关通络。

【日常保健】压此穴，对于速止下齿牙痛非常有效。

坚持每天揉或按100次颊车穴，可消除下巴上的脂肪，改善水肿，减少食用甜食的欲望。

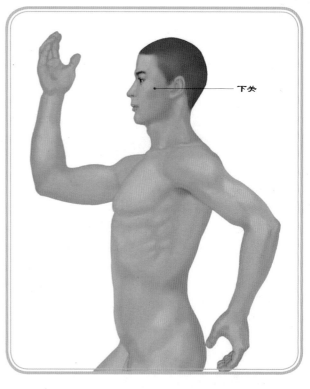

下关

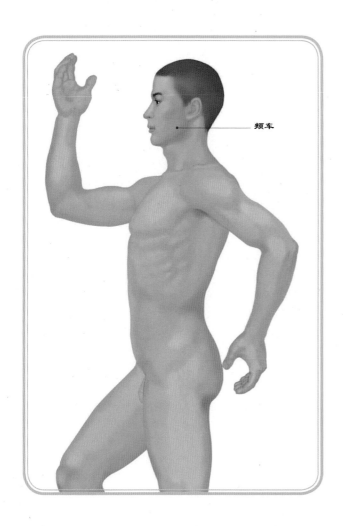

颊车

⊖ 下关：护耳止痛用此穴

【定位】在面部耳前方，当颧弓与下颌切迹所形成的凹陷中。

【主治】耳聋，耳鸣，聤耳，齿痛，口噤，口眼歪斜。

【配伍】配翳风治耳疾；配听宫、翳风、合谷治颞颌关节炎；配颊车、合谷、外关治牙关紧闭。

【操作】

灸法：温针灸3～5壮；艾条灸5～10分钟。

按摩：点法、揉法、按揉法、点揉法、点按法等。

【功效】疏风清热，解痉止痛。

【日常保健】下关穴由于离耳朵比较近，又是足阳明胃经和足少阳胆经的交会穴，因此可以通治胃经和胆经上的疾病，像胆经上最常见的问题—耳鸣、耳聋，按揉它就有消肿止痛、益气聪耳、通关利窍之功。用双手中指或食指指腹，放于同侧面部下关穴，适当用力按揉0.5～1分钟，使局部产生强烈的酸胀痛感，每日两次，持续至症状缓解。

⊖ 头维：让你的头发更秀美

【定位】在头侧部，当额角发际上 0.5 寸，头正中线旁 4.5 寸。

【主治】头痛，目眩，口痛，流泪，眼睑瞤动。

【配伍】配合谷治头痛；配太冲治目眩。

【操作】

灸法：温针灸 3 ~ 5 壮；艾条灸 5 ~ 10 分钟。

按摩：点法、揉法、按揉法、点揉法、点按法等。

【功效】祛风泄火，止痛明目。

【日常保健】胃痛可以通过取位头维穴来治，也会有很好的效果。按摩时，用两个大拇指按于头维穴，其余四指固定于前额，自上向下按摩 1 分钟，再自下向上按摩 1 分钟。然后用双侧掌根按压住两侧头维穴后缓缓揉动。可以有效刺激面部感觉神经末梢，将刺激信号输送到中枢以缓解疼痛症状。

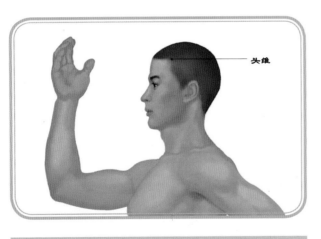

⊖ 人迎：调气补气，缓解咽喉痛

【定位】在颈部，喉结旁，当胸锁乳突肌的前缘，颈总动脉搏动处。

【主治】咽喉肿痛，气喘，瘰疬，瘿气，高血压。

【配伍】配大椎、太冲治高血压。

【操作】

灸法：温针灸 3 ~ 5 壮；艾条灸 5 ~ 10 分钟。

按摩：点法、揉法、按揉法、点揉法、点按法等。

【功效】理气降逆、利咽散结、通经活络。

【日常保健】长期按摩人迎穴，对咽喉肿痛、气喘、瘰疬、瘿气、高血压具有良好的疗效；经常用手指按压人迎穴，还有利于增进面部的血液循环，能够使脸部的皮肤紧缩，并且可以去除双下巴。

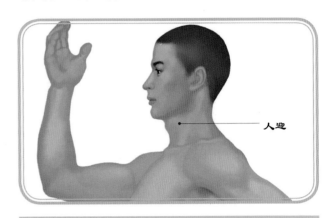

⊖ 水突：咽喉疾病的主治医师

【定位】在颈部，胸锁乳突肌的前缘，当人迎与气舍连线的中点。

【主治】咽喉肿痛，咳嗽，气喘。

【配伍】配气舍、天突治咳嗽、气喘。

【操作】

灸法：温针灸 3 ~ 5 壮；艾条灸 5 ~ 10 分钟。

按摩：点法、揉法、按揉法、点揉法、点按法等。

【功效】平喘利咽，清热散结。

【日常保健】用右手从左边掐患人水突穴，有动脉应手，按定觉腋下微痛，膊肘引痛，手指酸麻。将大指轻轻抬起，觉热气从胳膊手指出。又用左手从患人右边掐水突穴动脉，按法与上同，令四肢脉气发散，不至闭塞也。

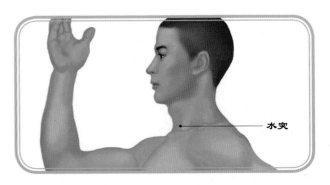

⊖ 气舍：止咳平喘化痰特有效

【定位】在颈部，当锁骨内侧端的上缘，胸锁乳突肌的胸骨头与锁骨头之间。

【主治】咽喉肿病，气喘，呃逆，瘿瘤，瘰疬，颈项强。

【配伍】配水突治瘿瘤。

【操作】

灸法：温针灸 3 ～ 5 壮；艾条灸 5 ～ 10 分钟。

按摩：点法、揉法、按揉法、点揉法、点按法等。

【功效】调气、化瘀、散结。

【日常保健】落枕实际上是位于颈部的胸锁乳突肌出现了痉挛疼痛，可自胸乳突肌起点的翳风穴按揉至止点处的气舍穴，按揉时手法要轻揉，切忌暴力用力，不拘治疗时间，反复治疗至肌肉疼痛缓解即可。

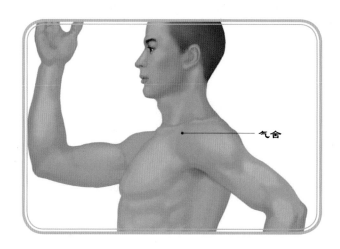

⊖ 缺盆：人体内健康的"聚宝盆"

【定位】在锁骨上窝中央，距前正中线 4 寸。

【主治】咳嗽，气喘，咽喉肿痛，缺盆中痛，瘰疬。

【配伍】配肺俞治咳嗽。

【操作】

灸法：温针灸 3 ～ 5 壮；艾条灸 5 ～ 10 分钟。

按摩：点法、揉法、按揉法、点揉法、点按法等。

【功效】宣肺调气、清热散结。

【日常保健】按摩缺盆穴方法：坐下，以一手食指指腹先按压对侧缺盆穴，每按压 3 秒钟后放松 3 秒钟，进行 20 次，力量适中；继之沿顺时针和逆时针方向揉动各 1 分钟。再换另一只手按揉对侧缺盆穴，方法同前。

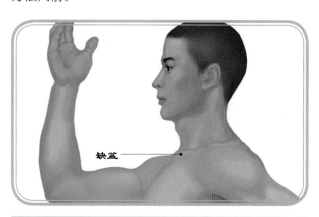

⊖ 气户：胸胀理当找此穴

【定位】在胸部，当锁骨中点下缘，距前正中线 4 寸。

【主治】咳嗽，气喘，呃逆，胸胁支满，胸痛。

【配伍】配肺俞穴治喘咳；配云门、天府、神门主治喘逆上气，呼吸肩息；配华盖，主治胁肋疼痛。

【操作】

灸法：温针灸 3 ～ 5 壮；艾条灸 5 ～ 10 分钟。

按摩：点法、揉法、按揉法、点揉法、点按法等。

【功效】调肺气、止喘咳。

【日常保健】气户穴属于足阳明胃经穴，为胃经气血与外界交换的门户，按摩它使乳房的气机畅通，乳房才会健康。用拇指或食指、中指，也可用大小鱼际在胸廓各部及颈根、肩部做旋转按摩，然后点压有关穴位，点压时先旋揉后点压，在穴位处点压 10 秒钟，反复 2 ～ 3 次，最后再以揉捏法按摩一遍。

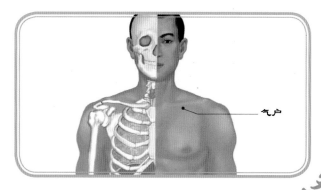

⊖ 库房：健美乳房治气喘

【定位】在胸部，当第1肋间隙，距前正中线4寸。

【主治】咳嗽，气喘，咳唾脓血，胸肋胀痛。

【配伍】配屋翳治胸肋胀痛。

【操作】

灸法：温针灸3～5壮；艾条灸5～10分钟。

按摩：点法、揉法、按揉法、点揉法、点按法等。

【功效】理气宽胸，清热化痰。

【日常保健】库房穴，顾名思义，就像是一个靠近乳房的仓库一样，储藏着津血，因此乳房健美、乳汁充足与否跟它有直接的关系。用拇指或食指、中指点压库房穴。点压时先旋揉后点压，在穴位处点压10秒钟，反复2～3次，最后再以揉捏法按摩一遍。

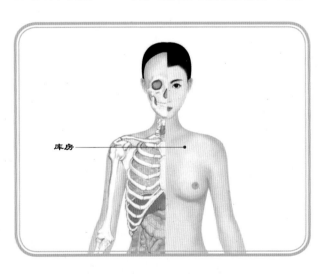

库房

⊖ 屋翳：胸肋胀痛特效穴

【定位】在胸部，当第2肋间隙，距前正中线4寸。

【主治】咳嗽，气喘，咳唾脓血，胸肋胀痛，乳痈。

【配伍】配天宗治乳痈；配尺泽、肺俞、膻中，主治咳嗽气喘。

【操作】

灸法：温针灸3～5壮；艾条灸5～10分钟。

按摩：点法、揉法、按揉法、点揉法、点按法等。

【功效】降逆平喘、消痈止痛。

【日常保健】用手掌大鱼际紧贴于屋翳穴，沿肋

间左右轻擦，至微热为度。然后用拇指着力由轻至重，待产生酸、麻、胀、痛为度。

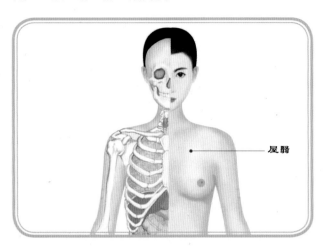

屋翳

⊖ 膺窗：理气宽胸丰胸穴

【定位】在胸部，当第3肋间隙，距前正中线4寸。

【主治】咳嗽，气喘，胸肋胀痛，乳痈。

【配伍】配屋翳治乳痈；配太冲，治唇肿；配乳根、神阙、冲门，治乳腺炎。

【操作】

灸法：温针灸3～5壮；艾条灸5～10分钟。

按摩：点法、揉法、按揉法、点揉法、点按法等。

【功效】宽胸理气，止咳平喘。

【日常保健】经常按摩此穴可丰胸，双手手心从左右两边轻柔地包裹住一侧的乳房。然后双手收紧，用位于乳房根部的拇指从下将乳房向上拨。左右各反复10次即可。注意在乳房胀痛时，最好不要做按摩，避免给乳房过大的刺激。

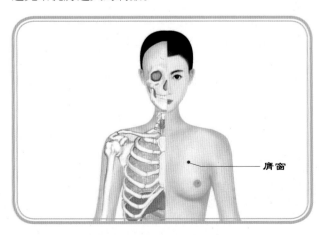

膺窗

⊖ 乳中：促进消化按此穴

【定位】在胸部，当第4肋间隙，乳头中央，距前正中线4寸。

【配伍】配会阴穴、会阳穴、京门穴治疗性冷淡；配足通谷穴、太冲穴、丝竹空穴治疗癫痫；配会阴穴治疗产后出血。

【操作】

本穴不针不灸，一般只作为胸腹部腧穴的定位标志。

按摩：点法、揉法、按揉法、点揉法、点按法等。

【功效】通络活血。

【日常保健】白昼时时汗出，动辄益甚者称自汗；寐中汗出，醒来即止者称盗汗。采用麻黄根、郁金等药物外敷于乳中穴，可起到健脾胃、益气血、滋阴清热、收敛固表止汗之效果。

产后缺乳、少乳多由气血阻滞、经络不通而导致，按摩乳中穴、膻中穴、乳根穴可达到通络活血、促进乳汁分泌的作用。

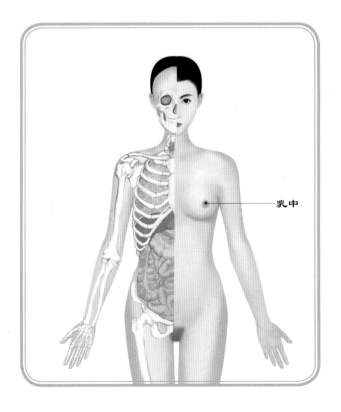

乳中

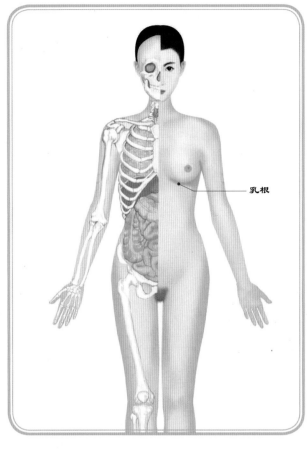

乳根

⊖ 乳根：丰胸下乳

【定位】在胸部，当乳头直下，乳房根部，当第5肋间隙，距前正中线4寸。

【主治】咳嗽，气喘，呃逆，胸痛，乳痛，乳汁少。

【配伍】配少泽、膻中治乳痛；配少泽、足三里治乳少。

【操作】

灸法：温针灸3～5壮；艾条灸5～10分钟。

按摩：点法、揉法、按揉法、点揉法、点按法等。

【功效】通乳化瘀，宣肺利气。

【日常保健】将拇、食指分开，用虎口处轻轻上托乳房，食指或中指稍用力下压，缓慢点揉位于肋间隙内的乳根穴5～10分钟，动作宜轻揉缓和，逐渐用力，使穴位出现酸胀感。为了增强效果，还可沿着肋间隙在乳房下缘其他部位点揉。

⊖ 不容：和胃理气治腹部胀满

【定位】在上腹部，当脐中上6寸，距前正中线2寸。

【主治】呕吐，胃病，食欲不振，腹胀。

【配伍】配中脘治胃病；配期门治心胃痛、喜噫酸；配上脘、公孙治胃痛腹胀。

【操作】

灸法：温针灸3～7壮；艾条灸5～10分钟。

按摩：点法、揉法、按揉法、点揉法、点按法等。

【功效】调中和胃，理气止痛。

【日常保健】用双手手指端按压不容穴，并做环状运动。力度较轻。每次3分钟左右，每日2次。

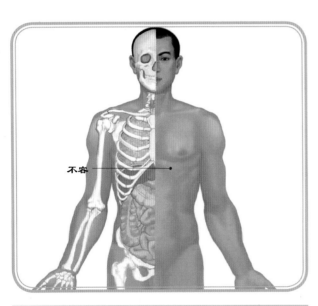

不容

⊖ 承满：一按止胃痛

【定位】在上腹部，当脐中上5寸，距前正中线2寸。

【主治】胃痛，吐血，食欲不振，腹胀。

【配伍】配足三里治胃痛。

【操作】

灸法：温针灸3～7壮；艾条灸5～10分钟。

按摩：点法、揉法、按揉法、点揉法、点按法等。

【功效】理气和胃，降逆止呕，消食导滞。

【日常保健】用双手手指端按压不容穴，并做环状运动。力度较轻。每次3分钟左右，每日2次。

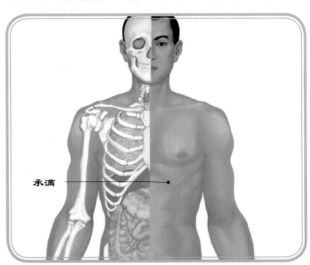

承满

⊖ 梁门：消化不良特效穴

【定位】在上腹部，当脐中上4寸，距前正中线2寸。

【主治】胃痛，呕吐，食欲不振，腹胀，泄泻。

【配伍】配梁丘、中脘、足三里治胃痛。

【操作】

灸法：温针灸3～7壮；艾条灸5～10分钟。

按摩：点法、揉法、按揉法、点揉法、点按法等。

【功效】调中气，和肠胃，化积滞。

【日常保健】用手指的指端对腹部的梁门穴进行揉搓刺激，按摩约一分钟，待穴位处微微热胀就可以。

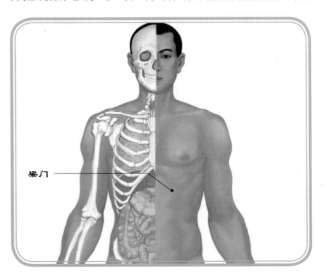

梁门

图解经络穴位养生大全

⊖ 关门：消食导滞有效穴

【定位】在上腹部，当脐中上 3 寸，距前正中线 2 寸。

【主治】腹胀，腹痛，肠鸣泄泻，水肿。

【配伍】配足三里、水分治肠鸣腹泻。

【操作】

灸法：温针灸 3 ~ 7 壮；艾条灸 5 ~ 10 分钟。

按摩：点法、揉法、按揉法、点揉法、点按法等。

【功效】调理肠胃，利水消肿。

【日常保健】用一手食、中指指端分开对按两侧关门穴 10 次。

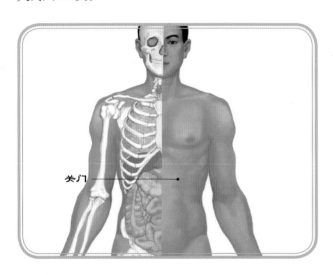

⊖ 太乙：缓解胃疼腹胀

【定位】在上腹部，当脐中上 2 寸，距前正中线 2 寸。

【主治】胃病，心烦，癫狂。

【配伍】配中脘治胃痛。

【操作】

灸法：温针灸 3 ~ 7 壮；艾条灸 5 ~ 10 分钟。

按摩：点法、揉法、按揉法、点揉法、点按法等。

【功效】消食导滞。

【日常保健】艾灸太乙穴，能强腰部肌纤维的弹性，对断裂弹力纤维有修复和再生能力，达到减脂塑形的目的。

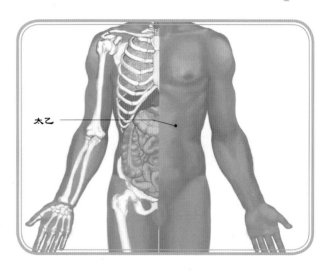

⊖ 滑肉门：消除肚脐周围脂肪

【定位】在上腹部，当脐中上 1 寸，距前正中线 2 寸。

【主治】胃痛，呕吐，癫狂。

【配伍】配足三里治胃痛。

【操作】

灸法：温针灸 3 ~ 7 壮；艾条灸 5 ~ 10 分钟。

按摩：点法、揉法、按揉法、点揉法、点按法等。

【功效】运化脾土，镇惊安神，清心开窍。

【日常保健】可以采取站立或坐位的姿势，在穴位上用手掌上下、左右按摩各 5 ~ 10 分钟，每日三次，饭前饭后均可。经常按摩此穴，可以健脾祛痰，健美减肥，保持身体苗条。

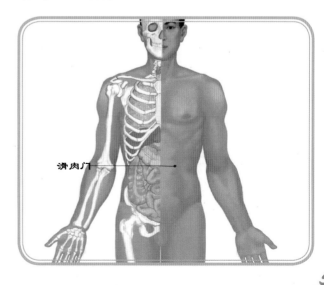

⊖ 天枢：理气行滞助消化

【定位】在腹中部，平脐中，距脐中2寸。

【主治】腹胀肠鸣，绕脐痛，便秘，泄泻，痢疾，月经不调。

【配伍】配足三里治腹胀肠鸣；配气海治绕脐痛；配上巨虚、下巨虚治便秘、泄泻。

【操作】

灸法：温针灸3～7壮；艾条灸5～10分钟。

按摩：点法、揉法、按揉法、点揉法、点按法等。

【功效】主疏调肠腑、理气行滞、消食。

【日常保健】经常按摩天枢穴，可以养生。按摩的方法是用两个拇指顶在天枢穴位置，然后做轮转按摩即可。这样做可以使腑气通畅，帮助人改善脏腑气机，治疗便秘。

经常这样做，对不少疾病也有独特的治疗作用，比如说腹痛、痢疾以及高热等。腹痛如果是因上下气机不交引起的，我们就可以用艾条灸天枢穴20分钟，就能使病情很快得以改善。

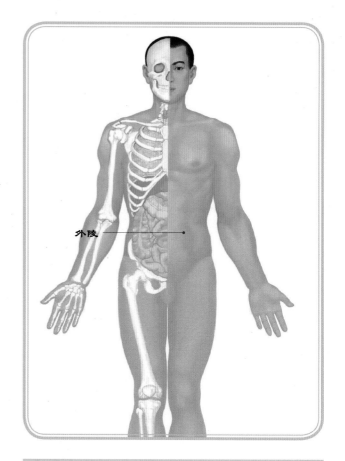

外陵

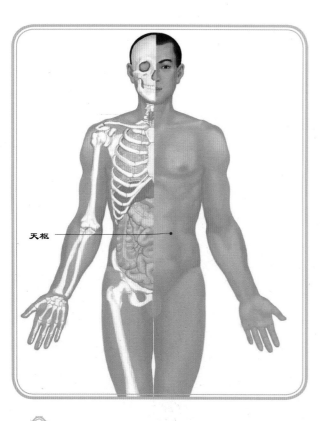

天枢

⊖ 外陵：和胃理气治痛经

【定位】在下腹部，当脐中下1寸，距前正中线2寸。

【主治】腹痛，疝气，痛经。

【配伍】配子宫、三阴交治痛经；配阑尾、足三里，适用于阑尾炎。

【操作】

灸法：温针灸3～7壮；艾条灸5～10分钟。

按摩：点法、揉法、按揉法、点揉法、点按法等。

【功效】和胃化湿，理气止痛。

【日常保健】

宫颈疾病、子宫肌瘤等子宫体的疾病，大家都可以尝试两外陵穴。可以尝试拿老茄子贴：老茄子切开，放空气里几个小时，自动就会干一些，然后直接贴在外陵穴上，用胶布固定。

图解经络穴位养生大全

⊖ 大巨：长按能壮阳

【定位】在下腹部，当脐中下2寸，距前正中线2寸。

【主治】小腹胀满，小便不利，疝气，遗精，早泄。

【配伍】配中极、次髎治小便不利。

【操作】

灸法：艾炷灸或温针灸3～5壮；艾条灸10～20分钟。

按摩：点法、揉法、按揉法、点揉法、点按法等。

【功效】调肠，利气，固肾气。

【日常保健】经常按摩大巨穴有助预防便秘。每天可以用热毛巾热敷大巨穴，同时进行按摩，能够促进肠道蠕动，提高肠道功能，有助缓解和预防便秘。

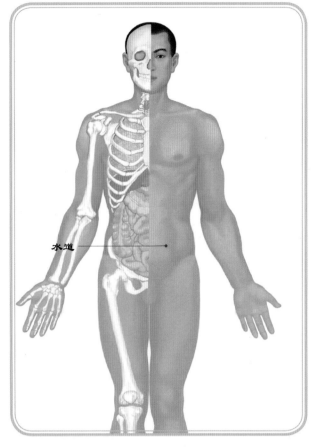

水道

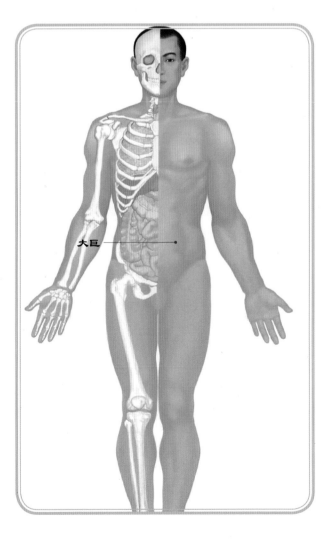

大巨

⊖ 水道：利水通淋治疝气

【定位】在下腹部，当脐中下3寸，距前正中线2寸。

【主治】小腹胀满，小便不利，痛经，不孕，疝气。

【配伍】配三阴交、中极治痛经、不孕。

【操作】

灸法：艾炷灸或温针灸3～7壮；艾条灸10～15分钟。

按摩：点法、揉法、按揉法、点揉法、点按法等。

【功效】清湿热、利膀胱、通水道。

【日常保健】用双手大鱼际揉按水道穴，每次50下左右，对湿热下注之小便淋漓涩痛，或小便不利、小腹胀痛、腹水等也有很好的治疗效果。

⊕ 归来：调经助孕的特效穴

【定位】在下腹部，当脐中下4寸，距前正中线2寸。

【主治】腹痛，疝气，月经不调，白带，阴挺。

【配伍】配大敦治疝气；配三阴交、中极治月经不调；配关元、中极、三阴交、肾俞治男女生殖器病症、经闭、白带过多。

【操作】

灸法：艾炷灸或温针灸3～7壮；艾条灸10～15分钟。

按摩：点法、揉法、按揉法、点揉法、点按法等。

【功效】理气，提胞，治疝。

【日常保健】被按摩者仰卧，按摩者用两手食指、中指先顺时针方向按揉归来和子宫穴2分钟，再逆时针方向按揉2分钟，最后点按半分钟，以感到酸胀为宜。

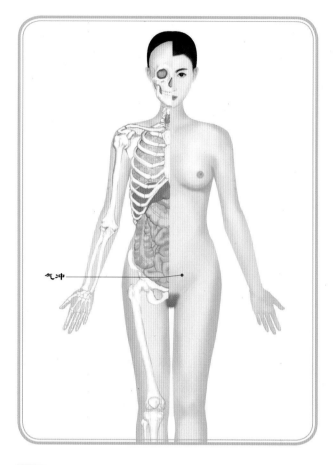

气冲

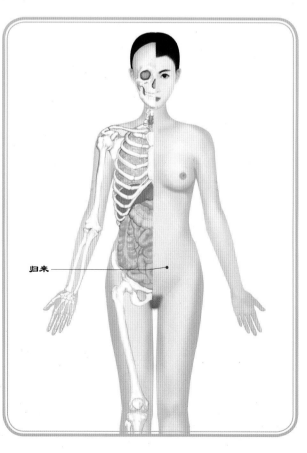

归来

⊕ 气冲：长按暖腿脚

【定位】在腹股沟稍上方，当脐中下5寸，距前正中线2寸。

【主治】肠鸣腹痛，疝气，月经不调，不孕，阳痿，阴肿。

【配伍】配气海治肠鸣腹痛；配曲泉、太冲，治疝气。

【操作】

按摩：点法、揉法、按揉法、点揉法、点按法等。

【功效】润宗筋、理下元、散厥气。

【日常保健】中医常说"气为血之帅，气行则血行"，经常按摩这个穴位，可以引气下行，将气血输送到腿脚上，从而起到暖腿脚的作用。一松一按，交替进行，对促进腿部血液循环、温暖手足有益。

⊖ 髀关：舒筋活络强腰膝

【定位】在大腿前面，当髂前上棘与髌底外侧端的连线上，屈髋时，平会阴，居缝匠肌外侧凹陷处。

【主治】腰痛膝冷，痿痹，腹痛。

【配伍】配伏兔治痿痹；配环跳、风市、足三里、承扶，有通经活络的作用，主治下肢麻痹。

【操作】

灸法：艾炷灸或温针灸3～7壮；艾条灸10～15分钟。

按摩：点法、揉法、按揉法、点揉法、点按法等。

【功效】舒筋活络，强壮腰膝。

【日常保健】正坐位从大腿中线偏外侧一线，由腿根至膝盖用双手小指掌指关节轻轻敲打3～5遍，有疏通经络的作用，可缓解下肢疼痛。

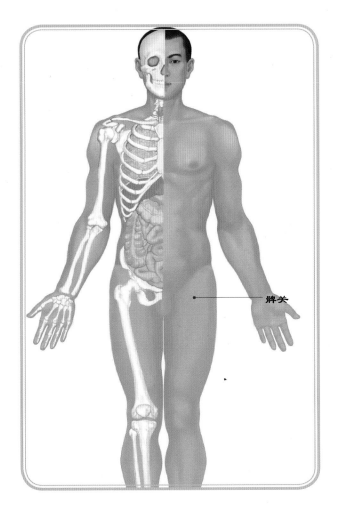

髀关

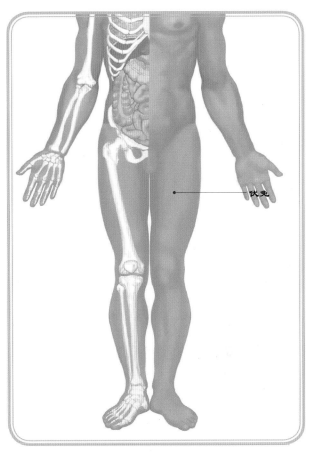

伏兔

⊟ 伏兔：祛寒湿、利腰膝

【定位】在大腿前面，当髂前上棘与髌底外侧端的连线上，髌底上6寸。

【主治】腰痛膝冷，下肢麻痹，疝气，脚气。

【配伍】配髀关、阳陵泉治下肢痿痹；配肝俞，有温经行气的作用，治寒疝。

【操作】

灸法：艾炷灸或温针灸3～7壮；艾条灸10～15分钟。

按摩：点法、揉法、按揉法、点揉法、点按法等。

【功效】散寒化湿，疏通经络。

【日常保健】正常情况下，成年人心跳每分钟在60～80次之间，在安静状态下如果心跳每分钟超过100次，称为心动过速，这时可以赶紧用掌根按揉伏兔穴。

⊙ 阴市：强腰膝、散寒湿

【定位】在大腿前面，当髂前上棘与髌底外侧端的连线上，髌底上3寸。

【主治】腿膝痿痹，屈伸不利、疝气，腹胀腹痛。

【配伍】配足三里、阳陵泉治腿膝痿痹。

【操作】

灸法：艾炷灸或温针灸3～7壮；艾条灸10～15分钟。

按摩：点法、揉法、按揉法、点揉法、点按法等。

【功效】温经散寒，理气止痛。

【日常保健】以大腿外侧的风市穴、中渎穴，和大腿后面膀胱经的承扶穴、殷门穴，大腿内侧脾经的箕门穴、血海穴，肝经的阴包穴，前侧胃经的髀关穴、伏兔穴、阴市穴、梁丘穴为中间，做横向的按摩。

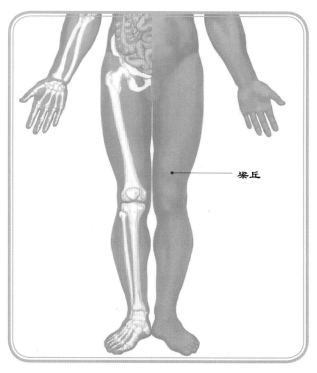

梁丘

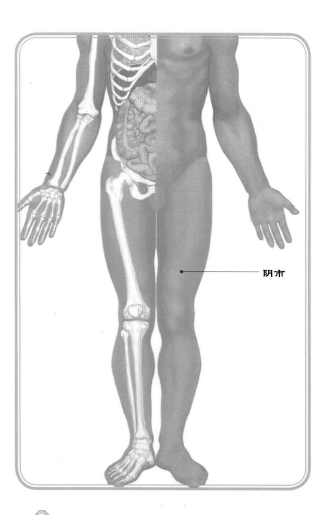

阴市

⊙ 梁丘：调理脾胃治血尿

【定位】屈膝，大腿前面，当髂前上棘与髌底外侧端的连线上，髌底上2寸。

【主治】膝肿痛，下肢不遂，胃痛，乳痈，血尿。

【配伍】配足三里、中脘治胃痛；配中脘、内关、足三里主治急性胃痛；配犊鼻、阳陵泉、膝阳关主治膝关节痛。

【操作】

灸法：艾炷灸或温针灸3～7壮；艾条灸10～15分钟。

按摩：点法、揉法、按揉法、点揉法、点按法等。

【功效】通经利节、和胃止痛。

【日常保健】当出现急性胃痛（胃痉挛）、胃脘胀满等相关症状时，可用大拇指使劲地在穴位上施加压力，尽可能用力，施加压力的时候最好能感受到疼痛。每次压20秒，停下来休息5秒，再继续施压。这样重复几次，疼痛就会消失，效果非常神奇。你也可以用拳头猛敲穴位几分钟，两边的穴位都敲，一般痛感会很快消除。

图解经络穴位养生大全

⊖ 犊鼻：祛风湿、利关节

【定位】屈膝,在膝部,髌骨与髌韧带外侧凹陷中。

【主治】膝痛,下肢麻痹,屈伸不利,脚气。

【配伍】配阳陵泉、足三里治膝痛。

【操作】

灸法：艾炷灸或温针灸 3 ~ 7 壮；艾条灸 10 ~ 15 分钟。

按摩：点法、揉法、按揉法、点揉法、点按法等。

【功效】通经活络,疏风散寒,理气消肿,利关节止痛。

【日常保健】现代上班族有一个非常大的弊端,那就是久坐,久坐伤肉、伤脾,但这个问题又没办法解决,在办公室里不可能都站着工作吧！既然解决不了,就学会保护自己吧！很多人在座位上坐久了就感到两个膝盖特别难受、不舒服,站起来活动一会儿就好了。在活动时你再配合点按一下犊鼻穴。

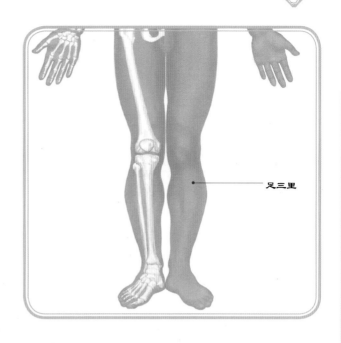

足三里

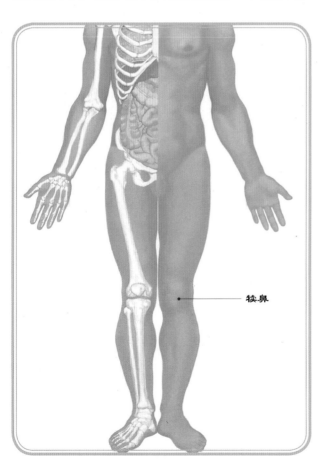

犊鼻

⊖ 足三里：长寿穴

【定位】在小腿前外侧,当犊鼻下 3 寸,距胫骨前缘一横指（中指）。

【主治】胃痛,呕吐,噎膈,腹胀,泄泻,痢疾,便秘,乳痈,肠痈,下肢痹痛,水肿,癫狂,脚气,虚劳羸瘦。

【配伍】配中脘、梁丘治胃痛；配内关治呕吐；配气海治腹胀；配膻中、乳根治乳痈；配阳陵泉、悬钟治下肢痹痛；常灸足三里可养志保健。

【操作】

灸法：艾炷灸或温针灸 3 ~ 7 壮；艾条灸 10 ~ 15 分钟。

按摩：点法、揉法、按揉法、点揉法、点按法等。

【功效】调理脾胃、补中益气、通经活络、疏风化湿、扶正祛邪。

【日常保健】常灸足三里可以养生保健：能增强体力,解除疲劳,强壮神经,预防衰老,对结核病、伤风感冒、高血压、低血压、动脉硬化、冠心病、心绞痛、风心病、肺心病、脑溢血及其他病症都有防治作用。三里之灸能祛病延年,所以古来把三里灸叫做长寿灸。

⊖ 上巨虚：治疗腹泻的常用穴

【定位】在小腿前外侧，当犊鼻下6寸，距胫骨前缘一横指（中指）。

【主治】肠鸣，腹痛，泄泻，便秘，肠痈，下肢痿痹，脚气。

【配伍】配足三里、气海治便秘、泄泻；配天枢、曲池治疗细菌性痢疾。

【操作】

灸法：艾炷灸或温针灸5～9壮；艾条灸10～20分钟，亦可采用药物天灸。

按摩：点法、揉法、按揉法、点揉法、点按法等。

【功效】调和肠胃，通经活络。

【日常保健】患者取最舒适的体位（坐位、仰卧位均可），用两手拇指按压在两侧上巨虚穴上，其余四指并拢托住小腿肚，按而揉之，让刺激充分达到肌肉组织的深层，并产生酸、麻、胀、痛、热和走窜等感觉，并跖屈踝关节，以加强指压的感觉，持续数秒后，渐渐放松，如此反复操作数次。每次每穴按揉5～10分钟。

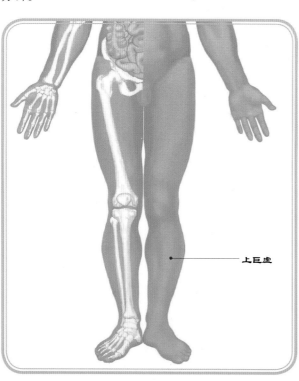

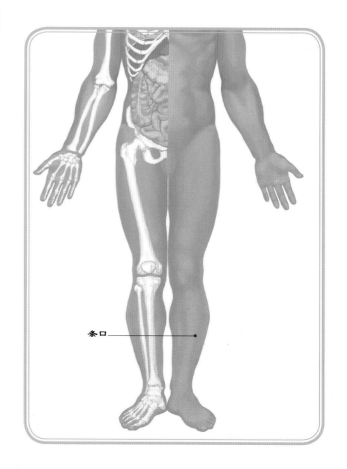

条口

⊖ 条口：缓痉止痛治转筋

【定位】在小腿前外侧，当犊鼻下8寸，距胫骨前缘一横指（中指）。

【主治】脘腹疼痛，下肢痿痹，转筋，跗肿，肩臂痛。

【配伍】配肩髃、肩髎治肩臂痛。

【操作】

灸法：艾炷灸或温针灸3～7壮；艾条灸5～15分钟。

按摩：点法、揉法、按揉法、点揉法、点按法等。

【功效】祛风除湿，舒筋活络，理气和中。

【日常保健】将患肢放在健肢膝上，用健侧大拇指指腹适当用力按揉0.5-1分钟。这样做具有疏通经络、缓痉止痛等养生功效。

上巨虚

⊖ 下巨虚：理肠胃、清湿热

【定位】在小腿前外侧，当犊鼻下9寸，距胫骨前缘一横指（中指）。

【主治】小腹痛，泄泻，痢疾，乳痈，下肢痿痹。

【配伍】配天枢、气海治腹痛；配内关、公孙、梁丘、阳陵泉、胰俞治疗胰腺炎；配曲池、太白等主治泄痢脓血；配阳陵泉、解溪主治下肢麻木。

【操作】

灸法：艾炷灸或温针灸5～9壮；艾条灸10～20分钟。

按摩：点按、揉法、指推法等。

【功效】调肠胃，通经络，安神志。

【日常保健】艾灸下巨虚穴，不但可以为小肠经补充气血能量，还有调和气血、舒筋活血的作用。所以对肩周炎、肩扭伤、挫伤等原因引起的肩痛有显著的止痛效果。

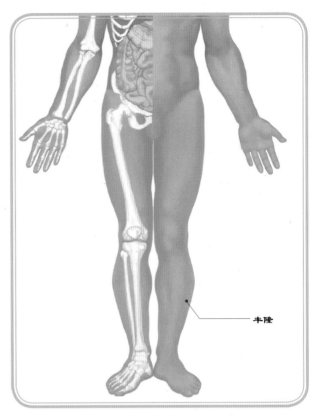

丰隆

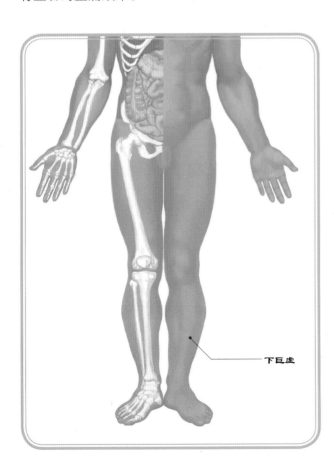

下巨虚

⊖ 丰隆：化痰强穴

【定位】在小腿前外侧，当外踝尖上8寸，条口外，距胫骨前缘二横指（中指）。

【主治】头痛，眩晕，痰多咳嗽，呕吐，便秘，水肿，癫狂痫，下肢痿痹。

【配伍】配风池治眩晕；配膻中、肺俞治痰多咳嗽；配阴陵泉、商丘、足三里治疗痰湿诸症。

【操作】

灸法：艾炷灸或温针灸5～9壮；艾条灸10～20分钟。

按摩：点按、揉法、指推法等。

【功效】健脾化痰，和胃降逆，开窍。

【日常保健】那些穿短裙的爱美女士，可常常按摩丰隆穴，既可预防肥胖病，又能保养腿部免受空调侵袭而致关节炎。减肥用时要长，每次按揉10分钟左右。

⊖ 解溪：降胃火、止头痛

【定位】在足背与小腿交界处的横纹中央凹陷处，当拇长伸肌踺与趾长伸肌腱之间。

【主治】头痛，眩晕，癫狂，腹胀，便秘，下肢痿痹。

【配伍】配阳陵泉、悬钟治下肢痿痹；配昆仑、太溪治疗踝部痛；配商丘、血海治疗腹胀。

【操作】

灸法：艾炷灸或温针灸 3 ~ 5 壮；艾条灸 5 ~ 15 分钟。

按摩：点按、揉法、指推法等。

【功效】舒筋活络，清胃化痰，镇惊安神。

【日常保健】

解溪穴能清宣阳明经气，可缓解前额或眉棱骨疼痛，用拇指腹按压在解溪穴上，按而揉之，局部产生酸、胀、痛感，再屈伸踝关节，加强指压的感觉，然后用揉法放松。左右两侧交替进行，10 ~ 15 分钟。每日一两次。

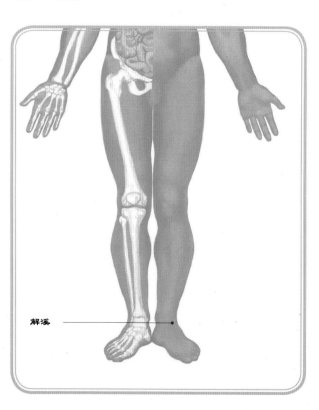

解溪

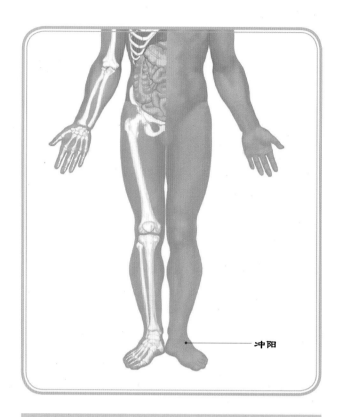

冲阳

⊖ 冲阳：暖胃护胃

【定位】在足背最高处，当拇长伸肌腱和趾长伸肌腱之间，足背动脉搏动处。

【主治】口眼歪斜，面肿，齿痛，癫狂痫，胃病，足痿无力。

【配伍】配大椎、丰隆治癫狂痫；配足三里穴、仆参穴、飞扬穴、复溜穴、完骨穴，主治足痿失履不收。

【操作】

灸法：艾炷灸或温针灸 3 ~ 5 壮；艾条灸 5 ~ 7 分钟。

按摩：点按、揉法、指推法等。

【功效】和胃化痰，通络宁神。

【日常保健】

艾灸冲阳穴，可以让足阳明胃经运行顺畅，也就能保证胃里面的气息供应正常，具有暖胃、护胃的功效，将点燃的艾条对准穴位灸，距离皮肤 2 ~ 3 厘米，艾灸 5 ~ 7 分钟，以皮肤感觉热而不烫为宜。按揉或者艾灸冲阳穴，可以作为平时胃部保养的方法。

⊙ 陷谷：治浮肿

【定位】在足背，当第2、3跖骨结合部前方凹陷处。

【主治】面目浮肿，水肿，肠鸣腹痛，足背肿痛。

【配伍】陷谷、上星、囟会、前顶、公孙，治足面肿。

【操作】

灸法：艾炷灸或温针灸3～5壮；艾条灸5～10分钟。

按摩：点按、揉法、指推法等。

【功效】清热解表，和胃行水，理气止痛。

【日常保健】

对于下肢浮肿的孕妇，可让其采用平卧或下肢略为抬高的体位，然后从足背开始，沿小腿向大腿方向按摩，力度要轻柔，手法以按、压、推、拿、轻捏交替混合使用。在按压推揉的过程中，要以陷谷穴为重点。按压此穴，对颜面浮肿、水肿、足背肿痛都有很好的疗效。

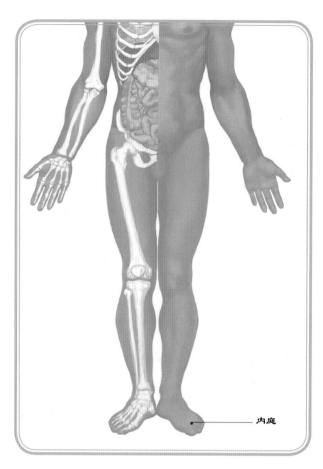

内庭

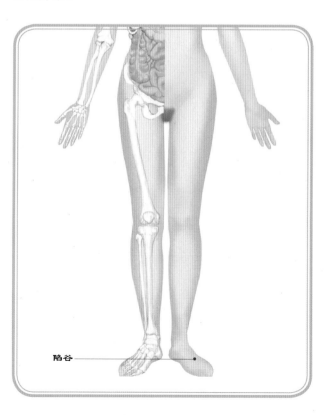

陷谷

⊙ 内庭：治消化不良

【定位】在足背当第2、3跖骨结合部前方凹陷处。

【主治】齿痛，咽喉肿病，口歪，鼻衄，胃病吐酸，腹胀，泄泻，痢疾，便秘，热病，足背肿痛。

【配伍】配合谷治齿痛；配地仓、颊车治口歪；配太冲、曲池、大椎等主治热病。。

【操作】

灸法：艾炷灸或温针灸3～5壮；艾条灸5～10分钟。

按摩：点按、揉法、指推法等。

【功效】清胃热，化积滞。

【日常保健】

每天坚持按摩，治消化不良和抑食欲减肥。按压时，以一侧拇指的指端按住此穴，稍用力按压，以酸胀感为宜，每侧1分钟，共2分钟。

第三章 足阳明胃经：人的后天之本

⊖ 厉兑：治呕穴

【定位】在足第2趾末节外侧，距趾甲角0.1寸。

【主治】鼻衄，齿痛，咽喉肿痛，腹胀，热病，多梦，癫狂。

【配伍】配内关、神门治多梦。

【操作】

灸法：艾炷灸或温针灸3～5壮；艾条灸5～10分钟。

按摩：点按、揉法、掐法等。

【功效】清热和胃，苏厥醒神，通经活络。

【日常保健】

用拇指指甲尖垂直掐按厉兑穴，有刺痛感，每次左右各掐按1～3分钟，可以有效的缓解呕吐症状。

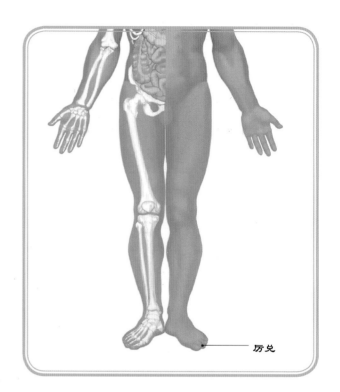

厉兑

足太阴脾经：气血生化之源

中医认为，脾为后天之本，气血生化之源。脾的一个重要的功能就是主运化，运化功能旺盛，则机体的消化吸收功能才能健全，才能为化生精、气、血、津液提供足够原料，才能使脏腑、经络、四肢百骸，以及筋肉、皮、毛等组织得到充分的营养。脾经一发生异常，身体各种症状就会呈现出来。如心窝或胃附近会有重压感，出现疼痛、恶心、打嗝等现象。容易下痢或便秘，身体消瘦下去。尿量少，有时甚至完全无法排尿。脚部容易冰冷、浮肿、身体有倦怠感。因为经常失眠，故身体感觉不适，不活跃。若出现以上所述的症状时，只要刺激经上的穴道，就能改善不适的症状。

1. 经脉循行：起于足大趾末端（隐白），沿着大趾内侧赤白肉际，经第一跖趾关节向上行至内踝前，上行腿肚，交出足厥阴经的前面，经膝股部内侧前缘，进入腹部，属脾络胃，过膈上行，挟咽旁系舌根，散舌下。

胃部支脉：过膈流注于心中，与心经相接。

2. 主要病候：胃脘痛、食则呕，嗳气，腹胀便溏，黄疸，身重无力，舌根强痛，下肢内侧肿胀、厥冷。

3. 主治概要：主治脾胃病，妇科，前阴病及经脉循行部位的其他病证。

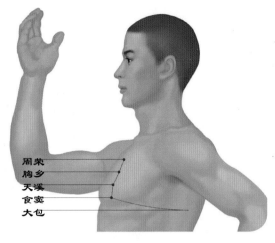

周荣
胸乡
天溪
食窦
大包

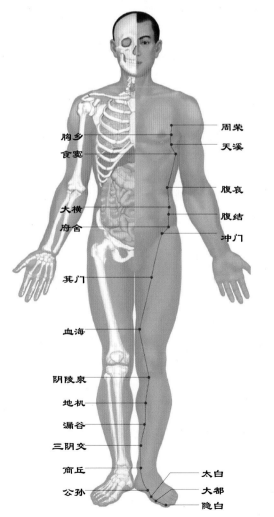

胸乡　　　　周荣
食窦　　　　天溪
　　　　　　腹哀
大横　　　　腹结
府舍　　　　冲门
其门
血海
阴陵泉
地机
漏谷
三阴交
商丘　　　　太白
公孙　　　　大都
　　　　　　隐白

足太阴脾经穴歌

足太阴脾由足姆，隐白先从内侧起，
大都太白继公孙，商丘直上三阴交，
漏谷地机阴陵泉，血海箕门冲门前，
府舍腹结大横上，腹哀食窦天溪连，
胸乡周荣大包尽，二十一穴太阴全。

足太阴脾经要穴主治歌

脾主运化水湿谷，升清喜燥为脏孤，
后天之本气血生，开窍于口为肉主。
隐白摄血健脾气，诸血暴崩经衍期，
心脾疼痛腹胀泄，中风梦魇狂疝气。
大都清热心脾经，热病腹胀便难行。
太白治脾力最专，一切腹痛大便难，
体重节痛心脉缓，咳喘痰多泄痢痉。
公孙健脾调冲脉，胃痛腹胀饮食败，
失眠妄言心痛悸，痛瘕经血胎衣塞。
商丘化湿痔瘤败，癫狂嗜睡痛足踝。
三阴交主三阴病，泌尿生殖妇人宁，
健脾利湿补肝肾，调和营血经络行，
泄泻腹胀痛肠鸣，皮肤瘾疹卧不暝。
地机健脾调月经，女子经带男遗精，
小便不利及水肿，腹痛呕吐泄痢停。
阴陵泉主利小便，癃闭遗尿腹胀满，
健脾利水除逆喘，带下遗精力独专。
血海主治诸血疾，痛经崩漏月经闭，
腹胀淋证小便痛，调和营血主诸皮。
冲门降逆兼理气，腹痛疝气消积聚，
妊娠浮肿胎气冲，小便不利止泄痢。
大横调肠通脐气，腹痛便秘止痢疾；
大包宽胸养诸经，脾之大络气血行，
周身疼痛百节纵，胁痛气喘刺之轻。

⊖ 隐白："妇科御医"

【定位】在足大趾末节内侧，距趾甲角 0.1 寸。

【主治】腹胀，便血，尿血，月经过多，崩漏，癫狂，多梦，惊风。

【配伍】配地机、三阴交治疗出血症；配大敦治疗昏厥。

【操作】

灸法：艾炷灸或温针灸 3 ~ 5 壮；艾条灸 5 ~ 10 分钟。

按摩：点按、揉法、掐法等。

【功效】调血统血，扶脾温脾，清心宁神，温阳回厥。

【日常保健】

保养脾胃的保健操：盘腿端坐，赤足，用左手拇指按压右足隐白穴（足大趾甲根部内侧），左旋按压 15 次，右旋按压 15 次，然后用右手拇指按压左足隐白穴，手法同前。

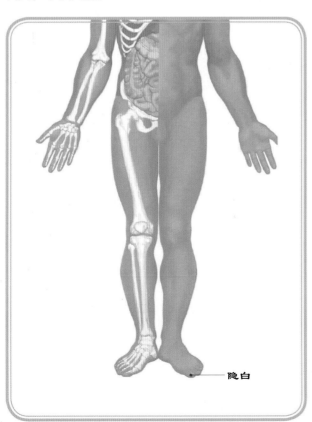

隐白

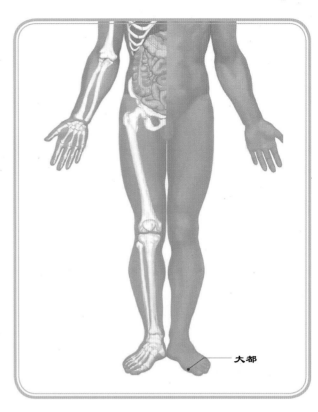

大都

⊖ 大都：补钙奇穴

【定位】在足内侧缘，当足大趾本节（第 1 跖趾关节）前下方赤白肉际凹陷处。

【主治】腹胀，胃痛，呕吐，泄泻，便秘，热病。

【配伍】配足三里治腹胀。

【操作】

灸法：艾炷灸或温针灸 3 ~ 5 壮；艾条灸 5 ~ 10 分钟。

按摩：点按、揉法、掐法等。

【功效】泄热止痛，健脾和中。

【日常保健】

大都穴对于老年人来讲是个补钙的要穴，还能治疗肌肉萎缩、骨质疏松、腰腿痛。有颈椎病的人也要常揉大都。有的老年人每晚都会抽筋，最可能的情况是：脾经堵塞，钙无法吸收，可以每天按摩脾经大都穴、商丘穴两穴各三分钟。一般情况三天后腿抽筋即可消失。

⊖ 太白：健脾要穴

【定位】在足内侧缘，当足大趾本节（第1跖骨关节）后下方赤白肉际凹陷处。

【主治】胃痛，腹胀，肠鸣，泄泻，便秘，痔漏，脚气，体重节痛。

【配伍】配中脘、足三里治胃痛。

【操作】

灸法：艾炷灸或温针灸1～3壮；艾条灸3～5分钟。

按摩：点按、揉法、掐法等。

【功效】健脾、和中、涩肠。

【日常保健】

此穴是人体健脾要穴，能治各种原因引起的脾虚如先天脾虚、肝旺脾虚、心脾两虚、脾肺气虚、病后脾虚等，并有双向调节作用，如揉此穴腹泻可止，便秘可通。另外，点揉太白穴还可调控血糖指数，高者可降，低者可升。太白穴就是通过脾来补肺的这么一个穴，健脾的功能相当于山药薏米粥。不过，按摩时要注意力道，以穴位处微微感到胀痛为度，不必用太大力气，每天坚持按揉3～5分钟，不用吃任何药也能补脾。

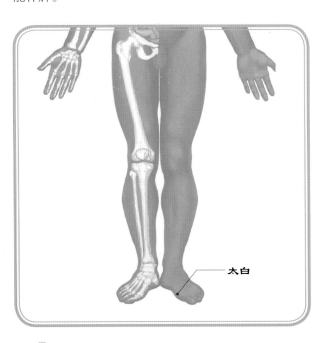

太白

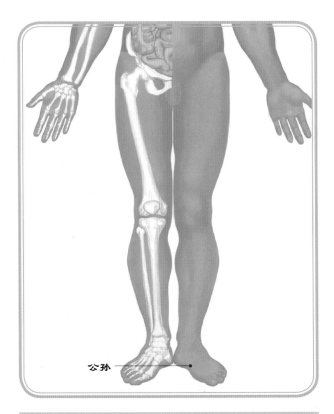

公孙

⊖ 公孙：健脾益胃

【定位】在足内侧缘，当第一跖骨基底部的前下方。

【主治】胃痛，呕吐，腹痛，泄泻，痢疾。

【配伍】配中脘、内关治胃酸过多、胃痛；配丰隆、膻中主治呕吐、眩晕；配束骨、八风治足趾麻痛。

【操作】

灸法：艾炷灸或温针灸1～3壮；艾条灸3～5分钟。

按摩：点按、揉法、掐法等。

【功效】健脾益胃，通调经脉。

【日常保健】

作为脾经上的络穴，公孙穴归属于脾，联络于胃，又与胸腹部的冲脉相通，所以它有兼治脾胃和胸腹部等疾病的功效。按摩刺激公孙穴能抑制胃酸分泌，缓解胃痛等症状。对于上班族来说，如果公司加班过了饭点还不下班时，可采用按摩公孙穴的方法，来消除饥饿感。

⊖ 商丘：脾脏排毒要穴

【定位】在足内踝前下方凹陷中，当舟骨结节与内踝尖连线的中点处。

【主治】腹胀，泄泻，便秘，黄疸，足踝痛。

【配伍】配气海、足三里治腹胀肠鸣；配阴陵泉穴、曲泉穴、阴谷有和胃疏肝理气的作用，主治胃脘痛，腹胀；配三阴交，有补脾益气的作用，主治脾虚便秘。

【操作】

灸法：艾炷灸或温针灸1～3壮；艾条灸3～5分钟。

按摩：点按、揉法、掐法等。

【功效】健脾化湿，通调肠胃。

【日常保健】

按压脾脏排毒要穴。这是指商丘穴，用手指按揉该穴位，保持酸重感即可，每次3分钟左右，两脚交替做。

另外，每天按压此穴3～5次，每次2～4分钟，可以治疗各种炎症。

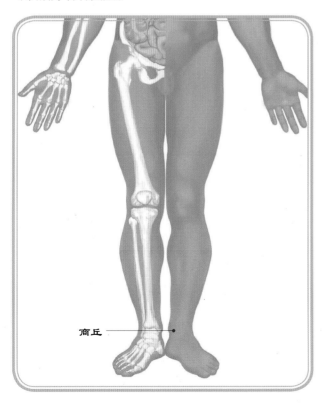

商丘

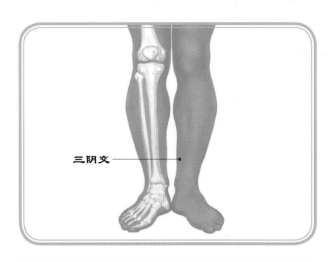

三阴交

⊖ 三阴交：女性朋友的"健康益友"

【定位】在小腿内侧，当足内踝尖上3寸，胫骨内侧缘后方。

【主治】肠鸣腹胀，泄泻，月经不调，带下，阴挺，不孕，滞产，遗精，阳痿，遗尿，疝气，失眠，下肢痿痹，脚气。

【配伍】配足三里治肠鸣泄泻；配中极治月经不调；配子宫治疗阴挺；配大敦治疝气；配内关、神门治失眠。

【操作】

按摩：点按、揉法、叩击法、摩擦法等。

拔罐法：常法拔罐即可。经常拔三阴交穴，可调补精血。

【功效】健脾和胃，调补肝肾，行气活血，疏经通络。

【日常保健】

三阴交对于女性朋友来说是"健康益友"，它可以说是妇科病的"灵丹妙药"，有人就把它称为"女三里"。如果有痛经，坚持每天揉按三阴交，疼痛就会减轻（如能配合点按合谷穴效果更好）。所以有痛经的女性可在月经来前约一周开始，每天花个3、5分钟按摩合谷和三阴交；每天刺激三阴交穴2～3次，每次持续2分钟（产生酸胀感），还能补血养颜、强身美容；有妇科病的女性平时更应该常按揉三阴交。

⊖ 漏谷：善于健脾

【定位】在小腿内侧，当内踝尖与阴陵泉的连线上，距内踝尖6寸，胫骨内侧缘后方。

【主治】腹胀，肠鸣，小便不利，遗精，下肢痿痹。

【配伍】配足三里治腹胀肠鸣。

【操作】

灸法：艾炷灸或温针灸3～5壮；艾条灸10～15分钟。

按摩：点按、揉法、摩擦法等。

【功效】健脾合胃、利水除湿。

【日常保健】

每天坚持按揉漏谷穴10分钟，能解决消化不良等问题。

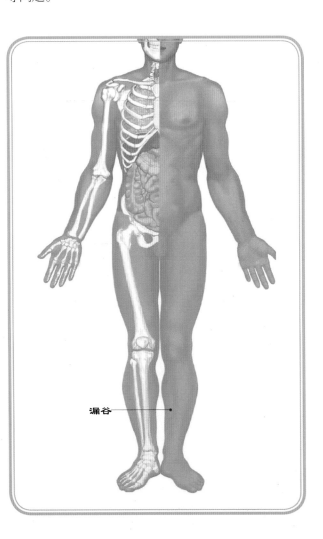

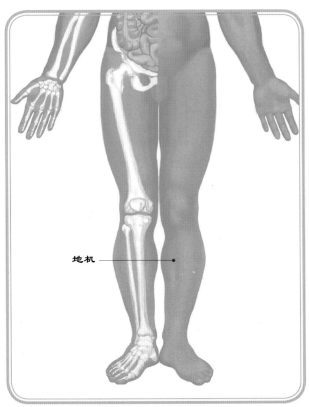

⊖ 地机：健脾渗湿、调理月经

【定位】在小腿内侧，当内踝尖与阴陵泉的连线上，阴陵泉下3寸。

【主治】腹痛，泄泻，小便不利，水肿，月经不调，痛经，遗精。

【配伍】配三阴交治痛经；配隐白治崩漏；配梁丘、中脘治急性腹痛。

【操作】

灸法：艾炷灸或温针灸3～5壮；艾条灸10～15分钟。

按摩：点按、揉法、指推法等。

【功效】健脾渗湿，调经止带，调节胞宫。

【日常保健】

是临床治疗痛经的有效经验穴，痛经病人此处常有压痛和自发痛。可用食指指腹点按地机穴周围，寻找最敏感点，用拇指的指腹由轻及重地按压敏感点，以能忍受为度。坚持按压1分钟，每天进行1～2次。

文

漏

⊖ 阴陵泉：健脾利水、通利三焦

【定位】在小腿内侧，当胫骨内侧踝后下方凹陷处。

【主治】腹胀，泄泻，水肿，黄疸，小便不利或失禁，膝痛。

【配伍】配肝俞、至阳治黄疸；阴陵泉透阳陵泉治膝痛；配足三里、上巨虚主治腹胀、腹泻；配中极、膀胱俞、三阴交主治小便不利。

【操作】

灸法：艾炷灸或温针灸3～5壮；艾条灸10～15分钟。

按摩：点按、揉法、指推法等。

【功效】清利湿热，健脾理气，益肾调经，通经活络。

【日常保健】

适用于老人小便不畅、前列腺慢性炎症、前列腺增生导致的小便不畅、尿不净。按揉阴陵泉可有效调节膀胱张力，使小便自如。每次按摩100～160下，早晚各一次，一般两周可见效。

男性适用于便秘。针刺或按揉阴陵泉可增强降结肠与直肠的蠕动，产生便意，缓解便秘。具体操作是用拇指指端缓慢用力按压该穴5～10分钟，保持穴位酸胀感。

女性适用于头痛。头隐隐作痛，且仿佛裹了厚厚的东西，昏昏沉沉，这类头痛多因体内湿气太盛。湿属阴邪，所以每天下午或晚上按摩阴陵泉能更好地泻湿而止头痛。用拇指指端按压对侧阴陵泉，顺、逆时针方向各持续按揉5～10分钟。其次，按摩该穴可疏通下肢经络，具有膝关节的局部治疗作用。具体操作是屈膝90度，用拇指按揉阴陵泉2～3分钟，松开休息5秒，再按揉2～3分钟，反复三次。

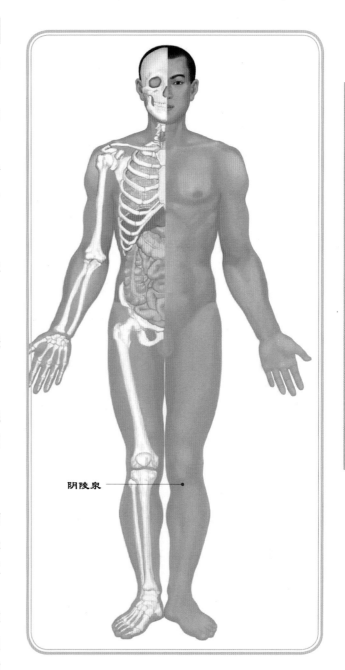
阴陵泉

⊖ 血海：补血养血治经闭

【定位】屈膝，在大腿内侧，髌底内侧端上 2 寸，当股四头肌内侧头的隆起处。

【主治】月经不调，崩漏，经闭，瘾疹，湿疹，丹毒。

【配伍】配三阴交治月经不调；配曲池治瘾疹。

【操作】

灸法：艾炷灸或温针灸 3 ～ 5 壮；艾条灸 10 ～ 15 分钟。

按摩：点按、揉法、指推法等。

【功效】活血化瘀、补血养血、引血归经。

【日常保健】

由于血海穴是脾经上的穴位，而脾与血关系密切，脾经统血如果出现问题，气血运行不畅，就会导致血不润肤而出现皮肤干燥；气血瘀阻于面部就会出现黄褐斑、雀斑；按摩血海穴可以促进血液循环，使气血运行通畅，皮肤血运充盈可以改善皮肤干燥的程度，减轻黄褐斑、雀斑，在膝盖内侧上方三根手指的位置，用拇指端作揉法，或用拇指和食、中二指对称作提拿法，拿 3 ～ 5 次，揉 10 ～ 30 次，这样慢慢充分加以刺激，长期坚持可以帮助达到瘦小腿的目的。

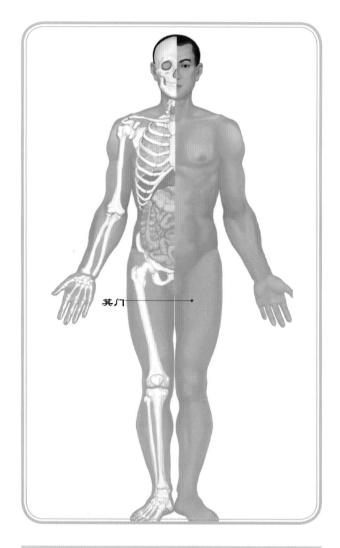

其门

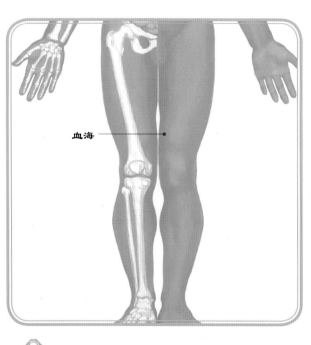

血海

⊖ 箕门：调下焦、健脾利水

【定位】在大腿内侧，当血海与冲门连线上，血海上 6 寸。

【主治】小便不利，遗尿，腹股沟肿痛。

【配伍】配太冲腹股沟疼痛。

【操作】

灸法：禁直接灸，艾条灸 5 ～ 10 分钟。

按摩：点按、揉法、指推法等。

【功效】健脾渗湿，通利下焦。

【日常保健】

用双手拇指指腹按压箕门穴，按压时要注意力度稍重，每次按摩 5 分钟，每日按摩 2 次。

⊖ 冲门：理血、调下焦

【定位】在腹股沟外侧，距耻骨联合上缘中点3.5寸，当髂外动脉搏动处的外侧。

【主治】腹痛，疝气，崩漏，带下。

【配伍】配大敦治疝气；配气冲治带下。

【操作】

灸法：艾炷灸或温针灸3～5壮；艾条灸10～15分钟。

按摩：点按、揉法、指推法等。

【功效】健脾化湿，理气解痉。

【日常保健】用双手拇指指腹按压冲门穴，用力方向由内向外，每次30秒左右，每日可多做几次。

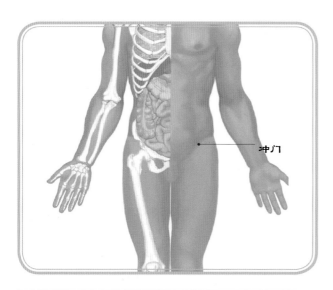

⊖ 府舍：调气、理肠、散结

【定位】在下腹部，当脐中下4寸，冲门上方0.7寸，距前正中线4寸。

【主治】腹痛，疝气，积聚。

【配伍】配气海治腹痛。

【操作】

灸法：艾炷灸或温针灸3～5壮；艾条灸10～15分钟。

按摩：点按、揉法、指推法等。

【功效】健脾理气，散结止痛。

【日常保健】正坐或仰卧，食指和中指伸直并拢，其余手指弯曲，用指腹揉按此穴。每日早晚各按压1次，每次按穴1-3分钟，能够缓解腹痛、疝气等症状。

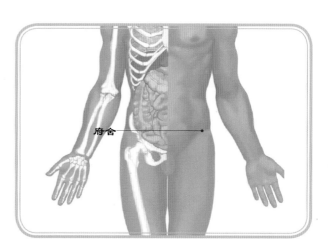

⊖ 腹结：行气血、调脏腑

【定位】在下腹部，大横下1.3寸，距前正中线4寸。

【主治】腹痛，泄泻，疝气。

【配伍】配气海、天枢治腹痛。

【操作】

灸法：艾炷灸或温针灸3～5壮；艾条灸10～15分钟。

按摩：点按、揉法、指推法等。

【功效】健脾温中，宣通降逆。

【日常保健】用双手中指指腹按揉腹结穴并做环状运动，每次3分钟，每日2次。

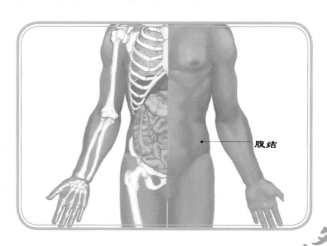

第四章 足太阴脾经：气血生化之源

⊖ 大横：健脾利湿、助消化

【定位】在腹中部，距脐中4寸。

【主治】泄泻，便秘，腹痛。

【配伍】配天枢、足三里治腹痛；配天枢、足三里、上巨虚，治泄泻；配照海、支沟，治便秘。

【操作】

灸法：艾炷灸或温针灸3～5壮；艾条灸10～15分钟。

按摩：点按、揉法、指推法等。

【功效】温中散寒，通调腑气。

【日常保健】此穴按摩多用压的方法，即用拇指按住穴位，持续5秒后再反复按压。可健脾利湿，有助消化，促进身体营养吸收和水谷运化。

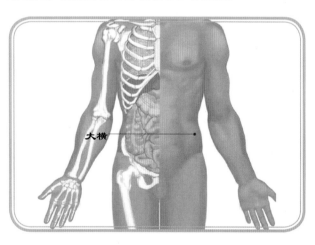

⊖ 腹哀：助消化治痢疾

【定位】在上腹部，当脐中上3寸，距前正中线4寸。

【主治】消化不良，腹痛，便秘，痢疾。

【配合】配气海治肠鸣。

【操作】

灸法：艾炷灸或温针灸3～5壮；艾条灸10～15分钟。

按摩：点按、揉法、指推法等。

【功效】健脾和胃，理气调肠。

【日常保健】按摩腹哀穴常用于改善腹痛、肠鸣、

消化不良、痢疾、绕脐痛、胃溃疡、胃痉挛、胃酸过多或过少等病症，以手指指腹或指节向下按压，并作圈状按摩。

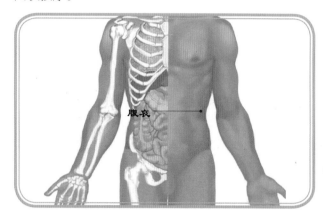

⊖ 食窦：改善各种胃炎、调理脾病

【定位】在胸外侧部，当第5肋间隙，距前正中线6寸。

【主治】胸胁胀痛，噫气，反胃，腹胀，水肿。

【配伍】配膻中治胸胁胀痛。

【操作】

灸法：艾炷灸或温针灸3～5壮；艾条灸5～10分钟。

按摩：点按、揉法、指推法等。

【功效】宣肺平喘，健脾和中，利水消肿。

【日常保健】很多人虽然还没吃东西，但是还是时常打饱嗝，中医称之为嗳气，这常常是由于胃气上逆冲咽喉所发出的声音，可点揉食窦穴，位于胸外侧部，第五肋间隙处，距前正中线6寸，用拇指指腹点按，直到症状缓解，再持续点揉30秒。

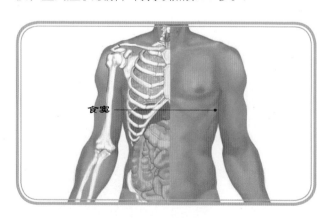

⊖ 天溪：丰胸要穴

【定位】在胸外侧部，当第4肋间隙，距前正中线6寸。

【主治】胸肋疼痛，咳嗽，乳痛，乳汁少。

【配伍】配内关、膻中治胸中满闷；配膻中治胸肋疼痛。

【操作】

灸法：艾炷灸或温针灸3～5壮；艾条灸5～10分钟。

按摩：点按、揉法、指推法等。

【功效】宽胸通乳，理气止咳。

【日常保健】丰胸按摩方法：按压刺激天溪穴，能令乳腺发达，胸部变得更丰盈。打开双手，托着乳房，拇指刚好按在天溪穴上，从外往内按揉做环状运动，左右两侧同时缓缓地轻轻地按压。每天有空就可以进行按压。睡前、沐浴前后按压效果较好。

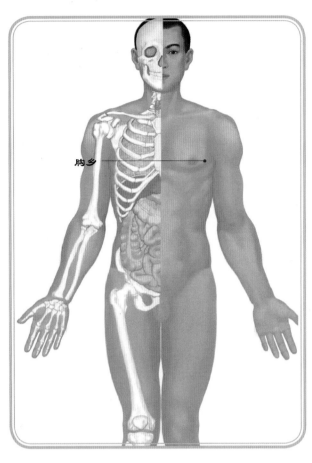

胸乡

⊖ 胸乡：理气宽胸治胸痛

【定位】在胸外侧部，当第3肋间隙，距前正中线6寸。

【主治】胸肋胀痛。

【配伍】配膻中治胸肋胀痛。

【操作】

灸法：艾炷灸或温针灸3～5壮；艾条灸5～10分钟。

按摩：点按、揉法、指推法等。

【功效】疏泄三焦，宽胸理气。

【日常保健】拇指和其余四指微曲，如钳状夹持此处大筋，继而用力提拿深层肌肉，在指下产生滑动弹跳感最佳。此法刺激较强，每天早晚各一次，每次操作3～5下即可。疼痛过后局部温热，并有心胸豁然开朗之感。

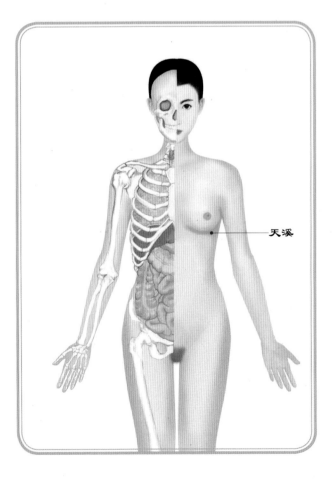

天溪

⊖ 周荣：生发脾气、降气止咳

【定位】在胸外侧部，当第2肋间隙，距前正中线6寸。

【主治】咳嗽，气逆，胸胁胀满。

【配伍】配膻中治胸肋胀满。

【操作】

灸法：艾炷灸或温针灸3～5壮；艾条灸5～10分钟。

按摩：点按、揉法、指推法等。

【功效】宽胸理气，止咳化痰。

【日常保健】用大拇指按揉周荣穴100～200次，每天坚持，能够治疗胸胁胀痛。

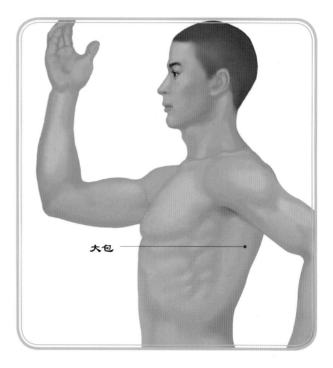

大包

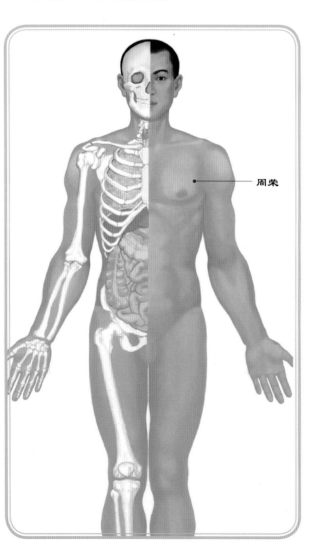

周荣

⊖ 大包：改善关节疼痛

【定位】在侧胸部，腋中线上，当第6肋间隙处。

【主治】气喘，胸胁病，全身疼痛，四肢无力。

【配伍】配足三里治四肢无力；配三阳络穴、阳辅穴、足临泣穴治胸肋痛。

【操作】

灸法：艾炷灸或温针灸3～5壮；艾条灸5～10分钟。

按摩：点按、揉法、指推法等。

【功效】统血养经，宽胸止痛。

【日常保健】刺激大包穴能起健脾养血、通经活络、除湿化痰、祛瘀止痛之效，适用于治疗类风湿性关节炎、风湿性关节炎、骨质退行性变等引起的关节疼痛、疲软、乏力等病症。

按揉法：正坐侧身，平静呼吸，右手食指及中指指腹点按左侧大包穴，按而揉之，使大包穴处产生明显的酸、麻、重、胀感，最后用掌心轻揉、轻轻拍打腋下侧放松。左右两侧交替进行，按揉10～15分钟，每天1～2次。

5 手少阴心经：主宰人体的君王

心经是维持心脏功能的经脉，假使有任何损害的话，机能便会降低或亢进，并呈现出各种不适的症状，如眼睛带黄并有充血的迹象、喉咙痛。由手臂开始，经肘部到手掌、小指为止，有疼痛、冰冷及麻痹的感觉，或者是相反地有热感。脸部发烧，有如上火一般。心经功能正常时，讲话的声音明朗，比较喜欢说话、笑、精力旺盛、富有同情心。心经发生异常时，身体会有各种不舒服的感觉，此时请刺激心经上的穴位，症状就能减轻了。

1. 经脉循行：起于心中，出属心系（心与其他脏器相连系的部位），过膈，联络小肠。

"心系"向上支脉：挟咽喉上行，连系于目系（眼球连系于脑的部位）

"心系"直行的脉：上行于肺部再向下出于腋窝部（极泉）沿上臂内侧后缘，行于手太阴和手厥阴经的后面，至掌后豌豆骨部入掌内，沿小指内侧至末端（少冲）交于手太阳小肠经。

2. 主要病候：心痛、咽干、口渴、目黄、胁痛、上臂内侧痛、手心发热等。

3. 主治概要：主治心、胸、神经病及经脉循行部位的其他病证。

手少阴心经穴歌

手少阴心起极泉，青灵少海灵道全，
通里阴郄神门下，少府少冲小指边。

手少阴心经要穴主治歌

心为君主主神明，藏神主脉应夏令，
其华在面汗为液，开窍于舌主乎情。
极泉宽胸兼理气，胸闷气短并心悸，
手臂胀麻弱无力，落枕喜哭善悲泣。
少海健忘癫痫疬，臂麻手颤心痛悸，
灵道心悸善悲喜，暴喑舌强及胸痹。
通里暴喑不能语，心悸遗尿经太急。
阴郄清热又凉血，心痛失语盗汗绝。
神门宁心定心悸，怔忡痴呆癫痫疾，
镇静安神失眠证，诸血尿赤目黄宁。
少府泻火治痛疬，悲恐善惊阴痛痒，
男子遗尿偏坠疼，小便不利热传肠。
少冲主治心胆虚，怔忡癫狂不可遗，
心痛心悸及热病，中风昏迷可救急。

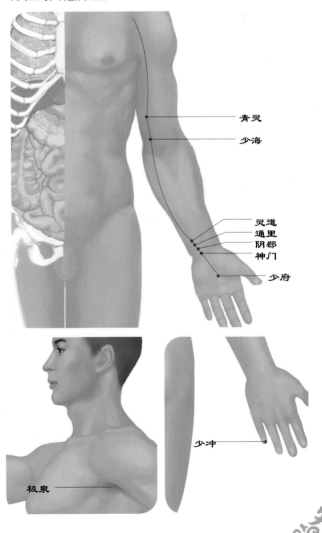

青灵
少海
灵道
通里
阴郄
神门
少府
少冲
极泉

⊖ 极泉：强健心脏、缓解胸闷

【定位】在腋窝顶点，腋动脉搏动处。

【主治】心痛，咽干烦渴，胁肋疼痛，瘰疬，肩臂疼痛。

【配伍】配肩髃、曲池治肩臂痛；配侠白穴治心痛、干呕烦满；配日月穴、脾俞穴治四肢不收；配神门穴、内关穴、心俞穴，有宁心安神的作用，治心悸、冠心病；配侠白主治肘臂冷痛。

【操作】

本穴一般不炙。

按摩：点按、揉法、捏法等。

【功效】宽胸理气，通经活络。

【日常保健】

按摩极泉穴可以很好地缓解夏季燥热引起的心情烦躁，情绪不稳。具体方法如下：

双臂交叉于胸前，双手按对侧腋窝，用手指适度地按摩捏拿，每次按捏约3分钟；然后，左手上举，用右手手掌拍打左腋下，再上举右手，用左手手掌拍打右腋下，每次拍打30～50次，反复操作5遍。

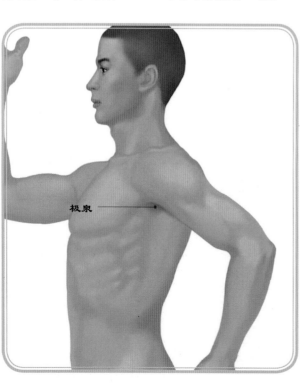

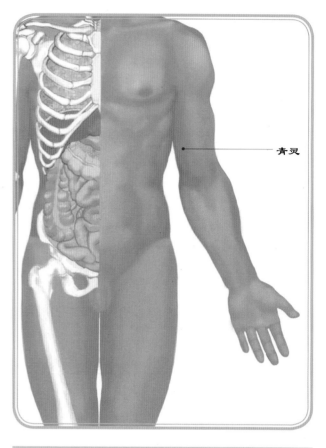

青灵

⊖ 青灵：宽胸宁心治目黄

【定位】在臂内侧，当极泉与少海的连线上，肘横纹上3寸，肱二头肌的内侧沟中。

【主治】头痛振寒，目黄，胁痛，肩臂疼痛。

【配伍】配肩髃、曲池治肩臂痛。

【操作】

炙法：艾炷炙或温针炙1～3壮；艾条炙5～10分钟。

按摩：点按、揉法、指推法等。

【功效】散风止痛，宽胸宁心。

【日常保健】正坐，抬起右臂和肩平，肘弯屈，小臂向上，左手五指并拢，把小指放置在手臂内侧肘横纹处，拇指按压所在之处有酸痛感；除拇指以外，其余四指放于臂下，轻托手臂，用拇指的指腹轻轻揉按穴位；每日早晨和晚上左右穴位各按揉一回，每回大约按揉1～3分钟。

⊖ 少海：益心安神有奇效

【定位】屈肘，当肘横纹内侧端与肱骨内上髁连线的中点处。

【主治】心痛，肘臂挛痛，瘰疬，头项痛，腋胁痛。

【配伍】配曲池治肘臂挛痛；配后溪穴主治手颤、肘臂疼痛；配神门穴、内关穴、大陵穴主治癔病。

【操作】

灸法：艾炷灸或温针灸3～5壮；艾条灸10～15分钟。

按摩：点按、揉法、指推法等。

【功效】理气通络，益心安神，降浊升清。

【日常保健】我们在日常保健过程中可以用少海穴提高保健养生的综合性。对于在心火较旺的时候每天可以按摩3～4次，每次1～2分钟就可以了。这个穴还可以治疗出汗、心痛心烦等病症。

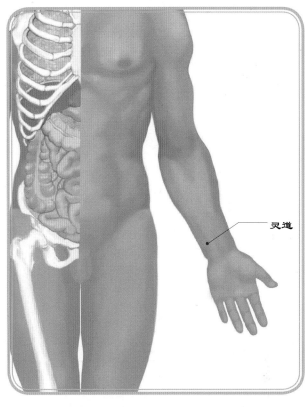

灵道

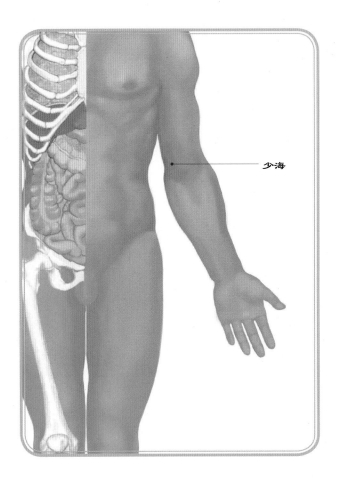

少海

⊖ 灵道：有效防治诸心痛

【定位】在前臂掌侧，当尺侧腕屈肌腱的桡侧缘，腕横纹上1.5寸。

【主治】心痛，暴暗，肘臂挛痛。

【配伍】配心俞治心痛；配人中、合谷、巨阙治癔病；配天突、天窗治暴瘖；配尺泽、少海治肘挛。

【操作】

灸法：艾炷灸或温针灸1～3壮；艾条灸10～15分钟。

按摩：点按、揉法、指推法等。

【功效】宁心，安神，通络。

【日常保健】

冠心病犯病时，可用拇指先轻揉灵道穴1分钟，然后重压按摩2分钟，最后轻揉1分钟，每天上下午各揉1次，10天为一疗程，间歇2～3天，可进行下一疗程。经观察，揉按治疗后心绞痛症状明显减轻，心电图亦有改善。

⊖ 通里：调心脉、清心火

【定位】在前臂掌侧，当尺侧腕屈肌腱的桡侧缘，腕横纹上 1 寸。

【主治】心悸，怔忡，暴喑，舌强不语，腕臂痛。

【配伍】配内关、心俞主治心悸、怔忡；配廉泉、哑门治不语。

【操作】

灸法：艾炷灸或温针灸 3 ～ 5 壮；艾条灸 10 ～ 15 分钟。

按摩：点按、揉法、指推法等。

【功效】清热安神，通经活络。

【日常保健】

用手拇指端和其余四指相对，捏拿患者左右侧通里穴各 36 次为一遍，一般捏拿 3 ～ 5 遍，即可心舒神安。

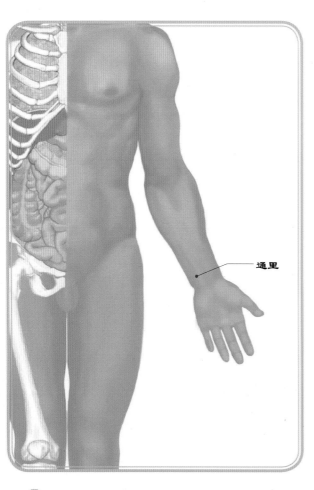

通里

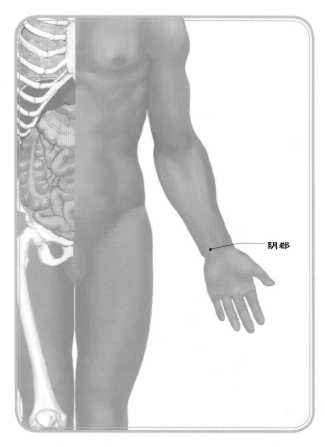

阴郄

⊖ 阴郄：沟通心肾除心烦

【定位】在前臂掌侧，当尺侧腕屈肌腱的桡侧缘，腕横纹上 0.5 寸。

【主治】心痛，惊悸，骨蒸盗汗，吐血、衄血，暴喑。

【配伍】配心俞、巨阙治心痛；配大椎治阴虚盗汗；配尺泽、鱼际主治吐血、衄血。

【操作】

灸法：艾炷灸或温针灸 1 ～ 3 壮；艾条灸 10 ～ 15 分钟。

按摩：点按、揉法、指推法等。

【功效】宁心安神，清心除烦。

【日常保健】

每日经常按摩阴郄穴位可以预防和治疗心脏疾病、小儿抽筋等。用手指指腹按压阴郄穴位，按摩时要注意力度适中，每次按摩 5 分钟，每天按摩 2 次。

图解经络穴位养生大全

⊖ 神门：治失眠、防老年痴呆

【定位】在腕部，腕掌侧横纹尺侧端，尺侧腕屈肌腱的桡侧凹陷处。

【主治】心病，心烦，惊悸，怔忡，健忘，失眠，癫狂痫，胸胁痛。

【配伍】配内关、心俞治心痛；配内关、三阳交治健忘、失眠；配少商、涌泉、心俞治痴呆；配大椎、丰隆主治癫狂；配关元、中极，有安神益肾的作用，主治遗溺，遗精。

【操作】

灸法：艾炷灸或温针灸1～3壮；艾条灸10～15分钟。

按摩：点按、揉法、掐法等。

【功效】调理气血，安神定志。

【日常保健】按摩神门穴可安定心神、泻心火，掐、揉刺激神门穴，以有轻微酸胀感为宜，此手法最适合在晚间睡前操作。就寝时以右手大拇指按左手神门穴5～10次，再用同样的方法以左手按摩右手神门穴5～10次，然后入睡即可。

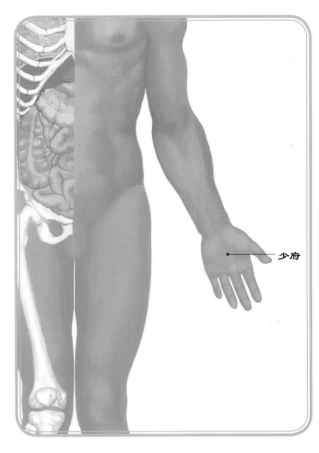

少府

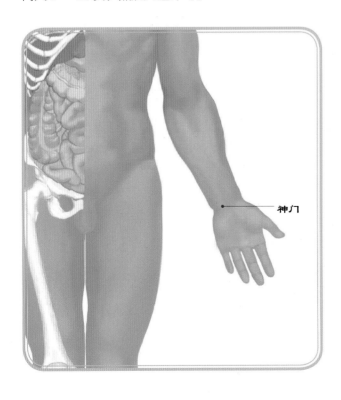

神门

⊖ 少府：安全有效的"清心丸"

【定位】在手掌面，第4、5掌骨之间，握拳时，当小指尖处。

【主治】心悸，胸痛，小便不利，遗尿，阴痒痛，小指挛痛。

【配伍】配内关治心悸。

【操作】

灸法：艾炷灸或温针灸1～3壮；艾条灸10～15分钟。

按摩：点按、揉法、掐法等。

【功效】发散心火、行气活血。

【日常保健】

每天坚持按摩此穴3～5分钟，有助清心除烦，不但可以治疗夏季炎热所导致的失眠，对于那些手脚总爱发热，莫名的恐惧、焦虑、恼怒以及眼睛红赤等症亦有显著疗效。

⊖ 少冲：宁心清脑又开窍

【定位】在小指末节桡侧，距指甲角 0.1 寸。

【主治】心悸，心痛，胸胁痛，癫狂，热病，昏迷。

【配伍】配太冲、中冲、大椎治热病、昏迷。

【操作】

灸法：艾炷灸或温针灸 1～3 壮；艾条灸 10～15 分钟。

按摩：点按、揉法、掐法等。

【功效】清热熄风，醒神开窍

【日常保健】

用拇指和食指揉捏另一只手小指两侧，按压时要注意力度稍重，每次按摩 5 分钟，每日按摩 2 次，可清心醒脑。

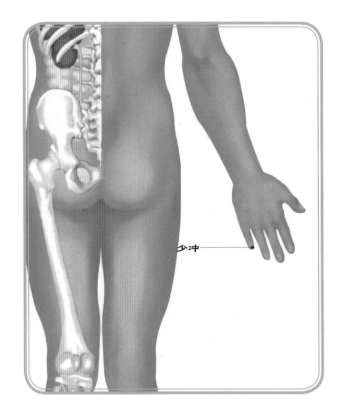

少冲

手太阳小肠经：擒拿液病的机敏杀手

《内经·灵兰秘典论》上说："小肠者，受盛之官，化物出焉。"小肠的这种功能决定了小肠经的治疗范围。《灵枢·经脉篇》说，小肠经是"主液所生病者"。"液"包括月经、乳汁、白带、精液以及现代医学所称的腺液，如胃液、胰腺、前列腺和滑膜分泌的滑液等，所以凡与"液"有关的疾病，都可以先从小肠经来寻找解决办法。

1. 经脉循行：起于手小指外侧端（少泽），沿手背外侧至腕部直上沿前臂外侧后缘，经尺骨鹰嘴与肱骨内上髁之间，出于肩关节，绕行肩胛部，交于大椎（督脉）向下入缺盆部联络心脏，沿食管过膈达胃，属于小肠。

缺盆部支脉：沿颈部上达面颊，至目外眦，转入耳中（听宫）。

颊部支脉：上行目眶下，抵于鼻旁，至目内眦（睛明）、交于足太阳膀胱经。

2. 主要病候：少腹痛、腰脊痛引睾丸、耳聋、目黄、颊肿、咽喉肿痛、肩臂外侧后缘痛等。

3. 主治概要：主治头、项、耳、目、喉咽病、热病、神志病及经脉循行部位的其他病症。

手太阳小肠经穴歌

手太阳经小肠穴，少泽先行小指末，
前谷后溪腕骨间，阳谷须同养老列，
支正小海上肩贞，臑俞天宗秉风合，
曲垣肩外复肩中，天窗循次上天容，
此经穴数一十九，还有颧髎入听宫。

手太阳小肠要穴主治歌

小肠受盛与化物，泌别清浊二便出。
少泽产后乳不通，热病昏迷耳鸣聋，
醒脑开窍增乳液，咽痛攀睛及乳痛。
前谷热病及癫疾，咽痛颈肿目泪泣，
头痛耳鸣产无乳，醒神通液使热去，
后溪止痛通督脉，落枕偏瘫手不开，
盗汗疟疾目赤烂，癫疹耳咽病不再。
腕骨祛黄主消渴，专治诸证经脉过。
阳谷主治头面病，清热泻火又通经，
癫狂发热手腕痛，疥疮生疣刺之轻。
养老明目舒筋络，目昏腰痛刺之活。
支正清热安神志，疥疮生疣络穴治，
消渴癫狂悲善忘，热病头痛项强止。
小海癫痫头眩痛，瘰疬瘫痪及疡肿。
肩贞通经治瘰疬，耳病上肢肩痛疾。
臑俞颈椎臂无力，后头发紧消瘰疬。
天宗消肿降肺气，气喘乳痛颈肩利。
天容聪耳消肿逆，瘿气咽梗耳鸣起。
颧髎清热并镇痉，面瘫面痉又美容。
听宫通窍耳聋鸣，癫疾牙痛通阳经。

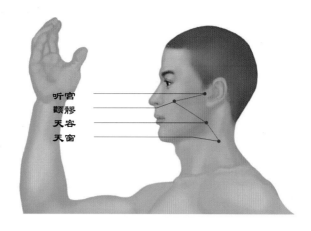

听宫
颧髎
天容
天窗

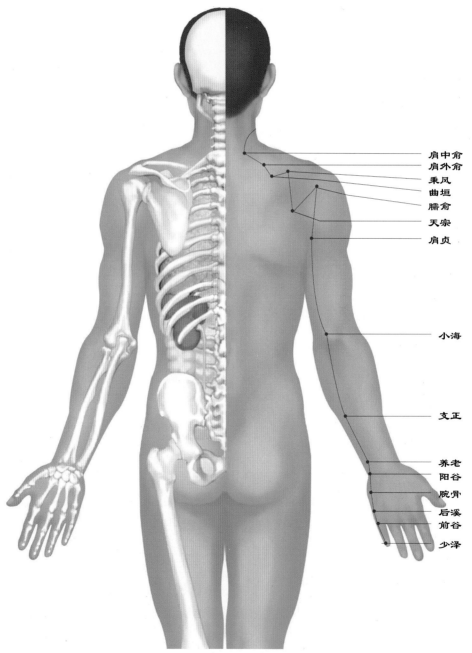

肩中俞
肩外俞
秉风
曲垣
臑俞
天宗
肩贞

小海

支正

养老
阳谷
腕骨
后溪
前谷
少泽

⊖ 少泽：摆脱神经性头痛

【定位】在小指末节尺侧，距指甲角 0.1 寸。

【主治】头痛，目翳，咽喉肿痛，乳痈，乳汁少，昏迷，热病。

【配伍】配膻中、乳根治乳汁少、乳痈；配人中主治热病、昏迷、休克。

【操作】

灸法：艾炷灸或温针灸 1 ～ 3 壮；艾条灸 10 ～ 15 分钟。

按摩：点按、揉法、掐法等。

【功效】开窍泄热、利咽通乳。

【日常保健】

少泽穴对于小儿的打嗝儿、溢奶治疗效果是非常好的。而且大人也可以通过这个穴位缓解打嗝。按摩方法：用拇指和食指捏住另一只手的小指末节，并用食指尖按压穴位。

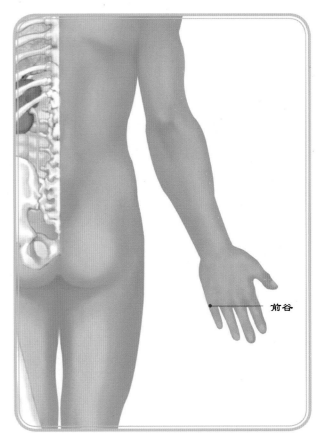

前谷

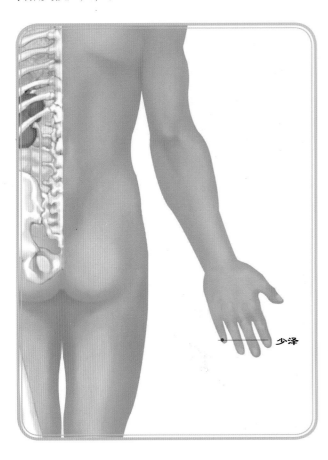

少泽

⊖ 前谷：明目聪耳治耳鸣

【定位】在手掌尺侧，微握拳，当小指本节（第 5 指掌关节）前的掌指横纹头赤白肉际处。

【主治】头痛，目痛，耳鸣，咽喉肿痛，乳少，热病。

【配伍】配耳门、翳风治耳鸣。

【操作】

灸法：艾炷灸或温针灸 1 ～ 3 壮；艾条灸 10 ～ 15 分钟。

按摩：点按、揉法、掐法等。

【功效】疏风清热，活络通乳。

【日常保健】

按摩前谷穴的手法：用拇指指腹按揉前谷穴穴位，注意按压时力度要适中，每次按摩 5 分钟，每天按摩 2 次。

⊖ 后溪：泻心火、壮阳气

【定位】在手掌尺侧，微握拳，当小指本节（第5指掌关节）后的远侧掌横纹头赤白肉际处。

【主治】头项强痛，目赤，耳聋，咽喉肿痛，腰背痛，癫狂痫，疟疾，手指及肘臂挛痛。

【配伍】配列缺、悬钟治项强痛；配天柱主治颈项强直、落枕；配翳风、听宫主治耳鸣、耳聋；配人中治急性腰扭伤。

【操作】

灸法：艾炷灸或温针灸1～3壮；艾条灸10～15分钟。

按摩：点按、揉法、掐法等。

【功效】清心安神，通经活络。

【日常保健】

对于长期在电脑前工作或学习的朋友，每过一小时把双手后溪穴放在桌沿上来回滚动3～5分钟，可以缓解长期伏案以及电脑对人体带来的不良影响。

通过按摩后溪穴，可以起到很好的预防和治疗颈椎病的作用。后溪是奇经八脉的交会穴，通督脉，能泻心火、壮阳气、调颈椎、利眼目、正脊柱。

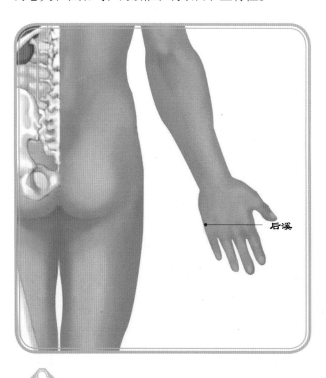

后溪

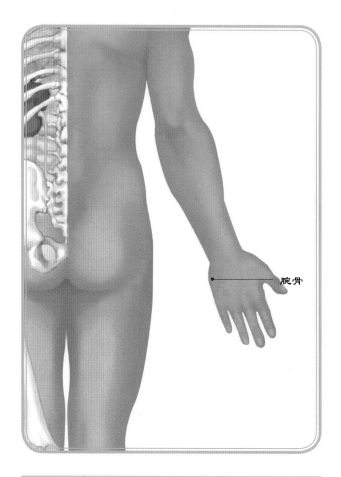

腕骨

⊖ 腕骨：要想颈椎安，常把腕骨按

【定位】在手掌尺侧，当第5掌骨基底与钩骨之间的凹陷处，赤白肉际。

【主治】头项强痛，耳鸣，目翳，黄疸，热病，疟疾，指挛腕痛。

【配伍】配阳陵泉、肝俞、胆俞治黄疸；配涌泉治伤寒发黄；配大陵、间使、三间治腕关节炎；配足三里、脾俞、胰俞治糖尿病。

【操作】

灸法：艾炷灸或温针灸3～5壮；艾条灸10～15分钟。

按摩：点按、揉法、掐法等。

【功效】舒筋活络，泌别清浊。

【日常保健】

用拇指指腹按揉腕骨穴穴位，注意按压时力度要适中，每次按摩5分钟，每天按摩2次。

图解经络穴位养生大全

⊖ 阳谷：让你青春不老

【定位】在手腕尺侧，当尺骨茎突与三角骨之间的凹陷处。

【主治】头痛，目眩，耳鸣，耳聋，热病，癫狂痫，腕痛。

【配伍】配阳池治腕痛；配百会、涌泉主治癫痫。

【操作】

灸法：艾炷灸或温针灸1～3壮；艾条灸10～15分钟。

按摩：点按、揉法、掐法等。

【功效】疏风清热，通经活络。

【日常保健】

用大拇指以适宜力度轻轻拨动阳谷穴，每次3分钟，每天三四次。

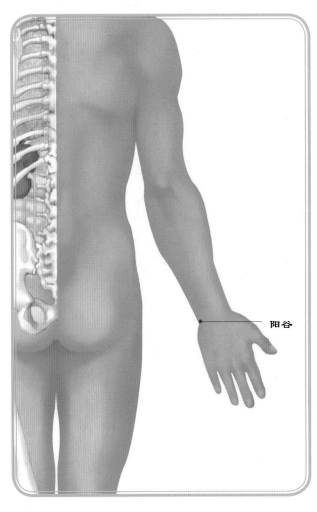

阳谷

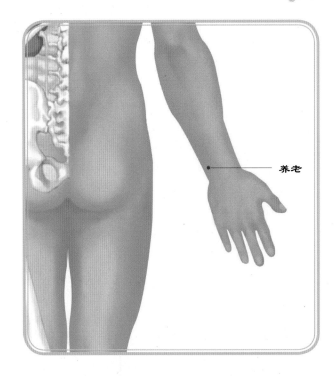

养老

⊖ 养老：专治老年症

【定位】在前臂背面尺侧，当尺骨小头近端桡侧凹缘中。

【主治】目视不明，肩、背、肘、臂酸痛。

【配伍】配肩髃主治肩、背、肘疼痛；配太冲、足三里治目视不明。

【操作】

灸法：艾炷灸或温针灸2～3壮；艾条灸10～15分钟。

按摩：点按、揉法、掐法等。

【功效】明目清热，舒筋活络。

【日常保健】

经常按摩养老穴，可以清头明目、充养阳气、舒筋活络，对老花眼、耳鸣耳聋、颈椎病、手指麻木、半身不遂、咽痛、肩臂痛等老年病都有不错的治疗效果。

按摩方法一般以指揉法为主，用手指腹吸定在该处穴位上，腕部放松，做柔和而有渗透力的摆动，每日1～2次，每次约10分钟即可，手法宜轻，不可过强刺激。

支正：常按可祛青春痘

【定位】在前臂背面尺侧，当阳谷与小海的连线上，腕背横纹上5寸。

【主治】头痛，目眩，热病，癫狂，项强，肘臂酸痛。

【配伍】配神门主治癫狂；配合谷治头痛；配曲池、外关治疗肘臂疼痛。

【操作】

灸法：艾炷灸或温针灸3～5壮；艾条灸10～15分钟。

按摩：点按、揉法、掐法等。

【功效】安神定志，清热解表，通经活络。

【日常保健】用拇指指腹按揉支正穴穴位，注意按压时力度要适中，每次按摩5分钟，每天按摩2次。

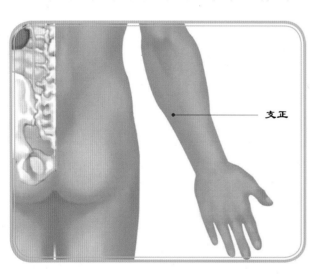

支正

小海：常按脸色红润气色佳

【定位】在肘内侧，当尺骨鹰嘴与肱骨内上髁之间凹陷处。

【主治】肘臂疼痛，癫痫。

【配伍】配风池、大椎主治癫狂、痫症；配手三里治肘臂疼痛。

【操作】

灸法：艾炷灸或温针灸2～3壮；艾条灸5～15分钟。

按摩：点按、揉法、掐法等。

【功效】

【日常保健】用拇指指腹按揉小海穴穴位，注意按压时力度要适中，每次按摩5分钟，每天按摩2次。

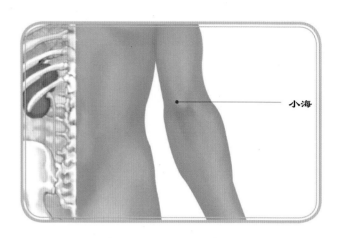

小海

臑俞：肩臂疼痛的克星

【定位】在肩部，当腋后纹头直上，肩胛冈下缘凹陷中。

【主治】肩臂疼痛，瘰疬。

【配伍】配肩髃、曲池治肩臂疼痛。

【操作】

灸法：艾炷灸或温针灸3～5壮；艾条灸5～10分钟。

按摩：点按、揉法、掐法等。

【功效】舒筋活络，化痰消肿。

【日常保健】

每天按摩臑俞穴，可以治疗肩臂疼痛，瘰疬。

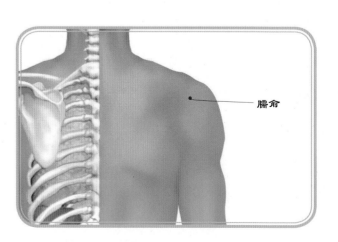

臑俞

图解经络穴位养生大全

⊖ 肩贞：摆脱肩周炎之苦

【定位】在肩关节后下方，臂内收时，腋后纹头上1寸。

【主治】肩臂疼痛，瘰疬，耳鸣。

【配伍】配肩髃、肩髎治疗肩周炎。配肩髎、曲池、肩井、手三里、合谷治疗上肢不遂。

【操作】

灸法：艾炷灸或温针灸5～7壮；艾条灸10～20分钟。

按摩：点按、揉法、掐法、搓法等。

【功效】舒筋利节，通络散结。

【日常保健】用拇指指腹按揉肩贞穴穴位，注意按压时力度要适中，每次按摩5分钟，每天按摩2次。

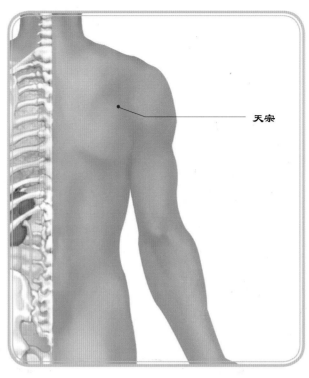

天宗

⊖ 天宗：经常按揉能美胸

【定位】在肩胛部，当冈下窝中央凹陷处，与第4胸椎相平。

【主治】肩胛疼痛，气喘，乳痈。

【配伍】配肩外俞治肩胛痛；配膻中、足三里治乳痈。

【操作】

灸法：艾炷灸或温针灸3～5壮；艾条灸10～15分钟。

按摩：点按、揉法、掐法等。

【功效】舒筋活络，理气消肿。

【日常保健】

拇指用力按压使患者有明显的酸、胀、麻、痛，或有温热感，同时嘱其颈项左右前后转动，持续按压直至其自诉疼痛明显减轻或完全消失时停止。整个过程大约持续10分钟左右。本法适宜于突发性颈项及肩胛区域紧张、疼痛，伴活动不利和转向不能的情况，触及患侧颈部可发现斜方肌、胸锁乳突肌僵硬，在肩胛冈下窝处压痛显著者可触及条索样筋结。

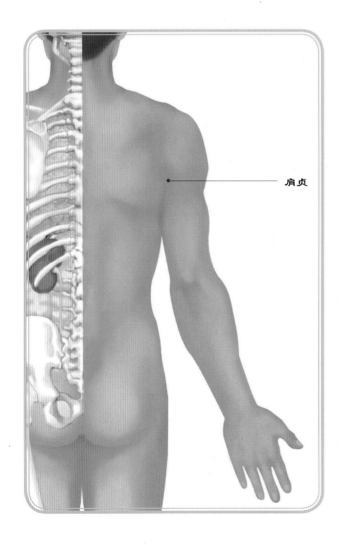

肩贞

⊖ 秉风：肩痛不举奇效穴

【定位】在肩胛部，冈上窝中央，天宗直上，举臂有凹陷处。

【主治】肩胛疼痛，上肢酸麻。

【配伍】配天宗治肩胛疼痛。

【操作】

灸法：艾炷灸或温针灸 3 ~ 5 壮；艾条灸 5 ~ 10 分钟。

按摩：点按、揉法、掐法等。

【功效】散风活络，止咳化痰。

【日常保健】

用拇指指腹按揉秉风穴穴位并做环状运动，注意按压时力度要适中，每次按摩 5 分钟，每天按摩 2 次。

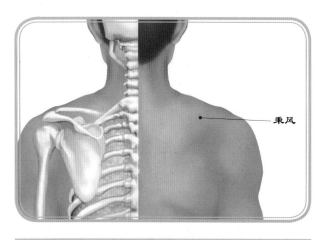

秉风

⊖ 曲垣：疏风止痛缓解肩周疼痛

【定位】在肩胛部，冈上窝内侧端，当臑俞与第 2 胸椎棘突连线的中点处。

【主治】肩胛疼痛。

【配伍】配天宗、秉风治肩胛疼痛；配大椎主治肩背痛。

【操作】

灸法：艾炷灸或温针灸 8 ~ 10 壮；艾条灸 10 ~ 20 分钟。

按摩：点按、揉法、掐法等。

【功效】舒筋活络，疏风止痛。

【日常保健】

用拇指指腹按揉曲垣穴穴位并做环状运动，注意按压时力度要适中，每次按摩 5 分钟，每天按摩 2 次。

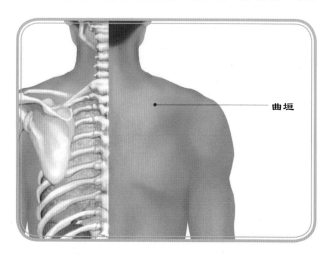

曲垣

⊖ 肩外俞：颈项强急疗效好

【定位】在背部，当第 1 胸椎棘突下，旁开 3 寸。

【主治】肩背疼痛，颈项强急。

【配伍】配肩中俞、大椎、列缺治肩背疼痛。

【操作】

灸法：艾炷灸或温针灸 2 ~ 3 壮；艾条灸 5 ~ 10 分钟。

按摩：点按、揉法、掐法等。

【功效】舒筋活络，祛风止痛。

【日常保健】

用拇指指腹按揉肩外俞穴穴位并做环状运动，注意按压时力度要适中，每次按摩 5 分钟，每天按摩 2 次。

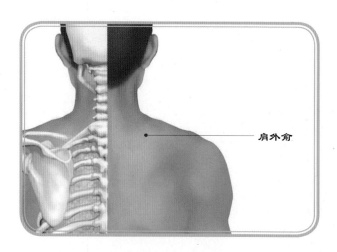

肩外俞

图解经络穴位养生大全

⊖ 肩中俞：咳嗽不止有奇效

【定位】在背部，当第7颈椎棘突下，旁开2寸。

【主治】咳嗽，气喘，肩背疼痛，目视不明。

【配伍】配肩外俞、大椎治肩背疼痛。

【操作】

灸法：艾炷灸或温针灸2～3壮；艾条灸5～10分钟。

按摩：点按、揉法、掐法等。

【功效】解表宣肺，舒筋活络。

【日常保健】

用拇指指腹按揉肩中俞穴穴位并做环状运动，注意按压时力度要适中，每次按摩5分钟，每天按摩2次。

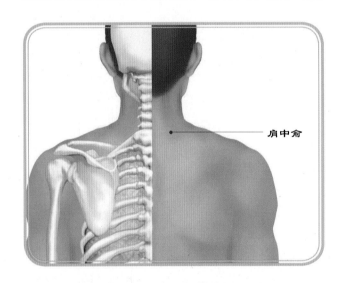

肩中俞

⊖ 天窗：预防颈椎病的要穴

【定位】在颈外侧部，胸锁乳突肌的后缘，扶突后，与喉结相平。

【主治】耳鸣，耳聋，咽喉肿痛，颈项强痛，暴喑。

【配伍】配列缺治颈项强痛。

【操作】

灸法：艾炷灸或温针灸2～3壮；艾条灸5～10分钟。

按摩：点按、揉法、掐法等。

【功效】利咽聪耳，祛风定志。

【日常保健】用双手中指指腹按揉天窗穴穴位并做环状运动，每次按摩2分钟。

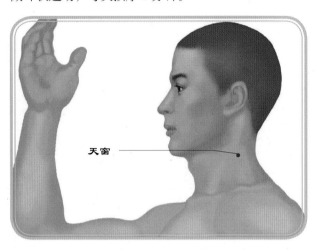

天窗

⊖ 天容：清咽润喉的护嗓穴

【定位】在颈外侧部，当下颌角的后方，胸锁乳突肌的前缘凹陷中。

【主治】耳鸣，耳聋，咽喉肿痛，颈项强痛。

【配伍】配列缺治颈项强痛；配少商穴治咽喉肿痛；配听宫、中渚主治耳鸣、耳聋。

【操作】

灸法：艾炷灸或温针灸1～3壮；艾条灸5～10分钟。

按摩：点按、揉法、掐法等。

【功效】聪耳利咽，清热降逆。

【日常保健】用双手中指指腹按揉天容穴穴位并做环状运动，每次按摩2分钟。

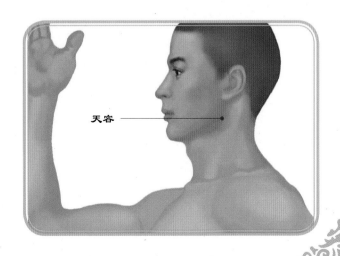

天容

第六章 手太阳小肠经：擒拿疾病的机敏杀手

⊖ 颧髎：三叉神经痛要穴

【定位】在面部，当目外眦直下，颧骨下缘凹陷处。

【主治】口眼歪斜，眼睑瞤动，齿痛，颊肿。

【配伍】配地仓、颊车治口歪；配合谷治齿痛；配合谷、翳风治三叉神经痛；配肝俞、太冲主治面肌痉挛。

【操作】

按摩：点按、揉法、掐法等。

【功效】祛风消肿。

【日常保健】用双手中指指腹按揉颧髎穴穴位，由上而下按摩，每次按摩2分钟。

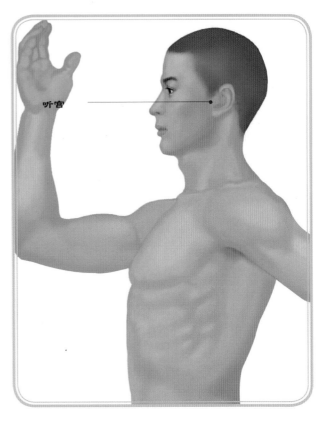

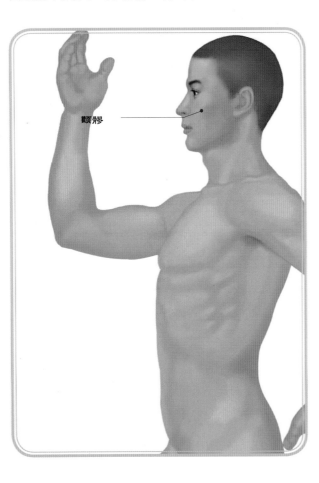

⊖ 听宫：用脑过度耳鸣常用穴

【定位】在面部，耳屏前，下颌骨髁状突的后方，张口时呈凹陷处。

【主治】耳鸣，耳聋，聤耳，齿痛，癫狂痫。

【配伍】配翳风、中渚治耳鸣、耳聋；配颊车、合谷，有清泻阳明之热的作用，主治牙龈炎，齿痛。

【操作】

灸法：艾炷灸或温针灸3～5壮；艾条灸10～20分钟。

按摩：点按、揉法、掐法等。

【功效】宣开耳窍，宁神定志。

【日常保健】

用双手中指指腹按揉听宫穴穴位，由上而下按摩，每次按摩2分钟。听宫穴具有缓解眼部疲劳的作用，建议每日多按揉几次。如果出现耳鸣症状，可用两手拇指端分别按揉两侧听宫穴，力度以感觉酸胀为佳。按揉时注意张开嘴，每穴1分钟。

图解经络穴位养生大全

7 足太阳膀胱经：人体排毒通道的掌控者

足太阳膀胱经是十四经络中最长的一条经脉，也是穴位最多的经脉，它的畅通与否直接掌控着我们身体内毒素的排泄，绝不能忽略它。如果膀胱经发生异常，会影响全身毒素的排泄，从而出现头痛、头重、流鼻血、全身肌肉酸痛、脸部皮肤失去光泽、耳鸣、听力不佳、容易疲劳，精神欠佳等症状。我们可从刺激膀胱经上的穴位，消除和缓和各种不舒服感。

1. 经脉循行：起于目内眦，上额交会于巅顶（百会）。

巅顶部支脉：从头顶到颞颥部。

巅顶部直行的脉：从头顶入里联络于脑，回出分开下行项后，沿肩胛部内侧，挟脊柱，到达腰部，从脊旁肌肉进入体腔联络肾脏，属于膀胱；

腰部支脉：向下通过臀部，进入腘窝内；

后项部支脉：通过肩胛骨内缘直下，经过臀部下行，沿大腿后外侧与腰部下来的支脉会合于腘窝中。从此向下，出于外踝后， 第五跖骨粗隆，至小趾外侧端（至阴），与足少阴经相接。

2. 主要病候：小便不通，遗尿、癫狂，疟疾，目痛，见风流泪，鼻塞多涕，鼻衄，头痛，项、背、臀部及下肢循行部位痛麻等。

3. 主治概要：主治头、项、目、背、腰、下肢部病症及神志病，背部第一侧线的背俞穴及第二侧线相平的腧穴，主治与其相关的脏腑病证和有关的组织器官病症。

足太阳膀胱经穴歌

足太阳经六十七，　睛明攒竹曲差参，　眉头直上眉冲位，　五处承光接通天，
络却玉枕天柱边，　大杼风门引肺俞，　厥阴心督膈肝胆，　脾胃三焦肾俞次，
气大关小膀中白，　上髎次髎中后下，　会阳须下尻旁取，　还有附分在三行，
魄户膏肓与神堂，　阳纲意舍及胃仓，　肓门志室连胞肓，　秩边承扶殷门穴，
郄门相临是委阳，　委中在下合阳去，　承筋承山相次长，　飞扬跗阳达昆仑，
仆参申脉过金门，　京骨束骨近通谷，　小趾外侧寻至阴。

足太阳膀胱经要穴主治歌

膀胱气化津液藏，　水液代谢有法章。　睛明治眼目昏蒙，　腿痛深刺治尿崩。
攒竹治眼有神功，　雀目攀睛白翳生，　睑废面瘫止流泪，　呃逆眉骨及头疼。
通天通窍治鼻渊，　息肉痔塞灸能瘥，　颈项强痛口眼歪，　头痛头重目晕眩，
玉枕明目眼似脱，　脚癣鼻塞头痛作。　天柱擎天撑头项，　健脑强身主项强，
头重脚轻目咽肿，　足不任身鼻塞惹。　大杼舒筋又壮骨，　项肩腰膝酸痛苦，
发热头痛咳鼻塞，　小肠气痛刺之无。　风门益气兼解表，　伤风咳嗽痛发烧，

胸背作痛及发背，此处埋针防感冒，肺俞补肺泻胸热，骨蒸盗汗肺虚弱，
皮肤瘙痒面痤疮，肺病于此有痕着。厥阴俞乃心包俞，活血止痛心气舒，
心痛心悸胸烦闷，牙痛咳嗽吐血出，心俞养心可安神，心痛心悸胸烦闷，
癫狂吐血咳盗汗，梦遗健忘睡不深。膈俞血会化瘀滞，升降阴阳可刺之，
善调诸血有奇效，风疹胃痛呃逆止，肝俞理气可疏肝，肝胆诸疾胁黄疸，
吐血眩晕目赤肿，脊痛转筋癫狂痫。胆俞黄疸胁肋痛，口苦咽干腋下肿，
脾俞健脾调气血，腹胀水肿食欲缺，诸血便秘又泄泻，四肢酸痛肌肉削。
胃俞呕吐及翻胃，胃痛疳疾儿肌瘦，三焦俞兮强腰膝，水肿癃闭可行气，
腰腿无力背拘急，腹胀肠鸣吐痢疾，肾俞主灸下元虚，令人有子效多奇，
偏瘫腰痛膝拘急，耳聋水肿益肾气。大肠俞治腰脊疼，大小便难此可通，
兼治泄泻痢疾病，风疹放血立时轻，小肠俞主便脓血，遗精淋浊膝痛绝，
膀胱俞治小便难，少腹胀痛不能安，便秘泄泻和遗精，腰腿疼痛自能痊。
次髎调经固肾精，遗精阳痿女痛经，尿闭尿涩痛淋漓，疼痛痿痹腰足胫。
承扶主通下肢疼，热结痔疮便难行，委阳理气利水道，小便不化痛在脚，
委中一穴最奥妙，凉血解毒又醒脑，痿痹中风疔发背，闪腰岔气痛腿腰，
腹痛吐泻衄不止，自汗风疹刺血消，膏肓一穴灸劳伤，百损诸虚无不良，
此穴禁针惟宜艾，千金百壮效非常，噫嘻疟疾及热病，咳喘鼻衄目眩平；
秩边利水治阴肿，下肢瘫痪腰骶痛，大小不利及痔疮，长针刺之经络通。
承筋痔疮与霍乱，小腿麻木朋肌挛，承山便秘痔脱肛，脚气转筋腿胫伤；
飞扬主治步履软，头鼻癫狂痔难还；跗阳头重癫痫疾，外踝红肿腰腿痉。
昆仑泻热通太阳，急性腰痛头项强，肩背腰腿足跟痛，难产目鼻齿儿详。
仆参主治胫痿弱，癫痫脚气筋痉错，申脉开窍调阴阳，痫证日发并癫狂，
嗜睡失眠睑闭合，复视腰腿头项强，京骨镇痉止疼痛，太阳膀胱经不通，
心痛目眩又鼻衄，癫痫发热及足肿，束骨止痛效最著，头痛项强不能顾，
癫狂肛门术后痛，内眦赤烂及痛疽，足通谷清头面热，头痛目眩鼻鼽衄，
至阴能矫胎不正，艾火重灸儿易生，头痛目脱鼻堵塞，难产足热刺之应。

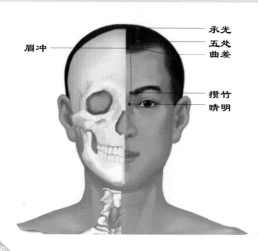

眉冲
承光
五处
曲差
攒竹
睛明

通天

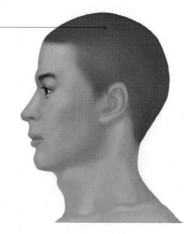

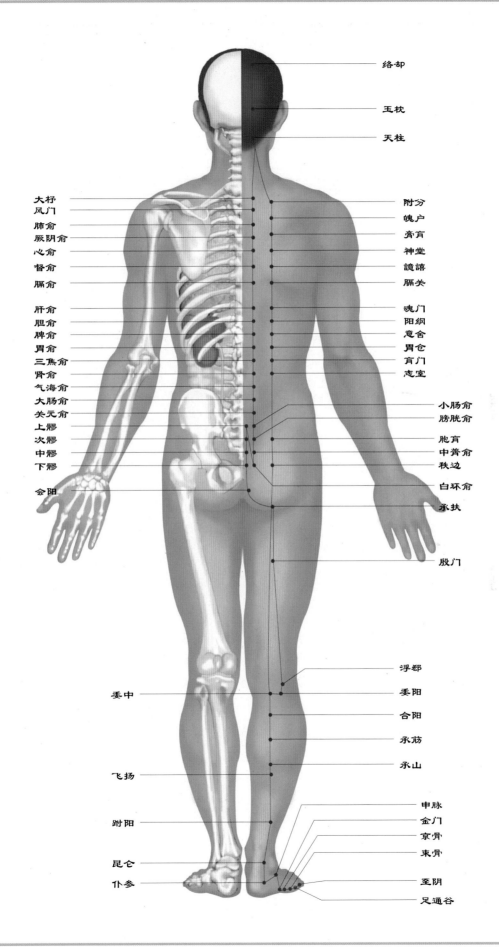

络却
玉枕
天柱

大杼
风门
肺俞
厥阴俞
心俞
督俞
膈俞

肝俞
胆俞
脾俞
胃俞
三焦俞
肾俞
气海俞
大肠俞
关元俞
上髎
次髎
中髎
下髎

会阳

委中

飞扬

跗阳

昆仑

仆参

附分
魄户
膏肓
神堂
譩譆
膈关

魂门
阳纲
意舍
胃仓
肓门
志室

小肠俞
膀胱俞
胞肓
中膂俞
秩边
白环俞
承扶

殷门

浮郄
委阳
合阳
承筋
承山

申脉
金门
京骨
束骨
至阴
足通谷

⊖ 睛明：眼睛输送气血的第一要穴

【定位】在面部，目内眦角稍上方凹陷处。

【主治】目赤肿痛，流泪，视物不明，目眩，近视，夜盲，色盲。

【配伍】配球后、光明治视目不明；配后溪、目窗、瞳子髎主治目赤；配行间主治雀目；配合谷、四白主治目生翳膜。

【操作】

按摩：点按、揉法、刮法、指推法等。

该穴禁灸。

【功效】疏风清热，通络明目。

【日常保健】

此穴是治疗眼部疾病常用的穴道之一，尤其对于经常用眼的人士来讲，每隔两个小时用大拇指和食指以画圈的方式按压此穴位，可令疲劳的双眼立刻得到放松。用于缓解眼部疲劳时，建议每日多按揉几次睛明穴。

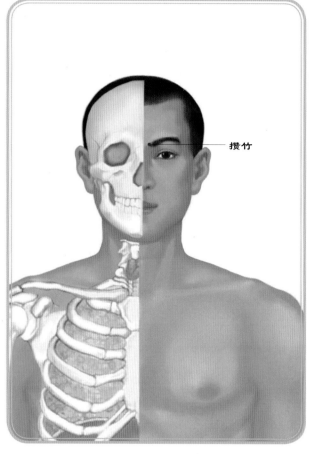

攒竹

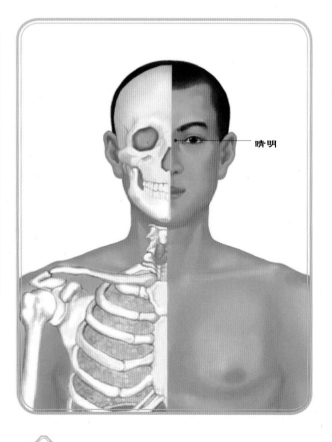

睛明

⊖ 攒竹：治迎风流泪的奇效穴

【定位】在面部，当眉头陷中，眶上切迹处。

【主治】头痛，口眼歪斜，目视不明，流泪，目赤肿痛，眼睑瞤动，眉棱骨痛，眼睑下垂。

【配伍】配阳白治口眼歪斜、眼睑下垂；配后溪、腋门治疗目赤肿痛；配列缺、颊车主治面瘫、面肌痉挛。

【操作】

按摩：点按、揉法、刮法、指推法等。

该穴禁灸。

【功效】清热散风，活络明目。

【日常保健】

用两拇指面自眉心起，交替向上直推至前发际，约推 30 ~ 50 次。

⊖ 眉冲：感冒头痛鼻塞有奇效

【定位】在头部，当攒竹直上入发际0.5寸，神庭与曲差连线之间。

【主治】头痛，眩晕，鼻塞，癫痫。

【配伍】配太阳治头痛；配睛明主治目赤肿痛。

【操作】

按摩：点按、揉法、刮法、指推法等。

该穴禁灸。

【功效】清热散风、通窍安神。

【日常保健】

在日常生活中，如果遇到鼻子不通或者头疼、晕眩，可以用手按揉眉冲穴，因为按揉眉冲穴可以促进气血流通，缓解不适。更重要的是如果经常按揉眉冲穴还可以开通神窍、安宁心绪、调理头部疾病。

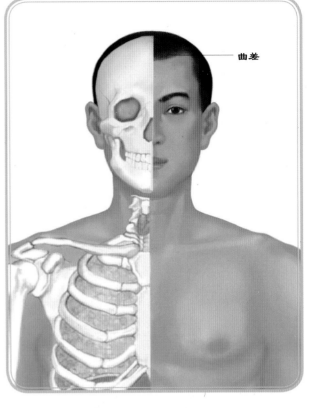

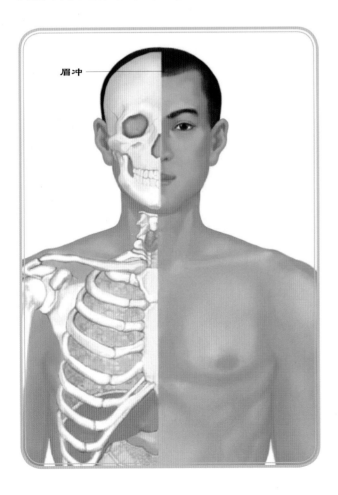

⊖ 曲差：鼻炎鼻塞效果好

【定位】在头部，当前发际正中直上0.5寸，旁开1.5寸，即神庭与头维连线的内1/3与中1/3交点。

【主治】头痛，鼻塞，鼻衄，目视不明。

【配伍】配合谷治头痛、鼻塞；配上星、迎香、通天、风府主治鼻疾。

【操作】

灸法：艾炷灸或温针灸2～3壮；艾条灸5～10分钟。

按摩：点按、揉法、掐法等。

【功效】疏风清热，通络明目。

【日常保健】

如果因为过度疲劳而导致的头晕眼花、眼睛看东西越来越模糊，可以经常按摩曲差穴，曲差穴对这些都有很好的调理和治疗的作用。

⊖ 五处：头痛目眩不求人

【定位】在头部，当前发际正中直上1寸，旁开1.5寸。

【主治】头痛，目眩，癫痫。

【配伍】配合谷、太冲治头痛、目眩；配下廉、神庭主治头风。

【操作】

灸法：艾炷灸或温针灸2～3壮；艾条灸5～10分钟。

按摩：点按、揉法、掐法等。

【功效】疏风清热，通络明目。

【日常保健】

按摩：用大拇指按揉五处穴100～200次，每天坚持，能够治疗头痛。

刮痧：使用刮痧板的边缘，用面刮法从前向后刮拭五处穴3～5分钟，隔天一次，可缓解治疗小儿惊风、癫狂等。

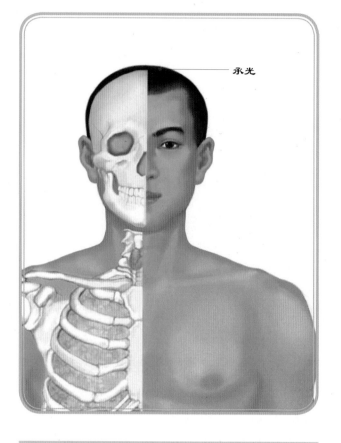

承光

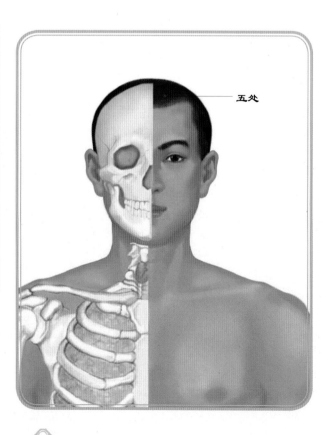

五处

⊖ 承光：放松大脑奇效穴

【定位】在头部，当前发际正中直上2.5寸，旁开1.5寸。

【主治】头痛，目眩，鼻塞，热病。

【配伍】配百会治头痛。

【操作】

灸法：艾炷灸或温针灸2～3壮；艾条灸5～10分钟。

按摩：点按、揉法、掐法等。

【功效】疏风清热，通络明目。

【日常保健】

按摩：用大拇指按揉承光穴100～200次，每天坚持，能够治疗头痛、目眩。

刮痧：用角刮法即呈45度角从前向后刮拭承光穴3～5分钟，隔天一次，可缓解治疗鼻塞、视物不清等。

⊖ 通天：揉揉鼻子马上通

【定位】在头部，当前发际正中直上4寸，旁开1.5寸。

【主治】头痛，眩晕，鼻塞，鼻衄，鼻渊。

【配伍】配迎香、合谷治鼻疾；配承光穴主治口喝；配上星主治鼻渊、鼻塞等。

【操作】

灸法：艾炷灸或温针灸2～3壮；艾条灸5～10分钟。

按摩：点按、揉法等。

【功效】清热散风，活络通窍。

【日常保健】

用大拇指的指关节按压通天穴，垂直向下用力按揉，以稍感酸胀为度。再用拇指指腹用擦法，沿膀胱经方向来回擦动，以局部发热为度。再在大鱼际用揉法轻揉局部放松。如此反复操作。每次每穴按压5～10分钟。每日1～2次，可以大大缓解鼻部不适。

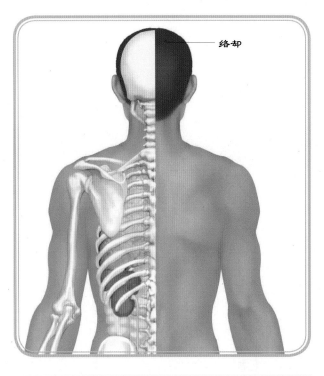

⊖ 络却：耳鸣头晕有奇效

【定位】在头部，当前发际正中直上5.5寸，旁开1.5寸。

【主治】头晕，目视不明，耳鸣。

【配伍】配风池治头晕。

【操作】

灸法：艾炷灸或温针灸2～3壮；艾条灸5～10分钟。

按摩：点按、揉法、掐法等。

【功效】祛风清热，明目通窍。

【日常保健】

按摩：用食指指腹按揉络却穴，每天早晚各一次，每次3分钟，长期坚持，能够治疗目视不明、鼻塞、眩晕等。

艾灸：用艾条温和灸5～20分钟，每日一次，可醒脑通络，治疗耳鸣、癫痫等疾病。

刮痧：用面刮法倾斜45°从上而下刮拭络却穴，力度微重，出痧为度，隔天一次，可缓解治疗鼻塞、鼻渊等。

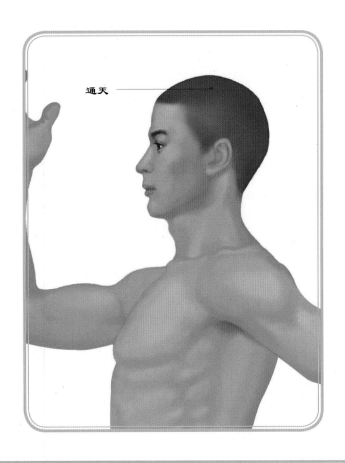

⊖ 玉枕：头项病痛一扫光

【定位】在后头部，当后发际正中直上 2.5 寸，旁开 1.3 寸平枕外隆凸上缘的凹陷处。

【主治】头项痛，目痛，鼻塞。

【配伍】配百会、当阳、临泣主治鼻塞；配大椎治头项痛。

【操作】

灸法：艾炷灸或温针灸 2 ~ 3 壮；艾条灸 5 ~ 10 分钟。

按摩：点按、揉法、掐法、擦法等。

【功效】开窍明目，通经活络。

【日常保健】

两手掌心捂住两耳孔，两手五指对称横按在两侧后枕部，两手食指按压，然后叩击玉枕穴，可以听到类似击鼓的声音，一般击 24 或 36 下就可以了。经常按摩玉枕穴可以固肾补肾元，同时还能醒脑，防治头痛疾病。

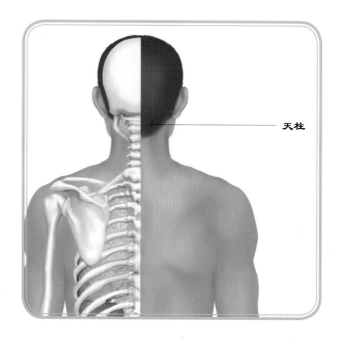

天柱

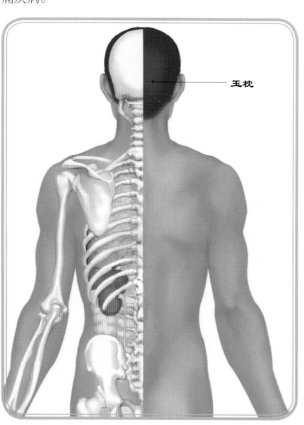

玉枕

⊖ 天柱：提神醒脑、去疲劳

【定位】在项部大筋（斜方肌）外缘之后发际凹陷中，约当后发际正中旁开 1.3 寸。

【主治】头痛，项强，鼻塞，癫狂痫，肩背病，热病。

【配伍】配大椎治头痛项强；配列缺、后溪，治头痛；配合谷、太阳，治目赤肿痛。

【操作】

灸法：艾炷灸或温针灸 2 ~ 3 壮；艾条灸 5 ~ 10 分钟。

按摩：点按、揉法、掐法、擦法等。

【功效】疏风解表、利鼻止痛。

【日常保健】

当您感到疲乏困倦时，不妨按摩天柱穴。按摩天柱穴可以起到提神醒脑、去疲劳的功效。在夫妻生活时，也可以用拇指轻轻抚摸天柱穴以及周围，会让女性有一种触电般的酥麻感觉，能充分达到前戏的效果。

按摩天柱穴也可以防中暑。将大拇指贴住天柱穴（在颈肌外侧缘入发际处），把小指和食指贴在眼尾附近，然后头部慢慢歪斜，利用头部的重量，压迫拇指，来按摩天柱穴。

图解经络穴位养生大全

⊕ 大杼：风湿痹症效果好

【定位】在背部，当第1胸椎棘突下，旁开1.5寸。

【主治】咳嗽，发热，项强，肩背痛。

【配伍】配肩中俞、肩外俞治肩背痛；配夹脊、绝骨，有强筋骨、通经络、调气血的作用，主治颈椎病；配列缺、尺泽，有理肺止咳平喘的作用，主治咳嗽，气喘。

【操作】

灸法：艾炷灸或温针灸3～7壮；艾条灸10～15分钟。

按摩：点按、揉法、掐法、擦法等。

【功效】提供湿冷水气，清热除燥。

【日常保健】

感觉颈部酸痛、肩部不适的时候，可以按摩、拍打大杼穴，每天拍打按揉2～3次，每次10分钟，可以促进气血畅通。按摩大杼穴时会觉得酸痛感比较明显，但按摩之后会觉得舒服。也可以用梅花针敲打，每天敲打3～5次，每次5分钟。也会有非常不错的效果。

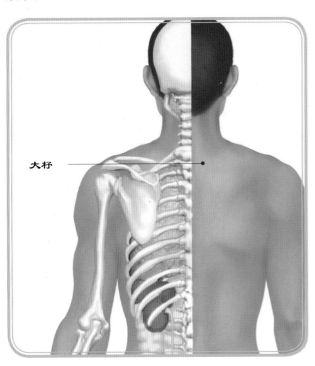

大杼

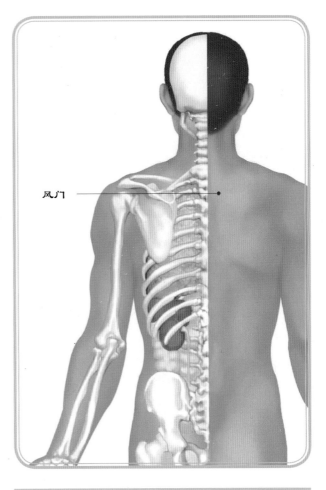

风门

⊕ 风门：感冒哮喘有奇效

【定位】在背部，当第2胸椎棘突下，旁开1.5寸。

【主治】伤风，咳嗽，发热头痛，项强，胸背痛。

【配伍】配肺俞、大椎治咳嗽、气喘；配合谷治伤风咳嗽；配风池主治外感风寒。

【操作】

灸法：艾炷灸或温针灸5～7壮；艾条灸10～15分钟。

按摩：点按、揉法、掐法、擦法等。

【功效】宣肺解表，益气固表。

【日常保健】

强力按压此穴位，能促进组织的发达，使身心一面作用旺盛，一面控制体内钙与磷的代谢。进而增加对滤过性病毒的抵抗力。

第七章 足太阳膀胱经：人体排毒通道的掌控者

⊖ 肺俞：防过敏性鼻炎有奇效

【定位】在背部，当第3胸椎棘突下，旁开1.5寸。

【主治】咳嗽，气喘，吐血，骨蒸，潮热，盗汗，鼻塞。

【配伍】配风门治咳嗽喘；配合谷、迎香治鼻疾；配膏肓、三阴交，治骨蒸潮热、盗汗；配曲池、血海，治瘙痒、荨麻疹。

【操作】

灸法：艾炷灸或温针灸5～7壮；艾条灸10～15分钟。

按摩：点按、揉法、搓法、擦法等。

【功效】解表宣肺、肃降肺气。

【日常保健】

天灸是在三伏天之初伏、中伏、末伏一年中最热的时节，将特定中药（如甘遂、细辛等）贴敷于特定的穴位，使人体阳气得天阳之助，达到驱逐内伏寒邪、补益人体正气的目的。伏日为庚日，庚日属金，与肺相配，故天灸善于治疗哮喘、慢性支气管炎、过敏性鼻炎等肺系疾病。天灸治疗哮喘往往选取肺俞、定喘、风门等，以宣通肺气，从而防治哮喘的发生。

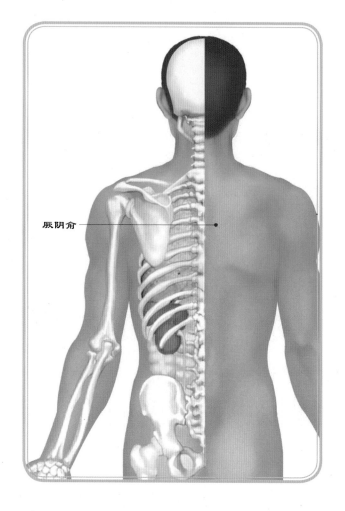

厥阴俞

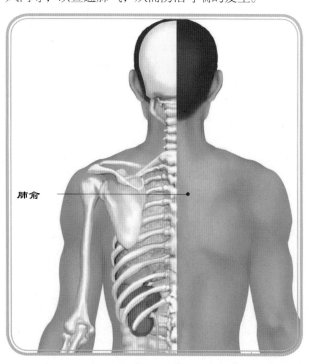

肺俞

⊖ 厥阴俞：止咳止呕效果好

【定位】在背部，当第4胸椎棘突下，旁开1.5寸。

【主治】咳嗽，心痛，胸闷，呕吐。

【配伍】配内关治心痛、心悸；配神门、足临泣主治心痛；配神门主治失眠。

【操作】

灸法：艾炷灸或温针灸3～7壮；艾条灸5～15分钟。

按摩：点按、揉法、搓法、擦法等。

【功效】宽胸理气，活血止痛。

【日常保健】

不管是急性咳嗽还是喉咙有异物存在造成的咳嗽，只要用力按压厥阴俞穴位6秒钟（前提是必须边吐气边进行），只要重复3次，都会止咳。

图解经络穴位养生大全

⊖ 心俞：治疗咳喘的"小太阳"

【定位】在背部，当第5胸椎棘突下，旁开1.5寸。

【主治】心痛，惊悸，咳嗽，吐血，失眠，健忘，盗汗，梦遗，癫痫。

【配伍】配巨阙、内关治心痛、惊悸；配内关、神门治失眠、健忘；配大椎主治癫痫。

【操作】

灸法：艾炷灸或温针灸5～7壮；艾条灸10～15分钟。

按摩：点按、揉法、搓法、擦法等。

【功效】活血理气，清心宁志。

【日常保健】

以一手掌置于心俞穴进行揉法，以顺时针为主，反复3～5分钟后，再揉另一侧，力度要轻柔。

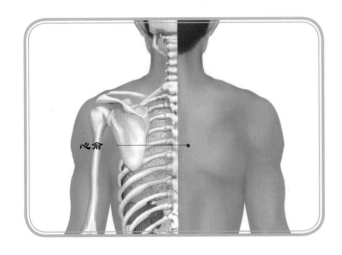

⊖ 督俞：理气宽胸效果佳

【定位】在背部，当第6胸椎棘突下，旁开1.5寸。

【主治】心痛，胸闷，腹痛，寒热、气喘。

【配伍】配内关治心痛、胸闷。

【操作】

灸法：艾炷灸或温针灸3～7壮；艾条灸5～15分钟。

按摩：点按、揉法、搓法、擦法等。

【功效】理气止痛，强心通脉。

【日常保健】按摩者以手指指腹或指节按摩督俞穴，也可双掌按揉。长期按摩此穴，对胃痛、腹痛、咳嗽、气喘、皮肤瘙痒症、银屑病等症也有不错的疗效。

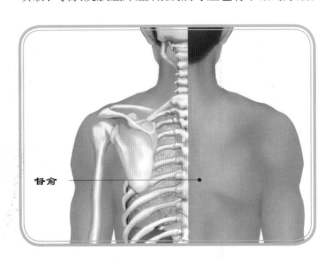

⊖ 肝俞：理气明目降肝火

【定位】在背部，当第9胸椎棘突下，旁开1.5寸。

【主治】黄疸，胁痛，吐血，目赤，目眩，雀目，癫狂痫，脊背痛。

【配伍】配支沟、阳陵泉治胁痛；配太冲治目眩。

【操作】

灸法：艾炷灸或温针灸3～7壮；艾条灸10～15分钟。

按摩：点按、揉法、搓法、擦法等。

【功效】疏肝利胆，理气明目。

【日常保健】

指压肝俞穴，能使胃功能恢复正常，对于治疗宿醉也有显著功效，在指压肝俞穴时，应握拳打。

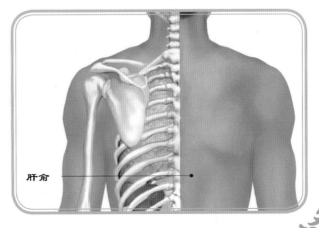

⊖ 膈俞：促血液流通，增性欲

【定位】在背部，当第7胸椎棘突下，旁开1.5寸。

【主治】呕吐，呃逆，气喘，咳嗽，吐血，潮热，盗汗。

【配伍】配内关、足三里治呕吐、呃逆；配足三里、血海、膏肓治贫血。

【操作】

灸法：艾炷灸或温针灸3～7壮；艾条灸10～15分钟。

按摩：点按、揉法、搓法、擦法等。

【功效】理气宽胸，活血通脉。

【日常保健】

膈俞的作用相当于中药里活血养血的当归，还兼有补血佳品阿胶的作用。经常按揉膈俞穴，不但能纠正贫血，治疗血虚导致的皮肤瘙痒，缓解阴血亏虚导致的潮热、盗汗，增强人体免疫力，还能有助于女性身体产生一种难以言喻的快感，是人体保健不可多得的一个好穴位。

两手置于被施术者上背部，双手拇指指腹分别按揉两侧的膈俞穴。按揉的手法要均匀、柔和，以局部有酸痛感为佳。早晚各1次，每次按揉2～3分钟，两侧膈俞穴同时按揉。

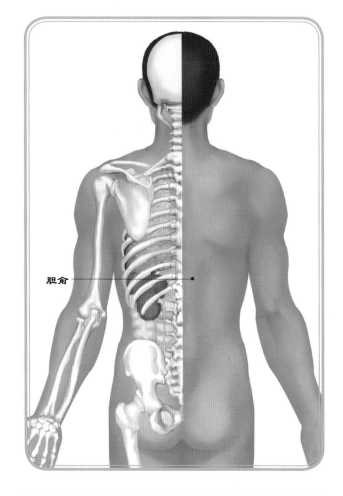

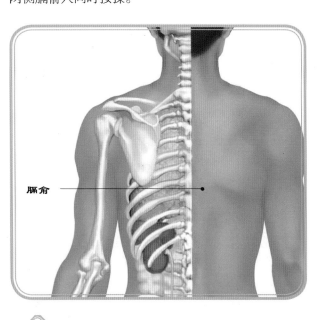

⊖ 胆俞：肋间神经痛的奇效穴

【定位】在背部，当第10胸椎棘突下，旁开1.5寸。

【主治】黄疸，口苦，肋痛，肺痨，潮热。

【配伍】配阳陵泉、太冲治疗胆道疾病；配日月治疗胁肋疼痛；配公孙、至阳、委中、神门、小肠俞治疗黄疸。

【操作】

灸法：艾炷灸或温针灸3～7壮；艾条灸10～15分钟。

按摩：点按、揉法、搓法、擦法等。

【功效】疏肝利胆，清热化湿。

【日常保健】

按压肝俞穴时，一面吐气一面用力按压6秒钟，每回按压5次，每天5回，可治疗慢性肝炎。

图解经络穴位养生大全

⊖ 脾俞：养脾调胃助饮食

【定位】在背部，当第11胸椎棘突下，旁开1.5寸。

【主治】腹胀，黄疸，呕吐，泄泻，痢疾，便血，水肿，背痛。

【配伍】配足三里治腹胀、便秘；配中脘、三阴交、足三里主治呕吐；配胃俞、中脘、章门、足三里、关元俞主治泄泻；配肾俞、三阴交主治消渴。

【操作】

灸法：艾炷灸或温针灸5～7壮；艾条灸10～15分钟。

按摩：点按、揉法、搓法、擦法等。

【功效】健脾和胃，利湿升清。

【日常保健】

刺激脾俞穴，可以提升脾脏的功能，起到健脾益气的作用，使脾运化水湿功能正常，将身体多余的水分转输到肺肾，通过肺肾的气化功能，化为汗液和尿液排泄出体外，令湿浊消散，诸症解除。

患者取舒适卧位，操作者两手拇指指腹放置在患者的脾俞穴上，逐渐用力下压，按而揉之，使患处产生酸、麻、胀、重的感觉。再用，即来回摩擦穴位，使局部有热感向内部深透，以皮肤潮红为度。如此反复操作5～10分钟，每日或隔日1次。

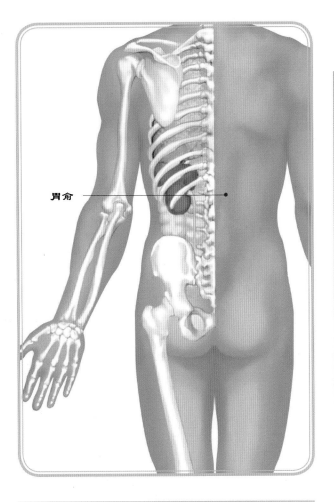

胃俞

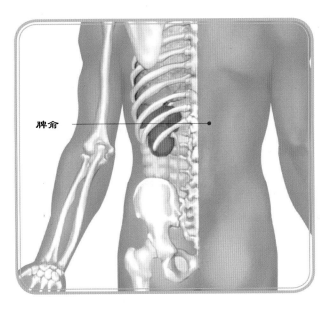

脾俞

⊖ 胃俞：防治胃病有效穴

【定位】在背部，当第12胸椎棘突下，旁开1.5寸。

【主治】胸胁痛，胃脘痛，呕吐，腹胀，肠鸣。

【配伍】配中脘、梁丘治胃痛；配上巨虚、三阴交，有健脾利湿的作用，主治泄泻，痢疾。

【操作】

灸法：艾炷灸或温针灸5～7壮；艾条灸10～15分钟。

按摩：点按、揉法、搓法、擦法等。

【功效】和胃健脾，理中降逆。

【日常保健】

用两手掌按压此穴，再以画圈的方法揉按此穴。按摩此穴可增强胃的功能，从而更好地保证食物消化吸收的顺利完成。

⊖ 三焦俞：治疗糖尿病效果佳

【定位】在腰部，当第1腰椎棘突下，旁开1.5寸。

【主治】肠鸣，腹胀，呕吐，泄泻，痢疾，水肿，腰背强痛。

【配伍】配气海、足三里治肠鸣、腹胀；配身柱、命门，有温补肾阳，强壮腰膝的作用，主治腰脊强痛，脊柱炎。

【操作】

灸法：艾炷灸或温针灸3～7壮；艾条灸10～15分钟。

按摩：点按、揉法、搓法、擦法等。

【功效】通利三焦，温阳化湿。

【日常保健】

用拇指指腹点压此处，点压时一面缓缓吐气，一面强压6秒钟，如此重复20次。

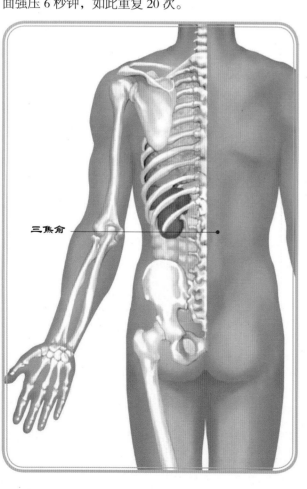

三焦俞

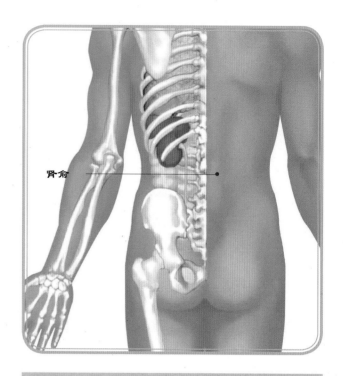

肾俞

⊖ 肾俞：强壮肾气治阳痿

【定位】在腰部，当第2腰椎棘突下，旁开1.5寸。

【主治】遗尿，遗精，阳痿，月经不调，白带，水肿，耳鸣，耳聋，腰痛。

【配伍】配太溪、三阴交治月经不调；配气海、三阴交、志室主治滑精；配翳风、耳门治耳鸣、耳聋；配委中、太溪主治腰痛。

【操作】

灸法：艾炷灸或温针灸5～7壮；艾条灸10～15分钟。

按摩：点按、揉法、搓法、擦法等。

【功效】益肾助阳，强腰利水。

【日常保健】

肾俞穴是肾经的主要穴位，经常按压可以强壮肾气，增强肾的功能，尤其对月经不调、性冷感有帮助。因此，月经不调的女性不妨试试按摩肾俞穴，以摆脱月经不调的烦恼。每日临睡前，坐于床边垂足解衣，闭气，舌抵上腭，目视头顶，两手摩擦双肾俞穴，每次10～15分钟。每日散步时，双手握空拳，边走边击打双肾俞穴，每次击打30～50次。

图解经络穴位养生大全

⊖ 气海俞：调理气血治腰疼

【定位】在腰部，当第3腰椎棘突下，旁开1.5寸。

【主治】肠鸣腹胀，痔漏，痛经，腰痛。

【配伍】配足三里、天枢治腹胀、肠鸣；配足三里穴、合谷穴、百会穴治胃下垂、子宫下垂、脱肛；配殷门、昆仑，有舒筋通络止痛的作用，主治腰痛，下肢瘫痪；配承山、三阴交，有理气活血，化瘀消痔的作用，主治痛经，痔疮。

【操作】

灸法：艾炷灸或温针灸5～7壮；艾条灸10～15分钟。

按摩：点按、揉法、搓法、擦法等。

【功效】益肾壮阳，调经止痛。

【日常保健】

经常按摩气海俞穴对痛经、腰痛、遗精、阳痿及坐骨神经痛、脑血管疾病后遗症等有一定的调理、改善功效。按摩者以手指指腹或指节向下按压，并作圈状按摩。

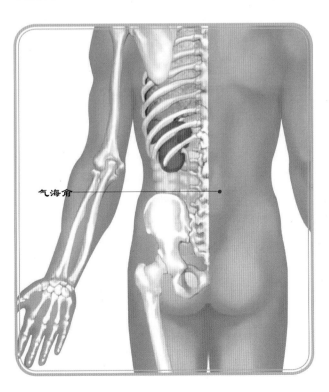

气海俞

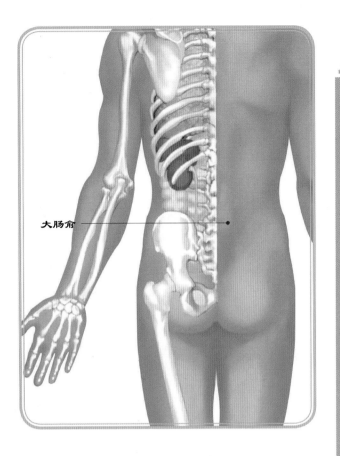

大肠俞

⊖ 大肠俞：擅疗坐骨神经痛

【定位】在腰部，当第4腰椎棘突下，旁开1.5寸。

【主治】腹胀，泄泻，便秘，腰痛。

【配伍】配气海、足三里、支沟治便秘；配天枢治肠胃积滞、肠鸣腹泻；配至阳、腰阳关治腰骶疼痛。

【操作】

灸法：艾炷灸或温针灸5～7壮；艾条灸10～15分钟。

按摩：点按、揉法、搓法、擦法等。

【功效】理气降逆，调和肠胃。

【日常保健】

按摩大肠俞穴的作用与好处有治疗腹痛、腹胀、便秘、肠鸣、坐骨神经痛等，按摩时先将手搓热，然后一边缓缓吐气一边强压大肠俞穴6秒钟，如此重复10次。

⊖ 关元俞：尿频遗尿奇效穴

【定位】在腰部，当第5腰椎棘突下，旁开1.5寸。

【主治】腹胀、泄泻，小便频数或不利，遗尿，腰痛。

【配伍】配气海治腹胀；配膀胱俞主治腰痛。

【操作】

灸法：艾炷灸或温针灸5～7壮；艾条灸10～15分钟。

按摩：点按、揉法、搓法、擦法等。

【功效】培补元气，调理下焦。

【日常保健】

指压该穴道，可以延长性欲时间，提高男性勃起功能。采用此穴做相应治疗时，应该同时与三焦俞穴配合，才能发挥更好的疗效，延长性欲时间。

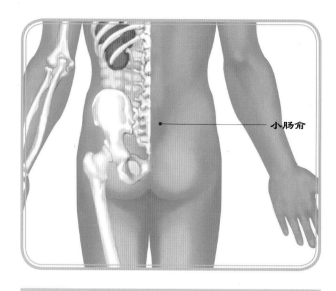

小肠俞

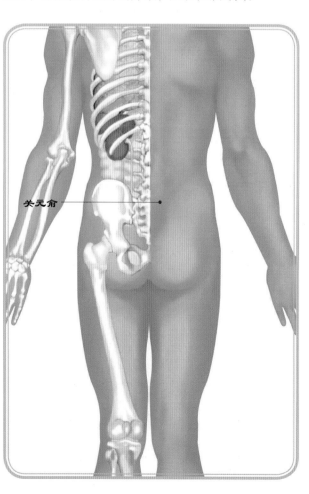

关元俞

⊖ 小肠俞：防治早泄效果佳

【定位】在骶部，当骶正中嵴旁1.5寸，平第1骶后孔。

【主治】遗精，遗尿，尿血，白带，小腹胀痛，泄泻，痢疾，疝气，腰腿疼。

【配伍】配天枢、足三里、上巨虚、关元治腹胀、痢疾、便秘；配肾俞、三阴交、三焦俞、关元、曲泉治泌尿系结石。

【操作】

灸法：艾炷灸或温针灸5～7壮；艾条灸10～15分钟。

按摩：点按、揉法、搓法、擦法等。

【功效】通调二便，清热利湿。

【日常保健】

要治疗早泄，首先要使腰椎和骶骨结合处产生正常的柔性。要恢复它的功能以指压大肠俞和小肠俞最有效。指压时，一边缓缓吐气一边强压6秒钟，如此重复10次。

指压之前如果先将手搓热，则治疗早泄效果更佳。早泄者平常应下意识地将肛门肌肉夹紧。镇静呼吸对治疗早泄也有效。所谓镇静呼吸是丹田用力缓缓深吸，急吐气，如此不断重复，这种呼吸法平常应该有意识进行。

⊖ 膀胱俞：治疗遗精遗尿有奇效

【定位】在骶部，当骶正中嵴旁1.5寸，平第2骶后孔。

【主治】小便不利，遗尿，泄泻，便秘，腰脊强痛。

【配伍】配肾俞治小便不利。

【操作】

灸法：艾炷灸或温针灸5～7壮；艾条灸10～15分钟。

按摩：点按、揉法、搓法、擦法等。

【功效】通利下焦、清利湿热、通经活络。

【日常保健】

点揉指压膀胱俞穴，施术者两手置于被施术者腰骶部，双手拇指指腹分别按揉两侧的膀胱俞穴。按揉的手法要均匀、柔和、渗透，以局部有酸痛感为佳。早晚各一次，每次按揉2～3分钟，两侧膀胱俞穴同时按揉。具有温肾壮阳、强健腰膝、涩精止遗之功，主治腰脊强痛、遗精、遗尿等。

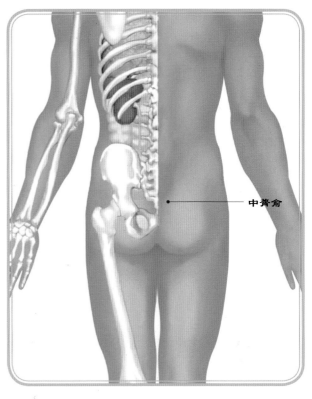

中膂俞

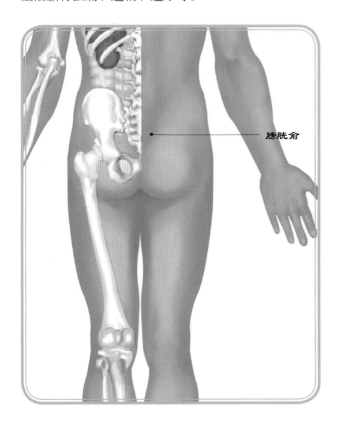

膀胱俞

⊖ 中膂俞：补肾阳、治泄泻

【定位】在骶部，当骶正中嵴旁1.5寸，平第3骶后孔。

【主治】泄泻，疝气，腰脊强痛。

【配伍】配大敦治疝气；配委中、昆仑，有舒筋骨，通经络，祛瘀血的作用，主治腰脊强痛，坐骨神经痛；中膂俞配天枢、气海，有理气血，调肠腑的作用，主治腹胀，肠炎。

【操作】

灸法：艾炷灸或温针灸5～7壮；艾条灸10～15分钟。

按摩：点按、揉法、搓法、擦法等。

【功效】益肾温阳，调理下焦。

【日常保健】

经常按摩中膂俞、会阳穴对男性勃起障碍有较好疗效。

⊝ 白环俞：温补下元治遗尿

【定位】在骶部，当骶正中嵴旁1.5寸，平第4骶后孔。

【主治】遗尿，疝气，遗精，月经不调，白带，腰部疼痛。

【配伍】配三阴交、肾俞，治遗尿、月经不调；配承扶、大肠俞主治二便不利；配委中主治腰背痛。

【操作】

灸法：艾炷灸或温针灸5～7壮；艾条灸10～15分钟。

按摩：点按、揉法、搓法、擦法等。

【功效】益肾固精，调理经带。

【日常保健】

按摩白环俞有益肾固精、调理经带、治疗腰部疼痛等作用。按摩者以手指指腹或指节向下按压，并作圈状按摩。

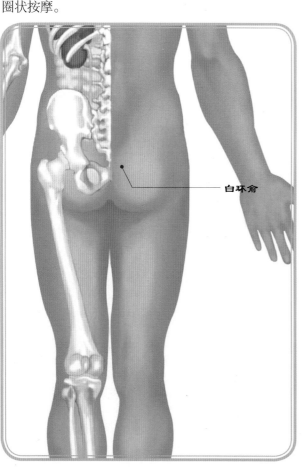

白环俞

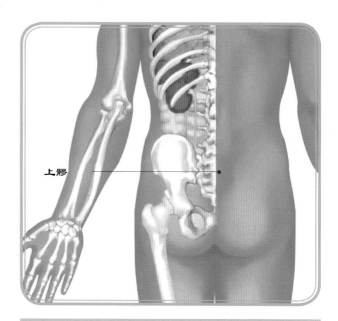

上髎

⊝ 上髎：阴挺阳痿有奇效

【定位】在骶部，当髂后上棘与中线之间，适对第1骶后孔处。

【主治】大小便不利，月经不调，带下，阴挺，遗精，阳痿，腰痛。

【配伍】配三阴交、中极、治小便不利；配关元主治遗精、阳痿；配血海、气海主治月经不调。

【操作】

灸法：艾炷灸或温针灸3～7壮；艾条灸5～15分钟。

按摩：点按、揉法、搓法、擦法等。

【功效】补益下焦，清利湿热。

【日常保健】

经常按摩上髎能补益下焦，清利湿热。上髎具有调经活血、壮腰补肾的功效，对于痛经、闭经、白带、子宫脱垂、小便困难、阳痿、遗精、阴部瘙痒等症有不错的缓解作用，也可用于膝盖冷虚疼痛、鼻衄、痉挛、腹部胀痛、腿部浮肿等症状的改善。

按摩者双手重叠加以按压，或自己以拇指在前、四指在后的姿势，两手抵住腰部，以中指用力按压穴位，如果不确定穴位的正确位置，可以对整个腰部的平坦部分都加以按摩。

⊖ 次髎：痛经带下疗效佳

【定位】在骶部，当髂后上棘内下方，适对第2骶后孔处。

【主治】疝气，月经不调，痛经，带下，小便不利，遗精，腰痛，下肢痿痹。

【配伍】配三阴交、中极、肾俞治遗尿；配血海治痛经；配委中主治腰骶疼痛。

【操作】

灸法：艾炷灸或温针灸5～7壮；艾条灸10～15分钟。

按摩：叩击、点按、揉法、搓法、擦法等。

【功效】补益下焦，强腰利湿。

【日常保健】

次髎穴最好采用叩击，将手握一个空拳，用拳背这个位置去叩击腰骶部，双手可以同时叩击，叩击的力量一定要大点，有明显的声音出现，刺激它，才可能通过骶神经孔，传递到盆腔里面去，来刺激里面的脏腑。

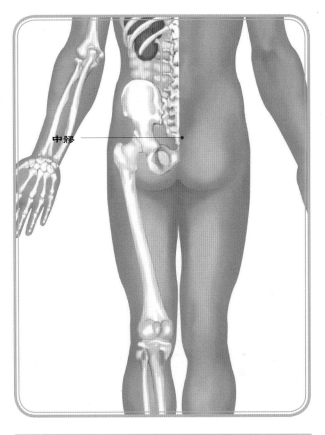

中髎

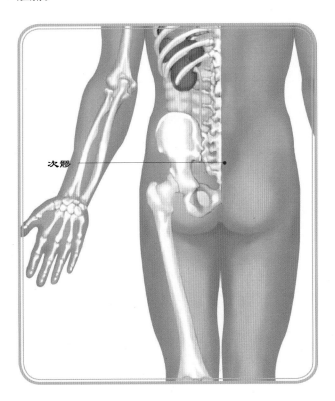

次髎

⊖ 中髎：治疗便秘效果佳

【定位】在骶部，当次髎下内方，适对第4骶后孔处。

【主治】便秘，泄泻，小便不利，月经不调，带下，腰痛。

【配伍】配足三里治便秘。

【操作】

灸法：艾炷灸或温针灸3～7壮；艾条灸5～15分钟。

按摩：叩击、点按、揉法、搓法、擦法等。

【功效】补益下焦，清利湿热。

【日常保健】

中髎穴位对我们人体下半身的疾病，有很好的治疗和预防作用，特别是泌尿生殖系统方面的问题。对腰部疾病有很好的治疗效果，经常按揉腰骶，促进腰部的气血通畅，对老年人的保健有非常关键的作用和意义。

⊖ 下髎：腹痛带下疗效好

【定位】在骶部，当中髎下内方，适对第4骶后孔处。

【主治】腹痛，便秘，小便不利，带下，腰痛。

【配伍】配气海治腹痛；配足三里、天枢主治泄泻；配风市、昆仑主治腰痛。

【操作】

灸法：艾炷灸或温针灸3～7壮；艾条灸5～15分钟。

按摩：叩击、点按、揉法、搓法、擦法等。

【功效】补益下焦，清利湿热。

【日常保健】

按摩下髎穴的手法：下髎穴最好采用叩击，将手握一个空拳，用拳背这个位置去叩击腰骶部，双手可以同时叩击，叩击的力量一定要大点，有明显的声音出现，刺激它，才可能通过骶神经孔，传递到盆腔里面去，来刺激里面的脏腑。

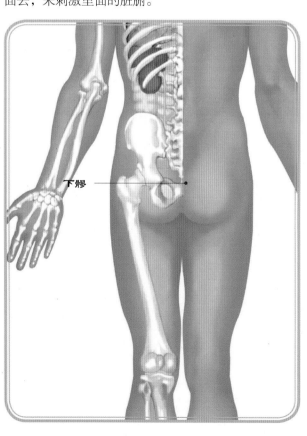
下髎

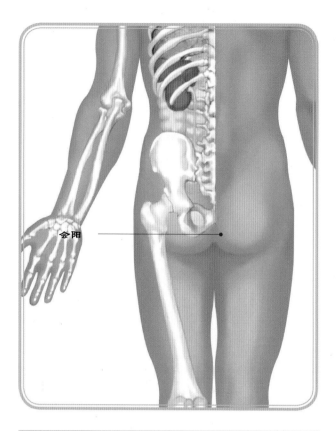
会阳

⊖ 会阳：治疗痔疮有奇效

【定位】在骶部，尾骨端旁开0.5寸。

【主治】泄泻，便血，痔疾，阳痿，带下。

【配伍】配承山治痔疾；配百会、长强主治脱肛。

【操作】

灸法：艾炷灸或温针灸3～7壮；艾条灸5～15分钟。

按摩：点按、揉法、搓法、擦法等。

【功效】清热利湿，理气升阳。

【日常保健】

如坐骨神经痛、胃肠虚寒症等，在做完肾俞按摩后加搓腰动作。即：吸气时，两手掌从会阳穴沿膀胱经向上搓至肾俞穴，呼气时，两手掌向下搓，一上一下为一次，少则8次多则32次。最后，两手心对准肾俞穴，做3次压放呼吸动作。本式能补肾纳气，是治疗肾炎等泌尿及生殖系统疾患的辅助功法。无病常做此式具有较好的保健作用。

图解经络穴位养生大全

⊖ 承扶：强化阴道收缩力

【定位】在大腿后面，臀下横纹的中点。

【主治】腰骶臀股部疼痛，痔疾。

【配伍】配委中治腰骶疼痛；配飞扬、委中主治痔疾；配环跳、悬钟主治下肢痿痹。

【操作】

灸法：艾炷灸或温针灸 3 ～ 7 壮；艾条灸 5 ～ 15 分钟。

按摩：点按、揉法、搓法、擦法等。

【功效】舒筋活络，调理下焦。

【日常保健】

中医认为，承扶穴主导了人体的生殖器官的神经，从此处经过。如果经常按压承扶穴，就能够强化阴道的收缩力，增加对性的感受力。因此，常按摩刺激承扶穴可治疗性冷感。

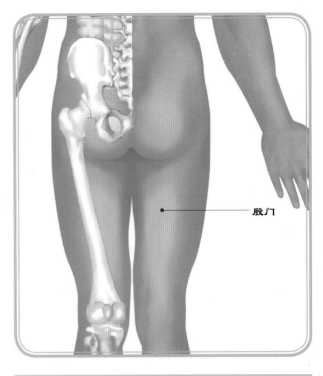

殷门

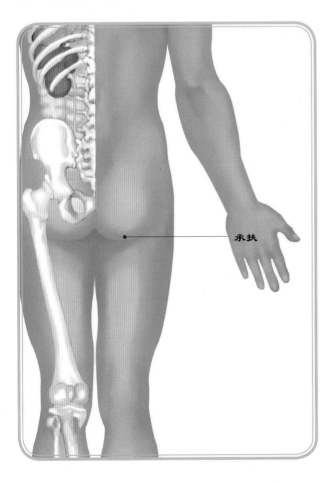

承扶

⊖ 殷门：治疗腰背疼效果佳

【定位】在大腿后面，当承扶与委中的连线上，承扶下 6 寸。

【主治】腰痛，下肢痿痹。

【配伍】配大肠俞治腰痛；配风市、足三里主治下肢痿痹。

【操作】

灸法：艾炷灸或温针灸 5 ～ 7 壮；艾条灸 10 ～ 15 分钟。

按摩：点按、揉法、搓法、擦法等。

【功效】舒筋通络，强腰膝。

【日常保健】

治疗腰背疼及腰椎间盘突出症，敲打殷门穴效果显著，立竿见影。经过简单的辅导以后即可以自行操作，用小木槌等器物均可。患者站立，用小木槌轮换敲打殷门穴各 300 次，力度适中，很多患者当场腰背疼痛明显改善，坚持敲打一个月左右，椎间盘突出症及慢性腰背疼基本治愈，症状消失。平时坚持敲打还可以积极预防腰突症的发生。

⊖ 浮郄：舒筋利节治麻木

【定位】在腘横纹外侧端，委阳上1寸，股二头肌腱的内侧。

【主治】便秘，股腘部疼痛，麻木。

【配伍】配承山治下肢痿痹；配承山、昆仑主治小腿挛急；配尺泽、上巨虚主治肠鸣腹泻。

【操作】

灸法：艾炷灸或温针灸5～7壮；艾条灸10～15分钟。

按摩：点按、揉法、搓法、擦法等。

【功效】清热降温，舒筋通络。

【日常保健】按摩浮郄穴可缓解治疗急性胃肠炎、便秘、麻木、股腘部疼痛等。

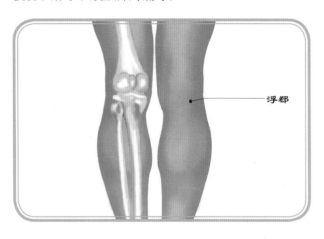

浮郄

⊖ 委阳：益气补阳治腰腿痛

【定位】在腘横纹外侧端，当股二头肌腱的内侧。

【主治】腹满，小便不利，腰脊强痛，腿足挛痛。

【配伍】配三焦俞、肾俞治小便不利。

【操作】

灸法：艾炷灸或温针灸5～7壮；艾条灸10～15分钟。

按摩：点按、揉法、搓法、擦法等。

【功效】疏利三焦，通经活络。

【日常保健】用拇指指端按委阳穴1分钟，左右腿交替5～8次。

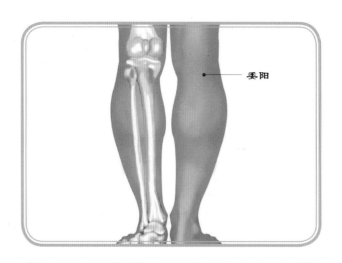

委阳

⊖ 附分：肩膀酸痛特效穴

【定位】在背部，当第2胸椎棘突下，旁开3寸。

【主治】颈项强痛，肩背拘急，肘臂麻木。

【配伍】配大椎治颈项强痛。

【操作】

灸法：艾炷灸或温针灸3～7壮；艾条灸5～15分钟。

按摩：点按、揉法、搓法、擦法等。

【功效】舒筋活络，疏风散邪。

【日常保健】用拇指指腹点压此处，点压时一面缓缓吐气，一面强压6秒钟，如此重复20次。

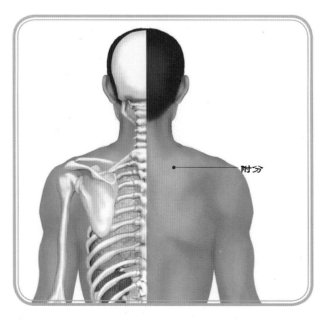

附分

⊖ 委中：解除腰背酸痛的奇效穴

【定位】在腘横纹中点，当股二头肌腱与半腱肌肌腱的中间。

【主治】腰痛，下肢痿痹，腹痛，吐泻，小便不利，遗尿，丹毒。

【配伍】配大肠俞治腰痛；配长强、次髎、上巨虚、承山主治便血。

【操作】

灸法：艾炷灸或温针灸 5 ~ 7 壮；艾条灸 10 ~ 15 分钟。

按摩：点按、揉法、搓法、擦法等。

【功效】通经活络，活血化瘀，清热凉血，开窍启闭，定志安神。

【日常保健】按摩委中穴可用于治疗腰脊强痛、股膝挛痛、风湿痹痛、小便不利以及头痛身热、呕吐泄泻、咽喉疼痛等病症。具体的按摩养生方法如下：

1. 用两手拇指端按压两侧委中穴，力度以稍感酸痛为宜，一压一松为 1 次，连做 10 ~ 20 次。

2. 两手握空拳，用拳背有节奏地叩击该穴，连做 20 ~ 40 次。

3. 用两手拇指指端置于两侧委中穴处，顺、逆时针方向各揉 10 次。

4. 摩手至热，用两手掌面上下来回擦本穴，连做 30 次。

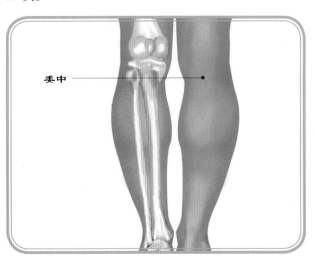

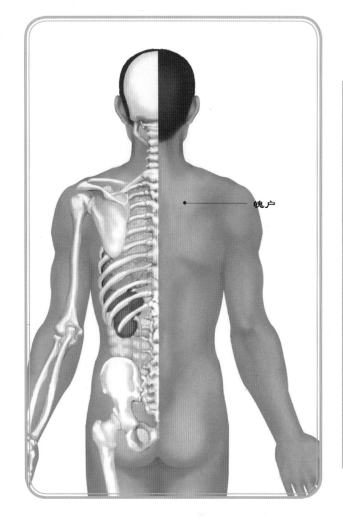

⊖ 魄户：肺痨气喘疗效好

【定位】在背部，当第 3 胸椎棘突下，旁开 3 寸。

【主治】咳嗽，气喘，肺痨，项强，肩背痛。

【配伍】配天突、膻中治咳喘。

【操作】

灸法：艾炷灸或温针灸 5 ~ 7 壮；艾条灸 10 ~ 15 分钟。

按摩：点按、揉法、搓法、擦法等。

【功效】理气降逆，舒筋活络。

【日常保健】患者俯卧，用两手手指指腹端按、揉压此穴。每次 2 分钟左右。

⊖ 膏肓：一动消百病

【定位】在背部，当第4胸椎棘突下，旁开3寸。

【主治】咳嗽，气喘，肺痨，健忘，遗精，完谷不化。

【配伍】配尺泽、肺俞治咳喘；配肺俞主治久咳；配肩井主治肩背痛；配百劳主治虚劳。

【操作】

灸法：艾炷灸或温针灸5～7壮；艾条灸10～20分钟。

按摩：点按、揉法、搓法、擦法等。

【功效】益气补虚，通宣理肺。

【日常保健】

中医认为，人体全身的病，统统与膏肓相关。所以，中医典籍中也曾有"运动膏肓穴，除一身疾"的说法。建议经常伏案、用电脑的人多做下面几个动作。

1.肘部弯曲，分别向前向后转摇肩关节各50次，一日三次，这样可带动肩胛骨上下旋转，以运动背部的膏肓穴。

2.两脚平行站立，两膝微曲，腰直，胸平，两手握拳，两臂缓缓抬起到胸前与肩平，然后用力向后拉至极限，使肩胛骨尽量向脊柱靠拢，挤压两侧膏肓穴，略停1至2秒钟，再恢复原姿态，后拉时深吸气，回收时呼气，动作在水平面缓慢进行，动作到位，使背后有酸胀、出汗的感觉。

3.把椅子反过来坐，人趴在椅背上，充分展开两个肩胛，而两个肩胛骨向后挤压，就是在挤压膏肓穴。

这些方法既可益寿延年，还对肩周炎、慢性支气管炎、肺气肿、颈椎病有一定的防治作用。

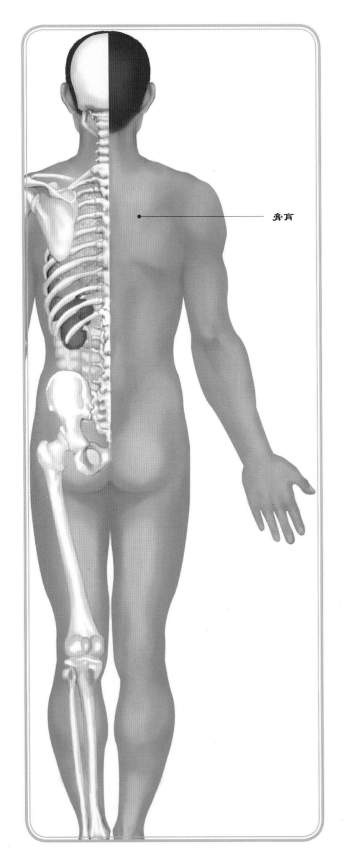

膏肓

⊖ 神堂：胸闷气喘疗效佳

【定位】在背部，当第5胸椎棘突下，旁开3寸。

【主治】咳嗽，气喘，胸闷，脊背强痛。

【配伍】配膻中治胸闷；配中府、天突主治咳喘。

【操作】

灸法：艾炷灸或温针灸3～7壮；或艾条灸5～15分钟。

按摩：点按、揉法、搓法、擦法等。

【功效】通经活络，宣肺理气。

【日常保健】颈椎病是一种慢性疾病，十分顽固，故按摩治疗不能急于求成，须坚持不懈方能见效。按压神堂穴：1分钟内，用右手的食指和中指顺时针方向按压神堂穴36圈，再逆时针方向按压36圈。

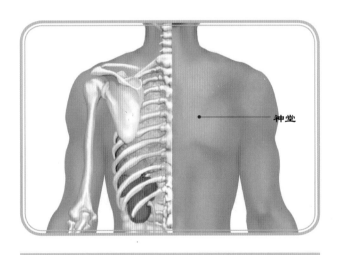

神堂

⊖ 譩譆：疟疾热病用此穴

【定位】在背部，当第6胸椎棘突下，旁开3寸。

【主治】咳嗽，气喘，疟疾，热病，肩背痛。

【配伍】配大椎、肩外俞治肩背痛。

【操作】

灸法：艾炷灸或温针灸5～7壮；艾条灸10～20分钟。

按摩：点按、揉法、搓法、擦法等。

【功效】宣肺理气，通络止痛。

【日常保健】用拇指指腹按揉此穴，每天早晚各一次，每次3分钟，长期坚持能够治疗疟疾热病等症。

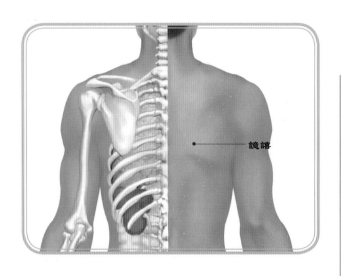

譩譆

⊖ 膈关：宽胸利膈治胸闷

【定位】在背部，当第7胸椎棘突下，旁开3寸。

【主治】胸闷，嗳气，呕吐，脊背强痛。

【配伍】配内关治嗳气。

【操作】

灸法：艾炷灸或温针灸3～7壮；艾条灸5～15分钟。

按摩：点按、揉法、搓法、擦法等。

【功效】宽胸理气，和胃降逆。

【日常保健】经常按摩可以止咳平喘化痰，宽胸理气，和胃降逆。患者俯卧，用两手手指指腹端轻轻揉压膈关穴。每次2分钟左右。

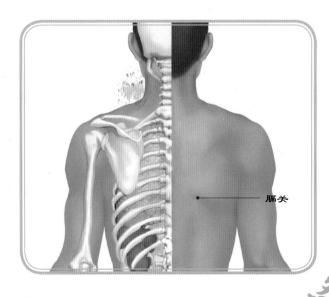

膈关

⊖ 魂门：肝脏保养特效穴

【定位】在背部，当第 9 胸椎棘突下，旁开 3 寸。

【主治】胸胁痛，呕吐，泄泻，背痛。

【配伍】配阳陵泉、支沟治胸胁痛。

【操作】

灸法：艾炷灸或温针灸 3 ~ 5 壮；艾条灸 5 ~ 10 分钟。

按摩：点按、揉法、搓法、擦法等。

【功效】疏肝理气，降逆和胃。

【日常保健】坚持长期按揉此穴，对于胸胁胀满、背痛、饮食不下、消化不良、呕吐及肠鸣、泄泻等疾患疗效显著。对于肋间神经痛、癔病、烦躁及肝胆疾病也有不错的调理和改善效果。患者俯卧位，按摩者以手指指腹或指节向下按压，并作圈状按摩。

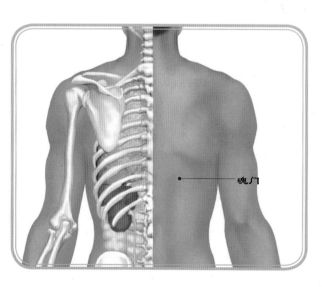

魂门

⊖ 阳纲：散热降火疗肺肾消渴

【定位】在背部，当第 10 胸椎棘突下，旁开 3 寸。

【主治】肠鸣，腹痛，泄泻，黄疸，消渴。

【配伍】配气海治腹胀；配胆俞、阳陵泉治疗目黄。

【操作】

灸法：艾炷灸 3 ~ 7 壮；或艾条灸 5 ~ 15 分钟。

按摩：点按、揉法、搓法、擦法等。

【功效】疏肝利胆，健脾和中。

【日常保健】腹痛肠鸣时点按此穴，有通经活络，调理胃肠的功效，可缓解疼痛。

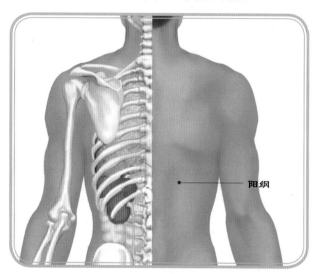

阳纲

⊖ 意舍：健脾化湿疗胃病

【定位】在背部，当第 11 胸椎棘突下，旁开 3 寸。

【主治】腹胀、肠鸣、呕吐、泄泻。

【配伍】配脾俞、胃俞治腹胀；配期门、阳陵泉主治黄疸。

【操作】

灸法：艾炷灸 3 ~ 7 壮；或艾条灸 5 ~ 15 分钟。

按摩：点按、揉法、搓法、擦法等。

【功效】健脾和胃，利胆化湿。

【日常保健】经常按摩此穴，可调理脾胃，对腹胀、肠鸣有显著的疗效。

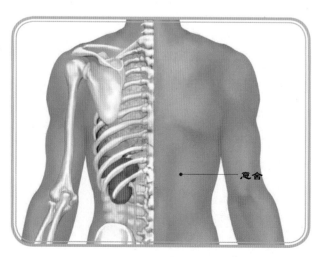

意舍

⊖ 胃仓：理气和中治水肿

【定位】在背部，当第12胸椎棘突下，旁开3寸。

【主治】胃脘痛，腹胀，小儿食积，水肿，背脊痛。

【配伍】配足三里治胃痛；配天宗主治乳痈。

【操作】

灸法：艾炷灸3～7壮；或艾条灸5～15分钟。

按摩：点按、揉法、搓法、擦法等。

【功效】和胃健脾，消食导滞。

【日常保健】按摩胃仓穴可益气壮阳，缓解治疗腹胀、水肿、胃溃疡、习惯性便秘、脊背疼痛等。患者俯卧位，按摩者以手指指腹或指节向下按压，并作圈状按摩。

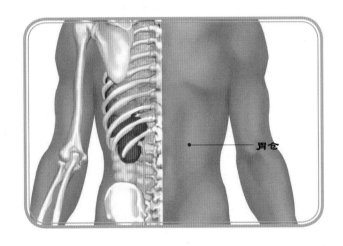

⊖ 肓门：消痞治便秘

【定位】在腰部，当第1腰椎棘突下，旁开3寸。

【主治】腹痛，便秘，痞块，乳疾。

【配伍】配气海、天枢治便秘；配天宗主治乳痈。

【操作】

灸法：艾炷灸5～10壮；或艾条灸10～20分钟。

按摩：点按、揉法、搓法、擦法等。

【功效】理气和胃，清热消肿。

【日常保健】按摩肓门穴有消脂降浊的功效，缓解治疗腹痛、便秘、乳疾等。以手指指腹或指节向下按压10秒后松手，如此反复5次，并作圈状按摩。

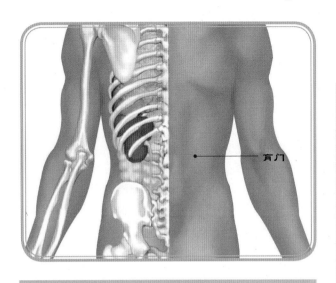

⊖ 志室：防治各种前列腺疾病

【定位】在腰部，当第2腰椎棘突下，旁开3寸。

【主治】遗精，阳痿，小便不利，水肿，腰脊强痛。

【配伍】配命门治遗精；配命门、委中主治腰痛；配肾俞、关元主治阳痿。

【操作】

灸法：艾炷灸5～10壮；或艾条灸10～20分钟。

按摩：点按、揉法、搓法、擦法等。

【功效】补肾壮腰、益精填髓。

【日常保健】按摩志室穴可治疗耳鸣耳聋、头晕目眩、腰脊强痛、阳痿早泄、小便不利等。患者俯卧位，施术者两手置于被施术者腰背部，双手拇指指腹分别按揉两侧的志室穴。按揉的手法要均匀、柔和、渗透，以局部有酸痛感为佳。

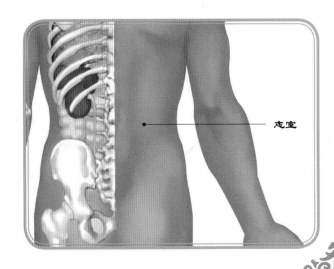

第七章 足太阳膀胱经：人体排毒通道的掌控者

⊖ 胞肓：通利二便疗肠鸣

【定位】在臀部，平第2骶后孔，骶正中嵴旁开3寸。

【主治】肠鸣，腹胀，便秘，癃闭，腰脊强痛。

【配伍】配委中治腰痛；配神门主治腰骶痛；配关元、中极、曲骨主治小便不利。

【操作】

灸法：艾炷灸或温针灸3～5壮；艾条灸5～10分钟。

按摩：点按、揉法、搓法、擦法等。

【功效】补肾强腰，通利二便。

【日常保健】以手指指腹或指节向下按压10秒后松手，如此反复5次，并作圈状按摩。

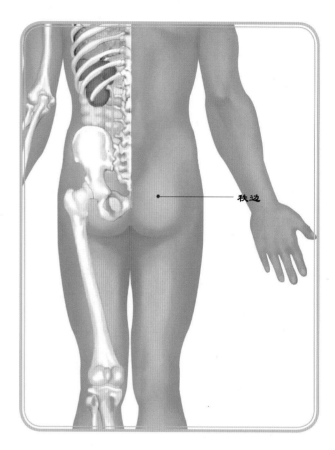

秩边

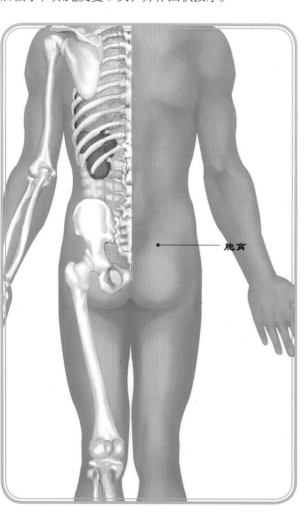

胞肓

⊖ 秩边：腰骶痛病的钥匙

【定位】在臀部，平第4骶后孔，骶正中嵴旁开3寸。

【主治】小便不利，便秘，痔疾，腰骶痛，下肢痿痹。

【配伍】配委中、大肠俞治腰腿疼痛。

【操作】

灸法：艾炷灸3～7壮；或艾条灸5～15分钟。

按摩：点按、揉法、搓法、擦法等。

【功效】健腰腿、利下焦。

【日常保健】坐骨神经痛的按摩治疗操作方法：先用深沉力度揉按秩边穴，接着按顺、反时针方向旋转揉按各60圈，直到皮肤发热以后，再用手掌拍打穴位的周围，使周围的肌肉也放松，5分钟见效。长期坚持，可预防复发。

⊖ 合阳：治肩背痛的特效穴

【定位】在小腿后面，当委中与承山的连线上，委中下2寸。

【主治】腰脊强痛，下肢痿痹，疝气，崩漏。

【配伍】配腰阳关治腰痛；配环跳、阳陵泉主治下肢痿痹。

【操作】

灸法：艾炷灸3～7壮；或艾条灸5～15分钟。

按摩：点按、揉法、搓法、擦法等。

【功效】舒筋通络，调经止带，强健腰膝。

【日常保健】治肩背痛：先找到膝盖背侧的腘窝，也就是平时俗称为"腿弯儿"的地方，在其横纹的中点处取委中，然后在委中直下约2～3指处，也就是小腿背侧正中线上，将拇指立起，与小腿纵线平行，用力点下，注意要极度用力，使局部出现明显的酸胀感，努力上下探查，直到小腿出现麻感为佳，点穴的同时，可以让患者做轻微的晃腰动作，使局部放松，可以迅速缓解腰腿痛。

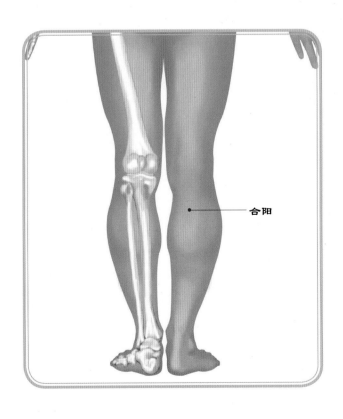

合阳

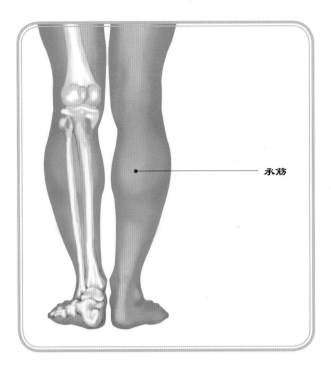

承筋

⊖ 承筋：抽筋的特效穴

【定位】在小腿后面，当委中与承山的连线上，腓肠肌肌腹中央，委中下5寸。

【主治】痔疾，腰腿拘急疼痛。

【配伍】配委中治下肢挛痛；配阳陵泉、足三里主治下肢痿痹；配阳陵泉主治小腿挛急。

【操作】

灸法：艾炷灸或温针灸3～5壮；艾条灸5～10分钟。

按摩：点按、揉法、搓法、擦法等。

【功效】舒筋活络，强健腰膝，清泄肠热。

【日常保健】艾灸：用艾条温和灸承筋穴5～20分钟，每日一次，可以改善下肢挛痛。

按摩：用大拇指按揉或弹拨承筋穴100～200次，每天坚持，可缓解治疗腰腿痛。

拔罐：用火罐留罐5～10分钟，隔天一次，可缓解腰腿疼痛。

刮痧：用面刮法从上向下刮拭承筋穴3～5分钟，隔天一次，可治疗抽筋。

⊖ 承山：有效的"解气穴"

【定位】在小腿后面正中，委中与昆仑之间，当伸直小腿或足跟上提时腓肠肌肌腹下出现尖角凹陷处。

【主治】痔疾，脚气，便秘，腰腿拘急疼痛。

【配伍】配大肠俞治痔疾；配环跳、阳陵泉主治下肢痿痹。

【操作】

灸法：艾炷灸3～5壮；或艾条灸5～10分钟。

按摩：点按、揉法、搓法、擦法等。

【功效】理气止痛，舒筋活络，消痔。

【日常保健】小腿肚上的"承山穴"，就是一个有效的"解乏穴"。经常按压此穴，可舒筋活络、壮筋补虚，对缓解腰背疼痛、腿疼转筋、小腿痉挛等效果良好。在缓解肌肉紧张的同时，消除疲劳感。此外，经常按摩此穴还能舒畅同一条经络上的经气，散寒祛湿，对痔疮、便秘等肛门部疾患也有功效。

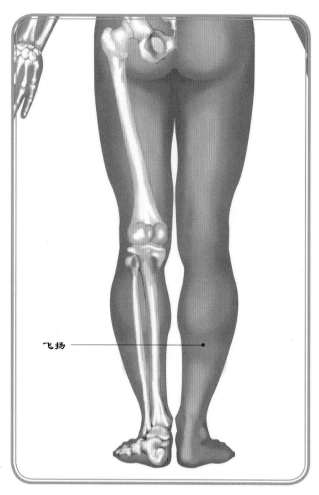

飞扬

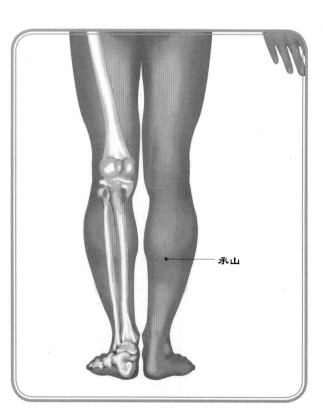

承山

⊖ 飞扬：常按此穴健步如飞

【定位】在小腿后面，外踝后，昆仑直上7寸，承山穴外下方1寸处。

【主治】头痛，目眩，腰腿疼痛，痔疾。

【配伍】配委中治腿痛；配风池、上星、头维、合谷治疗头痛目眩。

【操作】

灸法：艾炷灸3～5壮；或艾条灸5～10分钟。

按摩：点按、揉法、搓法、擦法等。

【功效】清热安神，舒筋活络。

【日常保健】中老年人腰肌劳损，可用手指按揉飞扬穴和委中穴，每次5分钟，不拘时做。

图解经络穴位养生大全

⊖ 跗阳：舒筋退热治腿肿

【定位】在小腿后面，外踝后，昆仑穴直上3寸。

【主治】头痛，腰骶痛，下肢痿痹，外踝肿痛。

【配伍】配环跳穴、委中穴，主治下肢痿痹。

【操作】

灸法：艾炷灸或温针灸3～5壮；艾条灸5～10分钟。

按摩：点按、揉法、搓法、擦法等。

【功效】舒筋活络，退热散风。

【日常保健】以两手拇指或屈拇指的指间关节桡侧，分别轻揉跗阳穴3～5分钟，可治疗腰扭伤。

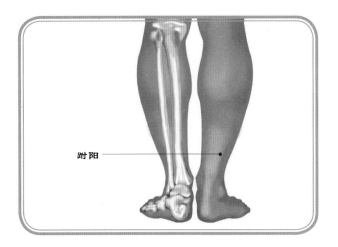

跗阳

⊖ 昆仑：安神清热治脚肿

【定位】在足部外踝后方，当外踝尖与跟腱之间的凹陷处。

【主治】头痛，项强，目眩，癫痫，难产，腰骶疼痛，脚跟肿痛。

【配伍】配风池治头痛、目眩；配风池、天柱、肩中俞、后溪治疗项痛；配太溪、丘墟、三阴交治疗足跟痛。

【操作】

灸法：艾炷灸或温针灸3～5壮；艾条灸5～10分钟。

按摩：点按、揉法、搓法、擦法等。

【功效】安神清热，舒筋活络。

【日常保健】用右手拇食指岔开，食指按在右足昆仑穴，拇指按在右足内踝下照海穴上，拇食指同时用力捏拿50下；换左手捏拿左足昆仑穴50下。

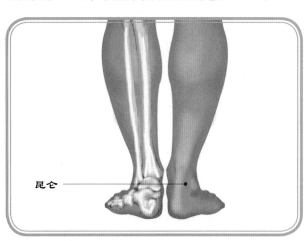

昆仑

⊖ 仆参：舒经活络治足跟痛

【定位】在足外侧部，外踝后下方，昆仑直下，跟骨外侧，赤白肉际处。

【主治】下肢痿痹，足跟痛，癫痫。

【配伍】配水沟、十宣主治癫痫；配太溪治足跟痛。

【操作】

灸法：艾条灸5～10分钟；艾柱灸3～5壮。

按摩：点按、揉法、搓法、擦法等。

【功效】强筋壮骨、通络止痛。

【日常保健】用拇指指腹按揉此穴，每次1-3分钟，长期坚持按摩，可以缓解足跟痛，下肢麻木。

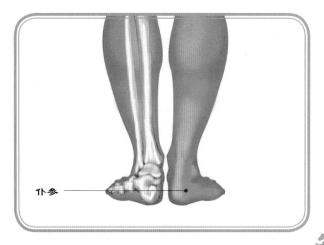

仆参

⊖ 申脉：常按治失眠、头痛、眩晕

【定位】在足外侧部，外踝直下方凹陷中。

【主治】头痛，眩晕，癫狂痫，腰腿酸痛，目赤痛，失眠。

【配伍】配后溪、前谷主治癫狂；配肾俞、肝俞、百会治眩晕。

【操作】

灸法：艾柱灸 3～5 壮；悬灸 10 分钟。

按摩：点按、揉法、搓法、擦法等。

【功效】舒筋活络，清热安神，利腰膝。

【日常保健】

平时可以用艾灸或者用手指点揉刺激申脉穴，点按时会感觉到微微的酸胀。秋冬交替的季节，温差变化很大，也是流感高发的季节，灸一灸申脉穴，既可预防流感，还可以增强免疫力，尤其是老人或者体质偏寒的人更应经常地灸一灸此穴。

当身体受了风寒，点按申脉穴的时候会感觉有点酸胀，艾灸时身上有些微微出汗，是身体阳气升发祛除风寒的表现。

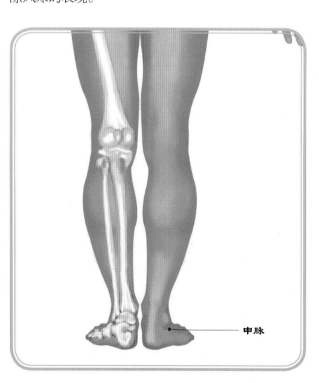

申脉

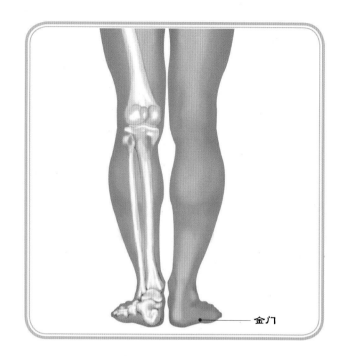

金门

⊖ 金门：安神开窍治头痛

【定位】在足外侧部，当外踝前缘直下，骰骨下缘处。

【主治】头痛，癫痫，小儿惊风，腰痛，下肢痿痹，外踝痛。

【配伍】配太阳、合谷治头痛；配足临泣、外关主治耳聋；配水沟、中冲主治癫痫、惊风；配跗阳、委中、环跳等穴，可提高痛阈、麻醉止痛。

【操作】

灸法：艾炷灸或温针灸 3～5 壮；艾条灸 5～10 分钟。

按摩：点按、揉法、搓法、擦法等。

【功效】安神开窍，通经活络。

【日常保健】点穴治近视：按揉膀胱经上的申脉穴（位于外踝尖正下方）、膀胱经上的金门穴（位于外踝骨下 1 寸左右的小鼓包处），自己按疼了后，再按 20 秒左右即可。如产生眼睛冒金星，为气血通到了眼部，说明有效果。注：女性先按右脚，男性先按左脚，一般不同时调治，之后每天轮流按。这是因为女性右为阳左为阴，男性左为阳右为阴。

⊖ 京骨：清热止痉疗目翳

【定位】在足外侧部，第5跖骨粗隆下方，赤白肉际处。

【主治】头痛，项强，目翳，癫痫，腰痛。

【配伍】配百会、太冲治头痛；配风池、天柱主治头痛项强。

【操作】

灸法：艾炷灸3～5壮；或艾条灸5～10分钟。

按摩：点按、揉法、搓法、擦法等。

【功效】清热止痉，明目舒筋。

【日常保健】用拇指指腹按揉此穴，每次1-3分钟，对缓解头痛有较好的治疗效果。

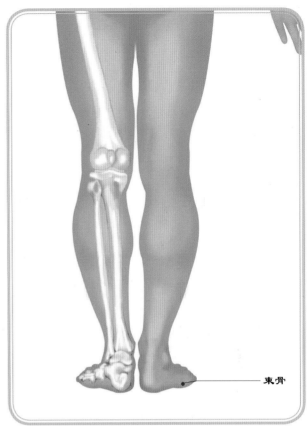

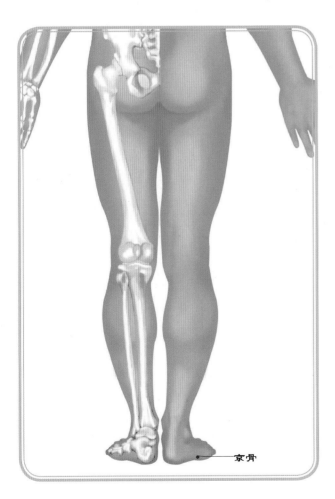

⊖ 束骨：常按常揉降血压

【定位】在足外侧，足小趾本节（第5跖趾关节）的后方，赤白肉际处。

【主治】头痛，项强，目眩，癫狂，腰腿痛。

【配伍】配肾俞、太冲治目眩；配风池、百会、印堂、太冲主治头痛；配风池、天柱、后溪主治项强；配大肠俞、腰阳关、委中、昆仑主治腰腿痛。

【操作】

灸法：艾炷灸3～5壮；或艾条灸5～10分钟。

按摩：点按、揉法、搓法、擦法等。

【功效】疏经活络，散风清热，清利头目。

【日常保健】患有高血压的患者经常按揉双侧的束骨穴位，可疏通经络，并引血下行，从而起到降压的作用。

⊖ 足通谷：清热安神治目眩

【定位】在足外侧，足小趾本节（第5跖趾关节）的前方，赤白肉际处。

【主治】头痛，项强，目眩，鼻衄，癫狂。

【配伍】配大椎治项强；配上星、内庭主治鼻衄；配风池、风门、天柱、后溪主治项痛、项强。

【操作】

灸法：艾炷灸3～5壮；或艾条灸5～10分钟。

按摩：点按、揉法、搓法、推法等。

【功效】清头明目、利水通便。

【日常保健】按揉或按艾条灸左右两侧的足通谷穴，能祛寒治感冒，对预防腿脚发冷有明显的效果。

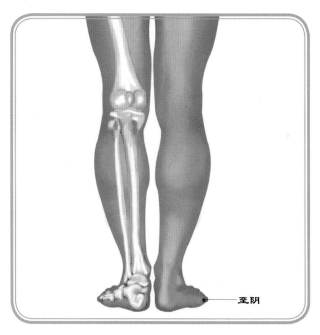

至阴

⊖ 至阴：纠正胎位的奇效穴

【定位】在足小趾末节外侧，距趾甲角0.1寸。

【主治】头痛，目痛，鼻塞，鼻衄，胎位不正，难产。

【配伍】配太冲、百会治头痛。

【操作】

灸法：艾炷灸3～5壮；或艾条灸5～10分钟。

按摩：点按、揉法、搓法、擦法等。

【功效】正胎催产，理气活血，清头明目。

【日常保健】艾灸该穴对纠正胎位不正有奇功，艾灸治疗胎位不正的最佳时机为第30至34周。艾灸至阴穴，孕妇自觉胎动较前增加，艾灸后，胎动次数会增加，此时辅以膝胸卧位，即孕妇排空膀胱，松解裤带，跪在床上，两小腿平放于床上，稍分开，大腿和床面垂直，胸贴床面，腹部悬空，臀部抬起，头转向一侧，两臂屈肘，手放于头的一侧，每天2次，每次15分钟。此法利用孕妇臀部抬高，使胎臀退出骨盆，借助胎儿重心改变，可使胎位纠正。艾灸配合膝胸卧位4～5次大多数可纠正胎位，且简便安全，很受孕妇欢迎。

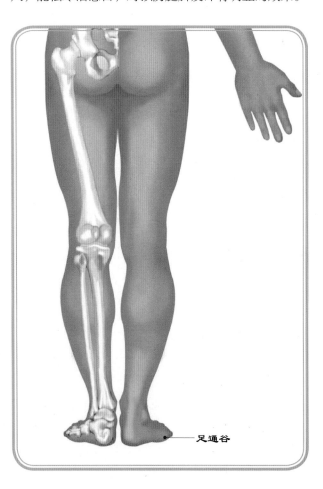

足通谷

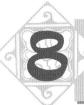

8 足少阴肾经：决定生老病死的关键

中医认为肾脏是人体最重要的脏器之一，有"先天之本"之称。肾的主要生理功能是藏精，这是推动人体活动的基本物质。肾经就是肾脏所主之经，它的气血运行畅通与否直接关系肾藏精的功能，间接影响脏腑的阴阳，因此是决定人生老病死的关键。如果我们想要提高生活质量、健康长寿，就必须经常按摩肾经，使经脉气血畅通。

1. 经脉循行：起于足小趾之下，斜向足心（涌泉）出于舟骨粗隆下，沿内踝后向上行于腿肚内侧，经股内后缘，通过脊住（长强）属于肾脏，联络膀胱。

肾脏部直行脉：从肾向上通过肝和横膈，进入肺中，沿着喉咙，挟于舌根部。肺部支脉：从肺部出来，络心，流注于胸中，与手厥阴心包经相接。

肺部支脉：从肺部出来，络心，流注于胸中，与手厥阴心包经相接。

2. 主要病候：咳血、气喘、舌干、咽喉、肿痛、水肿、大便秘结、泄泻、腰痛、脊股内后侧痛，痿弱无力，足心热等证。

3. 主治概要：主治妇科、前阴病、肾、肺、咽喉病及经脉循行部位的其他病证。

足少阴肾经穴歌

足少阴肾二十七，　涌泉然乖徵海出，
太溪大钟连水泉，　复溜交信筑宾立，
阴谷横骨趋大赫，　气穴四满中注得，
肓俞商曲石关蹲，　阴都通谷幽门直，
步廊神封出灵墟，　神藏彧中俞府毕。

足少阴肾经要穴主治歌

肾为水脏主封藏，　生殖发育及生长，
纳气开窍耳二阴，　主骨生髓主作强。
涌泉开窍降逆气，　巅痛眩晕惊风急，
小便不利大便难，　中风心烦癫痫瘈，
鼻衄失音肺少气，　足热嗜卧血压疾。
然谷益肾又固泄，　遗精阴痒经失谐，
消渴黄疸及洞泄，　胶痿脐风吐咳血。
太溪清热调经血，　男妇科病取此穴，
肾阴肾阳经络病，　益肾强精最优越。
大钟益肾通二便，　二便不利经迟延，
痴呆嗜卧心烦闷，　气喘腰痛是真言。
水泉清热善通经，　目昏经闭尿不行。
照海养阴利喉咽，　失眠惊恐又懒言，
痛经阴痒闭二便，　咽痛音哑夜发痛。
复溜利水调汗液，　汗出不止阳虚越，
足痿脚气腰脊痛，　水肿口干腹鸣泄。
筑宾能医气疝疼，　癫痫吐沫腿无能。
阴谷舌纵口流涎，　腹胀烦满小便难，
疝痛阳痿及痹病，　妇人漏下亦能痊。
大赫专治病遗精，　茎痛腹急带痛经。

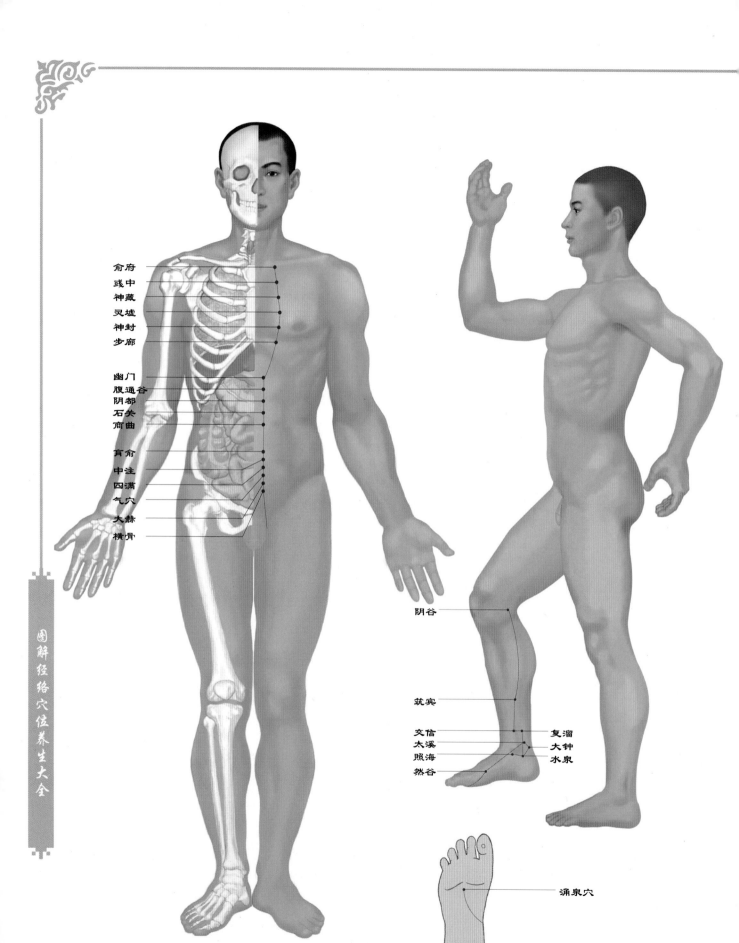

俞府
彧中
神藏
灵墟
神封
步廊

幽门
腹通谷
阴都
石关
商曲

肓俞
中注
四满
气穴
大赫
横骨

阴谷

筑宾

交信
太溪
照海
然谷

复溜
大钟
水泉

涌泉穴

⊖ 涌泉：人体长寿大穴

【定位】在足底部，蜷足时足前部凹陷处，约当第2、3趾趾指缝纹头端与足跟连线的前1/3与后2/3交点上。

【主治】头顶痛，头晕，眼花，咽喉痛，舌干，失音，小便不利，大便难，小儿惊风，足心热，癫疾，霍乱转筋，昏厥。

【配伍】配然谷治喉痹；配阴陵泉治热病挟脐急痛，胸胁满；配水沟、照海治癫痫；配太冲、百会治头项痛。

【操作】

灸法：艾炷灸或温针灸3～5壮；艾条灸5～10分钟。

按摩：点按、揉法、搓法、擦法等。

【功效】滋肾益阴，平肝熄风。

【日常保健】涌泉穴是人体长寿大穴，俗话说："若要老人安，涌泉常温暖。"据临床应用观察，如果每日坚持推搓涌泉穴，可使老人精力旺盛，体质增强，防病能力增强。据统计，推搓涌泉穴疗法可以防治老年性的哮喘、腰腿酸软无力、失眠多梦、神经衰弱、头晕、头痛、高血压、耳聋、耳鸣、大便秘结等五十余种疾病。

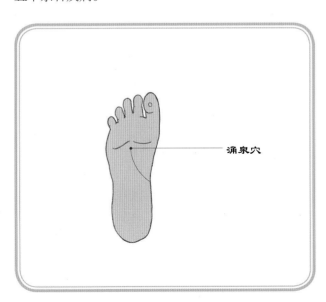

涌泉穴

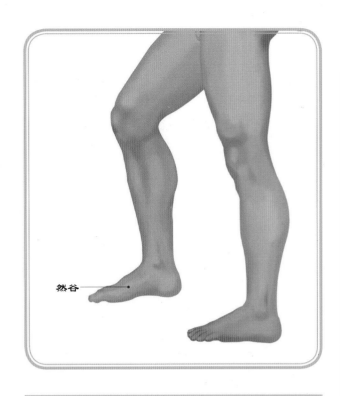

然谷

⊖ 然谷：健脾开胃的"大功臣"

【定位】在足内侧缘，足舟骨粗隆下方，赤白肉际。

【主治】月经不调，阴挺，阴痒，白浊，遗精，阳痿，小便不利，泄泻，胸胁胀痛，咳血，小儿脐风，口噤不开，消渴，黄疸，下肢痿痹，足跗痛。

【配伍】配承山治转筋；配气冲、四满治石水；配太溪治热病烦心、足寒、多汗；配肾俞、太溪、关元、三阴交治月经不调；配肾俞、志室、气海治遗精；配中极、血海、三阴交治阴痒。

【操作】

灸法：艾炷灸3壮；或艾条灸5～10分钟。

按摩：点按、揉法、搓法、擦法等。

【功效】泻热、消胀、宁神。

【日常保健】然谷穴就是增强脾胃功能、促进胃里食物更好消化的一个穴。按摩然谷，可以让人很快产生饥饿感，同时还能治疗过度饮食后的不适，具有双向调节的功能。总之，每天坚持按摩然谷，能让人的胃口长开、肠道常清。

⊖ 太溪：强身健体补肾要穴

【定位】在足内侧，内踝后方，当内踝尖与跟腱之间的凹陷处。

【主治】头痛目眩，咽喉肿痛，齿痛，耳聋，耳鸣，咳嗽，气喘，胸痛咳血，消渴，月经不调，失眠，健忘，遗精，阳痿，小便频数，腰脊痛，下肢厥冷，内踝肿痛。

【配伍】配然谷主治热病烦心，足寒清，多汗；配肾俞治肾胀；配支沟、然谷治心痛如锥刺；配大陵、神门、太冲、志室主治失眠；配尺泽、鱼际、孔最主治咯血；配气海、三阴交、志室主治滑精。

【操作】

灸法：艾炷灸3壮；或艾条灸5～10分钟。

按摩：点按、揉法、搓法、擦法等。

【功效】滋阴益肾，壮阳强腰。

【日常保健】头晕、目眩、失眠、月经失调、阳痿、遗精、泄泻、咳血、下肢瘫痪、厌食症、胸闷、哮喘、支气管炎、抽搐、肾绞痛等病症都可通过对太溪穴按摩刺激取得一定的治疗效果。同时，还可以缓解肾阴不足导致的咽喉肿痛、干燥，以及手脚怕冷、发凉等。

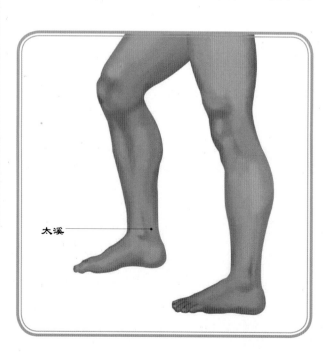

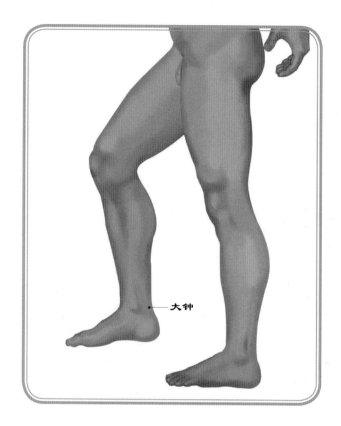

⊖ 大钟：强腰壮骨的要穴

【定位】在足内侧，内踝下方，当跟腱附着部的内侧前方凹陷处。

【主治】咳血，气喘，腰脊强痛，痴呆，嗜卧，足跟痛，二便不利，月经不调。

【配伍】配太溪、神门治心肾不交之心悸、失眠；配行间治虚火上炎之易惊善怒；配鱼际治虚火上炎之咽痛。

【操作】

灸法：艾炷灸或温针灸3～5壮；艾条温灸5～10分钟。

按摩：点按、揉法、搓法、擦法等。

【功效】益肾平喘，调理二便。

【日常保健】按揉大钟穴可醒神健脑、大脑保健。尤其对精力不足、昏昏沉沉患者及中老年人最适用。按揉大钟穴和天柱30～50次，也可用指腹按住此处6秒钟，然后慢慢松开，如此反复按压，不拘时做。

图解经络穴位养生大全

⊖ 水泉：清热益肾的关键穴

【定位】在足内侧，内踝后下方，当太溪直下1寸，跟骨结节的内侧凹陷处。

【主治】月经不调，痛经，阴挺，小便不利，目昏花，腹痛。

【配伍】配中极、水道治肾气亏虚；配三阴交、关元主治月经不调；配气海、血海、肾俞、三阴交、气海俞治肾绞痛、肾结石；配肾俞、中极、血海治血尿。

【操作】

灸法：艾炷灸或温针灸3～5壮；艾条温灸5～10分钟。

按摩：点按、揉法、搓法、擦法等。

【功效】清热益肾，通经活络。

【日常保健】老年男性一般都有前列腺的问题，每天要坚持按揉水泉穴。

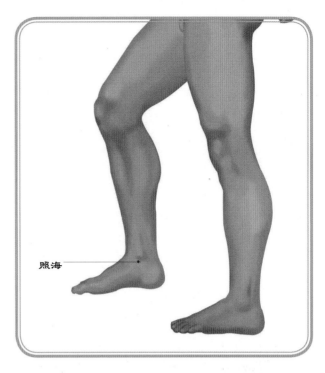

照海

⊖ 照海：快速摆平失眠的神奇穴

【定位】在足内侧，内踝尖下方凹陷处。

【主治】咽喉干燥，痫证，失眠，嗜卧，惊恐不宁，目赤肿痛，月经不调，痛经，赤白带下，阴挺，阴痒，疝气，小便频数，不寐，脚气。

【配伍】配列缺、天突、太冲、廉泉治咽喉病症；配神门、风池、三阴交治阴虚火旺之失眠症；配中极、三阴交主治癃闭；配肾俞、关元、三阴交主治月经不调。

【操作】

灸法：艾炷灸或温针灸3～5壮；艾条温灸5～10分钟。

按摩：点按、揉法、搓法、擦法等。

【功效】滋阴清热，调经止痛。

【日常保健】按摩照海穴就可以缓解嗓子疼的症状。按压时，感到酸、麻、胀就可以。时间也不宜太长，5～10分钟即可。为了增强清咽利喉的效果，还可以配合按压列缺穴、太溪穴和天突穴等，几个穴位相互交替，避免因按压过量而造成皮肤、软组织损伤。

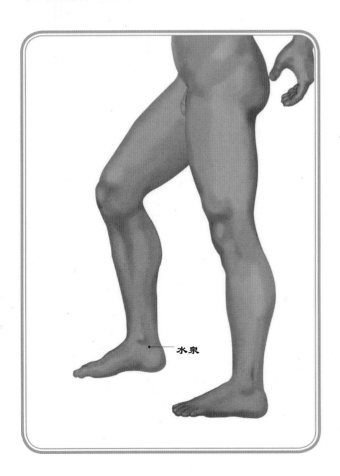

水泉

⊖ 复溜：补肾益阴治盗汗

【定位】在小腿内侧，太溪直上2寸，跟腱的前方。

【主治】泄泻，肠鸣，水肿，腹胀，腿肿，足痿，盗汗，脉微细时无，身热无汗，腰脊强痛。

【配伍】配后溪、阴郄治盗汗不止；配肾俞、关元、天枢、足三里主治泄泻；配肾俞、脾俞、太溪、足三里主治水肿；配中极、阴谷治癃闭。

【操作】

灸法：艾炷灸或温针灸3～5壮；艾条温灸5～10分钟。

按摩：点按、揉法、搓法、擦法等。

【功效】补肾益阴，温阳利水。

【日常保健】坐位屈膝，以拇指指腹点揉复溜穴。点揉的力度要均匀、柔和、浸透，使力气深达深层部分，以有酸痛感为佳。早晚各一次，每次点揉3～5分钟，两边复溜穴替换点揉。

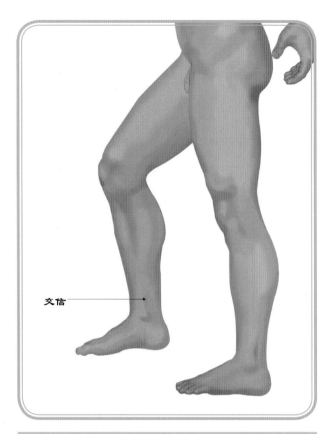

交信

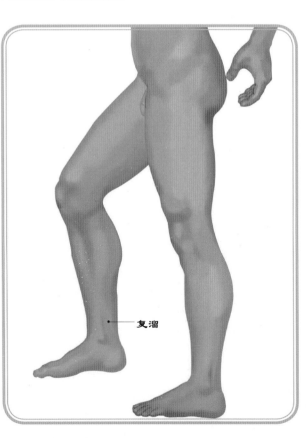

复溜

⊖ 交信：调理女子月经的"专家"

【定位】在小腿内侧，当太溪直上2寸，复溜前0.5寸，胫骨内侧缘的后方。

【主治】月经不调，崩漏，阴挺，泄泻，大便难，睾丸肿痛，五淋，疝气，阴痒，泻痢赤白，膝、股痛。

【配伍】配关元、三阴交治妇科疾患之月经不调；配太冲、血海、地机治崩漏；配中都治疝气；配阴陵泉治五淋；配中极治癃闭；配关元治阴挺。

【操作】

灸法：艾炷灸或温针灸3～5壮；艾条温灸5～10分钟。

按摩：点按、揉法、搓法、擦法等。

【功效】益肾调经，调理二便。

【日常保健】当女性月经到期不来或者有崩漏、淋漓不止等情况，揉揉交信穴可以得到很大的改善。

⊖ 筑宾：补肾排毒要穴

【定位】在小腿内侧，当太溪与阴谷的连线上，太溪上 5 寸，腓肠肌肌腹的内下方。

【主治】癫狂，痫证，呕吐涎沫，疝痛，小儿脐疝，小腿内侧痛。

【配伍】配肾俞、关元治水肿；配大敦、归来治疝气；配承山、合阳、阳陵泉治小腿痿、痹、瘫；配水沟、百会治癫、狂、痫证。

【操作】

灸法：艾炷灸或温针灸 3 ~ 5 壮；艾条温灸 5 ~ 10 分钟。

按摩：点按、揉法、搓法、擦法等。

【功效】理下焦、清神。

【日常保健】中医养生理论认为，按摩刺激筑宾穴可壮阳，提高性欲。

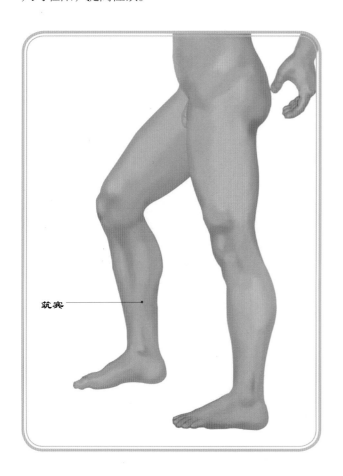
筑宾

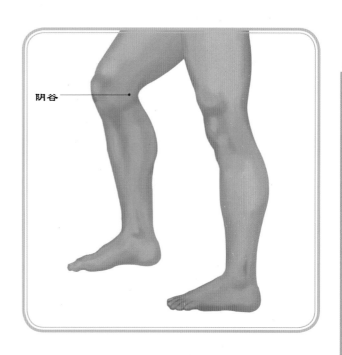
阴谷

⊖ 阴谷：帮你解决"难言之隐"

【定位】在腘窝内侧，屈膝时，当半腱肌肌腱与半膜肌肌腱之间。

【主治】阳痿，疝痛，月经不调，崩漏，小便难，阴中痛，癫狂，膝股内侧痛。

【配伍】配照海、中极治癃闭；配大赫、曲骨、命门治寒疝、阳痿、早泄、月经不调、崩漏；配肾俞、关元，有补肾壮阳的作用，主治阳痿，小便难；配曲池、血海、曲骨，有祛风除湿，理下焦的作用，主治阴痛，阴痒。

【操作】

灸法：艾炷灸或温针灸 3 ~ 5 壮；艾条温灸 5 ~ 10 分钟。

按摩：点按、揉法、搓法、擦法等。

【功效】益肾调经，理气止痛。

【日常保健】按摩阴谷穴的手法：按摩阴谷穴时一面缓缓吐气，左右同时用力按压阴谷穴 6 秒钟，至发痛的程度为止。每天耐心按压阴谷穴 30 次。如此，多汗应可治愈。

第八章 足少阴肾经：决定生老病死的关键

⊖ 横骨：有效治疗前列腺疾病

【定位】在下腹部，当脐中下 5 寸，前正中线旁开 0.5 寸。

【主治】阴部痛，少腹痛，遗精，阳痿，遗尿，小便不通，疝气。

【配伍】配中极、三阴交治癃闭；配关元、肾俞、志室、大赫治阳痿、遗精、崩漏、月经不调；配大都主治腹痛。

【操作】

灸法：艾炷灸或温针灸 3 ~ 5 壮；艾条温灸 5 ~ 10 分钟。

按摩：点按、揉法、搓法、擦法等。

【功效】益肾助阳，调理下焦。

【日常保健】仰卧时，双手扪在腹部，以双手指尖推摩下腹部肾经走行区域，即从肓俞穴至横骨穴来回推摩，然后向下沿腹股沟绕阴器推摩，各 50 次。

坐位时，双手自腰部肾脏区域向下至尾骶部来回推揉，直到发热为止；两手分别捏揉对侧大腿内侧阴陵泉、三阴交等穴位；用手或理疗器具摩擦两足心涌泉穴，直到发热为止。

以上诸法每日早晚各做 1 次，每次不少于 5 分钟，一定要长期坚持。

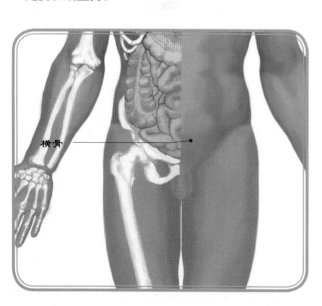

⊖ 大赫：补肾又能去湿热

【定位】在下腹部，当脐中下 4 寸，前正中线旁开 0.5 寸。

【主治】阴部痛，子宫脱垂，遗精，带下，月经不调，痛经，不妊，泄泻，痢疾。

【配伍】配阴交、肾俞、带脉、大敦、中极治阳痿、遗精、带下；配命门、肾俞、志室、中极、关元治男科病、不育症。

【操作】

灸法：艾炷灸或温针灸 3 ~ 5 壮；艾条温灸 5 ~ 10 分钟。

按摩：点按、揉法、搓法、擦法等。

【功效】温肾助阳，调经止带。

【日常保健】双手的食指、中指、无名指分别按摩两侧的大赫穴。持续按摩 30 秒。

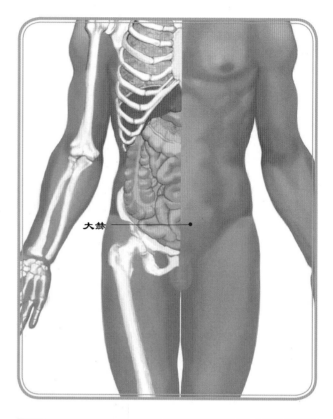

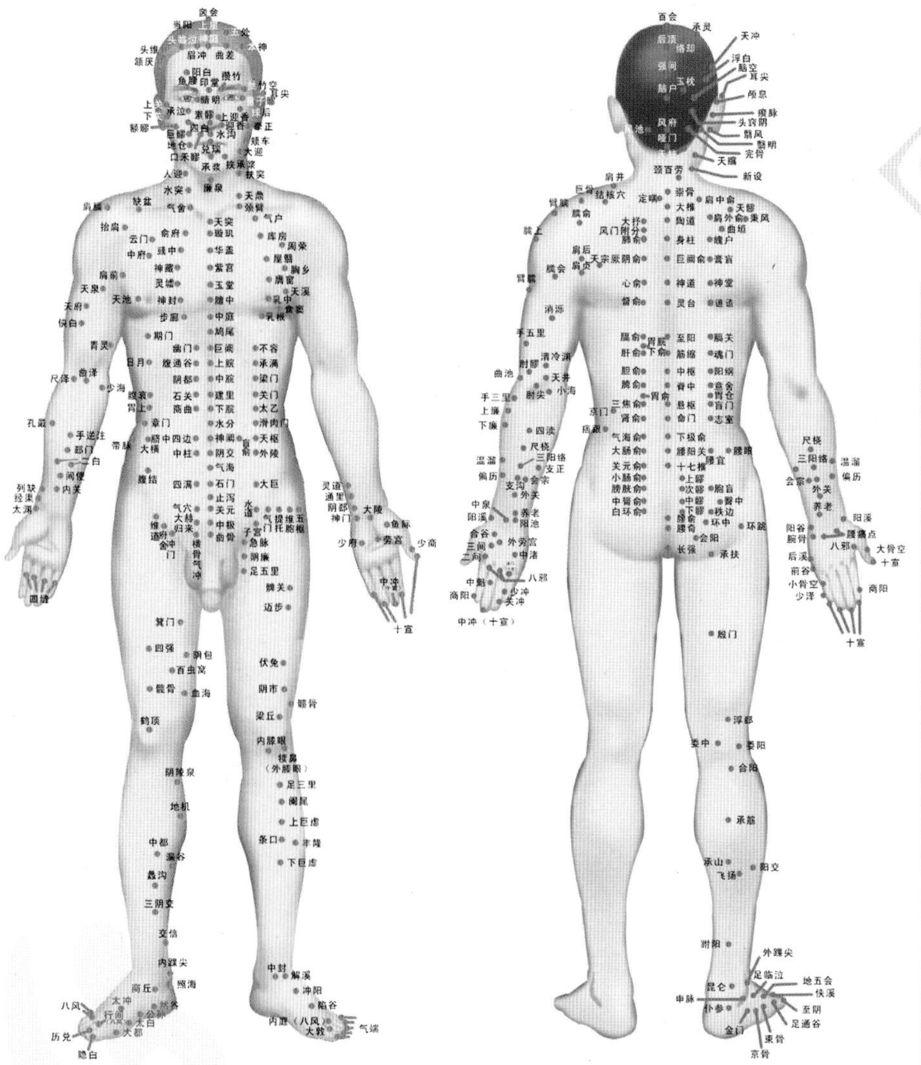

图解

经络穴位养生大全

主编 于志远

中医古籍出版社

（中）

⊖ 气穴：解决男女生殖疾病

【定位】在下腹部，当脐中下 3 寸，前正中线旁开 0.5 寸。

【主治】月经不调，白带，小便不通，泄泻，痢疾，腰脊痛，阳痿。

【配伍】配天枢、大肠俞主治消化不良；配中极、阴陵泉、膀胱俞主治五淋、小便不利；配气海、三阴交、肾俞、血海治月经不调、血带、宫冷不孕、先兆流产、阳痿、不育症。

【操作】

灸法：艾炷灸或温针灸 3 ~ 5 壮；艾条温灸 5 ~ 10 分钟。

按摩：点按、揉法、搓法、擦法等。

【功效】补益肾气、调理下焦。

【日常保健】手掌的四指并拢，拇指收起，用双手的四指头轻轻压揉这个穴位，每日早晚各一次，每次压揉 1 ~ 3 分钟。

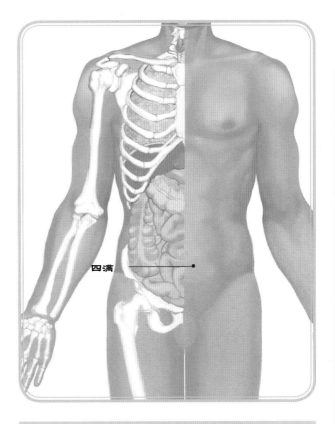

四满

第八章　足少阴肾经：决定生老病死的关键

⊖ 四满：调经止带要穴

【定位】在下腹部，当脐中下 2 寸，前正中线旁开 0.5 寸。

【主治】月经不调，崩漏，带下，不孕，产后恶露不净，小腹痛，遗精，遗尿，疝气，便秘，水肿。

【配伍】配气海、三阴交、大敦、归来治疝气、睾丸肿痛；配气海、三阴交、肾俞、血海治月经不调、带下、遗精等病症。

【操作】

灸法：艾炷灸或温针灸 3 ~ 5 壮；艾条温灸 5 ~ 10 分钟。

按摩：点按、揉法、搓法、擦法等。

【功效】理气健脾，清热调经。

【日常保健】五倍子穴位敷贴：以五倍子 15 克研细末，醋调敷脐或敷于四满穴（脐下 2 寸旁开 0.5 寸处），外贴胶布。一般 2 天 ~ 3 天换药 1 次，连用 10 天。适用于各种遗精。

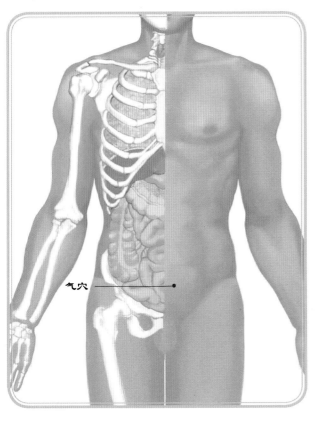

气穴

⊖ 中注：行气调经促消化

【定位】在下腹部，当脐中下1寸，前正中线旁开0.5寸。

【主治】月经不调，腰腹疼痛，大便燥结，泄泻，痢疾。

【配伍】配肾俞、委中、气海俞治腰背痛；配血海、肾俞、太冲、三阴交、阴交、中极治妇科病、月经不调、卵巢炎、睾丸炎、附件炎。

【操作】

灸法：艾炷灸或温针灸3～5壮；艾条温灸5～10分钟。

按摩：点按、揉法、搓法、擦法等。

【功效】通便止泻，行气调经。

【日常保健】调经促消化找中注：以一手或两手四指置阴交、中注穴处，自上向下经关元穴、气海穴到曲骨、横骨，反复按摩。下腹部用力应轻柔。按摩时有牵扯、沉重感，按摩后小腹温热舒适。

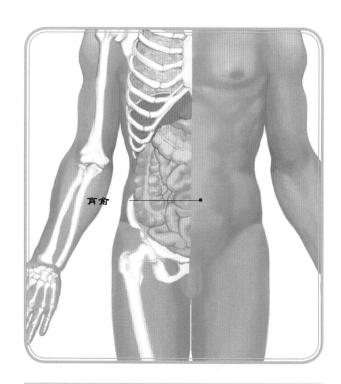

肓俞

⊖ 肓俞：腹痛绕脐奇效穴

【定位】在腹中部，当脐中旁开0.5寸。

【主治】腹痛绕脐，呕吐，腹胀，痢疾，泄泻，便秘，疝气，月经不调，腰脊痛。

【配伍】配天枢、足三里、大肠俞治便秘、泄泻、痢疾；配中脘、足三里、内庭、天枢治胃痛、腹痛、疝痛、排尿难、尿道涩痛等症。

【操作】

灸法：艾炷灸或温针灸3～5壮；艾条温灸5～10分钟。

按摩：点按、揉法、搓法、擦法等。

【功效】理气止痛，润肠通便。

【日常保健】腰腹赘肉是由于气血运行不畅、新陈代谢缓慢引起脂肪堆积于腰腹而形成的。采用指压肓俞等腹部穴位，可加快胃肠蠕动，帮助排气、散热、排便，加速新陈代谢，消除脂肪；而运动可紧实腰腹线条，达到平腹及美化腰腹线条的目的。用拇指指腹点按肓俞穴约1分钟，直到感觉酸胀为止，左右手交替进行。

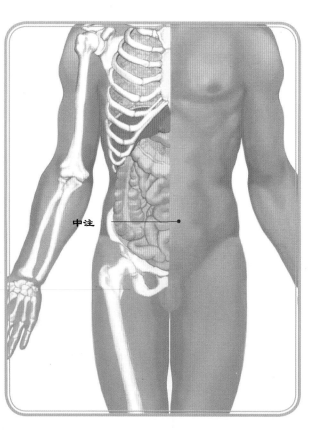

中注

⊖ 商曲：泄泻便秘奇效穴

【定位】在上腹部，当脐中上 2 寸，前正中线旁开 0.5 寸。

【主治】腹痛，泄泻，便秘，腹中积聚。

【配伍】配中脘、大横治腹痛、腹胀；配支沟治便秘；配大肠俞、天枢，治泄泻、痢疾。

【操作】

灸法：艾炷灸或温针灸 5 ～ 7 壮；艾条温灸 15 ～ 20 分钟。

按摩：点按、揉法、搓法、擦法等。

【功效】健脾和胃，消积止痛。

【日常保健】腹痛泄泻找商曲。正坐或仰卧，举起双手，掌心向下，用中指的指尖垂直向下按肚脐旁边的穴位；深深的吸气，让腹部下陷，用中指的指尖稍微用力按揉穴位，有热痛感；每天早晚左右两侧各按揉一次，每次约 1 ～ 3 分钟。

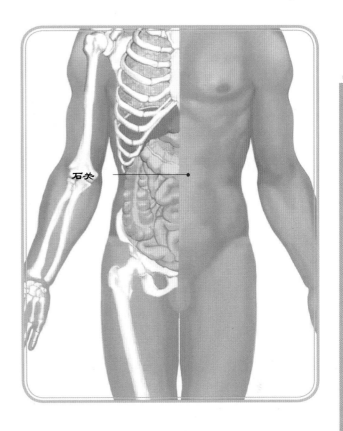

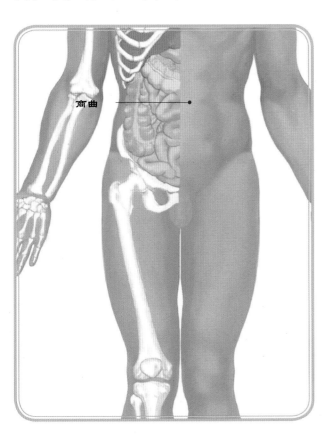

⊖ 石关：脾胃虚弱疗效好

【定位】在上腹部，当脐中上 3 寸，前正中线旁开 0.5 寸。

【主治】呕吐，腹痛，便秘，产后腹痛，妇人不孕。

【配伍】配中脘、内关治胃痛、呕吐、腹胀；配三阴交、阴交、肾俞治先兆流产和不孕症。

【操作】

灸法：艾炷灸或温针灸 3 ～ 7 壮；艾条温灸 5 ～ 10 分钟。

按摩：点按、揉法、搓法、擦法等。

【功效】滋阴清热，和中化湿。

【日常保健】脾胃虚弱找石关：正坐或仰卧，用中指的指尖垂直向下按肚脐旁边的石关穴，稍微用力按揉穴位，有热痛感；每天早晚左右两侧各按揉一次，每次约 1 ～ 3 分钟。

⊖ 阴都：治愈胃痛的特效穴

【定位】在上腹部，当脐中上4寸，前正中线旁开0.5寸。

【主治】腹胀，肠鸣，腹痛，便秘，妇人不孕，胸胁满，疟疾。

【配伍】配巨阙治心中烦满；配三阴交、血海治闭经；配中脘、天枢、足三里、四缝治纳呆及小儿疳积。

【操作】

灸法：艾炷灸或温针灸3～5壮；艾条温灸5～10分钟。

按摩：点按、揉法、搓法、擦法等。

【功效】调理肠胃，宽胸降逆。

【日常保健】治愈胃痛的特效穴。点按阴都穴位处，用力以能耐受为度，按时有胀与微酸感。按后上腹轻松。

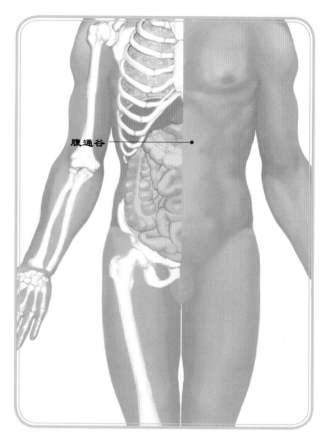

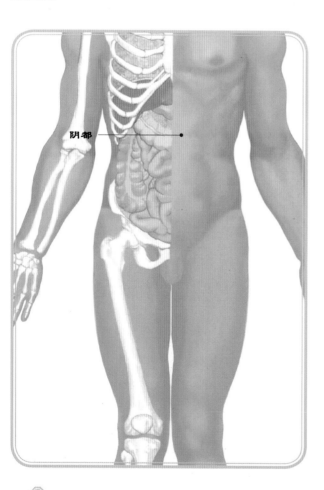

⊖ 腹通谷：胃痛呕吐要穴

【定位】在上腹部，当脐中上5寸，前正中线旁开0.5寸。

【主治】腹痛，腹胀，呕吐，心痛，心悸，胸痛，暴喑。

【配伍】配内关、中脘治胃气逆；配申脉、照海治癫痫、惊悸；配上脘、足三里治纳呆。

【操作】

灸法：艾炷灸或温针灸3～7壮；艾条温灸5～10分钟。

按摩：点按、揉法、搓法、擦法等。

【功效】健脾和胃，宽胸安神。

【日常保健】胃痛呕吐找腹通谷：每天坚持按摩腹通谷穴，缓解治疗心痛、心悸、腹胀腹痛、呕吐、消化不良等，所以平时可以多按摩一下腹通谷穴。

图解经络穴位养生大全

⊖ 幽门：降逆止呕治善哕

【定位】在上腹部，当脐中上 6 寸，前正中线旁开 0.5 寸。

【主治】腹痛，呕吐，善哕，消化不良，泄泻，痢疾。

【配伍】配内关主治胃痛；配玉堂治烦心呕吐；配中脘、建里治胃痛、噎膈、呕吐；配天枢治腹胀、肠鸣、泄泻。

【操作】

灸法：艾炷灸或温针灸 3 ~ 7 壮；艾条温灸 5 ~ 10 分钟。

按摩：点按、揉法、搓法、擦法等。

【功效】健脾和胃，降逆止呕。

【日常保健】腹痛呕吐找幽门。点按穴位处，用力以能耐受为度，按时有胀与微酸感。按摩后上腹轻松。

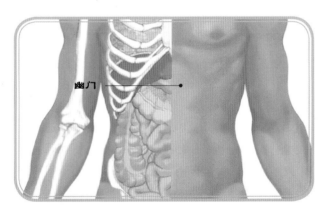

⊖ 步廊：气喘胸痛有奇效

【定位】在胸部，当第 5 肋间隙，前正中线旁开 2 寸。

【主治】胸痛，咳嗽，气喘，呕吐，不嗜食，乳痈。

【配伍】配中脘主治胃痛；配定喘、列缺治外感和内伤咳喘；配心俞、内关治胸痹、心悸怔忡。

【操作】

灸法：艾炷灸或温针灸 3 ~ 5 壮；艾条温灸 5 ~ 10 分钟。

按摩：点按、揉法、搓法、擦法等。

【功效】宽胸理气，止咳平喘。

【日常保健】气喘乳痛找步廊：点按此穴处，用力以能耐受为度，按时有胀与微酸感。

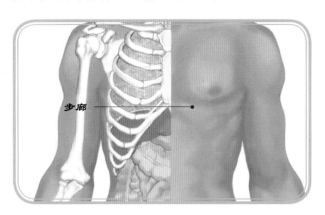

⊖ 神封：止咳丰胸穴

【定位】在胸部，当第 4 肋间隙，前正中线旁开 2 寸。

【主治】咳嗽，气喘，胸胁支满，呕吐，不嗜食，乳痈。

【配伍】配阳陵泉、支沟治胸胁胀痛。

【操作】

灸法：艾炷灸或温针灸 3 ~ 5 壮；艾条温灸 5 ~ 10 分钟。

按摩：点按、揉法、搓法、擦法等。

【功效】通乳消痈，降逆平喘。

【日常保健】丰胸按摩神封穴：用食指轻轻的压神封穴，大概 3 厘米，时间在 9 秒钟。这样持续 10 ~ 20 次。

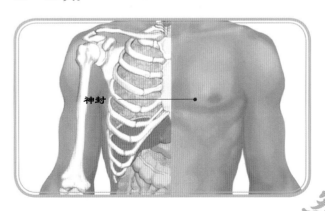

⊖ 灵墟：咳嗽痰多奇效穴

【定位】在胸部，当第3肋间隙，前正中线旁开2寸。

【主治】咳嗽，气喘，痰多，胸胁胀痛，呕吐，乳痈。

【配伍】配足三里、中脘、内关治呕吐、纳呆；配神门、神藏治失眠健忘。

【操作】

灸法：艾炷灸或温针灸3～5壮；艾条温灸5～10分钟。

按摩：点按、揉法、搓法、擦法等。

【功效】宽胸理气，清热降逆。

【日常保健】用点按法按压此穴30秒，可缓解咳嗽气喘。

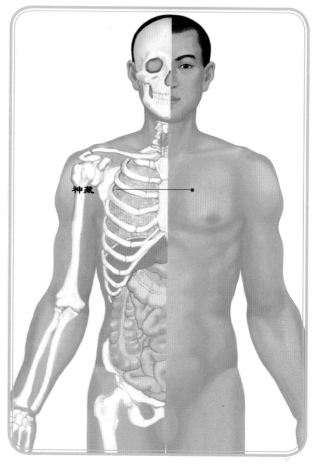

神藏

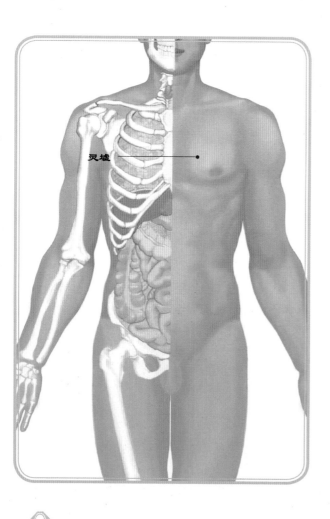

灵墟

⊖ 神藏：胸闷胸痛奇效穴

【定位】在胸部，当第2肋间隙，前正中线旁开2寸。

【主治】咳嗽，气喘，胸痛，烦满，呕吐，不嗜食。

【配伍】配天突、内关、太冲治梅核气；配心俞、玉堂治胸痹、噎嗝、冠心病、心肌梗塞。

【操作】

灸法：艾炷灸或温针灸3～5壮；艾条温灸5～10分钟。

按摩：点按、揉法、搓法、擦法等。

【功效】宽胸、理气。

【日常保健】经常按摩此穴，可以使人体阴阳气血、脏腑功能协调平衡，有效预防失眠。

或中：止咳平喘有奇效

【定位】在胸部，当第1肋间隙，前正中线旁开2寸。

【主治】咳嗽，气喘，痰壅，胸肋胀满，不嗜食。

【配伍】配风门、肺俞治外邪袭肺；配天突、间使、华盖治咽喉肿痛。

【操作】

灸法：艾炷灸或温针灸3～5壮；艾条温灸5～10分钟。

按摩：点按、揉法、搓法、擦法等。

【功效】止咳平喘，降逆止呕。

【日常保健】用食指指腹按揉本穴，或用刮痧板隔着衣服由上至下刮拭本穴，每次3～5分钟，长期坚持按摩，能宽胸理气，增强心肺功能，改善胸肋胀满、心悸、气喘，预防心脏病、心肌炎。

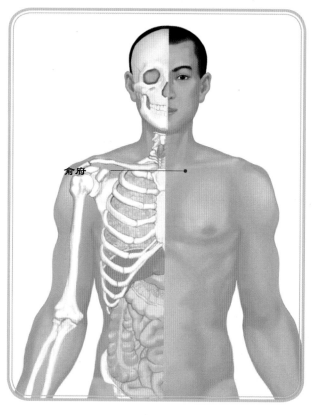

俞府

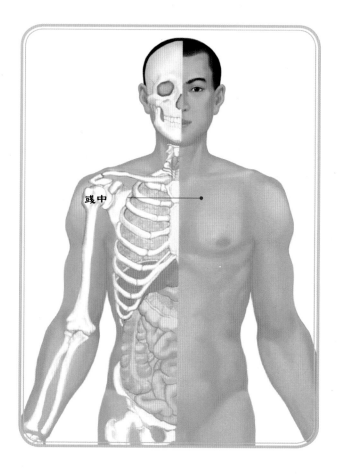

或中

俞府：理气降逆治气喘

【定位】在胸部，当锁骨下缘，前正中线旁开2寸。

【主治】咳嗽，气喘，胸痛，呕吐，不嗜食。

【配伍】配肺俞、膻中、丰隆主治咳喘多痰；配天突主治呕吐；配天突、肺俞、鱼际治咳嗽、咽痛；配足三里、合谷治胃气上逆之呕吐、呃逆。

【操作】

灸法：艾炷灸或温针灸3～5壮；艾条温灸5～10分钟。

按摩：点按、揉法、搓法、擦法等。

【功效】止咳平喘，理气降逆。

【日常保健】有些女性朋友常会感到脚心发凉，必是气血循环不畅造成的，用力点按俞府穴，几分钟后就会觉得脚心发热，不凉了。如果我们碰到有人气喘突然发作时，也可以指压胸骨旁边的俞府穴，可以起到一定的治疗作用。

第八章 足少阴肾经：决定生老病死的关键

手厥阴心包经：救命的经络

中医讲心包经，简称心包，亦称"膻中"，是心脏外部的一层薄膜，和心脏之间有部份体液，具有保护心脏的作用。心包在中医里是一个独立的经络，许多病症都和这个经络有关。如果要防止外邪逆传心包，而出现昏迷、胡言乱语等病入膏肓症状，就请合理应用我们的心包经吧，它为心包所属，是一条救命的经络。

1. 经脉循行：起于胸中，出属心包络，向下通膈，从胸至腹依次联络上、中、下三焦。

胸部支脉：沿胸中，出于胁肋至腋下（天池），上行至腋窝中，沿上臂内侧行于手太阴和手少阴经之间，经肘窝下行于前臂中间进入掌中，沿中指到指端（中冲）。

掌中支脉：从劳宫分出，沿无名指到指端（关冲），与手少阳三焦经相接。

2. 主治病候：心痛、胸闷、心惊、心烦、癫狂、腋肿、肘臂挛痛、掌心发热等。

3. 主治概要：主治心、胸、胃、神志病及经脉循行部位的其他病症。

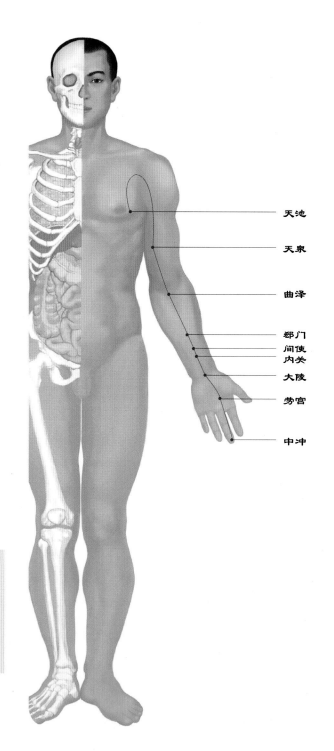

天池
天泉
曲泽
郄门
间使
内关
大陵
劳宫
中冲

手厥阴心包经穴歌

心包九穴天池近，天泉曲泽郄门认，
间使内关输大陵，劳宫中冲中指尽。

图解经络穴位养生大全

⊖ 天池：女性宝穴

【定位】在胸部，当第4肋间隙，乳头外1寸，前正中线旁开5寸。

【主治】胸闷，心烦，咳嗽，痰多，气喘，胸痛，腋下肿痛，瘰疬，疟疾，乳痛。

【配伍】配列缺、丰隆治咳嗽；配内关治心痛；配支沟治胁肋痛。

【操作】

灸法：艾炷灸或温针灸3～5壮；艾条温灸5～10分钟。

按摩：点按、揉法、搓法、擦法等。

【功效】活血化瘀，宽胸理气。

【日常保健】晚间顺时针按摩100次，然后逆时针再按摩100次，有助心阳运转，气血的流动，还能养心护心，至关重要。

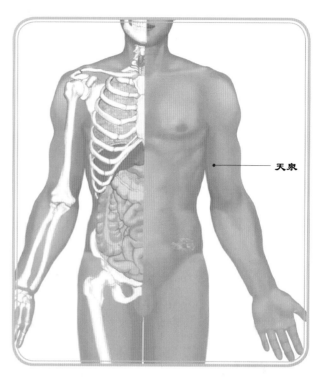

天泉

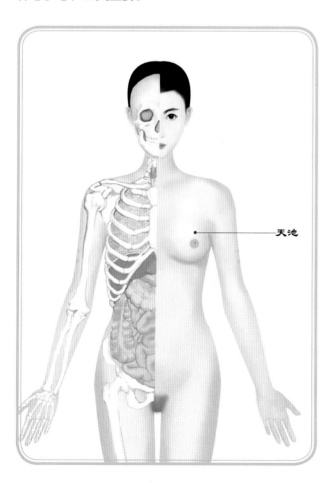

天池

⊖ 天泉：缓解胸闷效果佳

【定位】在臂内侧，当腋前纹头下2寸，肱二头肌的长、短头之间。

【主治】心痛，胸胁胀满，咳嗽，胸背及上臂内侧痛。

【配伍】配内关、通里治心痛、心悸；配肺俞、支沟治咳嗽、胸胁痛；配侠白、曲池、外关治上肢痿、痹、瘫、痛。

【操作】

灸法：艾炷灸或温针灸3～5壮；艾条温灸5～10分钟。

按摩：点按、揉法、搓法、擦法等。

【功效】宽胸理气，活血通脉。

【日常保健】有些人经常感觉胸闷气短，诊断是心脏供血不足；或者有人出现胸口憋闷、咳嗽、咳痰，这时可在晚上7点到9点之间，在天泉穴（掌心向上，握拳，屈臂时在大臂上会有凸起的肌肉，肌肉上方2寸的位置）拔罐或刮痧，隔日症状即可有所缓解。

⊖ 曲泽：可除去胸闷病

【定位】在肘横纹中，当肱二头肌腱的尺侧缘。

【主治】心痛，心悸，胃疼，呕吐，转筋，热病，烦躁，肘臂痛，上肢颤动，咳嗽。

【配伍】配神门、鱼际治呕血；配内关、大陵治心胸痛；配大陵、心俞、厥阴俞治心悸、心痛；配少商、尺泽、曲池治疗肘臂挛急、肩臂痛。

【操作】

灸法：艾炷灸或温针灸3～5壮；艾条温灸5～10分钟。

按摩：点按、揉法、搓法、擦法等。

【功效】清热除烦，舒筋活血。

【日常保健】用拇指指腹按压曲泽穴，其余四指握在手臂上，注意按压时力度要适中，每次5分钟，每日2次。

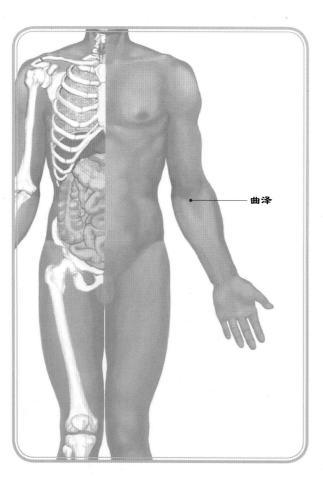

曲泽

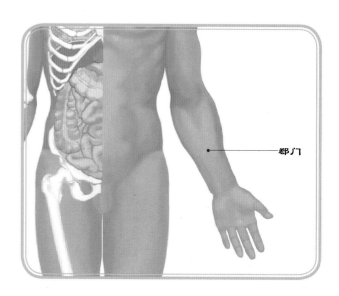

郄门

⊖ 郄门：治疗心绞痛有奇效

【定位】在前臂掌侧，当曲泽与大陵的连线上，腕横纹上5寸。

【主治】心痛，心悸，胸痛，心烦，咳血，呕血，衄血，疔疮，癫疾。

【配伍】配大陵止咯血；配曲泽、大陵治心痛；配梁丘、足三里、太冲治神经性呕吐；配内关治急性缺血性心肌损伤。

【操作】

灸法：艾炷灸或温针灸3～5壮；艾条温灸5～10分钟。

按摩：点按、揉法、搓法、擦法等。

【功效】宁心理气、宽胸止血。

【日常保健】我们常常会遇到心动过速、心绞痛等心胸疾患突然发作的病人，这个时候取患者左手手厥阴心包经上郄穴——郄门穴，这个穴位会很痛。我们可以用左手拇指按定该穴，右手握住患者左手向内侧转动45°再返回，以1分钟60下的速度重复该动作，1分钟左右，患者大多能缓解症状，给去医院救治赢来时间。患者自救时，可用右手拇指按定左手郄门穴，然后左手腕向内转动45°再返回，以1分钟60下的速度重复该动作，1分钟左右即可缓解症状。

⊖ 间使：治疗热病的奇效穴

【定位】在前臂掌侧，当曲泽与大陵的连线上，腕横纹上 3 寸，掌长肌腱与桡侧腕屈肌腱之间。

【主治】心痛，心悸，胃痛，呕吐，热病，烦躁，疟疾，癫狂，痫证，腋肿，肘挛，臂痛。

【配伍】配支沟治疟疾；配尺泽治反胃、呕吐、呃逆；配水沟、太冲治癔病；配腰奇治癫痫。

【操作】

灸法：艾炷灸或温针灸 3～6 壮；艾条温灸 5～10 分钟。

按摩：点按、揉法、搓法、擦法等。

【功效】宽胸和胃，清心安神，截疟。

【日常保健】用拇指指腹按压间使穴，每次 5 分钟，每日 2 次。

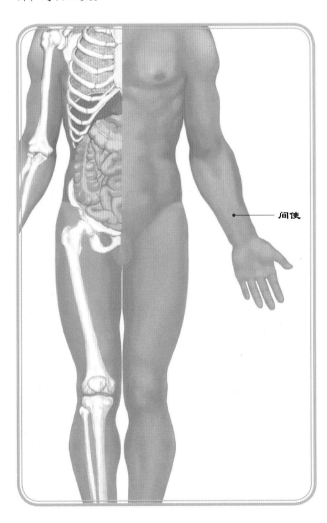

间使

⊖ 内关：心脏的保健要穴

【定位】在前臂掌侧，当曲泽与大陵的连线上，腕横纹上 2 寸，掌长肌腱与桡侧腕屈肌腱之间。

【主治】心痛，心悸，胸痛，胃痛，呕吐，呃逆，失眠，癫狂，痫证，郁证，眩晕，中风，偏瘫，哮喘，偏头痛，热病，产后血晕，肘臂挛痛。

【配伍】配公孙治肚痛；配膈俞治胸满支肿；配中脘、足三里治胃脘痛、呕吐、呃逆；配外关、曲池治上肢不遂、手振颤；配患侧悬厘治偏头痛；配建里除胸闷。

【操作】

灸法：艾炷灸或温针灸 3～5 壮；艾条温灸 5～10 分钟。

按摩：点按、揉法、掐法、拿法等。

【功效】宁心安神、理气止痛。

【日常保健】该穴为人体手厥阴心包经上的重要穴道之一，是多种疾病按摩治疗时的首选穴。自己做保健按摩多是内外关对应着一起按摩，外关穴是手少阳三焦经上的重要穴道，有清热解毒、解痉止痛、通经活络之功。一般是每次按摩 5 分钟左右为宜。

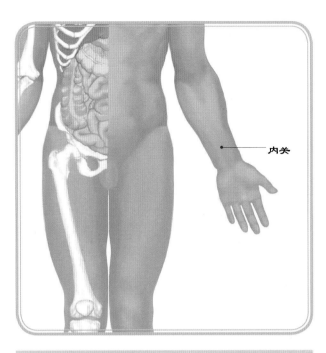

内关

第九章 手厥阴心包经：救命的经络

大陵：清泄心火除口气

【定位】在腕掌横纹的中点处，当掌长肌腱与桡侧腕屈肌腱之间。

【主治】心痛，心悸，胃痛，呕吐，惊悸，癫狂，痫证，胸胁痛，腕关节疼痛，喜笑悲恐。

【配伍】配劳宫治心绞痛、失眠；配外关、支沟治腹痛、便秘；配水沟、间使、心俞、丰隆治癫、狂、痫、惊悸。

【操作】

灸法：艾炷灸或温针灸3～5壮；艾条温灸5～10分钟。

按摩：点按、揉法、搓法等。

【功效】宁心安神，和营通络，宽胸和胃。

【日常保健】首先，用左手拇指尖端按压右手大陵穴，垂直用力，向下按压，按而揉之，然后屈伸活动右手腕关节，让刺激充分达到肌肉组织的深层，产生酸、麻、胀、痛、热和走窜等感觉，其强度应以患者能耐受为度。持续20～30秒后，渐渐放松，再轻揉局部，如此反复操作。左右手交替进行，每次每侧穴按压5～10分钟，每日1～2次。

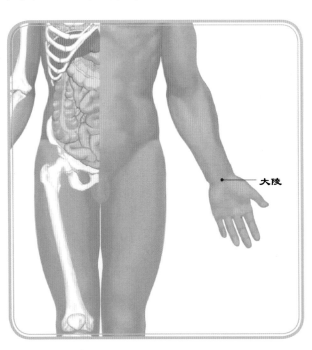

大陵

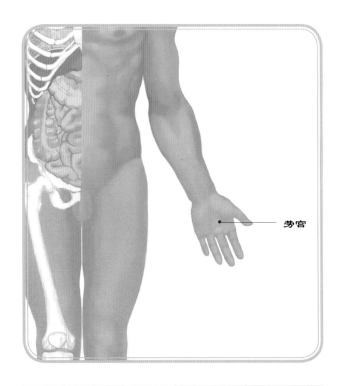

劳宫

劳宫：强健心脏常用穴

【定位】在手掌心，当第2、3掌骨之间偏于第3掌骨，握拳屈指的中指尖处。

【主治】中风昏迷，中暑，心痛，癫狂，痫证，口疮，口臭，鹅掌风。

【配伍】配后溪治三消、黄疸；配涌泉治五般痫。

【操作】

灸法：艾炷灸或温针灸3～5壮；艾条温灸5～10分钟。

按摩：点按、揉法、搓法、擦法等。

【功效】提神醒脑、清心安神。

【日常保健】汗液为心火动心阴，在手掌蒸腾而出，人在紧张、焦虑时，手心出汗明显，在中医属于心神不安，心火妄动，因此劳宫能够缓解出汗症，刺激时以拇指按压劳宫穴，其余四指置于手背处，拇指用力按压揉动，约30秒到1分钟即可。

经常按压手心劳宫穴，有强壮心脏的作用。其方法是：用两手拇指互相按压，亦可将两手顶于桌角上按劳宫穴，时间自由掌握，长期坚持可使心火下降。

❸ 中冲：急救常用穴

【定位】在手中指末节尖端中央。

【主治】中风昏迷，舌强不语，中暑，昏厥，小儿惊风，热病，舌下肿痛。

【配伍】配内关、水沟治小儿惊风、中暑、中风昏迷等；配金津、玉液、廉泉治舌强不语、舌本肿痛；配商阳治耳聋时不闻音。

【操作】

灸法：艾炷灸或温针灸 3 ～ 5 壮；艾条温灸 5 ～ 10分钟。

按摩：点按、揉法、掐法等。

【功效】苏厥开窍，清心泄热。

【日常保健】若平时心脏有不适的时候，应立即点中冲穴。每天早晚各 1 次，每分钟 60 ～ 80 次，每次按压 3 ～ 5 分钟，一般以徐出徐入点按或平揉手法为宜。

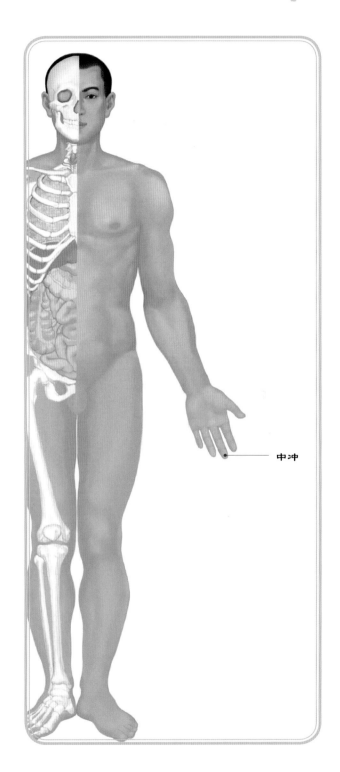

中冲

第九章 手厥阴心包经：救命的经络

10 手少阳三焦经：内分泌调节交通警

三焦是中医藏象学说中一个特有的名词，六腑之一，位于躯体和脏腑之间的空腔，包含胸腔和腹腔，人体的其他脏腑器官均在其中，是上焦、中焦和下焦的合称。总的生理功能，是体腔内几个脏腑在水谷消化、吸收、营养、排泄等功能方面的总合。因此，三焦的病变也就大都表现在胸腹体腔内有关输送水谷养料和排泄废料等几个方面。一般说来，表现在心肺的叫做上焦病，表现在脾胃的叫做中焦病，表现在肝肾等的叫做下焦病。

1. 经脉循行：起于无名指末端（关冲）上行于第四、五掌骨间，沿腕背、出于前臂外侧尺桡骨之间，经肘尖沿上臂外侧达肩部，交大椎，再向前入缺盆部，分布于胸中，络心包，过膈，从胸至腹，属于上、中、下三焦。

胸中支脉：从胸向上出于缺盆部，上走项部，沿耳后直上至额角，再下行经面颊部至目眶下。

耳部支脉：从耳后入耳中耳前，与前脉交叉于面颊部，到目外眦，与足少阳胆经相接。

2. 主要病候：腹胀、水肿、遗尿、小便不利、耳聋、喉咽肿痛、目赤肿痛、颊肿、耳后、肩臂肘部外侧痛等。

3. 主治概要：主治侧头、耳、目、胸胁、咽喉病、热病及经脉循行部位的其他病症。

三焦经经穴分寸歌

关冲名指外侧端，液门小次指陷忝。　中渚液门上一寸，阳池腕前表陷看。
外关腕后二寸陷，关上一寸支沟悬。　外开一寸会宗地，斜上一寸阳络焉。
肘前五寸称四渎，天井外肘骨后连。　肘上一寸骨罅处，井上一寸清冷渊。
消泺臂肘分肉际，臑会肩端三寸前。　肩髎臑上陷中取，天髎井后一寸传。
天牖耳后一寸立，翳风耳后角尖陷。　瘈脉耳后青脉看，颅息青络脉之上。
角孙耳上发下间，耳门耳前缺处陷。　和髎横动脉耳前，欲竟丝竹空何在。
眉后陷中仔细观。

三焦经要穴主治歌

三焦纵横上中下，总司全身之气化，　疏调水道决渎官，如雾如沤渎在下。
关冲开窍利喉舌，中风热病头痛恶，　咽痛目赤耳聋鸣，心烦口苦目翳射。
液门主治喉龈肿，手臂红肿出血灵，　耳鸣耳聋难得瞑，目赤疟疾刺之宁。
中渚清热令耳聪，目眩头痛耳聋鸣，　热病便难指不伸，又止脊间心后疼。
阳池主治消渴病，三焦原气调之行，　持物不得手腕痛，口干烦闷并耳鸣。
外关清热又解肌，热病往来刺之奇，　耳病颊肿目赤痛，颈肩指痛不遂体。

支沟散风两骨中，能泻三焦相火盛，耳聋暴喑及热病，大便不通胁肋疼。
四渎可止偏头痛，小便不利及水肿，利水通窍兼理气，咽梗耳病及暴聋。
天井主泻瘰疬疹，偏头癫痫可安神。肩髎止痛利关节，肩痛臂酸经凝结。
翳风消肿止风痉，面瘫面痉耳聋鸣，齿痛痄腮及口噤，兼刺瘰疬项下生。
瘈脉放血治儿惊，头痛泄痢目不明。角孙专主痄腮生，目翳齿肿耳肿鸣，
耳门耳聋聤耳病，颈颌疖疮牙痛宁。丝竹空穴治头风，面瘫癫痫目赤痛。

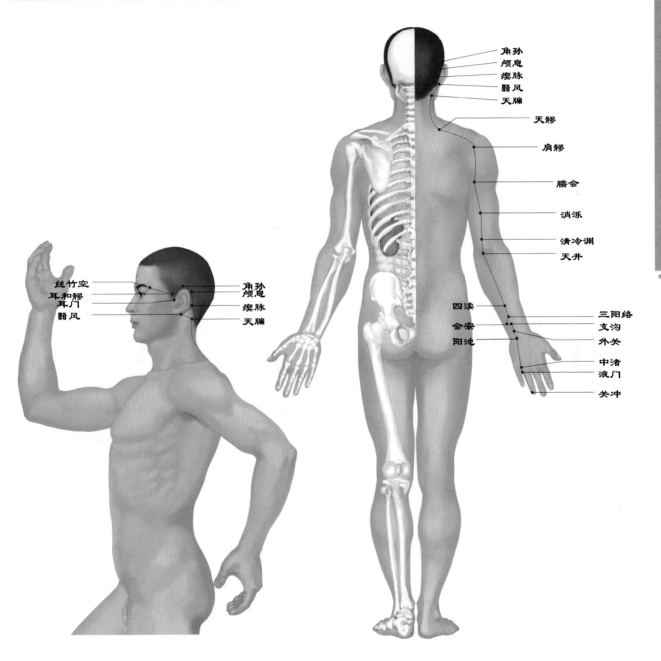

丝竹空
耳和髎
耳门
翳风

角孙
颅息
瘈脉
天牖

角孙
颅息
瘈脉
翳风
天牖

天髎
肩髎
臑会
消泺
清冷渊
天井

四渎
会宗
阳池

三阳络
支沟
外关
中渚
液门
关冲

⊖ 关冲：手上的祛火点

【定位】在手环指末节尺侧，距指甲角0.1寸（指寸）。

【主治】头痛，目赤，耳聋，耳鸣，喉痹，舌强，热病，心烦。

【配伍】配内关、人中治中暑、昏厥；配少商、少泽主治咽喉肿痛；配水沟、劳宫主治中暑；配风池、商阳主治热病无汗。

【操作】

灸法：艾炷灸或温针灸3～5壮；艾条温灸5～10分钟。

按摩：点按法、揉法、掐法。

【功效】泻热开窍，清利喉舌，活血通络。

【日常保健】头痛、目赤找关冲：用指甲或者牙签掐关冲穴，每次掐10秒，放松2秒后重复掐按，每侧手指掐按5次。掐按时用力要均匀，使穴位能够感到微微酸痛。

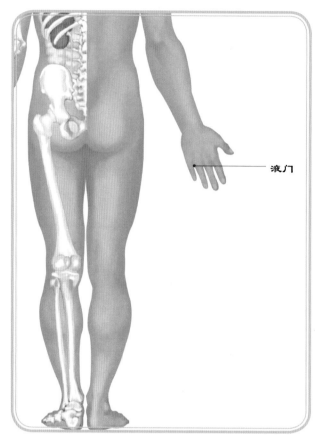

液门

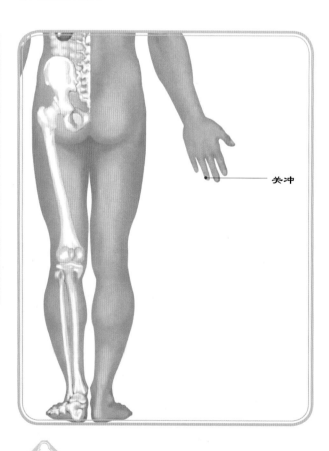

关冲

⊖ 液门：人体最神奇的消炎穴

【定位】在手背部，当第4、5指间，指蹼缘后方赤白肉际处。

【主治】头痛，目赤，耳痛，耳鸣，耳聋，喉痹，疟疾，手臂痛。

【配伍】配鱼际治喉痛；配中渚、阳池主治手背痛；配少商、鱼际主治喉痹；配外关、听宫主治耳鸣、偏头痛。

【操作】

灸法：艾炷灸或温针灸3～5壮；艾条温灸5～10分钟。

按摩：点按法、揉法、掐法3～5分钟。

【功效】清头目，利三焦，通络止痛。

【日常保健】每晚睡前按揉液门穴3～5分钟，长期坚持。

图解经络穴位养生大全

⊖ 中渚：头晕眼花的奇效穴

【定位】在手背部，当环指本节（掌指关节）的后方，第4、5掌骨间凹陷处。

【主治】头痛，目眩，目赤，目痛，耳聋，耳鸣，喉痹，肩背肘臂酸痛，手指不能屈伸，脊膂痛，热病。

【配伍】配角孙治耳鸣耳聋；配太白治大便难；配支沟、内庭治嗌痛。

【操作】

灸法：艾炷灸或温针灸3～5壮；艾条灸5～10分钟。

按摩：点按、揉法、搓法、擦法等。

【功效】清热疏风、舒筋活络。

【日常保健】头晕目眩找中渚穴：在你突然觉得头昏眼花的时候用手按住中渚穴（或者用食指和大拇指夹住），深呼吸后按压，大约6秒后，缓慢吐气再按压。左右交替，各做5次。这样效果很明显，患头晕目眩的人士请一定记住。

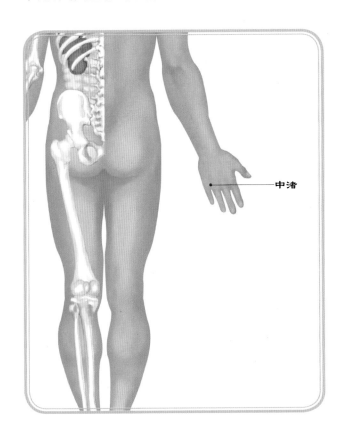

中渚

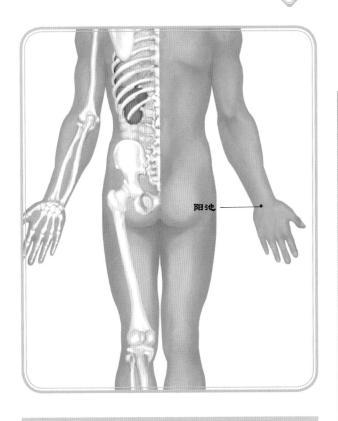

阳池

⊖ 阳池：手足冰冷的克星

【定位】在腕背横纹中，当指总伸肌腱的尺侧缘凹陷处。

【主治】腕痛，肩臂痛，耳聋，疟疾，消渴，口干，喉痹。

【配伍】配合谷、尺泽、曲池、中渚治手臂拘挛；配外关、曲池主治前臂麻木疼痛；

配少商、廉泉主治咽喉肿痛；配胃脘下俞、脾俞、太溪主治糖尿病。

【操作】

灸法：艾炷灸或温针灸3～5壮；艾条灸5～10分钟。不宜瘢痕灸。

按摩：点按、揉法、搓法、擦法等。

【功效】清热通络，通调三焦，益阴增液。

【日常保健】阳池穴是支配全身血液循环及荷尔蒙分泌的重要穴位。只要刺激这一穴位，便可迅速畅通血液循环，温和身体，从而达到取暖的目的。经常进行阳池穴位按摩，在冬季无疑对身体是有好处的。

第十章 手少阳三焦经：内分泌调节交通警

⊖ 外关：瞬间恢复听力的"聪耳神穴"

【定位】在前臂背侧，当阳池与肘尖的连线上，腕背横纹上2寸，尺骨与桡骨之间。

【主治】热病，头痛，颊痛，耳聋，耳鸣，目赤肿痛，胁痛，肩背痛，肘臂屈伸不利，手指疼痛，手颤。

【配伍】配足临泣治颈项强痛、肩背痛；配大椎、曲池治外感热病；配阳陵泉治胁痛；配太阳、率谷主治偏头痛；配足临泣治疗耳聋、目痛、颊肿、项强、肩痛；配后溪主治落枕；配阳池、中渚主治手指疼痛、腕关节疼痛。

【操作】

灸法：艾炷灸或温针灸3～5壮；艾条灸5～10分钟。

按摩：点按、揉法、搓法、擦法等。

【功效】清热解毒、解痉止痛、通经活络。

【日常保健】

头痛、伤风感冒找外关：按摩外关穴等于通过外关将火调向体表，自然能驱除外感风寒。用拇指指腹按、揉、搓外关穴，各种手法交替进行，点按时力量不可过重，每侧穴位按摩3～5分钟，两侧交替进行。

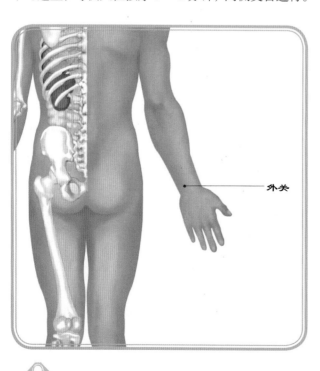

外关

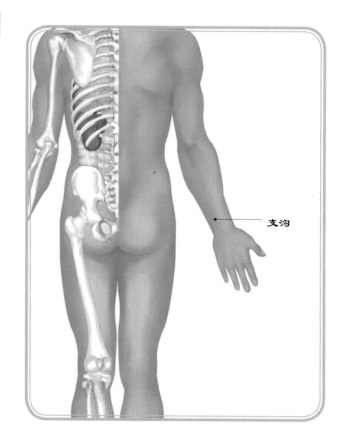

支沟

⊖ 支沟：*便秘宿便者的救星*

【定位】在前臂背侧，当阳池与肘尖的连线上，腕背横纹上3寸，尺骨与桡骨之间。

【主治】暴喑，耳聋，耳鸣，肩背酸痛，胁肋痛，呕吐，便秘，热病。

【配伍】配天枢治大便秘结；配双侧支沟治急性腰扭伤、胁痛。

【操作】

灸法：艾炷灸或温针灸3～5壮；艾条灸10～20分钟。

按摩：点按法、揉法、推法。

【功效】清热理气，降逆通便。

【日常保健】支沟穴是治疗便秘的特效穴。按摩时，以一侧拇指指腹按住支沟穴，轻轻揉动，以酸胀感为宜，每侧1分钟，共2分钟。

⊖ 会宗：预防耳聋耳鸣的要穴

【定位】在前臂背侧，当腕背横纹上 3 寸，支沟尺侧，尺骨的桡侧缘。

【主治】耳聋，痫证，上肢肌肤痛。

【配伍】配听会、耳门治疗耳聋；配大包治上肢肌肉疼痛，软组织挫伤；配曲池、臂臑主治上肢臂痛；配大椎、百会主治小儿癫痫。

【操作】

灸法：艾炷灸或温针灸 3 ~ 5 壮；艾条灸 10 ~ 20 分钟。

按摩：点按法、揉法、推法。

【功效】清利三焦，安神定志，疏通经络。

【日常保健】用拇指用力按压 1-2 分钟，以感到酸胀为宜，每天 3-4 次，可治疗耳聋耳鸣。

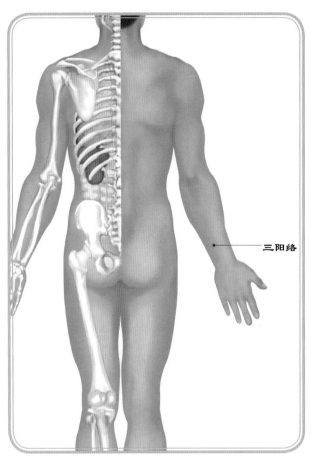

三阳络

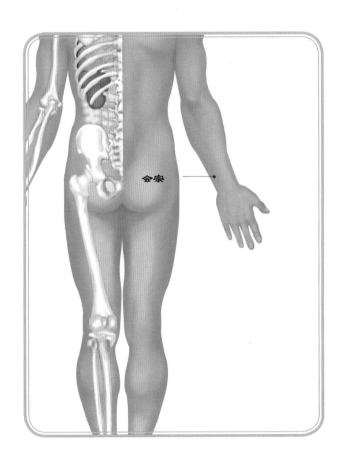

会宗

第十章　手少阳三焦经：内分泌调节交通警

⊖ 三阳络：主治头面五官疾病

【定位】在前臂背侧，腕背横纹上 4 寸，尺骨与桡骨之间。

【主治】暴喑，耳聋，手臂痛，龋齿痛。

【配伍】配曲池、合谷、肩井治中风后遗症上肢不遂；配听宫、中渚主治耳聋。

【操作】

灸法：艾炷灸或温针灸 3 ~ 5 壮；艾条灸 10 ~ 20 分钟。

按摩：点按、揉法等。

【功效】舒筋通络，开窍镇痛。

【日常保健】用拇指用力按压 1-2 分钟，每天 3-4 次，可缓解龋齿牙痛。

⊖ 四渎: 咽阻疏通要穴

【定位】在前臂背侧，当阳池与肘尖的连线上，肘尖下 5 寸，尺骨与桡骨之间。

【主治】暴喑，暴聋，齿痛，呼吸气短，咽阻如梗，前臂痛。

【配伍】配三阳络、消泺、肩髎、天髎、肩外俞治肩臂痛; 配三阳络、阳溪治手指伸展不利，上肢不遂。

【操作】

灸法: 艾炷灸或温针灸 3 ~ 5 壮; 艾条灸 5 ~ 10 分钟。

按摩: 点按法、揉法。

【功效】开窍聪耳，清利咽喉。

【日常保健】作为三焦经络穴，咽喉疼痛时按摩此穴，具有很好的疗效。

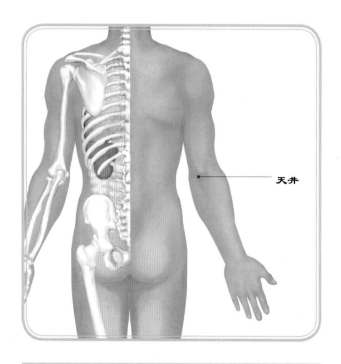

天井

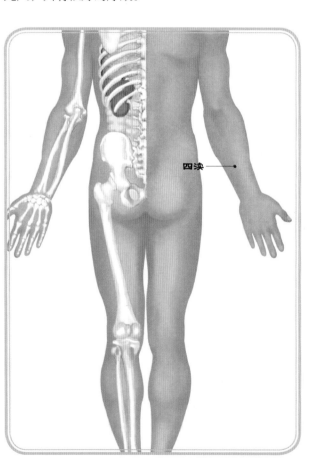

四渎

⊖ 天井: 麦粒肿的特效穴

【定位】在臂外侧，屈肘时，当肘尖直上 1 寸凹陷处。

【主治】偏头痛，胁肋、颈项、肩臂痛，耳聋，瘰疬，瘿气，癫痫。

【配伍】配率谷治偏头痛; 配天突治瘿气; 配臂臑治瘰疬、瘾疹; 配翳风、耳门主治耳聋; 配巨阙、心俞治精神恍惚。

【操作】

灸法: 艾炷灸或温针灸 3 ~ 5 壮; 艾条灸 10 ~ 20 分钟。

按摩: 点按法、揉法、推法。

【功效】行气散结，安神通络。

【日常保健】正确按压天井穴有多种功用，首先，按压这个穴位具有清热凉血的作用，对治疗麦粒肿、淋巴结核具有特效; 长期按摩这个穴位，对肘关节及周围软组织疾患、偏头痛、颈痛、项痛、肩痛、背痛、扁桃腺炎、荨麻疹等病症，也具有很好的调理和保健作用。

图解经络穴位养生大全

⊖ 清冷渊：心里烦躁的解忧药

【定位】在臂外侧，屈肘时，当肘尖直上2寸，即天井上1寸。

【主治】头痛，目黄，肩臂痛不能举。

【配伍】配肩髎、天髎、臑俞、养老、合谷治上肢痿、痹、瘫、痛；配肩髃、曲池主治肩臂痛；配太阳、率谷主治头痛；配内关、期门主治胁痛。

【操作】

灸法：艾炷灸或温针灸3～5壮；艾条灸10～20分钟。

按摩：点按法、揉法、推法。

【功效】清热泻火、通经止痛。

【日常保健】经常按摩此穴，能缓解治疗肩臂痛、偏头痛等。

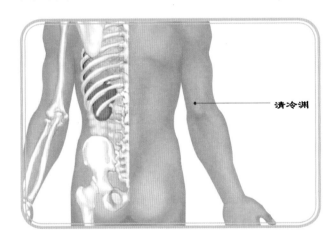

清冷渊

⊖ 消泺：清热活络治臂痛

【定位】在臂外侧，当清冷渊与臑会连线中点处。

【主治】头痛，颈项强痛，臂痛，齿痛，癫疾。

【配伍】配肩髎、肩髃、臑会、清冷渊治肩臂痛、上肢不遂、肩周炎；配大椎、肩井主治肩臂痛；配天柱、风池主治颈项强痛；配四神聪、大椎主治癫狂。

【操作】

灸法：艾炷灸或温针灸3～5壮；艾条灸5～10分钟。

按摩：点按法、揉法。

【功效】清热安神，活络止痛。

【日常保健】经常按摩此穴，能缓解治疗肩臂痛、肩周炎等。

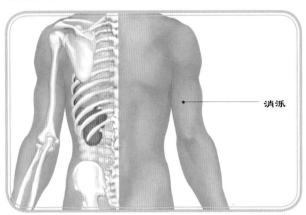

消泺

⊖ 臑会：胸闷气短的克星

【定位】在臂外侧，当肘尖与肩髎的连线上，肩髎下3寸，三角肌的后下缘。

【主治】肩臂痛，瘿气，瘰疬，目疾，肩胛肿痛。

【配伍】配肩俞、肩贞治肩周炎；配肘髎、外关治肘臂挛痛；配肩髃、臂臑主治臂痛；配天宗主治肩胛痛；配天突、水突主治肋间神经痛。

【操作】

灸法：艾炷灸或温针灸3～5壮；艾条灸5～10分钟。

按摩：点按法、揉法、推法。

【功效】化痰散结，疏通经络。

【日常保健】经常按摩此穴，能缓解治疗臂痛、上肢麻痹、目疾、肩胛肿痛等。

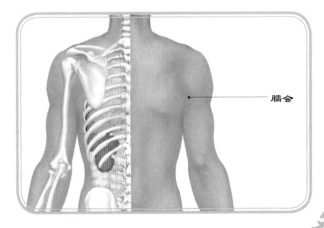

臑会

⊖ 肩髎：肩周炎特效穴

【定位】在肩部，肩髃后方，当臂外展时，于肩峰后下方呈现凹陷处。

【主治】臂痛，肩重不能举。

【配伍】配天宗、曲垣治疗肩背疼痛；配肩井、天池、养老治上肢不遂、肩周炎；配外关、章门主治肋间神经痛。

【操作】

灸法：艾炷灸或温针灸3～7壮；艾条灸5～15分钟。

按摩：点按、揉法、搓法、擦法等。

【功效】祛风湿，通经络。

【日常保健】按摩风池穴、肩髃穴、肩髎穴、肩贞穴，4个穴位每天早晚各一次，每次1～3分钟，可以治疗肩周炎。

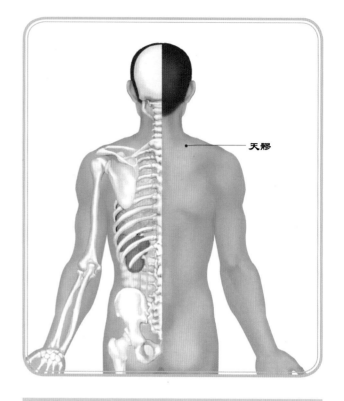

天髎

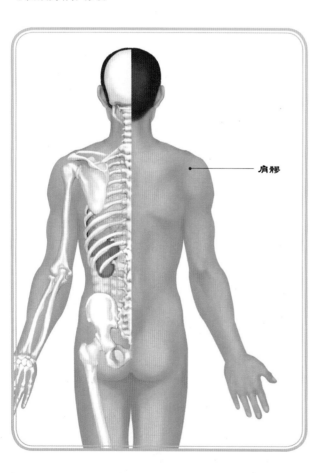

肩髎

⊖ 天髎：胸中烦满要穴

【定位】在肩胛部，肩井与曲垣的中间，当肩胛骨上角处。

【主治】肩臂痛，颈项强痛，胸中烦满。

【配伍】配秉风、天宗、清冷渊、臑会治颈肩综合征、上肢不遂；配肩髃、曲池主治肩臂痛；配风池、百劳主治颈项强痛。

【操作】

灸法：艾炷灸3～5壮；艾条灸5～10分钟。

按摩：点按法、揉法、推法。

【功效】祛风除湿，通经止痛。

【日常保健】揉按肩髎穴可治肩膀酸痛、僵硬，按摩最好的方法就是躺在床上，放松肩膀，让别人轻轻揉按这个穴位3～5分钟。自己也可以做，先将右手搭到左肩，四指尽量展开，抓牢肩部，掌心紧贴肌肉，用大拇指做旋转按摩，同时其余四指做抓提按摩。较为严重的患者，可找个道具，一堵墙或一棵树都行，将肩部贴紧墙或树，然后以肩部为轴心，做旋转按摩。

图解经络穴位养生大全

⊖ 天牖：治头晕耳鸣有奇效

【定位】在颈侧部，当乳突的后下方，平下颌角，胸锁乳突肌的后缘。

【主治】头晕，头痛，面肿，目昏，暴聋，项强。

【配伍】配外关、率谷，治偏头痛、耳鸣、耳聋、腮腺炎；配风池、率谷主治偏头痛；配肩髃、曲池主治肩臂痛；配悬钟主治落枕。

【操作】

灸法：艾炷灸3～5壮；艾条灸5～10分钟。

按摩：点按法、揉法、弹拨法。

【功效】清头明目，通经活络。

【日常保健】我们平时按压天牖穴，如果感觉到有些发硬，就说明头部的血液循环不太好，这时可以以中指用力按压，直到把天牖穴压得发软，大脑才会感到轻松舒服。

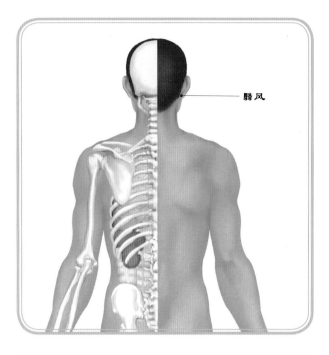

骿风

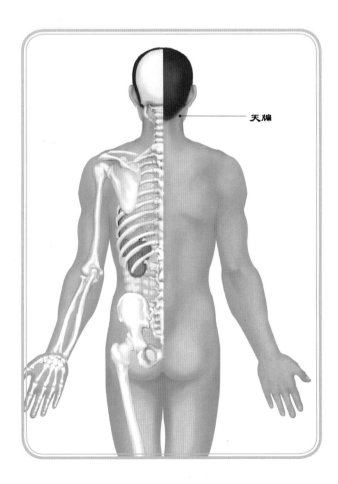

天牖

⊖ 骿风：偏头疼的奇效穴

【定位】在耳垂后方，当乳突与下颌角之间的凹陷处。

【主治】耳鸣，耳聋，口眼㖞斜，牙关紧闭，颊肿，瘰疬。

【配伍】配地仓、承浆、水沟、合谷治口噤不开；配听宫、听会主治耳鸣、耳聋；配地仓、颊车、阳白主治面瘫；配下关、颊车、合谷主治颊痛。

【操作】

灸法：艾炷灸或温针灸3～5壮；艾条灸5～10分钟。

【功效】聪耳通窍，散内泄热。

【日常保健】刺激骿风穴可用于治疗头晕、头痛、耳鸣、耳聋、口眼歪斜等。用双手拇指或食指缓缓用力按压穴位，缓缓吐气；持续数秒，再慢慢的放手，如此反复操作，或者手指着力于穴位上，做轻柔缓和的环旋转动。读者朋友在自我按摩时，可根据自身情况把两种技法组合起来，每次按摩10～15分钟为宜。此法适用于各种人群，且操作不拘于时，一天之中择方便的时候做1～2次即可。

瘈脉：小儿惊风的特效穴

【定位】在头部，耳后乳突中央，当角孙与翳风之间，沿耳轮连线的中、下1/3的交点处。

【主治】头痛，耳聋，耳鸣，小儿惊痫，呕吐，泄痢。

【配伍】配翳风、耳门、听宫、听会、百会治耳硬化症，提高听力；配头维、印堂主治头痛。

【操作】

灸法：艾炷灸或温针灸3～5壮；艾条灸10～20分钟或用灯草灸。

按摩：点按法、揉法、指摩法。

【功效】熄风止痉，活络通窍。

【日常保健】经常用两手中指指面，分别置于两耳后，沿翳风、瘈脉、耳壳后、颅息上下来回各推擦20～30次，至局部皮肤发热。具有滋肾养肝，降低血压的作用。

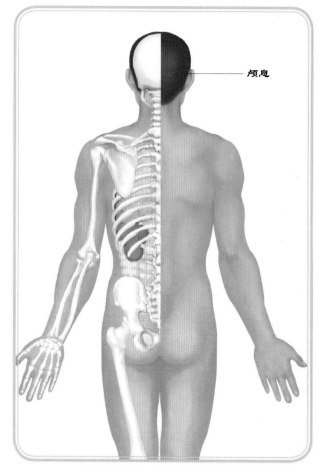

颅息

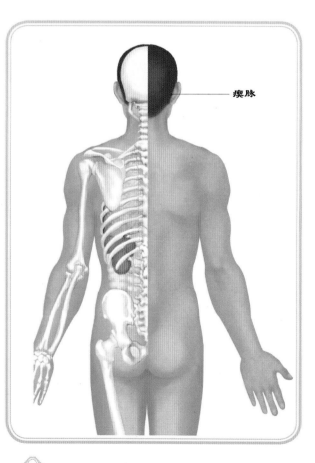

瘈脉

颅息：治耳痛耳鸣要穴

【定位】在头部，当角孙与翳风之间，沿耳轮连线的上、中1/3的交点处。

【主治】头痛、耳鸣、耳痛、小儿惊痫，呕吐涎沫。

【配伍】配太冲治小儿惊痫、呕吐涎沫、瘈疭；配天冲、脑空、风池、太阳治偏头痛、头风病。

【操作】

灸法：艾炷灸3～5壮；艾条灸5～10分钟。

按摩：点按法、揉法、指摩法。

【功效】通窍聪耳，泄热镇惊。

【日常保健】将食指和中指并拢，轻轻贴于耳后根处，顺时针按摩1-3分钟，每日早晚各一次。

图解经络穴位养生大全

⊖ 角孙：白内障特效穴

【定位】在头部，折耳廓向前，当耳尖直上入发际处。

【主治】耳部肿痛，目赤肿痛，目翳，齿痛，唇燥，项强，头痛。

【配伍】配足临泣穴、太冲穴、率谷穴，主治眩晕；配风池穴、太阳穴，主治偏头痛；配少海穴，主治龈痛。

【操作】

灸法：艾炷灸3～5壮；艾条灸10～20分钟或用灯草灸。

按摩：点按法、揉法、指摩法。

【功效】清热散风，消肿止痛。

【日常保健】以手指指腹或指节向下按压，并作圈状按摩角孙穴后会打嗝，说明按摩起到作用，这个穴位对于着急生气后两肋胀痛、乳房胀痛的人更有益。

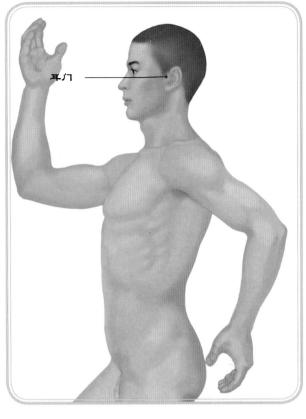

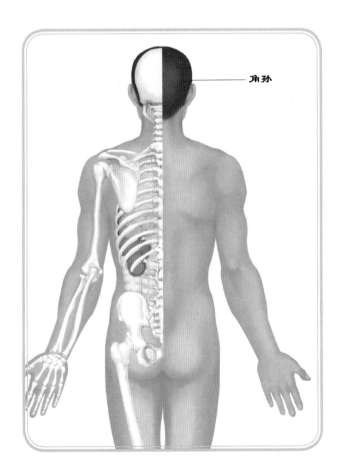

第十章 手少阳三焦经：内分泌调节交通警

⊖ 耳门：改善耳鸣要穴

【定位】在面部，当耳屏上切迹的前方，下颌骨髁状突后缘，张口有凹陷处。

【主治】耳聋，耳鸣，聤耳，齿痛，颈颌痛，唇吻强。

【配伍】配听宫、听会、翳风主治耳鸣、耳聋、聤耳；配丝竹空治牙痛；配兑端治上齿龋；配颧髎、颊车、翳风主治下颌关节炎。

【操作】

灸法：温针灸3～5壮；艾条灸5～10分钟。

按摩：点按法、揉法。

【功效】开窍聪耳，泄热活络。

【日常保健】被按摩者仰卧，微微张口，按摩者坐于被按摩者头后，用双手拇指相对，同时轻轻用力按压耳门穴半分钟，然后自上而下推耳前18次，以局部有酸胀感为佳。

❸ 耳和髎：头重病特效穴

【定位】在头侧部，当鬓发后缘，平耳廓根之前方，颞浅动脉的后缘。

【主治】头重痛，耳鸣，牙关拘急，颔肿，鼻准肿痛，口渴。

【配伍】配养老、完骨治耳聋；配听宫、翳风主治耳鸣；配颊车、地仓、阳白主治面瘫；配太阳、印堂、足临泣主治偏头痛。

【临床应用】现代常用于治疗头痛、面神经麻痹、下颌关节炎等。

【操作】

灸法：温针灸3～5壮；艾条灸5～10分钟。

按摩：点按法、揉法。

【功效】祛风通络，消肿止痛。

【日常保健】头痛就找耳和髎穴，用两手食指或中指同时点按左右两边穴位，顺时针匀速按揉100下，然后逆时针匀速按揉100下，为一次，每天按揉3～4次，一次见效，当天就好。

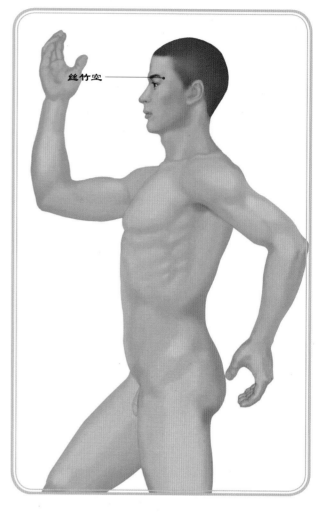

丝竹空

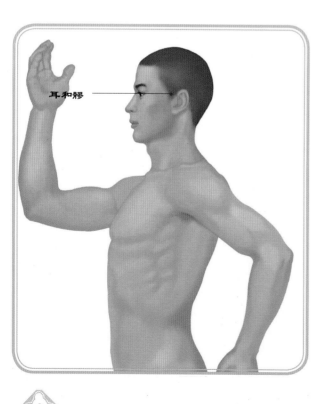

耳和髎

❸ 丝竹空：头痛头晕特效穴

【定位】在面部，当眉梢凹陷处。

【主治】头痛，目眩，目赤痛，眼睑跳动，齿痛，癫痫。

【配伍】配瞳子髎、睛明、攒竹主治目赤肿痛；配太阳、外关主治偏头痛；配足通谷、太冲主治癫痫。

【操作】

按摩：点按法、揉法。

【功效】清头明目，散风止痛。

【日常保健】丝竹空穴又名巨窌穴、目窌穴。位于眉梢凹陷处，按摩之能有效地改善眼部疲劳，正确按压能产生酸麻胀等良性反应。用手指持续按摩一分钟左右，感觉眼睛酸胀即可。

足少阳胆经：勇往直前的催化剂

中医认为胆主决断，帮人决断谋虑，使心情舒畅。胆经是人体重要的经络。跟人的情志关系密切。现代人经常会谋虑的东西太多，心里的压力太大。但是胆可以把你所谋虑的事情及时去决断。如果你胆的功能强大，你所谋略的事情就能够及时被决断，你的心情也就会舒畅。如果你所谋虑的东西不能被及时地决断，你会产生抑郁。胆经就可以解决这些问题。

1. 经脉循行：起于目外眦（瞳子髎），向上到额角返回下行至耳后，沿颈部向后交会大椎穴再向前入缺盆部入胸过膈，联络肝脏，属胆，沿胁肋部，出于腹股沟，经外阴毛际，横行入髋关节（环跳）。

耳部支脉：从耳后入耳中，出走耳前，到目外眦处后向下经颊部会合前脉于缺盆部。下行腋部、侧胸部，经季肋和前脉会于髋关节后，再向下沿大腿外侧，行于足阳明和足太阴经之间，经腓骨前直下到外踝前，进入足第四趾外侧端（足窍明）；

足背部支脉：从足临泣处分出，沿第一、二跖骨之间，至大趾端（大敦）与足厥阴经相接。

2. 主要病候：口苦、目眩、疟疾、头痛、颌痛、目外眦痛、缺盆部、腋下、胸胁、股及下肢外侧、足外侧痛等。

3. 主治概要：主治侧头、目、耳、咽喉病、神志病、热病及经脉循行部位的其他病症。

足少阳胆经穴歌

足少阳经瞳子髎，四十四穴行迢迢，听会上关颌厌集，悬颅悬厘曲鬓翘，
率谷天冲浮白次，窍阴完骨本神至，阳白临泣开目窗，正营承灵脑空是，
风池肩井渊腋长，辄筋日月京门乡，带脉五枢维道续，居髎环跳市中渎，
阳关阳陵复阳交，外丘光明阳辅高，悬钟丘墟足临泣，地五侠溪窍阴闭。

足少阳胆经要穴主治歌

胆属奇恒六腑首，中精之腑清汁守，胆为中正主决断，十一脏腑随之走。
瞳子髎穴消痛肿，口歪头痛目重重。听会主治耳聋鸣，牙痛口歪下颌病。
曲鬓齿痛偏头痛，眼痛目痛颈项痉。率谷伤酒吐痰眩，偏头烦满急慢惊。
头窍阴主头项痛，胁痛口苦益耳聪。本神头痛晕面风，颈项强痛癫儿惊。
阳白明目舒筋宁，目痛近视目不明，眩晕前额眉骨痛，面瘫面痛睑难瞑。
临泣主治鼻不通，眵目冷泪云翳生，惊痫反视辛暴厥，日晡发疟胁下疼。
目窗开窍明目功，目疾惊痫头面肿。脑空后头颈项疼，癫痫热病目赤肿。
风池可祛内外风，清头明目头晕蒙，五官眼鼻口耳喉，伤风热病及中风，
失眠健忘癫狂痫，头摇震颤颈项痛。肩井行血引气降，乳痈乳闭刺之良，

难产中风高血压，肩背痹痛手臂僵。
日月降逆利肝胆，肝病胆石胆囊炎，
胁肋胀痛长太息，呕吐吞酸消黄疸。
京门利水肾之募，胁痛肠鸣胀满腹。
带脉穴主调经带，赤白带下经乱来，
腹痛腰寒坐水中，阴挺疝气重不再。
居髎瘫痪及足痿，疝气痹痛身难回。
环跳痿痹在腰腿，股膝筋挛半不遂。
风市通经祛风湿，半身不遂下肢痿，
遍身瘙痒湿脚气，暴聋风疹可祛之。
膝阳关主下肢疾，膝髌肿痛腘筋急。
阳陵泉穴主筋胆，半身不遂肩周炎，
痿痹落枕及脚气，胁痛太息苦黄疸，
惊风癫痫破伤风，胆道蛔虫胆囊炎。
光明主治目不明，膝痛股痿乳胀疼。
阳辅偏头外眦疼，腰间溶溶坐水中，
胸胁下肢少阳痛，瘰疬疟疾治有功。
悬钟效佳在髓会，头晕肢软髓海亏，
胫酸踝肿心腹满，落枕脚气身不遂。
丘墟止痛利肝胆，目赤目翳泻胆原，
胸胁颈项下肢痛，腋肿踝伤足内翻，
半身不遂筋前转，疟疾呕吐又吞酸。
足临泣穴功效强，少腹连腰带脉恙，
胁痛乳痛偏头痛，月经不调回乳良。
地五会治眼痛痒，头痛乳肿诸内伤。
侠溪清泻肝胆火，胆热诸证随经过，
头痛眦烂及颊肿，胸痛膝股足跗痛。
窍阴泻胆疏肝气，偏头目赤耳喉痹，
胸胁胀痛连足背，梦魇咳逆又气急。

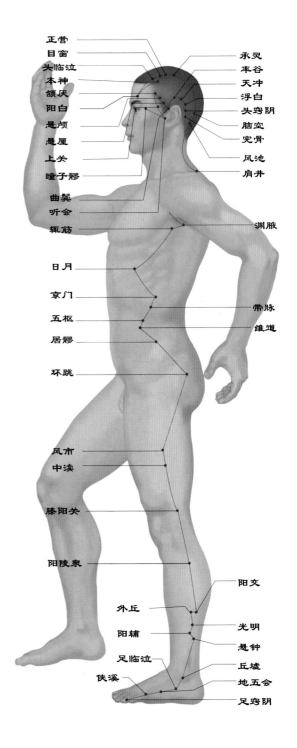

正营
目窗
头临泣
本神
颔厌
阳白
悬颅
悬厘
上关
瞳子髎
曲鬓
听会
颊筋

日月
京门
五枢
居髎

环跳

风市
中渎

膝阳关

阳陵泉

外丘
阳辅
足临泣
侠溪

承灵
率谷
天冲
浮白
头窍阴
脑空
完骨
风池
肩井

渊腋

带脉
维道

阳交
光明
悬钟
丘墟
地五会
足窍阴

⊖ 瞳子髎：治眼病、祛除鱼尾纹

【定位】在面部，目外眦旁，当眶外侧缘处。

【主治】头痛，目赤，目痛，怕光羞明，迎风流泪，远视不明，内障，目翳。

【配伍】配合谷、临泣、睛明治目生内障；配少泽治妇人乳肿；配养老、肝俞、光明、太冲，治疗视物昏花。

【操作】

灸法：艾条灸5～10分钟。

按摩：点按法、揉法、指摩法。

【功效】疏散风热，明目退翳。

【日常保健】

经常用食指在眼尾处以轻揉提拉的方式按摩瞳子髎穴15次，就可以有效预防细纹生成。

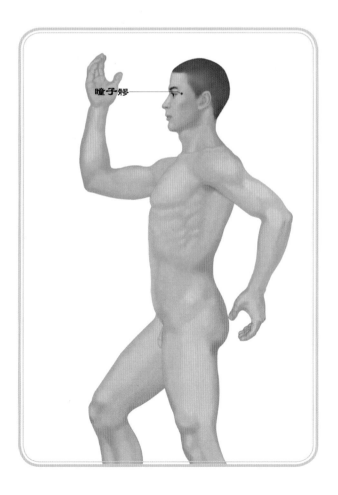

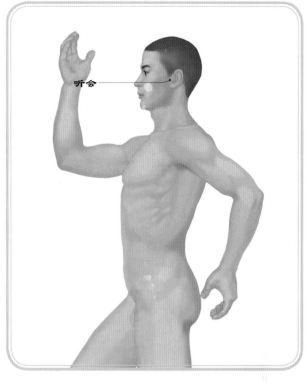

⊖ 听会：身体自带的耳鸣药

【定位】在面部，当耳屏间切迹的前方，下颌骨髁突的后缘，张口有凹陷处。

【主治】耳鸣，耳聋，流脓，齿痛，下颌脱臼，口眼㖞斜，面痛，头痛。

【配伍】配颊车、地仓治中风口眼歪斜；配迎香治耳聋气痞；配耳门、听宫治下颌关节炎。

【操作】

灸法：艾条灸5～10分钟。

按摩：点按法、揉法、指摩法。

【功效】开窍聪耳，活络安神。

【日常保健】

中医认为，保五官健康，常按摩听会穴。这是因为常按摩听会穴、具有治耳鸣、耳聋、齿痛、口眼歪斜、中耳炎、腮腺炎、下颌关节炎等功效。每天3次用双手的拇指按揉两侧听会，力量稍大，以感觉有些胀疼为度，每次每穴2～3分钟。大家想有好的听力，不妨平时多按这个穴位。

【定位】在耳前，下关直下，当颧弓的上缘凹陷处。

【主治】头痛，耳鸣，耳聋，聤耳，口眼㖞斜，面痛，齿痛，惊痫，瘛疭。

【配伍】配肾俞、翳风、太溪、听会治老年人肾虚耳鸣耳聋；配耳门、合谷、颊车治下颌关节炎、牙关紧闭。

【操作】

灸法：艾炷灸3～5壮；艾条灸5～10分钟或药物天灸。

按摩：点按法、揉法、指摩法。

【功效】祛风镇惊，聪耳利齿。

【日常保健】

按压上关穴，一面缓缓吐气，按压2秒钟，反复做5次。以同次数按压左右。

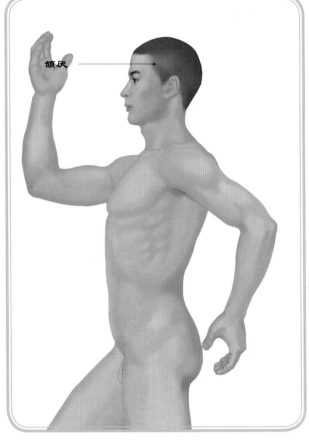

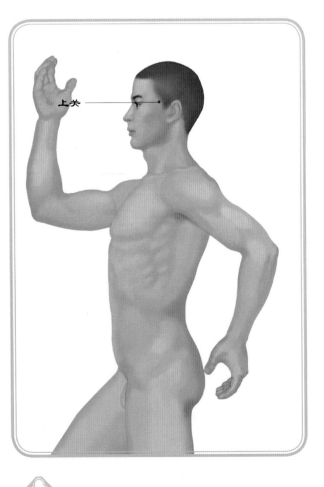

【定位】在头部鬓发上，当头维与曲鬓弧形连线的上四分之一与下四分之三交点处。

【主治】头痛，眩晕，目外眦痛，齿痛，耳鸣，惊痫。

【配伍】配悬颅治偏头痛；透悬颅、悬厘，配外关、风池治眩晕。

【操作】

灸法：间接灸3～5壮；艾条灸5～10分钟。

按摩：点按法、揉法、推法。

【功效】清热散风，通络止痛。

【日常保健】

以手指指腹或指节向下按压10秒后松手，如此反复5次，并作圈状按摩。

图解经络穴位养生大全

⊖ 悬颅：偏头痛的奇效穴

【定位】在头部鬓发上，当头维与曲鬓弧形连线的中点处。

【主治】偏头痛，面肿，目外眦痛，齿痛。

【配伍】配颔厌治偏头痛；配曲池、合谷治热病头痛；配丝竹空、太阳、风池，有疏风明目的作用，主治目外眦痛；配人中，有通经消肿的作用，主治面肿。

【操作】

灸法：间接灸3～5壮；艾条灸5～10分钟。

按摩：点按法、揉法、推法。

【功效】祛风明目，清热消肿。

【日常保健】用大拇指指腹，由下往上揉按穴位，有酸、胀、痛的感觉、重按时鼻腔有酸胀感。每天早晚各揉按一次。

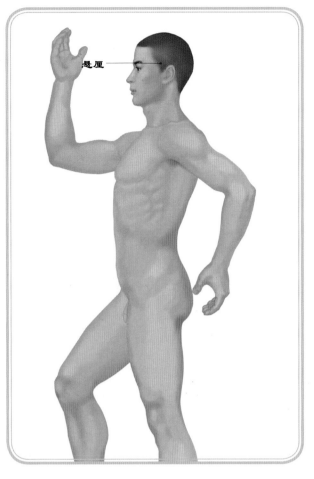

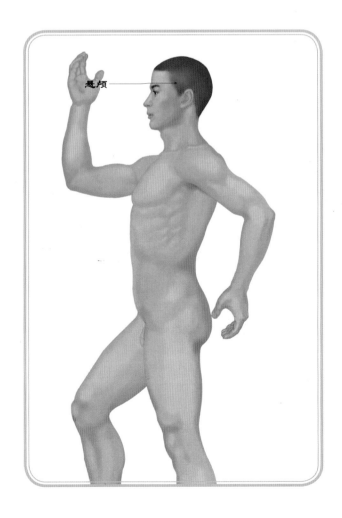

⊖ 悬厘：神经衰弱头痛有奇效

【定位】在头部鬓发上，当头维与曲鬓弧形连线的上四分之三与下四分之一交点处。

【主治】偏头痛，面肿，目外眦痛，耳鸣，上齿痛。

【配伍】配鸠尾治热病偏头痛引目外眦；配束骨治癫痫；配听宫、翳风等主治耳鸣。

【操作】

灸法：间接灸3～5壮；艾条灸5～10分钟。

按摩：点按法、揉法、推法。

【功效】祛风镇惊。

【日常保健】用大拇指指腹，由下往上揉按穴位，有酸、胀、痛的感觉，重按时鼻腔有酸胀感。每天早晚各揉按一次。

⊖ 曲鬓：口噤不开奇效穴

【定位】在头部，当耳前鬓角发际后缘的垂线与耳尖水平线交点处。

【主治】偏头痛，颔颊肿，牙关紧闭，呕吐，齿痛，目赤肿痛，项强不得顾。

【配伍】配风池、太冲治目赤肿痛；配下关、合谷、太冲治疗头痛、口噤不开。

【操作】

灸法：间接灸 3 ~ 5 壮；艾条灸 5 ~ 10 分钟。

按摩：点按法、揉法、推法。

【功效】祛头风，利口颊。

【日常保健】

拇指弯曲，以指甲垂直下压，掐按穴位，每次左右各掐按一次。

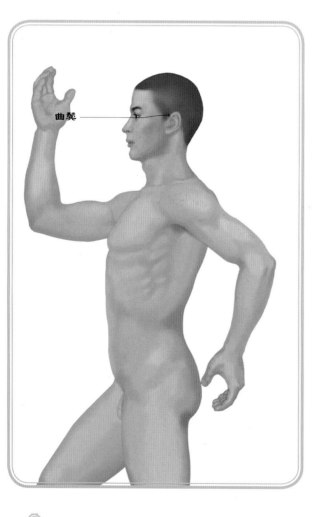

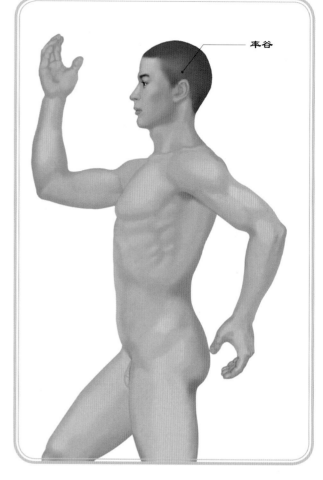

⊖ 率谷：偏头疼的克星

【定位】在头部，当耳尖直上入发际 1.5 寸，角孙直上方。

【主治】头痛，眩晕，呕吐，小儿惊风。

【配伍】配印堂、太冲、合谷治小儿急慢惊风、眩晕、耳鸣；配合谷、足三里治流行性腮腺炎。

【操作】

灸法：间接灸 3 ~ 5 壮；艾条灸 5 ~ 10 分钟。

按摩：点按法、揉法、推法。

【功效】清热熄风，通经活络。

【日常保健】

减轻偏头痛需按摩率谷穴。找到穴位后，分别以两手中指指腹按压在穴位上，按 10 ~ 15 分钟，以患者头痛有明显减轻为度。

图解经络穴位养生大全

⊖ 天冲：牙龈肿痛特效穴

【定位】在头部，当耳根后缘直上入发际 2 寸，率谷后 0.5 寸。

【主治】头痛，齿龈肿痛，癫痫，惊恐，瘿气。

【配伍】配目窗、风池治头痛；配合谷穴、颊车穴，主治牙龈肿痛。

【操作】

灸法：间接灸 3 ～ 5 壮；艾条灸 5 ～ 10 分钟。

按摩：点按法、揉法、推法。

【功效】祛风，定惊，清热消肿。

【日常保健】

用食指指尖垂直向下按揉，有酸、胀感，每天早晚一次。

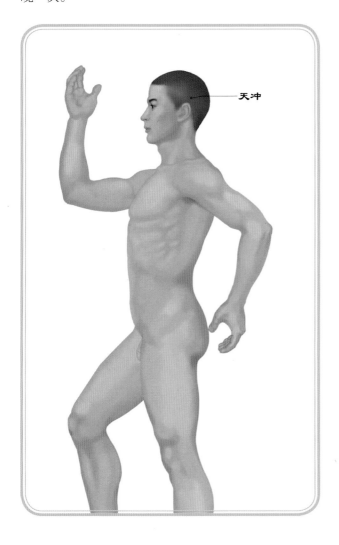
天冲

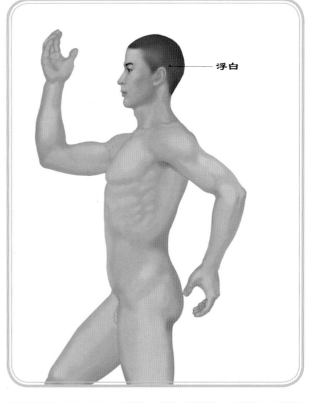
浮白

⊖ 浮白：治疗白发的特效穴

【定位】在头部，当耳后乳突的后上方，天冲与完骨的弧形连线的中三分之一与上三分之一交点处。

【主治】头痛，颈项强痛，耳鸣，耳聋，齿痛，瘰疬，瘿气，臂痛不举，足痿不行。

【配伍】配风池、行间治偏头痛、目赤肿痛；配听会、中渚治耳鸣、耳聋；配肾俞、太溪、耳门治耳鸣、耳聋。

【操作】

灸法：间接灸 3 ～ 5 壮；艾条灸 5 ～ 10 分钟。

按摩：点按法、揉法、推法。

【功效】散风止痛，理气散结。

【日常保健】

每日睡觉前和次日起床后，用双手的指头揉搓头皮，先自前额经头顶到枕部每次 2 ～ 4 分钟，每分钟来回揉搓 30 ～ 40 次，以后逐步延长到每次 5 ～ 10 分钟。只要长期坚持下去，待三四年后便可满头黑发。

⊖ 头窍阴：平肝镇痛治耳病

【定位】在头部，当耳后乳突的后上方，天冲与完骨的弧形连线的中三分之一与下三分之一交点处。

【主治】头痛，眩晕，颈项强痛，胸胁痛，口苦，耳鸣，耳聋，耳痛。

【配伍】配强间治头痛；配听宫、听会、翳风主治耳鸣、耳聋；配支沟、太冲、风池治肝胆火盛之偏头痛或巅顶痛。

【操作】

灸法：间接灸 3 ~ 5 壮；艾条灸 5 ~ 10 分钟。

按摩：点按法、揉法、推法。

【功效】清热散风、通关开窍。

【日常保健】用大拇指指腹，由下往上揉按穴位，有酸、胀、痛的感觉、重按时鼻腔有酸胀感。每天早晚各揉按一次。

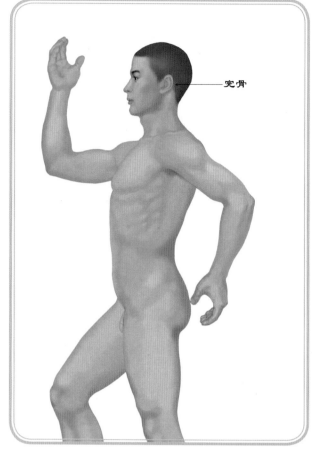

完骨

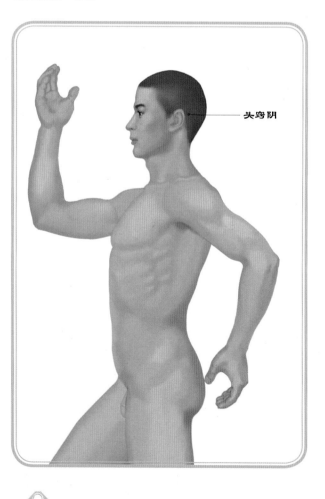

头窍阴

⊖ 完骨：治疗落枕的特效穴

【定位】在头部，当耳后乳突的后下方凹陷处。

【主治】头痛，颈项强痛，颊肿，喉痹，龋齿，口眼歪斜，癫痫，疟疾。

【配伍】配风池、大杼治疟疾；配风池治癫疾僵仆；配风池、合谷治风热上犯喉痹、齿痛、疭腮、口歪。

【操作】

灸法：间接灸或温针灸 3 ~ 5 壮；艾条灸 5 ~ 10 分钟。

按摩：点按法、揉法、推法。

【功效】祛风清热、止痛明目。

【日常保健】落枕时，用两手拇指端放在完骨穴上，其余手指轻轻地放在枕部的两侧。用力按压 5 秒，感到酸胀为佳。重复 5 次。

图解经络穴位养生大全

☉ 本神：延缓老年痴呆

【定位】在头部，当前发际上 0.5 寸，神庭旁开 3 寸，神庭与头维连线的内三分之二与外三分之一交点处。

【主治】头痛，目眩，癫痫，小儿惊风，颈项强痛，胸胁痛，半身不遂。

【配伍】配前顶、囟会、天柱治小儿惊痫；配水沟、太阳、合谷、大椎、天柱、百会治中风不省人事、小儿惊风；配神庭、印堂主治不寐；配颅息、内关主治胸胁痛。

【操作】

灸法：间接灸 3 ~ 5 壮；艾条灸 5 ~ 10 分钟。

按摩：点按法、揉法、推法。

【功效】祛风定惊，清阳止痛。

【日常保健】

患者用拇指指关节尖着力于本神穴之上，垂直用力按掐，按而揉之，使局部产生明显的酸、麻、胀、痛等感觉，持续数秒后，渐渐放松。然后用大鱼际紧贴于穴位，前后轻擦，至局部发热为度。如此反复操作、左右交替。每次每穴按压 5 ~ 10 分钟，每日一两次。

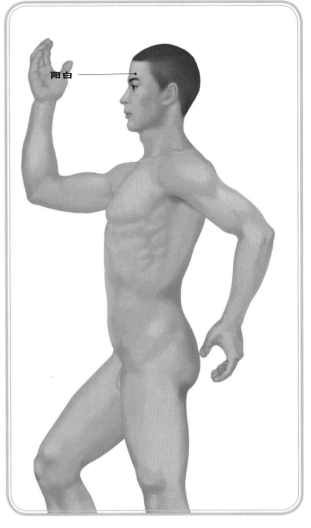

阳白

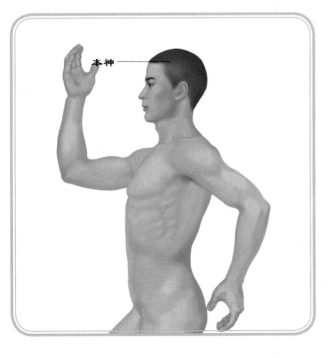

本神

☉ 阳白：能使皮肤变白皙

【定位】在前额部，当瞳孔直上，眉上 1 寸。

【主治】头痛，目眩，目痛，外眦疼痛，雀目。

【配伍】配太阳、睛明、鱼腰治目赤肿痛、视物昏花、上睑下垂；配颧髎、颊车、合谷主治面瘫。

【操作】

灸法：间接灸 3 ~ 5 壮；艾条灸 5 ~ 10 分钟。

按摩：点按法、揉法、推法。

【功效】疏风清热，清头明目。

【日常保健】

用中指点按就可以，由轻入重，再慢慢放开。

⊖ 头临泣：安神定志治头痛

【定位】在头部，当瞳孔直上入前发际 0.5 寸，神庭与头维连线的中点处。

【主治】头痛，目眩，目赤痛，流泪，目翳，鼻塞，鼻渊，耳聋，小儿惊痫，热病。

【配伍】配阳谷、腕骨、申脉治风眩；配肝俞治白翳；配大椎、腰奇、水沟、十宣治中风昏迷、癫痫；配大椎、间使、胆俞、肝俞治疟疾。

【操作】

灸法：间接灸 3 ~ 5 壮；艾条灸 5 ~ 10 分钟。

按摩：点按法、揉法、推法。

【功效】明目，祛风，清神。

【日常保健】

用大拇指指腹，由下往上揉按穴位，有酸、胀、痛的感觉，重按时鼻腔有酸胀感。每天早晚各揉按一次。

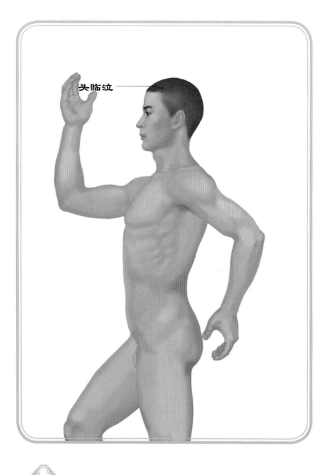

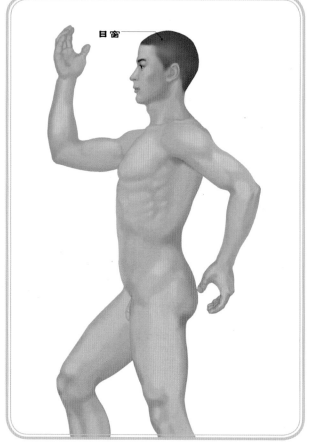

⊖ 目窗：远视近视的奇效穴

【定位】在头部，当前发际上 1.5 寸，头正中线旁开 2.25 寸。

【主治】头痛，目眩，目赤肿痛，远视，近视，面浮肿，上齿龋肿，小儿惊痫。

【配伍】配关冲、风池治头疼；配陷谷治面目浮肿。

【操作】

灸法：间接灸 3 ~ 5 壮；艾条灸 5 ~ 10 分钟。

按摩：点按法、揉法、推法。

【功效】明目开窍，祛风定惊。

【日常保健】

拇指弯曲，以指甲垂直下压，掐按穴位，每次左右各掐按一次。

图解经络穴位养生大全

❸ 正营：疏风止痛治头晕

【定位】在头部，当前发际上2.5寸，头正中线旁开2.25寸。

【主治】头痛，头晕，目眩，唇吻强急，齿痛。

【配伍】配阳白、太冲、风池治疗头痛、眩晕、目赤肿痛；配颊车、下关、合谷主治牙关不利、牙痛。

【操作】

灸法：间接灸3～5壮；艾条灸5～10分钟或药物天灸。

按摩：点按法、揉法、推法。

【功效】祛风消肿、清头明目。

【日常保健】

用大拇指指腹，由下往上揉按穴位，有酸、胀、痛的感觉，重按时鼻腔有酸胀感。每天早晚各揉按一次。

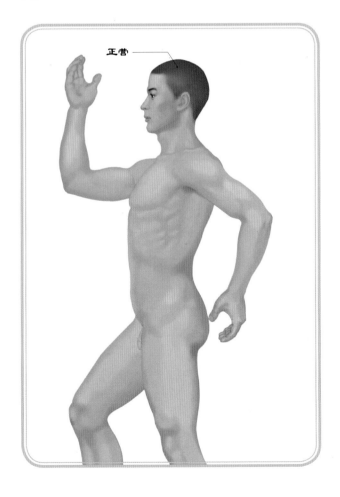

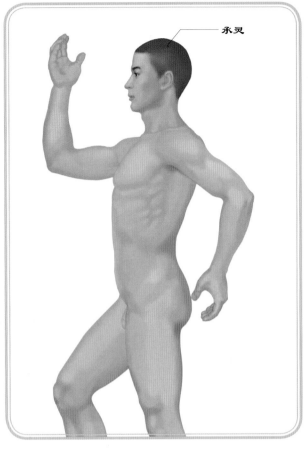

❸ 承灵：通利官窍治鼻病

【定位】在头部，当前发际上4寸，头正中线旁开2.25寸。

【主治】头晕，眩晕，目痛，鼻渊，鼻衄，鼻室，多涕。

【配伍】配风池、风门、后溪治鼻衄；配迎香、印堂主治鼻渊。

【操作】

灸法：间接灸3～5壮；艾条灸5～10分钟。

按摩：点按法、揉法、推法。

【功效】通利官窍，散风清热。

【日常保健】

双手中指同时出力揉按穴位，有刺痛的感觉，每天早晚揉按一次，先中指左上右下，后右上左下。

⊖ 脑空：降浊升清治惊悸

【定位】在头部，当枕外隆凸的上缘外侧，头正中线旁开 2.25 寸，平脑户。

【主治】头痛，颈项强痛，目眩，目赤肿痛，鼻痛，耳聋，癫痫，惊悸，热病。

【配伍】配大椎、照海、申脉治癫狂痫证；配风池、印堂、太冲治头痛、目眩；配悬钟、后溪治颈项强痛。

【操作】

灸法：间接灸 3 ～ 5 壮；艾条灸 5 ～ 10 分钟。

按摩：点按法、揉法、推法。

【功效】醒脑通窍，活络散风。

【日常保健】

用双手拇指罗纹面分别按揉两侧脑空穴半分钟，以酸胀为宜，其他手指置于旁边以助力。该手法可防治头痛、目眩、颈项强痛等病症。

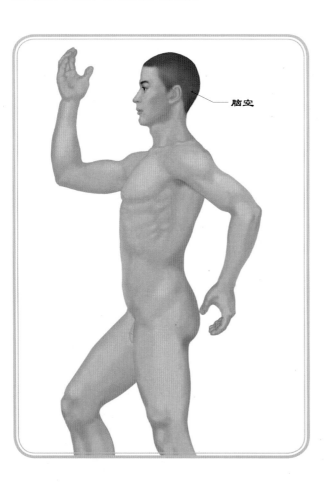

脑空

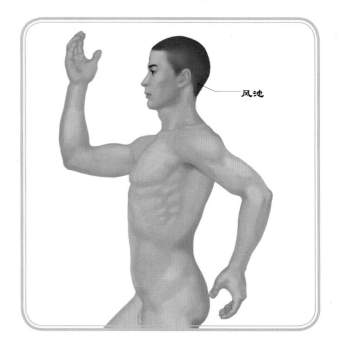

风池

⊖ 风池：提神醒脑治风病

【定位】在项部，当枕骨之下，与风府相平，胸锁乳突肌与斜方肌上端之间的凹陷处。

【主治】头痛，眩晕，颈项强痛，目赤痛，目泪出，鼻渊，鼻衄，耳聋，气闭，中风，口眼歪斜，疟疾，热病，感冒，瘿气。

【配伍】配合谷、丝竹空治偏正头痛；配脑户、玉枕、风府、上星治目痛不能视；配百会、太冲、水沟、足三里、十宣治中风。

【操作】

灸法：间接灸 3 ～ 5 壮；艾条灸 5 ～ 10 分钟。

按摩：点按法、揉法、推法。

【功效】平肝熄风，祛风解毒，通利官窍。

【日常保健】

风池穴是治疗头面部五官疾病的重要穴位，因此除了眼睛疾病以外，对鼻炎、耳鸣、咽痛等有一定作用；还常用于防治颈椎病，特别是颈肩部肌肉僵硬、落枕，或伴有头晕头痛者；此外，上下摩擦风池穴有祛风散寒的作用，能有效防治发烧感冒等呼吸系统疾病。按摩手法：两拇指持续往上点按，或快速上下擦动。

⊖ 肩井：颈肩酸痛的救星

【定位】在肩上，前直乳中，当大椎与肩峰端连线的中点上。

【主治】肩背痹痛，手臂不举，颈项强痛，乳痈，中风，瘰疬，难产，诸虚百损。

【配伍】配足三里、阳陵泉治脚气酸痛；治疗乳腺炎特效穴。

【操作】

灸法：艾炷灸 3～5 壮；艾条灸 10～20 分钟。

按摩：点按法、揉法、推法。

【功效】祛风清热，活络消肿。

【日常保健】

按摩：按揉肩井穴时先以左手食指压于中指上，按揉右侧肩井穴五分钟，再以右手按揉左侧肩井穴五分钟，力量要均匀，以穴位局部出现酸胀感为佳。每日早晚各一次。

温灸：滴大林经络通穴位按摩油，持扶阳罐温灸该穴位，时间为 3 至 5 分钟，让罐体的红外线及磁场刺激该穴位，可预防治疗肩酸痛、头酸痛、肩部僵硬、落枕等肩部疾病。

温刮：滴大林经络通穴位按摩油，持扶阳罐温刮足少阳胆经（肩部），进行无痛刮痧，将该部位的寒气、湿气排出体外，1 周 2 次，每次 3～5 分钟左右。

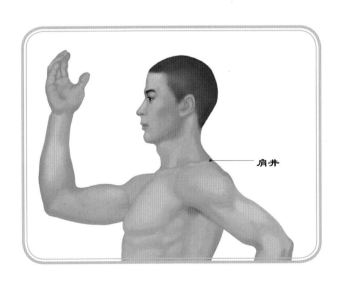

肩井

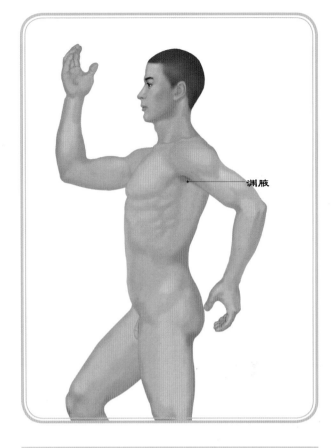

渊腋

⊖ 渊腋：心绞痛发作的自救穴

【定位】在侧胸部，举臂，当腋中线上，腋下 3 寸，第 4 肋间隙中。

【主治】胸满，肋痛，腋下肿，臂痛不举。

【配伍】配大包、支沟治胸胁痛、肋间神经痛；配条口透承山、天宗、臑俞治肩关节周围炎。

【操作】

灸法：直接灸或隔姜灸 3～7 壮；温和灸 5～10 分钟。

按摩：点法、按法、揉法。

【功效】通经活络，开胸行气。

【日常保健】

按摩渊腋穴的时候，背部肌肉尽量往上伸展，保持挺直的姿势，用拇指指腹同时按压穴位，动作要缓慢，按下时会感觉到轻微的疼痛感，但按摩之后会十分舒服。

⊖ 辄筋：胸闷喘息的有效穴

【定位】在侧胸部，渊腋前1寸，平乳头，第4肋间隙中。

【主治】胸肋痛，喘息，呕吐，吞酸，腋肿，肩臂痛。

【配伍】配肺俞、定喘治胸闷喘息不得卧；配阳陵泉、支沟治胸肋痛。

【操作】

灸法：直接灸或隔姜灸3～7壮；温和灸5～10分钟。

按摩：点法、按法、揉法。

【功效】降逆平喘、疏肝和胃、理气止痛。

【日常保健】

以手指指腹或指节向下按压，并作圈状按摩。

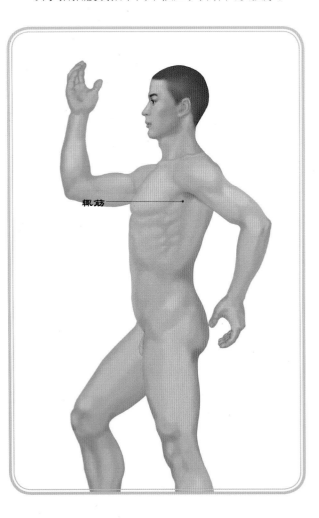

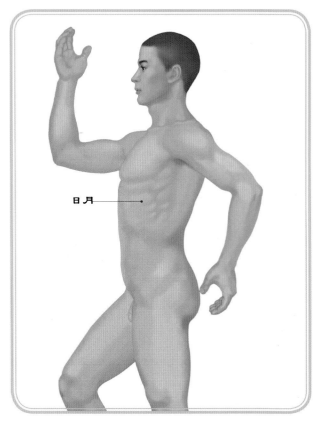

⊖ 日月：胆部疾病疗效好

【定位】在上腹部，当乳头直下，第7肋间隙，前正中线旁开4寸。

【主治】胁肋疼痛，胀满，呕吐，吞酸，呃逆，黄疸。

【配伍】配胆俞治胆虚；配内关、中脘治呕吐、纳呆；配期门、阳陵泉治胆石症；配支沟、丘墟治胁胀痛；配胆俞、腕骨治黄疸。

【操作】

灸法：直接灸3～7壮；温和灸5～10分钟。

按摩：点法、按法。

【功效】疏肝理气，降逆止呕。

【日常保健】

取坐位或仰卧位，拇指螺纹面按于日月穴，其余4指放在肋骨上，顺时针方向按揉2分钟，手法用力宜适中，以局部有酸胀感和轻度温热感为度。

⊖ 京门：强身壮腰治肾炎

【定位】在侧腰部，章门后1.8寸，第12肋骨游离端的下方。

【主治】肠鸣，泄泻，腹胀，腰胁痛。

【配伍】配行间治腰痛不可久立仰俯；配身柱、筋缩、命门治脊强脊痛；配肾俞、三阴交主治肾虚腰痛；配天枢、中脘、支沟主治腹胀。

【操作】

灸法：直接灸或隔姜灸3～7壮；温和灸5～10分钟。

按摩：点法、按法、揉法。

【功效】健脾通淋，温阳益肾。

【日常保健】门穴虽然在胆经上，但它是肾的募穴，肾气很容易在这里会聚。所以肾虚、肾气不足的人，如腰酸、腰痛的人，平时要多揉揉这个穴。揉的时候要用指节骨头来揉，揉之前如果怕找不准穴位，就先敲一下这个位置，一敲就能找到，然后使劲揉，把这个痛点给揉散。

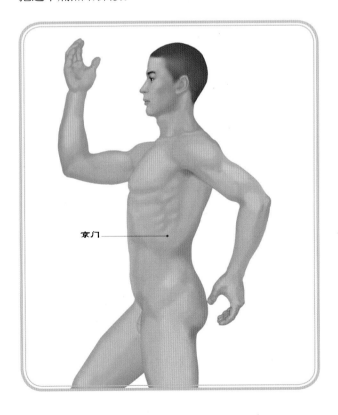

京门

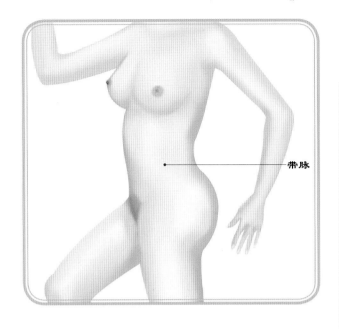

带脉

⊖ 带脉：调经止带能瘦腰

【定位】在侧腹部，章门下1.8寸，当第12肋骨游离端下方垂线与脐水平线的交点上。

【主治】月经不调，赤白带下，疝气，腰胁痛。

【配伍】配关元、气海、三阴交、白环俞、间使治赤白带下；配关元、足三里、肾俞、京门、次髎治肾气虚带下；配中极、次髎、行间、三阴交治湿热下注之带下。

【操作】

灸法：直接灸或隔姜灸3～7壮；温和灸5～15分钟。

按摩：点法、按法、揉法。

【功效】健脾利湿，调经止带。

【日常保健】

每天晚上睡觉前，沿着带脉横向敲击30～50圈，重点在带脉穴上敲击50～100下，对于恢复带脉的约束能力、减除腰腹部的脂肪，作用是无与伦比的。

如果长期便秘，敲带脉穴还有一个即时的效果，就是当您因中气不足而满头大汗、半天也解不出大便时，您就马上开始敲，头两天不会感觉有什么效果，等敲1周以后，敲出一种条件反射来，再敲时大便就会很通畅了。这是老年人防治大便不通的最简捷方法。

⊖ 五枢：妇科疾病的克星

【定位】在侧腹部，当髂前上棘的前方，横平脐下 3 寸处。

【主治】阴挺，赤白带下，月经不调，疝气，少腹痛，便秘，腰胯痛。

【配伍】五枢配维道、气海俞、阳陵泉用于子宫全切术针麻；配太冲、曲泉主治少腹痛、疝气。

【操作】

灸法：直接灸或隔姜灸 3 ~ 7 壮；温和灸 5 ~ 15 分钟。

按摩：点法、按法、揉法。

【功效】调经固带，理气止痛。

【日常保健】以手指指腹或指节向下按压，并作圈状按摩。

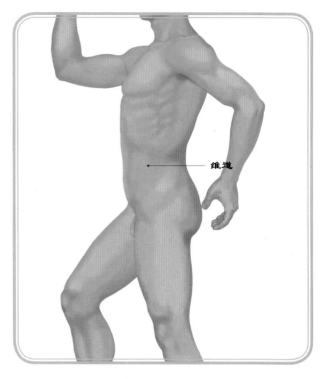
维道

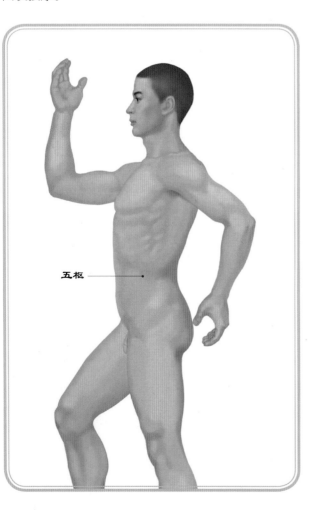
五枢

⊖ 维道：妇科疾病要穴

【定位】在侧腹部，当髂前上棘的前下方，五枢前下 0.5 寸。

【主治】腰胯痛，少腹痛，阴挺，疝气，带下，月经不调，水肿。

【配伍】配百会、气海、足三里、三阴交治气虚下陷之阴挺或带下症；配五枢、带脉、中极、太冲、三阴交治卵巢囊肿、闭经；配横骨、冲门、气冲、大敦治疝气。

【操作】

灸法：直接灸或隔姜灸 3 ~ 7 壮；温和灸 5 ~ 15 分钟。

按摩：点法、按法。

【功效】调带脉，理下焦，舒筋，益肾。

【日常保健】

以手指指腹或指节向下按压，并作圈状按摩。

❸ 居髎：治腰腿痹痛要穴

【定位】在髋部，当髂前上棘与股骨大转子最凸点连线的中点处。

【主治】腰腿痹痛，瘫痪，足痿，疝气。

【配伍】配环跳、委中治腿风湿痛；配大墩、中极主治疝气；配腰夹脊穴 L1～2、L3～5、环跳、跳跃、风市、阳陵泉、条口、悬钟治中风下肢瘫痪、根性坐骨神经痛、腓总神经麻痹。

【操作】

灸法：艾柱灸或温针灸 3～7 壮；温和灸 5～15 分钟。

按摩：点法、按法、肘压法。

【功效】舒筋活络，益肾强健。

【日常保健】

股骨头坏死患者多伴肾虚寒湿，出现腰髋关节及下肢畏寒肢冷现象，临床上可配合艾灸肾俞、环跳、委中等穴位，以加强补肾填精、温经祛寒之效。

按摩：患者取正坐位，先用同侧掌根揉按居髎穴至微热发红，再以拇指指关节或肘尖着力于穴位上点按，力度由轻至重，以产生酸、麻、胀或下肢放射感为度。随后用掌揉法放松，反复操作，左右两侧交替进行，最后两手握拳轻快叩打髋关节两侧作结束。操作约 10 分钟，每天一两次。

艾灸：患者取侧卧位。艾条点燃后放于居髎穴上方，距离皮肤两三厘米进行熏灸，一般每次灸 10～15 分钟，两侧交替进行，以局部潮红为度，每日一两次。

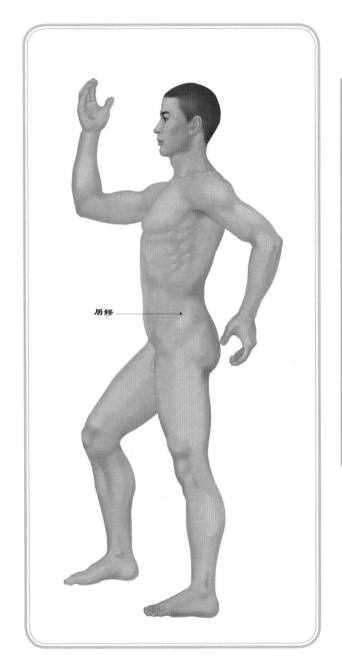

居髎

第十一章 手少阳三焦经：内分泌调节交通警

环跳：下肢不适者找它

【定位】在股外侧部，侧卧屈股，当股骨大转子最凸点与骶管裂孔连线的外三分之一与中三分之一交点处。

【主治】腰胯疼痛，半身不遂，下肢痿痹，遍身风疹，挫闪腰疼，膝踝肿痛不能转侧。

【配伍】配风市治风痹；配太白、足三里、阳陵泉、丰隆、飞扬治下肢水潴留、静脉炎；配风市、膝阳关、阳陵泉、丘墟治胆经型坐骨神经痛；配居髎、风市、中渎治股外侧皮神经炎；配髀关、伏兔、风市、犊鼻、足三里、阳陵泉、太冲、太溪治小儿麻痹，肌痿缩，中风半身不遂。

【操作】

灸法：直接灸 3 ~ 7 壮；温和灸 5 ~ 15 分钟。

按摩：点法、按法、揉法。

【功效】祛风化湿，强健腰膝。

【日常保健】

针刺拔罐环跳穴治疗睾丸疼痛：针法：环跳穴取 3 寸毫针，垂直进针 2.5 寸，其余穴均用 2 寸毫针，垂直进针 1.5 寸，皆强刺激，留针 30 分钟，去针后拔火罐 10 分钟，每日 2 次。功可温经散寒止痛。10 天为 1 个疗程。主治睾丸疼痛。

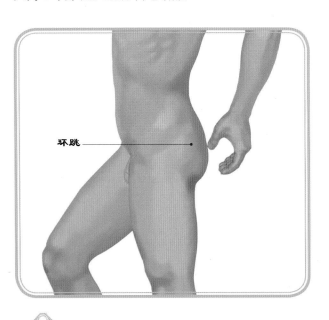

环跳

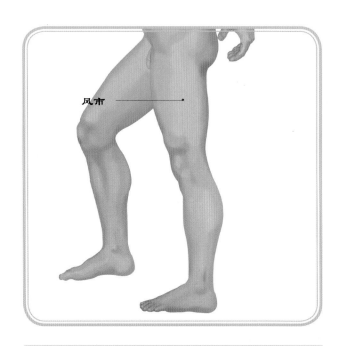

风市

风市：半身不遂必选要穴

【定位】在大腿外侧部的中线上，当腘横纹上 7 寸。或直立垂手时，中指尖处。

【主治】中风半身不遂，下肢痿痹、麻木，遍身瘙痒，脚气。

【配伍】配风池、大杼、大椎、命门、关元、腰阳关、十七椎治中心型类风湿；配大肠俞、环跳、秩边、委中、阳陵泉等穴治疗腰腿酸痛；配风池、曲池、外关、血海穴治疗荨麻疹；配伏兔、犊鼻、足三里、悬钟等穴治疗下肢痿痹等。

【操作】

灸法：直接灸 3 ~ 5 壮；温和灸 5 ~ 15 分钟。

按摩：点法、按法、揉法。

【功效】祛风湿，通经络、止痹痛。

【日常保健】

消化不良找风市穴：自然站立，双脚分开与肩同宽，双臂自然下垂，掌心朝内侧，中指指尖紧贴风市穴，拔顶，舌抵上腭，提肛，净除心中杂念。两手掌相互摩擦至热，两手心对正胃部，距离约 10 厘米，十个脚趾同时抓地，每次做 10 分钟。每次饭后 1 小时做此功，效果显著。

⊖ 中渎：通经祛寒治麻木

【定位】在大腿外侧，当风市下 2 寸，或腘横纹上 5 寸，股外肌与股二头肌之间。

【主治】下肢痿痹、麻木，半身不遂。

【配伍】配环跳、风市、膝阳关、阳陵泉、足三里治中风后遗症、下肢瘫痪及小儿麻痹症。

【操作】

灸法：直接灸 3 ～ 7 壮；温和灸 5 ～ 15 分钟。

按摩：点法、按法、揉法。

【功效】通经活络，祛寒止痛。

【日常保健】

胆囊有问题的人，按这个中渎穴肯定很疼，每天坚持敲打，就可缓解胆结石、胆囊炎、胆绞痛的症状。

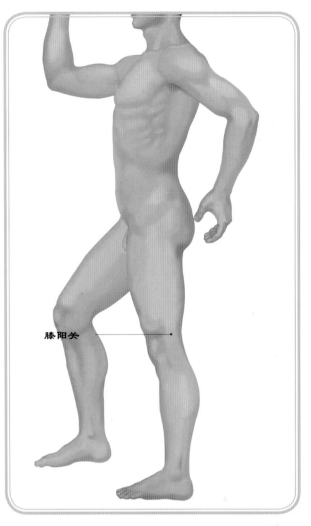

膝阳关

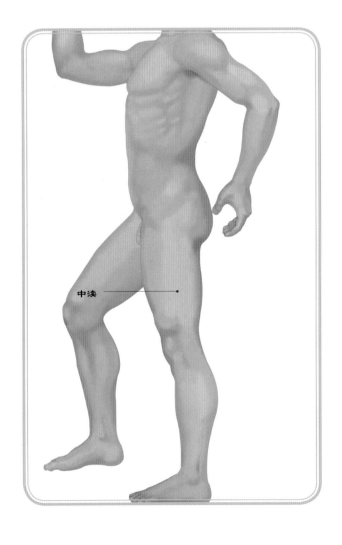

中渎

⊖ 膝阳关：膝关节疼痛要穴

【定位】在膝外侧，当股骨外上髁上方的凹陷处。

【主治】膝膑肿痛，腘筋挛急，小腿麻木。

【配伍】配环跳、承筋治胫痹不仁；配血海、膝关、犊鼻、丰隆、曲池、合谷治膝关节炎。

【操作】

灸法：直接灸 3 ～ 7 壮；温和灸 5 ～ 15 分钟。

按摩：点法、按法、揉法。

【功效】通利关节，疏通筋脉。

【日常保健】

常常练习下蹲动作，可以减轻关节疼痛症状。

⊖ 阳陵泉：强健腰膝治脚气

【定位】在小腿外侧，当腓骨小头前下方凹陷处。

【主治】半身不遂，下肢痿痹、麻木，膝肿痛，脚气，胁肋痛，口苦，呕吐，黄疸，小儿惊风，破伤风。

【配伍】配曲池治半身不遂；配日月、期门、胆俞、至阳治黄疸、胆囊炎、胆结石；配足三里、上廉治胸胁痛；配人中、中冲、太冲，主治小儿惊风。

【操作】

灸法：艾炷灸或温针灸5～7壮；艾条灸10～20分钟。

按摩：点法、按法、揉法。

【功效】活血通络，疏调经脉。

【日常保健】

腿脚发麻时刺激刺激腿上的阳陵泉穴，可以迅速缓解症状。将单手拇指指尖按在阳陵泉穴上，做前后方向的按压。每一下按压5秒，重复5下。每天可以反复多次按压。

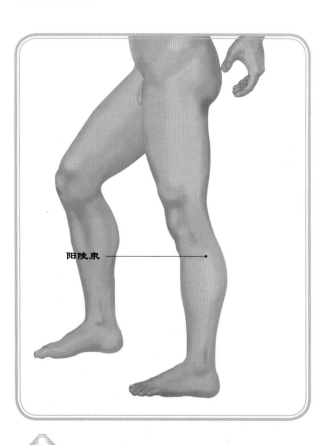

阳陵泉

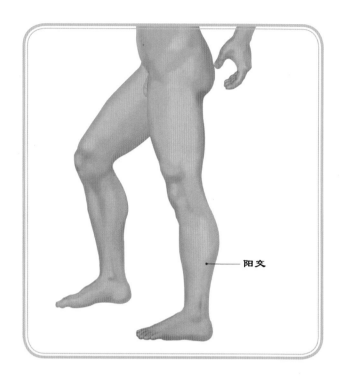

阳交

⊖ 阳交：胸肋胀满疼痛要穴

【定位】在小腿外侧，当外踝尖上7寸，腓骨后缘。

【主治】胸胁胀满疼痛，面肿，惊狂，癫疾，瘛疭，膝股痛，下肢痿痹。

【配伍】配支沟、相应节段夹脊穴治带状疱疹之神经痛；配阳辅、绝骨、行间、昆仑、丘墟治两足麻木；配环跳、秩边、风市、伏兔、昆仑治风湿性腰腿痛、腰扭伤、坐骨神经痛、中风半身不遂之下肢瘫痪、小儿麻痹症。

【操作】

灸法：艾炷灸或温针灸3～5壮；艾条灸5～15分钟。

按摩：点法、按法、揉法。

【功效】祛风利节，宁神定志。

【日常保健】

心悸不安经常按摩阳交穴，用手拇指肚和其余四指相对，推揉左右下肢处的阳交穴各36次，然后再用手拇指端点按足背系鞋带处的解溪穴，左右穴各36次，其下肢和脚有放射性酸胀感效果好。

图解经络穴位养生大全

⊖ 外丘：疏肝理气治颈痛

【定位】在小腿外侧，当外踝尖上 7 寸，腓骨前缘，平阳交。

【主治】颈项强痛，胸胁痛，疯犬伤毒不出，下肢痿痹，癫疾，小儿龟胸。

【配伍】配腰奇、间使、丰隆、百会治癫痫；配环跳、伏兔、阳陵泉、阳交治下肢痿、痹、瘫；配陵后、足三里、条口、阳陵泉治腓总神经麻痹。

【操作】

灸法：艾炷灸或温针灸 3 ~ 5 壮；艾条灸 5 ~ 15 分钟。

按摩：点法、按法、揉法。

【功效】祛风活络，疏肝理气。

【日常保健】

经常按摩外丘穴位可缓解治疗坐骨神经痛等症。双手拇指分别置于两侧外丘穴处，先掐揉 2 分钟，再点按半分钟，以局部有酸胀感为适。

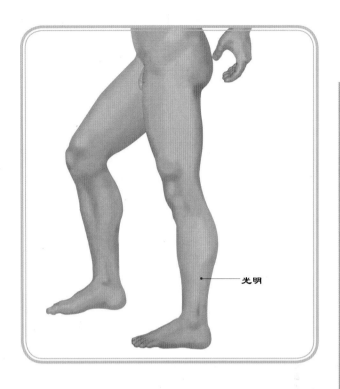

光明

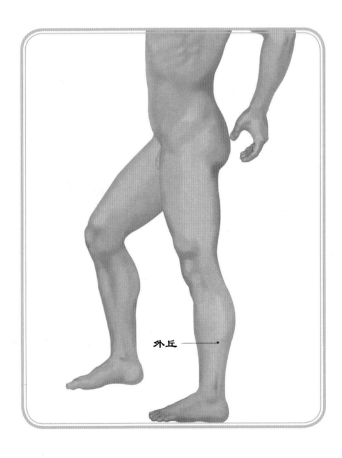

外丘

⊖ 光明：常按防治老花眼

【定位】在小腿外侧，当外踝尖上 5 寸，腓骨前缘。

【主治】目痛，夜盲，乳胀痛，膝痛，下肢痿痹，颊肿。

【配伍】配肝俞、肾俞、风池、目窗、睛明、行间治青光眼和早期白内障。

【操作】

灸法：艾炷灸或温针灸 3 ~ 5 壮；艾条灸 5 ~ 15 分钟。

按摩：点法、按法、揉法。

【功效】疏风清热，舒筋活络。

【日常保健】

防治老花眼：先用手掌根在小腿胫骨内侧从膝盖至内踝向下揉小腿 10 次，然后从外踝至膝盖向上揉小腿外侧面 10 次。此时重点点揉光明穴 1 分钟，按揉时以有热感为佳，点揉光明穴时以有酸胀感为佳。每天 1 次，每次 10 ~ 15 分钟左右。

【附注】胆经络穴。

⊖ 阳辅：腰下肢疼痛的止痛穴

【定位】在小腿外侧，当外踝尖上4寸，腓骨前缘稍前方。

【主治】偏头痛，目外眦痛，缺盆中痛，腋下痛，瘰疬，胸、胁、下肢外侧痛，疟疾，半身不遂。

【配伍】配陵后、飞扬、金门治下肢痿痹瘫之足内翻畸型。

【操作】

灸法：艾炷灸或温针灸3～5壮；艾条灸5～15分钟。

按摩：点法、按法、揉法。

【功效】祛风湿、利筋骨，泻胆火。

【日常保健】

高血压按揉阳辅穴：以大拇指指腹揉按穴位，有酸、胀、痛的感觉。每次左右各揉按1～3分钟，先左后右。

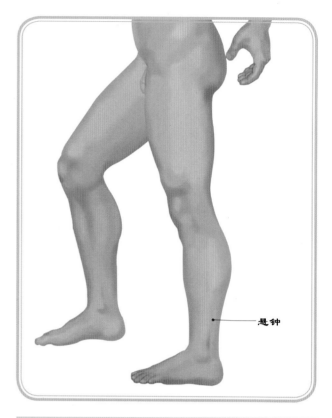

悬钟

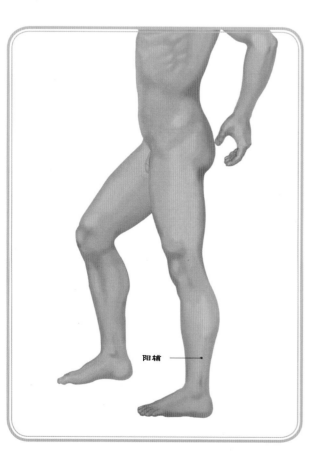

阳辅

⊖ 悬钟：清热生气治腋下肿

【定位】在小腿外侧，当外踝尖上3寸，腓骨前缘。

【主治】半身不遂，颈项强痛，胸腹胀满，胁肋疼痛，膝腿痛，脚气，腋下肿。

【配伍】配内庭治心腹胀满；配昆仑、合谷、肩髃、曲池、足三里治中风、半身不遂；配后溪、列缺治项强、落枕；配天柱、后溪主治颈项强痛；配风池主治眩晕、耳鸣；配丰隆主治高脂血症。

【操作】

灸法：艾炷灸或温针灸3～5壮；艾条灸5～15分钟。

按摩：点法、按法、揉法。

【功效】泄胆火、清髓热、舒筋脉。

【日常保健】

坐骨神经痛按摩悬钟穴：以手指指腹或指节向下按压，并作圈状按摩。也可以弯曲手指，以指关节轻轻敲打。施力时方向应略偏向腓骨的后方。

图解经络穴位养生大全

◉ 丘墟：人体自带的消炎穴

【定位】在外踝的前下方，当趾长伸肌腱的外侧凹陷处。

【主治】颈项痛，腋下肿，胸胁痛，下肢痿痹，外踝肿痛，疟疾，疝气，目赤肿痛，目生翳膜，中风偏瘫。

【配伍】配昆仑、绝骨治踝跟足痛；配中渎治胁痛；配大敦、阴市、照海治卒疝；配日月、期门、肝俞、胆俞、阳陵泉、腕骨治黄疸、胆道疾患。

【操作】

灸法：艾炷灸或温针灸 3 ~ 5 壮；艾条灸 5 ~ 15 分钟。

按摩：点法、按法、揉法。

【功效】疏肝利胆，消肿止痛，通经活洛。

【日常保健】

按压丘墟穴可使头脑清晰：先将肌肉放松，一边缓缓吐气一边强压 6 秒钟，如此重复 10 次。还有采用"足三里"打击法也很有效。先深吸一口气，用手刀击打的同时将气吐尽，如此重复 10 次，头脑便能清晰。

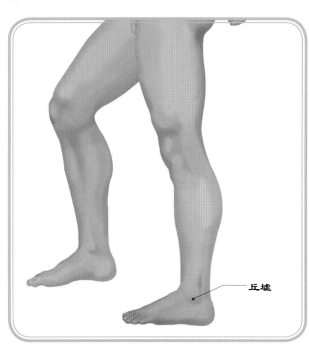

丘墟

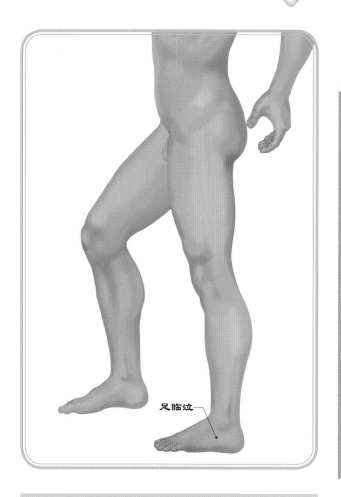

足临泣

◉ 足临泣：祛风泻火清头目

【定位】在足背外侧，当足 4 趾本节（第 4 趾关节）的后方，小趾伸肌腱的外侧凹陷处。

【主治】头痛，目外眦痛，目眩，乳痈，瘰疬，胁肋痛，疟疾，中风偏瘫，痹痛不仁，足跗肿痛。

【配伍】配三阴交治痹证；配三阴交、中极治月事不利。

【操作】

灸法：艾炷灸或温针灸 3 ~ 5 壮；艾条灸 5 ~ 15 分钟。

按摩：点法、按法、揉法。

【功效】疏肝解郁，熄风泻火。

【日常保健】

按摩足临泣穴可缓解头痛：一面缓缓吐气一面轻轻按摩，左右各按多次就能去除疼痛。

❺ 地五会：清热解毒治乳腺炎

【定位】在足背外侧，当足4趾本节（第4趾关节）的后方，第4、5趾骨之间，小趾伸肌腱的内侧缘。

【主治】头痛，目赤痛，耳鸣，耳聋，胸满，胁痛，腋肿，乳痛，跗肿。

【配伍】配耳门、足三里治耳鸣、腰痛；配晴明、瞳子髎、风池主治目赤痛；配乳根、膻中、足三里主治乳痛。

【操作】

灸法：艾炷灸或温针灸3～5壮；艾条灸5～15分钟。

按摩：点法、按法、揉法。

【功效】利胸胁、消乳肿。

【日常保健】

指压点穴时，医者找到穴位后以食指轻轻揉动穴位。一般以自然把手放在穴位上的力量便足够了，然后心里默默地边揉边数，从1数到60即可，数数不宜太快，也不宜太慢，大致以1分钟为限。凡采用本穴治病，不需要以疗程计，急症或轻症，一般1次可愈，重症的和病程长的，可每日2～3次，每次最多3～5分钟，均数日可愈。

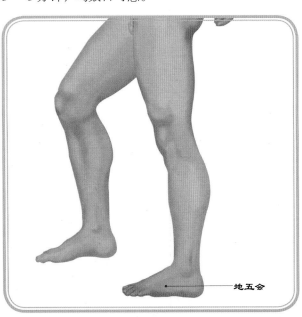

地五会

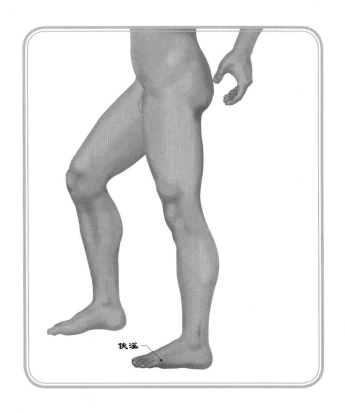

侠溪

❻ 侠溪：祛风止痛治耳聋

【定位】在足背外侧，当第4、5趾间，趾蹼缘后方赤白肉际处。

【主治】头痛，眩晕，惊悸，耳鸣，耳聋，目外眦赤痛，颊肿，胸胁痛，膝股痛，足跗肿痛，疟疾。

【配伍】配太阳、太冲、阳白、风池、头临泣治眩晕、偏头痛、耳鸣耳聋、目外眦痛。

【操作】

灸法：艾炷灸或温针灸3～5壮；艾条灸5～15分钟。

按摩：点法、按法、揉法。

【功效】祛风止痛，活络聪耳。

【日常保健】

坐位屈膝，腰部前倾，用拇指指腹点揉侠溪穴。点揉时的力度要均匀、柔和、渗透，不能与皮肤表面形成摩擦。每天早晚各一次，每次3～5分钟，两侧侠溪穴同时点揉。

⊖ 足窍阴：清热熄风治多梦

【定位】在第4趾末节外侧，距趾甲角0.1寸。

【主治】偏头痛，目眩，目赤肿痛，耳聋，耳鸣，喉痹，胸胁痛，足跗肿痛，多梦，热病。

【配伍】配太冲、太溪、内关、太阳、风池、百会治神经性头痛、高血压病、肋间神经痛、胸膜炎、急性传染性结膜炎、神经性耳聋等；配阳陵泉、期门、支沟、太冲治胆道疾患；配水沟、太冲、中冲、百会、风池急救中风昏迷。

【操作】

灸法：艾炷灸或温针灸3～5壮；艾条灸5～15分钟。

按摩：点法、按法、揉法。

【功效】泄热、利胁、通窍。

【日常保健】

两手手指指腹垂直按压本穴1～3分钟，左右各1次，每天坚持按摩，能保健足部，缓解全身神经痛。

用拇指指腹揉按本穴，每次1～3分钟，长期坚持按摩，可以缓解足跟痛、下肢麻木。

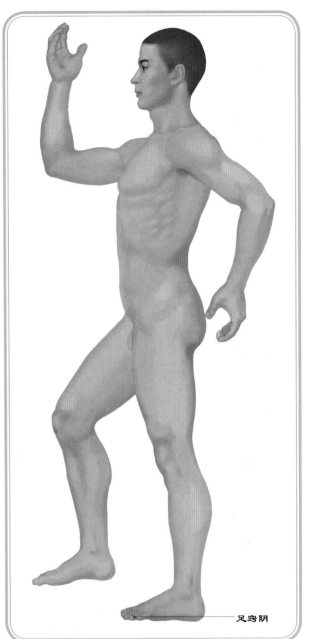

足窍阴

12 足厥阴肝经：身怀绝技的治病高手

肝经是我们体内身怀绝技的治病高手。我们可以通过调节肝经保持全身气血畅达，避免因气机阻滞而出现胸胁、小腹的胀痛不适；可以保证脾胃的正常，减少因脾胃升降失调而出现的呃逆、呕吐；可以保持情绪的正常，摆脱因肝气不舒而出现的郁郁寡欢、暴怒、发火；还可以使男子排精畅通、女子月经规律，从而保障生殖功能的健全。

1. 经脉循行：起于足大趾上毫毛部（大敦），经内踝前向上至内踝上八寸处交出于足太阴经之后，上行沿股内侧，进入阴毛中，绕阴器，上达小腹，挟胃旁，属肝络胆，过膈，分布于胁肋，沿喉咙后面，向上入鼻咽部，连接于"目系"（眼球连系于脑的部位），上出于前额，与督脉会合于巅顶。

"目系"支脉，下行颊里、环绕唇内。

肝部支脉：从肝分出，过膈，向上流注于肺，与手太阴肺经相接。

2. 主要病候：腰痛、胸满、呃逆、遗尿、小便不利、疝气、少腹肿等症。

3. 主治概要：主治肝病、妇科、前阴病及经脉循行部位的其他病症。

足厥阴肝经穴歌

足厥阴经一十四，大敦行间太冲是，中封蠡沟伴中都，膝关曲泉阴包次，

五里阴廉上急脉，章门过后期门至。

要穴主治歌

肝主疏泄其气升，藏血舍魂怒为情，体阴用阳为刚脏，主目合筋体皆轻。
大敦治疝阴囊肿，癫狂脑衄破伤风，阴挺尿血及血崩，便秘淋证调阴中。
行间清肝泄火功，中风癫疾及痃疯，头眩鼻衄目赤肿，经多痛经阴中痛，
腹胀呃逆胁腿疼，癃闭疝气便淋证。太冲理气熄肝风，疏肝解郁三部逢，
头痛眩晕目肿痛，面瘫咽痛儿惊风，癫痫鼻塞舌出血，月经不调及漏崩，
胁痛黄疸呕泄泻，疝气遗尿及闭癃，卵缩乳闭又乳痛，偏瘫足痿下肢肿。
中封五淋疝遗精，阴缩黄疸及足冷。蠡沟清热调肝经，阴痒为长月经病，
阳强阳痿卵肿痛，腰背拘急痛在胫。中都腹胀治肝病，胁痛疝气恶露清。
膝关化湿又温经，咽痛痿痹历节风。曲泉瘤疝阴股痛，足膝胫冷久失精，
痛经带下阴挺痒，小便不利血瘕瘤。章门消胀健脾胃，胁痛疝积饮食废，
腹胀黄疸泄水肿，腰痛痞块精神萎。期门疏肝降逆气，咳喘上气奔豚疾，
热入血室刺有功，胁胀疟疾吞酸逆。

202

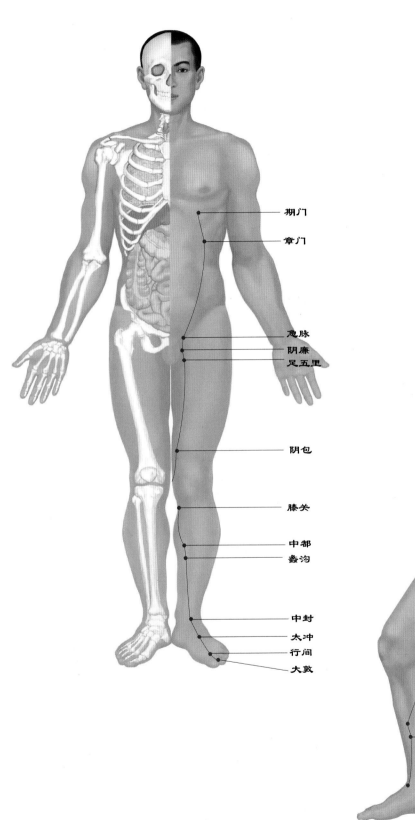

期门
章门
急脉
阴廉
足五里
阴包
膝关
中都
蠡沟
中封
太冲
行间
大敦

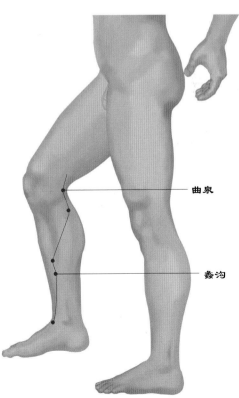

曲泉
蠡沟

❸ 大敦：不抱怨不生气的养肝穴

【定位】在足大指末节外侧，距趾甲角 0.1 寸。

【主治】疝气，缩阴，阴中痛，月经不调，血崩，尿血，癃闭，遗尿，淋疾，癫狂，痫证，少腹痛。

【配伍】配内关、水沟治癫、狂、痫和中风昏仆；配膻中、天突、间使治梅核气；配太冲、气海、地机主治疝气；配隐白，直接艾炷灸，有补益肝脾，调理冲任的作用，主治功能性子宫出血；配百会、三阴交、照海，有调补肝肾，益气固脱的作用，主治子宫脱垂。

【操作】

刺法：浅刺 0.1 ~ 0.2 寸或用三棱针点刺出血。

灸法：艾炷灸或温针灸 3 ~ 5 壮；艾条灸 5 ~ 10 分钟。

按摩：点按法、掐法。

【功效】调理肝肾、熄风开窍、安神定痫、理血。

【日常保健】

许多人无法早睡，而且醒来时头脑混浊不清晰。整天工作繁忙，身体疲倦，但是躺在床上却无法入睡，早上醒来神不清、气不爽，身体倦怠，一点精神也没有，这种症状在 30 ~ 40 岁的人非常普遍。

缓解焦躁情绪的穴位及指压法：在脚拇趾趾甲边际最靠第二趾之外有"大敦"穴。脚拇趾是一般所说"肝经"的起始处，肝经由此到生殖器、肝脏、脑、眼等依序。因此指压"大敦"的话，能使头脑清晰、眼睛明亮。指压时强压 7 ~ 8 秒钟，才慢慢吐气，每日就寝前重复 10 次左右。指压大敦有速效性。因此迟醒的早上，不妨在床上加以指压。

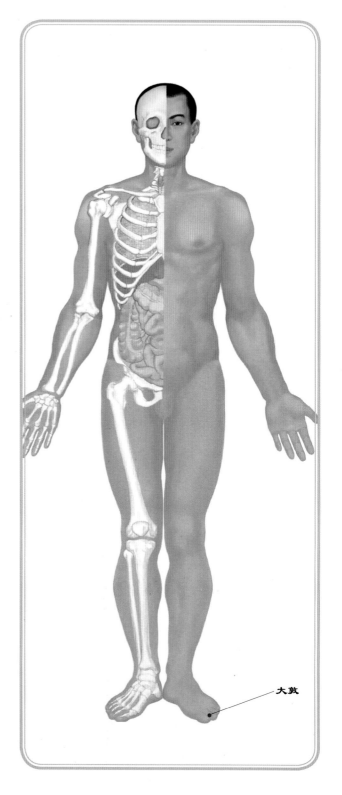

大敦

图解经络穴位养生大全

⊖ 行间：消除肝脏郁结的去火穴

【定位】在足背侧，当第1、2趾间，趾蹼缘的后方赤白肉际处。

【主治】月经过多，闭经，痛经，白带，阴中痛，遗尿，淋疾，疝气，胸胁满痛，呃逆，咳嗽，洞泻，头痛，眩晕，目赤痛，青盲，中风，癫痫，瘈疭，失眠，口㖞，膝肿，下肢内侧痛，足跗肿痛。

【配伍】配睛明治青光眼、降眼压；配太冲、合谷、风池、百会治肝火上炎、头痛、眩晕、衄血；配中脘、肝俞、胃俞治肝气犯胃之胃痛；配中府、孔最治肝火犯肺干咳或咯血。

【操作】

灸法：艾炷灸或温针灸3～5壮；艾条灸5～10分钟。

按摩：点按法、掐法。

【功效】清肝泻热，凉血安神，熄风活络。

【日常保健】

按摩行间穴对于疏肝理气，调畅气机很有帮助，比较适合肝郁气滞或肝火旺的人。脸色发黄的女性经常按摩这个穴位，有助于改善皮肤状况。对于肝病患者来说，按摩行间穴虽然不能根治肝病，却能疏通肝经，调畅气血，改善肝功能，对于缓解病情具有很好的作用。

按摩的时候，用大拇指点按在行间穴的位置，轻轻按揉3分钟左右，稍微用力，以感觉压痛为度。如果是懒得用手按，也可以光脚，用一只脚的拇趾去踩另一只脚的行间穴位置，这样时不时踩一下，也能够起到疏肝理气的作用。

经常抽烟喝酒或者患有肝病的人可以点燃艾柱来刺激行间穴，每天把点燃的艾柱挂在行间穴上方，停留10分钟左右，每天热灸1次。这种方法对酒精肝、脂肪肝、肝硬化有很好的辅助治疗作用。

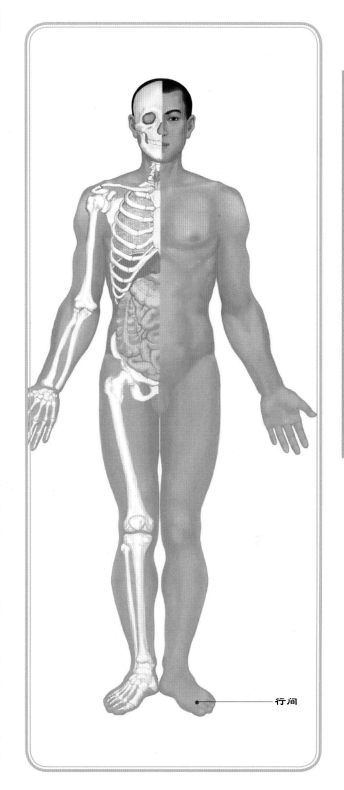

行间

第十二章 足厥阴肝经：身怀绝技的治病高手

⊖ 太冲：还你一个好心情

【定位】在足背侧，当第1跖骨间隙的后方凹陷处。

【主治】头痛，眩晕，疝气，月经不调，癃闭，遗尿，小儿惊风，癫狂，痫证，胁痛，腹胀，黄疸，呕逆，咽痛嗌干，目赤肿痛，膝股内侧痛，足跗肿，下肢痿痹。

【配伍】配大敦治七疝；泻太冲、补太溪、复溜治肝阳上亢之眩晕；配合谷为开四关又治四肢抽搐；配肝俞、膈俞、太溪、血海治贫血、羸瘦；配间使、鸠尾、心俞、肝俞治癫狂痫。

【操作】

灸法：艾炷灸或温针灸3～5壮；艾条灸5～15分钟。

按摩：点按法、指推法、揉法。

【功效】回阳救逆，调经止淋。

【日常保健】

揉太冲穴可给心脏供血，对情绪压抑、生闷气后产生的反应有疏泄作用。

用拇指指腹按揉太冲穴，每天按揉3次，每次100下。

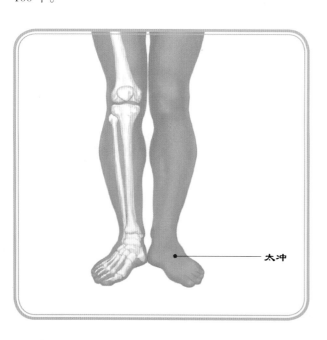

太冲

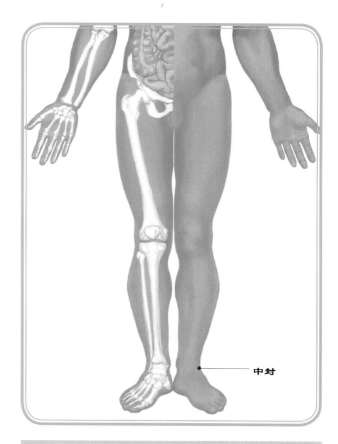

中封

⊖ 中封：治黄疸遗精效果佳

【定位】在足背侧，当足内踝前，商丘与解溪连线之间，胫骨前肌腱的内侧凹陷处。

【主治】疝气，阴茎痛，遗精，小便不利，黄疸，胸腹胀满，腰痛，足冷，内踝肿痛。

【配伍】配胆俞、阳陵泉、太冲、内庭泄热疏肝，治黄疸、疟疾；配足三里、阴廉治阴缩入腹、阴茎痛、遗精、淋症、小便不利。

【操作】

灸法：艾炷灸或温针灸3～5壮；艾条灸5～10分钟。

按摩：点按法、指推法、揉法。

【功效】清泄肝胆，通利下焦，舒筋通络。

【日常保健】

用左手拇指按压右足中封穴（内踝前1寸），左揉20次，右揉20次；然后用右手按压左足中封穴，手法同前。

图解经络穴位养生大全

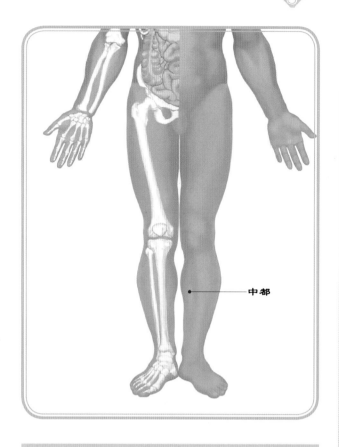

中都

⊖ 蠡沟：疏肝祛湿止阴痒

【定位】在小腿内侧，当足内踝尖上 5 寸，胫骨内侧面的中央。

【主治】月经不调，赤白带下，阴挺，阴痒，疝气，小便不利，睾丸肿痛，小腹痛，腰背拘急不可俯仰，胫部酸痛。

【配伍】配百虫窝、阴陵泉、三阴交治滴虫性阴道炎；配中都、地机、中极、三阴交治月经不调、带下症、睾丸炎；配大敦、气冲治睾肿、卒疝、赤白带下。

【操作】

灸法：艾炷灸或温针灸 3 ~ 5 壮；艾条灸 5 ~ 10 分钟。

按摩：点按法、指推法、揉法。

【功效】疏肝理气、调理经脉。

【日常保健】

患者取最舒适的体位（坐位、仰卧位均可），用两手拇指腹按压在两侧的蠡沟穴上，按而揉之，局部产生酸、胀、痛感，再屈伸踝关节，加强指压的感觉，然后用揉法放松。每次按揉 5 ~ 10 分钟。急性期每日 2 ~ 3 次。慢性期每日或隔日一次。

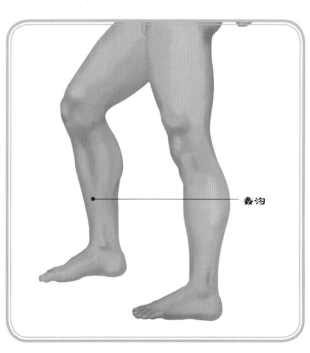

蠡沟

⊖ 中都：固冲止崩治恶露不尽

【定位】在小腿内侧，当足内踝尖上 7 寸，胫骨内侧面的中央。

【主治】胁痛，腹胀，泄泻，疝气，小腹痛，崩漏，恶露不尽。

【配伍】配血海、三阴交治月经过多和崩漏、产后恶露不绝；配合谷、次髎、三阴交治痛经；配脾俞、阴陵泉治白带症；配足三里、梁丘治肝木乘土之腹胀、泄泻；配太冲治疝气；配三阴交、阴陵泉、膝阳关、膝关、伏兔、箕门治下肢痿痹瘫痛。

【操作】

灸法：艾炷灸或温针灸 3 ~ 5 壮，艾条灸 5 ~ 10 分钟。

按摩：点按法、指推法、揉法。

【功效】疏肝理气，调经止血。

【日常保健】

经常按摩此穴能治消化系统及生殖系统疾病。

⊖ 膝关：膝部肿痛的奇效穴

【定位】在小腿内侧，当胫骨内髁的后下方，阴陵泉后1寸，腓肠肌内侧头的上部。

【主治】膝膑肿痛，寒湿走注，历节风痛，下肢痿痹。

【配伍】配足三里、血海、阴市、阳陵泉、髀关、伏兔、丰隆治中风下肢不遂、小儿麻痹等；配委中、足三里治两膝红肿疼痛。

【操作】

灸法：艾炷灸或温针灸3～5壮；艾条灸5～10分钟。

按摩：点按法、指推法、揉法。

【功效】散风祛湿，疏通关节。

【日常保健】

用手指按压，找到膝关节周围的压痛点，用拇食指腹在压痛点处进行点揉，压痛点多位于膝关节内外侧、髌骨上下及膝后腘窝处。膝后腘窝处可以用食中指点揉。按揉每个痛点时注意力度，先由轻至重点揉20次，再由重至轻点揉20次。此手法可以促进痛点炎症吸收，松解粘连，特别适用于各种慢性膝关节疾病。

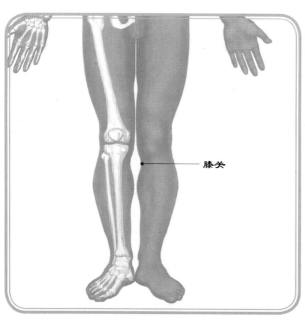

膝关

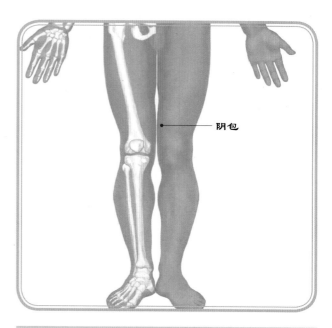

阴包

⊖ 阴包：适合治"肝火旺"

【定位】在大腿内侧，当股骨上髁上4寸，股内肌与缝匠肌之间。

【主治】月经不调，遗尿，小便不利，腰骶痛引小腹。

【配伍】配交信治月经不调；配关元、肾俞治气虚不固之遗尿；配箕门、足五里、血海治膝股内侧疼痛，小儿麻痹的肌痿缩。

【操作】

灸法：艾炷灸或温针灸3～5壮；艾条灸10～20分钟。

按摩：点按法、指推法、揉法。

【功效】调经止痛，利尿通淋。

【日常保健】

自我操作时坐在床上，两脚掌相对并在一起，握拳用同侧的掌指关节由上向下轻敲绷起的那根筋（这是肝经的线路）或者正坐位双脚着地，同侧小指掌指关节轻敲大腿内侧亦可，3～5遍后，阴包穴会有强烈痛点，严重者痛不可摸，多数人左侧痛感强于右侧。此穴可泄肝火改善情绪异常、烦躁口苦、凌晨1点～3点易醒等症。

⊕ 曲泉：护膝要穴

【定位】在膝内侧，屈膝，当膝关节内侧端，股骨内侧髁的后缘，半腱肌、半膜肌止端的前缘凹陷处。

【主治】月经不调，痛经，白带，阴挺，阴痒，产后腹痛，遗精，阳痿，疝气，小便不利，头痛，目眩，癫狂，膝膑肿痛，下肢痿痹。

【配伍】配丘墟、阳陵泉治胆道疾患；配肝俞、肾俞、章门、商丘、太冲治肝炎；配复溜、肾俞、肝俞治肝肾阴虚之眩晕、翳障眼病；配支沟、阳陵泉治心腹疼痛、乳房胀痛、疝痛；配归来、三阴交治肝郁气滞之痛经、月经不调。

【操作】

灸法：艾炷灸或温针灸 3 ~ 5 壮；艾条灸 5 ~ 10 分钟。

按摩：点按法、指推法、揉法。

【功效】清肝火、祛湿热。

【日常保健】

中医认为，腹泻多为湿热蕴阻肠道、肝郁克犯脾土所致。膝盖内侧的"曲泉"穴是足厥阴肝经穴位，具有清利湿热、和肝理脾和收涩止泻的作用。按摩时，屈膝，在膝关节内侧，大腿与小腿连接褶皱尽头的凹陷处便是曲泉穴。以大拇指垂直按压同侧曲泉穴，两手同时进行，每次 5 ~ 8 分钟，每日早晚各 1 次。按摩期间注意不要进食油腻、辛辣食物，并注意避免着凉。

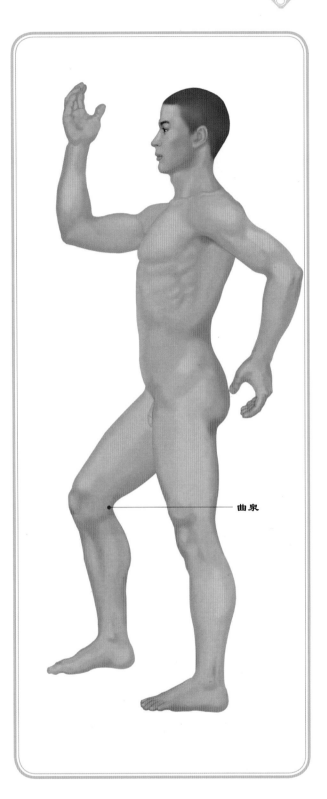

曲泉

第十二章 足厥阴肝经：身怀绝技的治病高手

⊖ 足五里：通利小便效果好

【定位】在大腿内侧，当气冲直下 3 寸，大腿根部，耻骨结节的下方，长收肌的外缘。

【主治】少腹胀痛，小便不通，阴挺，睾丸肿痛，嗜卧，四肢倦怠，颈疬。

【配伍】配三阳络、天井、历兑、三间治嗜卧欲动摇。

【操作】

灸法：艾炷灸或温针灸 3 ~ 5 壮；艾条灸 5 ~ 10 分钟。

按摩：点按法、指推法、揉法。

【功效】疏肝理气，清热利湿。

【日常保健】

春困是因为气候转暖后，体表的毛细血管因舒展而需要增加血流量，这时脑组织的血流量就会相应减少，脑组织供氧不足，从而出现困倦、疲乏、嗜睡的现象。此时，按揉足五里，"春困"离你去。

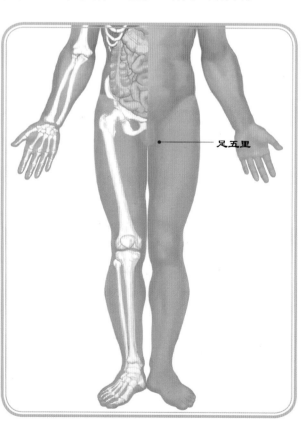

足五里

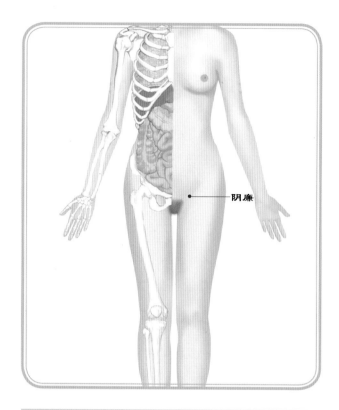

阴廉

⊖ 阴廉：常灸常按调经助孕

【定位】在大腿内侧，当气冲直下 2 寸，大腿根部，耻骨结节的下方，长收肌的外缘。

【主治】月经不调，赤白带下，少腹疼痛，股内侧痛，下肢挛急。

【配伍】配曲骨、次髎、三阴交治湿热下注之月经不调、白带多、阴门瘙痒、股癣等；配肾俞、大赫、命门、太溪治妇人不孕、男子不育症；配委中、次髎、膀胱俞治膀胱炎、膀胱结石。

【操作】

灸法：艾炷灸或温针灸 3 ~ 5 壮；艾条灸 5 ~ 10 分钟。

按摩：点按法、指推法、揉法。

【功效】调经止带，通利下焦。

【日常保健】

按压此穴每天 3 ~ 5 次，每次 2 ~ 4 分钟，可以治疗各种炎症，而且经常按压商丘穴能有效保养乳腺，提高受孕机会。

⊖ 急脉：常按防治静脉曲张

【定位】在耻骨结节的外侧，当气冲外下腹股沟股动脉搏动处，前正中线旁开 2.5 寸。

【主治】疝气，阴挺，阴茎痛，少腹痛，股内侧痛。

【配伍】配大敦治疝气、阴挺、阴茎痛、阳痿；配阴包、箕门、曲泉、足五里治下肢痿瘫、小儿麻痹。

【操作】

灸法：艾炷灸或温针灸 3 ～ 5 壮；艾条灸 5 ～ 10 分钟。

按摩：点按法、指推法、揉法。

【功效】生风化湿。

【日常保健】

我们日常保健中运用最多的地方就是防治静脉曲张。静脉曲张是由于长期站立，血流不畅造成的腿部静脉突出，严重时甚至连直立行走都很困难，所以我们平时就要注意疏通腿部经络。具体方法是，从小腹开始揉，一直揉到脚心，然后在急脉穴的位置用力按压，自己在心里从 1 默数到 12，然后轻轻抬手，这时候如果感觉到一股热流通过静脉直冲脚踝，就代表收到效果了。

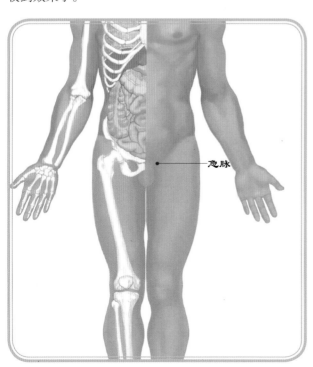

急脉

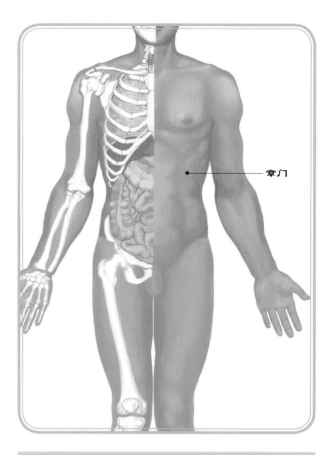

章门

⊖ 章门：利肝健脾促消化

【定位】在侧腹部，当第 11 肋游离端的下方。

【主治】腹痛，腹胀，肠鸣，泄泻，呕吐，神疲肢倦，胸胁痛，黄疸，痞块，小儿疳积，腰脊痛。

【配伍】配足三里治荨麻疹、组织胺过敏症；配天枢、脾俞、中脘、足三里治肝脾不和之腹胀、痞块、胁痛、泄泻、消瘦；配肾俞、肝俞、水道、京门、阴陵泉、三阴交、阳谷、气海治肝硬化腹水、肾炎。

【操作】

灸法：艾炷灸或温针灸 3 ～ 5 壮；艾条灸 5 ～ 10 分钟。

按摩：点按法、指推法、揉法。

【功效】疏肝健脾，理气散结，清利湿热。

【日常保健】

用双手手指指端按压此穴位，并且做环状运动。每日 2 次，每次 2 分钟。

⊝ 期门：消除胸肋胀痛的顺气穴

【定位】在胸部，当乳头直下，第 6 肋间隙，前正中线旁开 4 寸。

【主治】胸胁胀满疼痛，呕吐，呃逆，吞酸，腹胀，泄泻，饥不欲食，胸中热，咳喘，奔豚，疟疾，伤寒热入血室。

【配伍】配大敦治疝气；配肝俞、公孙、中脘、太冲、内关治肝胆疾患、胆囊炎、胆结石及肝气郁结之胁痛、食少、乳少、胃痛、呕吐、呃逆、食不化、泄泻等。

【操作】

灸法：艾炷灸或温针灸 3 ～ 5 壮；艾条灸 5 ～ 10 分钟。

按摩：点按法、指推法、揉法。

【功效】疏肝清热、利胆和胃、降逆止痛。

【日常保健】

先用手掌轻擦双侧胁部至微微发热，然后用拇指指面着力于期门穴之上，由轻至重，待产生酸、麻、胀、痛、热和走窜等感觉后，再施以按揉的方式，让刺激充分达到肌肉组织的深层，持续数秒后，渐渐放松。如此反复操作，左右交替，每次每穴按压 3 ～ 5 分钟，每日两三次。

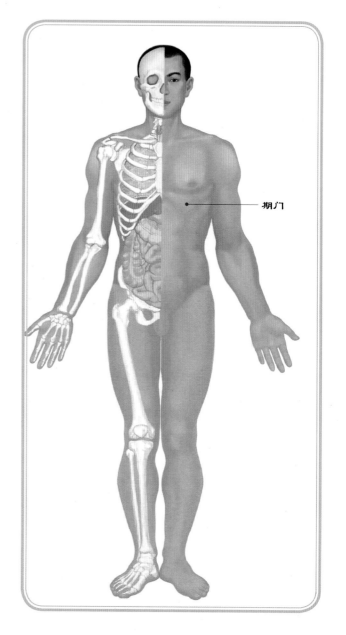

期门

图解经络穴位养生大全

督脉：阳脉之海

督脉是奇经八脉之一，督就是"总督"的意思，督脉总督一身之阳经，调节着一身的阳经气血。督脉循身之背，背为阳，所以有督脉"总督诸阳"和"阳脉之海"的说法，在机体生命中具有举足轻重的地位。督脉分布有28个俞穴，这些俞穴不仅能治疗与俞穴部位相应的内脏病、头面、颈项和腰背部的病变，还能够治疗热病、神志病等疾患。

1. 经脉循行：起于小腹内，下出于会阴部，向后行于脊柱的内部，上达项后风府，进入脑内，上行巅顶，沿前额下行鼻柱。

2. 主要病候：脊柱强痛，角弓反张等证。

3. 主治概要：主治神志病、热病、腰骶、背、头项局部病证及相应的内脏疾病。

督脉穴歌

督脉行脉之中行，　二十八穴始长强，　腰俞阳关入命门，　悬枢脊中中枢长，
筋缩至阳归灵台，　神道身柱陶道开，　大椎哑门连风府，　脑户强间后顶排，
百会前顶通囟会，　上星神庭素髎对，　水沟兑端在唇上，　龈交上齿缝之内。

督脉要穴主治歌

督脉胞中行背阳，　阳脉之海正中央，　醒脑开窍主神志，　角弓反张及项强。
长强解痉治脊强，　调肠又主诸痔疮，　尾骶疼痛阴湿痒，　便秘泄痢及脱肛。
腰俞主治腰脊痛，　冷痹强急经不通，　腰下至足不仁冷，　溺赤妇人经种种。
腰阳关穴主通阳，　祛寒除湿补肾强，　腰骶疼痛下肢痹，　阳痿带下针无恙。
命门补肾壮命火，　强壮保健生殖弱，　头晕耳鸣五更泄，　遗精胎坠尿频数。
脊中可止痛腰脊，　黄疸癫痫痔下痢。　筋缩宁神癫痫疾，　熄风镇痉筋拘急。
至阳利胆可退黄，　阳中之阳善通阳，　黄疸胃痛不嗜食，　哮喘心痛连脊强。
灵台清热疗疔疮，　气喘胃痛认端详。　神道失眠主心恙，　咳喘灸疗脊背伤。
身柱癫痫鸣似羊，　咳喘腰背起疮疡。　陶道疟疾清热良，　寒热癫痫弓反张。
大椎泄热又振阳，　补虚镇静功效强，　热病骨蒸及疟疾，　癫痫惊风角弓张，
咳喘鼻病项背强，　通阳祛寒最善长。

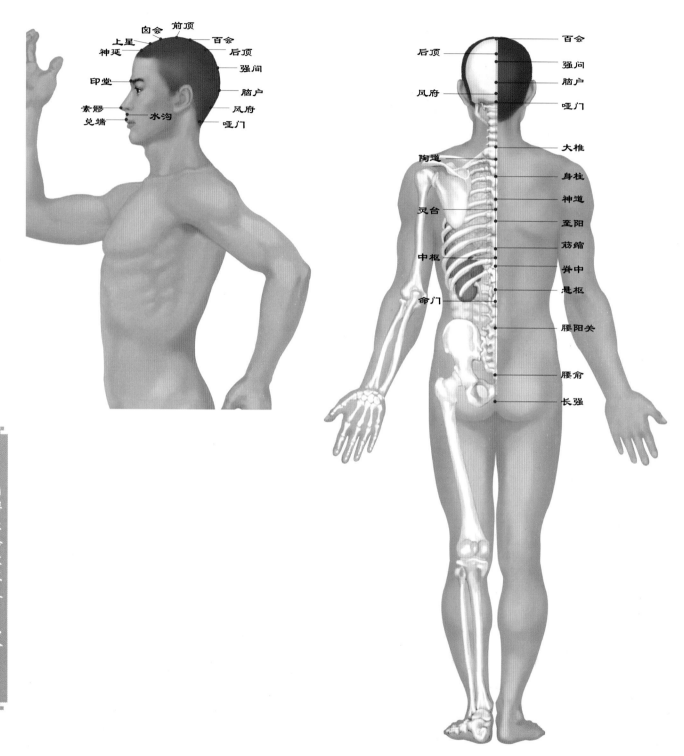

🔴 长强：肛周瘙痒症特效穴

【定位】在尾骨端下，当尾骨端与肛门连线的中点处。

【主治】泄泻，痢疾，便秘，便血，痔疾，癫狂，脊强反折，癃淋，阴部湿痒，腰脊、尾骶部疼痛。

【配伍】配二白、阴陵泉、上巨虚、三阴交治痔疮（湿热下注型）；配精官、二白、百会（灸）治脱肛、痔疮。

【操作】

灸法：艾炷灸或温针灸3～7壮；艾条灸5～15分钟。

按摩：点按法、指推法、揉法。

【功效】解痉止痛，调畅通淋。

【日常保健】

患者俯卧，双脚稍稍分开，用手指揉、按压此穴，每次揉4分钟，双手交替按摩。每日2次。

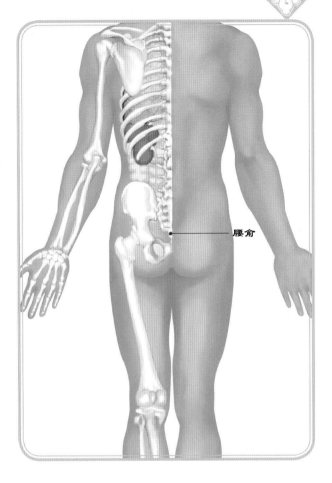

腰俞

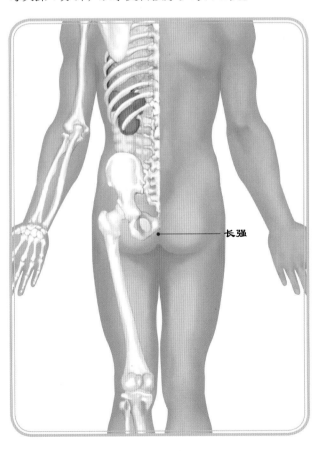

长强

第十三章 督脉：阳脉之海

🔴 腰俞：补益肾气治便血

【定位】在骶部，当后正中线上，适对骶管裂孔。

【主治】腰脊强痛，腹泻，便秘，痔疾，脱肛，便血，癫痫，淋浊，月经不调，下肢痿痹。

【配伍】配膀胱俞（灸）、长强、气冲、上髎、下髎、居髎治腰脊冷痛；配太冲治脊强反折、抽搐。

【操作】

灸法：艾炷灸或温针灸3～7壮；艾条灸5～15分钟。

按摩：点按法、指推法、揉法。

【功效】调经清热、散寒除湿。

【日常保健】

用拇指指腹按摩腰俞穴并做环状运动，每次3分钟。

⊖ 腰阳关：遗精、阳痿不复返

【定位】在腰部，当后正中线上，第4腰椎棘突下凹陷中。

【主治】腰骶疼痛，下肢痿痹，月经不调，赤白带下，遗精，阳痿，便血。

【配伍】补腰阳关、肾俞、次髎，泻委中治腰脊痛、四肢厥冷、小便频数；配腰夹脊、秩边、承山、飞扬治坐骨神经痛、腰腿痛；配膀胱俞、三阴交治遗尿、尿频。

【操作】

灸法：艾炷灸或温针灸3～7壮；艾条灸5～15分钟。

按摩：点按法、指推法、揉法。

【功效】祛寒除湿、舒筋活络。

【日常保健】

左手或右手握拳，以食指掌指关节突起部置于腰阳关穴上，先顺时针方向压揉9次，再逆时针方向压揉9次，反复做36次。意守腰阳关穴。督脉为阳经，本穴为阳气通过之关。每天按揉此穴，具有疏通阳气、强腰膝、益下元等作用。

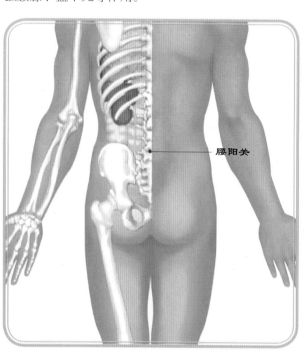

腰阳关

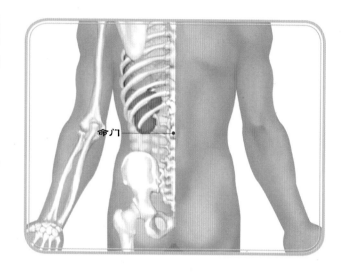

命门

⊖ 命门：延缓衰老、推迟更年期

【定位】在腰部，当后正中线上，第2腰椎棘突下凹陷中。

【主治】虚损腰痛，脊强反折，遗尿，尿频，泄泻，遗精，白浊，阳痿，早泄，赤白带下，胎屡坠，五劳七伤，头晕耳鸣，癫痫，惊恐，手足逆冷。

【配伍】配肾俞、太溪治遗精、早泄、腰脊酸楚、足膝无力、遗尿、癃闭、水肿、头昏耳鸣等肾阳亏虚之症；配百会、筋缩、腰阳关治破伤风抽搐；灸命门、隔盐灸神阙治中风脱症；配关元、肾俞、神阙（艾灸）治五更泄；补命门、肾俞、三阴交治肾虚腰痛；泻命门、阿是穴、委中、腰夹脊穴治腰扭伤痛和肥大性脊柱炎；配十七椎、三阴交治痛经（寒湿凝滞型）（艾灸）；配大肠俞、膀胱俞、阿是穴（灸）治寒湿痹腰痛。

【操作】

灸法：艾炷灸或温针灸3～7壮；艾条灸5～15分钟。

按摩：点按法、指推法、揉法。

【功效】培元固本、强健腰膝。

【日常保健】

按摩命门穴，可以延缓衰老、推迟更年期。另外，按摩命门穴也有催情的作用，能改善性冷感，平衡和恢复性功能。

⊖ 悬枢：助阳健脾治腰腹痛

【定位】在腰部，当后正中线上，第1腰椎棘突下凹陷中。

【主治】腰脊强痛，腹胀，腹痛，完谷不化，泄泻，痢疾。

【配伍】配委中、肾俞治腰脊强痛；配足三里、太白治完谷不化、泄泻。

【操作】

灸法：艾炷灸或温针灸3～7壮；艾条灸5～15分钟。

按摩：点按法、指推法、揉法。

【功效】助阳健脾、通调肠气。

【日常保健】

本穴位于腰部，近脾胃，故可治疗脾胃虚弱、胃痛、泄泻。本穴属督脉，督脉行于脊中，为诸阳之海，可升阳举陷，故又可治疗脱肛、腰脊强痛。

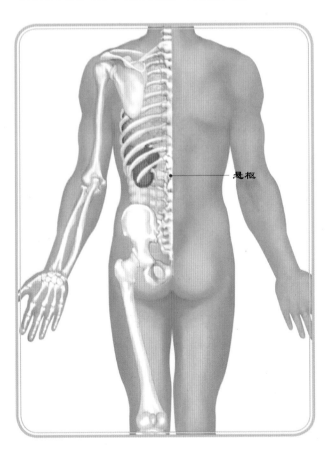

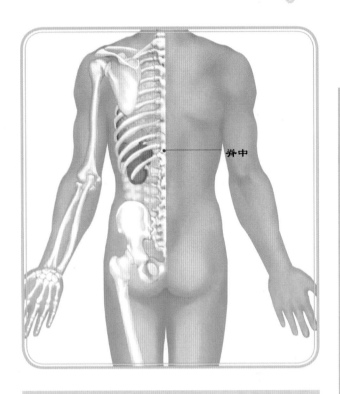

⊖ 脊中：壮阳益气治腿痛

【定位】在背部，当后正中线上，第11胸椎棘突下凹陷中。

【主治】腰脊强痛，黄疸，腹泻，痢疾，小儿疳积，痔疾，脱肛，便血，癫痫。

【配伍】配足三里、中脘治腹胀胃痛；配上巨虚、下巨虚治腹泻痢疾；配鸠尾、大椎、丰隆治癫痫；配肾俞、太溪治腰膝痛；配至阳、阳陵泉、胆俞治黄疸。

【操作】

灸法：艾炷灸或温针灸3～5壮；艾条灸5～15分钟。

按摩：点按法、指推法、揉法。

【功效】健脾利湿、宁神镇静。

【日常保健】

指压接脊、脊中二穴治疗腹痛，大多数在5分钟内腹痛消除或减轻，具有止痛迅速、疗效确切、简便易行、无副作用而又不影响进一步诊治等优点，非常适宜于运动员，尤其是在重要比赛中使用更能体现出其优越性。

⊖ 中枢：健脾清热治胃痛

【定位】在背部，当后正中线上，第10胸椎棘突下凹陷中。

【主治】黄疸，呕吐，腹满，胃痛，食欲不振，腰背痛。

【配伍】配命门、腰眼、阳陵泉、后溪治腰脊痛。

【操作】

灸法：艾炷灸或温针灸3～5壮；艾条灸5～15分钟。

按摩：点按法、指推法、揉法、擦法等。

【功效】健脾利湿、清热止痛。

【日常保健】

单肘尖按摩此穴，共20遍，可有效缓解腰酸背痛。

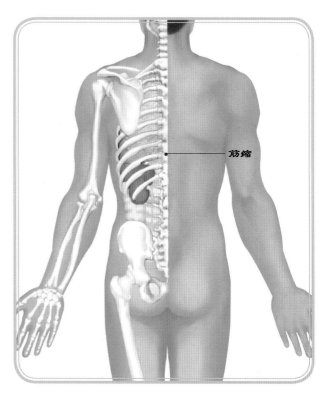

⊖ 筋缩：通络止痉治背痛

【定位】在背部，当后正中线上，第9胸椎棘突下凹陷中。

【主治】癫狂，惊痫，抽搐，脊强，背痛，胃痛，黄疸，四肢不收，筋挛拘急。

【配伍】配角孙、瘛脉治小儿惊痫、瘛疭、角弓反张；配通里治癫痫；配水道治脊强。

【操作】

灸法：艾炷灸或温针灸3～5壮；艾条灸5～15分钟。

按摩：点按法、指推法、揉法。

【功效】平肝熄风、宁神镇痉。

【日常保健】

本穴位于背部，在两肝俞之间，肝主筋，故可治疗筋挛拘急、四肢不收、胃痛。本穴属督脉，其脉行于脊中，上贯入脑，故可治疗脊强，癫痫。有镇惊熄风、通络止痉的作用。以手指指腹或指节向下按压，并作圈状按摩。

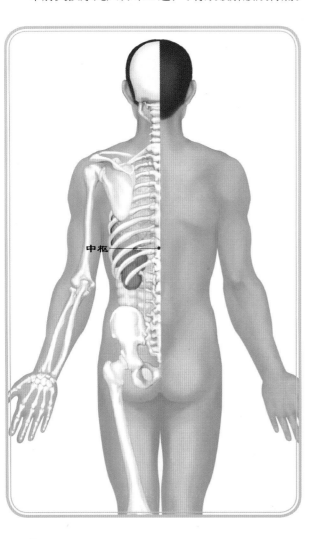

图解经络穴位养生大全

⊖ 至阳：缓解心慌胸闷的宽心穴

【定位】在背部，当后正中线上，第7胸椎棘突下凹陷中。

【主治】胸胁胀痛，腹痛黄疸，咳嗽气喘，腰背疼痛，脊强，身热。

【配伍】配曲池、阳陵泉、脾俞治黄疸；配天枢、大肠俞治腹胀、肠鸣、泄泻；配内关、神门治心悸、心痛。

【操作】

灸法：艾炷灸或温针灸3～5壮；艾条灸5～15分钟。

按摩：点按法、指推法、揉法。

【功效】利胆退黄、宽胸利膈。

【日常保健】

心绞痛发作时，需在背部两肩胛骨内侧区域寻找一阳性反应点，可重点在厥阴俞、心俞穴、至阳穴等穴附近按压，寻找压痛最明显的穴位，用手指用力点按、弹拨该穴3～6分钟，对心绞痛发作起到缓解作用。

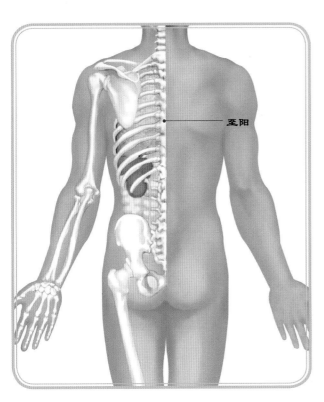

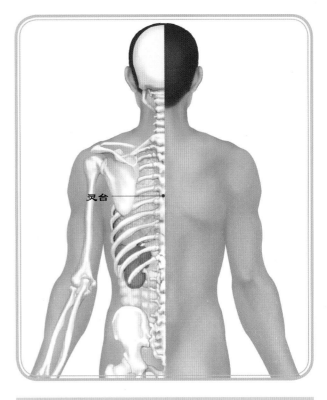

⊖ 灵台：治疗忧郁失眠的养心穴

【定位】在背部，当后正中线上，第6胸椎棘突下凹陷中。

【主治】咳嗽，气喘，项强，脊痛，身热，疔疮。

【配伍】配陶道、内关治间日疟；配合谷（泻法）、委中（放血）治疗疮；配阳陵泉、支沟治胸胁痛；配身柱、至阳治背痛；配胆俞、阳陵泉、太冲治黄疸。

【操作】

灸法：艾炷灸或温针灸3～5壮；艾条灸10～20分钟。

按摩：点按法、指推法、揉法。

【功效】清热化湿、止咳定喘。

【日常保健】

本穴属督脉，可通调督脉经气，故可治疗脊痛项强。其穴近肺，肺主气外合皮毛，故又可治疗咳嗽、气喘、疔疮。有宣肺通络、清热解毒的作用。用拇指指腹按揉灵台穴穴位并做环状运动，注意按压时力度要适中，每次按摩5分钟，每天按摩2次。

第十三章　督脉：阳脉之海

⊖ 神道：泄热宁神安心穴

【定位】在背部，当后正中线上，第5胸椎棘突下凹陷中。

【主治】心痛，惊悸，怔忡，失眠健忘，中风不语，癫痫，腰脊强，肩背痛，咳嗽，气喘。

【配伍】配关元治身热头痛；配神门治健忘惊悸；配百会、三阴交治失眠健忘、小儿惊风、痫症；配心俞、厥阴俞、内关、通里、曲泽治胸痹。

【操作】

灸法：艾炷灸或温针灸3～5壮；艾条灸10～20分钟。

按摩：点按法、指推法、揉法。

【功效】宁神安心、清热平喘。

【日常保健】

本穴位于背部，近心肺，居两心俞之间，心主神明，故本穴可治疗心痛，心悸，怔忡，失眠，健忘。本穴属督脉，其脉行于脊中，故又可治疗脊背强痛。以拇指适当力度垂直点按。

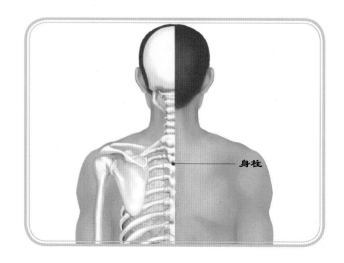

身柱

⊖ 身柱：小孩身体的强壮穴

【定位】在背部，当后正中线上，第3胸椎棘突下凹陷中。

【主治】身热头痛，咳嗽，气喘，惊厥，癫狂痫证，腰脊强痛，疔疮发背。

【配伍】配水沟、内关、丰隆、心俞治癫狂痫；配风池、合谷、大椎治肺热、咳嗽；配灵台、合谷、委中（泻法）治疗毒。

【操作】

灸法：艾炷灸或温针灸3～5壮；艾条灸10～20分钟。

按摩：点按法、指推法、揉法。

【功效】宣肺清热、宁神镇咳。

【日常保健】

古人发现在小儿出生后不久灸身柱穴，可以预防消化系统、呼吸系统等多种疾病，故《日用灸法》中说："灸治癫狂、痨瘵、小儿惊痫，疝气。习俗称为身柱灸，小儿必灸者也。出生75日后灸之，如若疳疮，或患惊悸，虽75日以内亦可灸之。"

身柱灸的具体方法、时间因孩子大小而定。一般而言，出生75天的小儿即可开始行身柱灸，每次5～10分钟，3岁后小儿每次灸10～15分钟，隔日1次，连续治疗10次后改为每周1次，渐改为每月1次，灸至7岁。

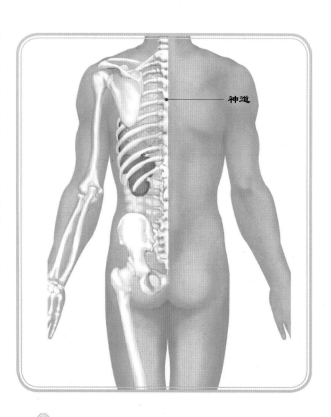

神道

⊖ 大椎：我们身体里的小太阳

【定位】在后正中线上，第7颈椎棘突下凹陷中。

【主治】热病，疟疾，咳嗽，喘逆，骨蒸潮热，项强，肩背痛，腰脊强，角弓反张，小儿惊风，癫狂痫证，五劳虚损，七伤乏力，中暑，霍乱，呕吐，黄疸，风疹。

【配伍】配肺俞治虚损、盗汗、劳热；配间使、乳根治脾虚发疟；配四花穴治百日咳（双膈俞、双胆俞）；配曲池预防流脑；配合谷治白血球减少；配足三里、命门提高机体免疫力；配大椎、定喘、孔最治哮喘；配曲池、合谷泻热；配腰奇、间使治癫痫。

【操作】

灸法：艾炷灸或温针灸3～5壮；艾条灸10～20分钟。

按摩：点按法、指推法、揉法。

【功效】清热解表、截疟止痫。

【日常保健】

防治感冒：在大椎处刮痧（要刮出痧点）或拔火罐（留罐10分钟，如有咳嗽可在双侧肺俞加拔火罐）；淋浴时也可用水柱冲击大椎处，水温需要高一些，以能忍受、不烫伤局部皮肤为度。

治落枕及颈肩不适：在大椎处涂上红花油类具治疗跌打损伤作用的按摩油，然后拔罐并留罐10分钟即可。肩部也可加拔几只火罐则效果更好。

治粉刺：采用刺血加罐的方法。先用三棱针点刺大椎穴，随即加拔火罐，以出血为度，10分钟左右起罐。3～5天进行一次治疗，可活血通络、祛毒养颜。

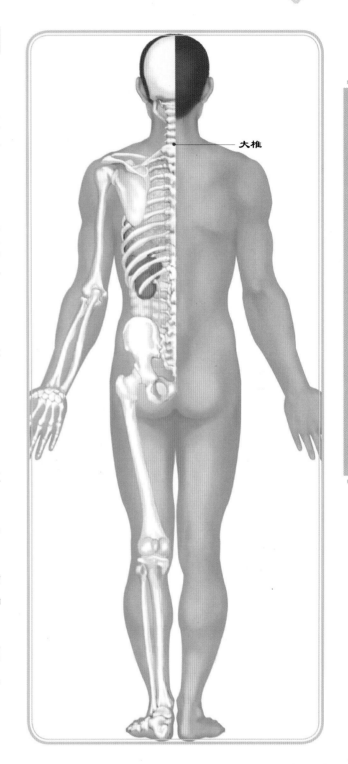

大椎

第十三章 督脉：阳脉之海

☉ 陶道：让你精神愉悦的特效穴

【定位】 在背部，当后正中线上，第1胸椎棘突下凹陷中。

【主治】 头痛项强，恶寒发热，咳嗽，气喘，骨蒸潮热，胸痛，脊背酸痛，疟疾，癫狂，角弓反张。

【配伍】 配丰隆、水沟、神门、心俞治癫狂病；配大椎、间使、后溪治疟疾；配合谷、曲池、风池治外感病；配肾俞、腰阳关、委中治胸背痛。

【操作】

灸法：艾炷灸或温针灸3～5壮；艾条灸10～20分钟。

按摩：点按法、指推法、揉法。

【功效】 解表清热、镇惊安神。

【日常保健】

按揉陶道穴能够显著改善肺功能。所以，患有慢支的人，或者经常咳嗽、自觉肺功能不太好的人，不妨时时刺激一下陶道穴。

按摩陶道穴的手法：首先可以低下头，一手将头按住，另一只手的大拇指顶住穴位，其余四指抓住脖颈得力，用大拇指按揉。按摩的时候多用点劲，每次按摩大概100下左右，慢慢地，肺功能会有一个很好的提升。

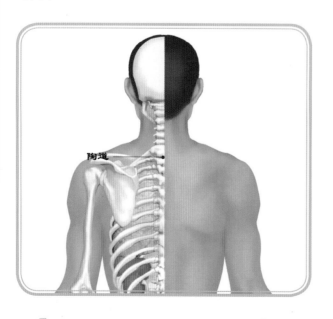

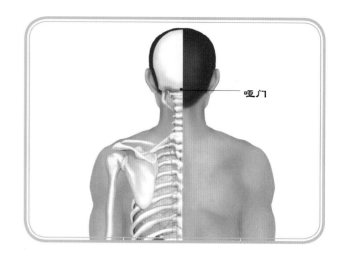

☉ 哑门：中风不语的特效穴

【定位】 在项部，当后发际正中直上0.5寸，第1颈椎下。

【主治】 舌缓不语，音哑，头重，头痛，颈项强急，脊强反折，中风尸厥，癫狂，痫证，癔病，衄血，重舌，呕吐。

【配伍】 泻哑门、听会、外关（或中渚）、丘墟治高热或疟疾所致耳聋；配人中、廉泉治舌强不语、暴喑、咽喉炎；配百会、人中、丰隆、后溪治癫狂、癫痫。配风池、风府治中风失语、不省人事；配劳宫、三阴交、涌泉等九穴为回阳九针，可以开窍醒神治昏厥；配脑户、百会、风池、太溪、昆仑、肾俞治大脑发育不全；针哑门、肾俞、太溪治疗贫血。

【操作】

灸法：艾炷灸或温针灸3～5壮；艾条灸10～20分钟。

按摩：点按法、指推法、揉法。

【功效】 疏风通络、开窍醒脑。

【日常保健】

哑门穴处在颈部重要生理位置，周围是项韧带、项肌、斜方肌、颈半棘肌、头下斜肌、头后大小直肌、颈神经和枕神经通过处，是颈部活动枢纽。生活工作中局部软组织易受损伤。软组织的损伤、炎症、渗出、粘连等病理改变，压迫神经血管引起临床症状和体征。

⊖ 风府：颈项强痛疗效好

【定位】在项部，当后发际正中直上1寸，枕外隆凸直下，两侧斜方肌之间凹陷处。

【主治】癫狂，痫证，癔病，中风不语，悲恐惊悸，半身不遂，眩晕，颈项强痛，咽喉肿痛，目痛，鼻衄。

【配伍】配腰俞治足不仁；配昆仑治癫狂、多言；配二间、迎香治鼻衄；配金津、玉液、廉泉治舌强难言；配风市主治寒伤肌肤经络；配肺俞、太冲、丰隆主治狂躁奔走，烦乱欲死。

【操作】

灸法：艾炷灸或温针灸3～5壮；艾条灸10～20分钟。

按摩：点按法、指推法、揉法。

【功效】散风熄风、通关开窍。

【日常保健】

按摩风府穴治疗的就是后脑勺痛和前额疼痛。按摩时左手扶住前额，右手拇指点按风府穴，其余四指固定住头部，按摩时要稍微用力，能感觉到有股热流窜向前额，每次点按15次，做3次。按摩风府穴可以改善大脑血液循环，按摩完之后会觉得头疼缓解，头脑特别清醒。

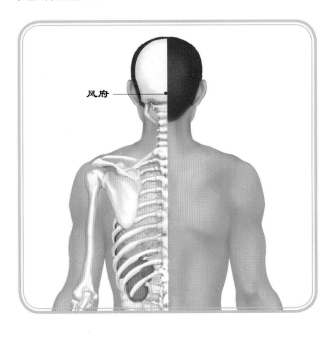

风府

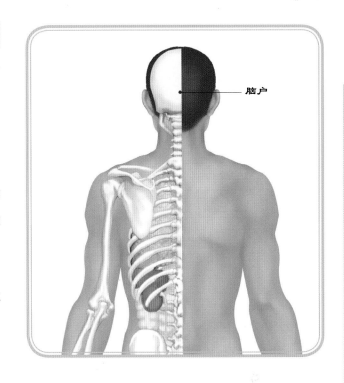

脑户

⊖ 脑户：头重头痛去找它

【定位】在头部，后发际正中直上2.5寸，风府上1.5寸，枕外隆凸的上缘凹陷处。

【主治】头重，头痛，面赤，目黄，眩晕，面痛、音哑，项强，癫狂痫证，舌本出血，瘿瘤。

【配伍】配通天、脑空治头重痛；配人中、太冲、丰隆治癫狂痫。

【操作】

灸法：艾炷灸或温针灸3～5壮；艾条灸10～20分钟。

按摩：点按法、指推法、揉法。

【功效】散风清热、开窍镇痉。

【日常保健】

正坐，双手伸过颈项，放置在后脑处，手掌心向头，扶住后脑勺，四指的指尖向头顶，大拇指的指腹所在的位置就是这个穴位：大拇指的指尖互相叠加向下，用指腹或者指尖按揉穴位，有酸痛、胀麻的感觉；分别用双手轮流按揉穴位，先左后右，每回大约按揉3至5分钟。

⊖ 强间：清头散风治头痛

【定位】在头部，当后发际正中直上 4 寸（脑户上 1.5 寸）。

【主治】头痛，目眩，颈项强痛，癫狂痫证，烦心，失眠。

【配伍】配后溪、至阴治后头痛、目眩；配丰隆治头痛难忍。

【操作】

灸法：艾炷灸或温针灸 3 ～ 5 壮；艾条灸 10 ～ 20 分钟。

按摩：点按法、指推法、揉法。

【功效】清头散风、镇静安神.

【日常保健】

治疗头痛：医者一手扶在患者前额，用另一手拇指肚由轻渐重地推揉其脑后的强间穴 36 次，接着换手用同样方法再推揉穴部 36 次，然后医者用双手拇指肚分别按压患者下肢左右侧的丰隆穴各 36 次，指力要重按，其下肢有放射性酸、胀、麻感为宜。

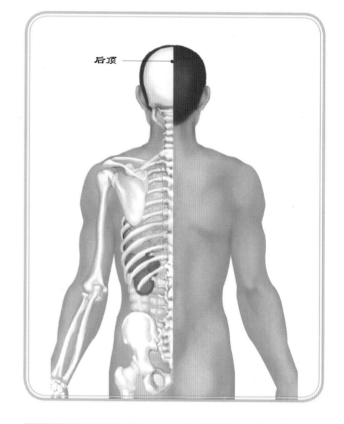

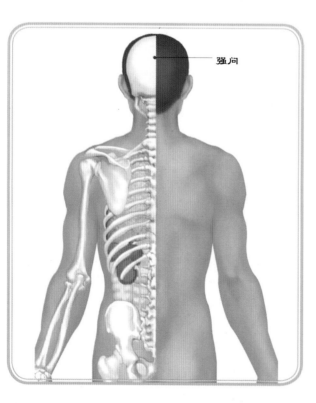

⊖ 后顶：快速止痛的特效穴

【定位】在头部，当后发际正中直上 5.5 寸（脑户上 3 寸）。

【主治】头痛，眩晕，项强，癫狂痫证，烦心，失眠。

【配伍】配百会、合谷治头顶剧痛；配外丘治颈项痛、恶风寒；配玉枕、颔厌治风眩；配率谷、太阳治偏头痛；配风池治脱发。

【操作】

灸法：艾炷灸或温针灸 3 ～ 5 壮；艾条灸 10 ～ 20 分钟。

按摩：点按法、指推法、揉法。

【功效】清头散风、镇静安神。

【日常保健】

按摩后顶穴的手法：用中指指腹按揉后顶穴并做环状运动，注意按压时力度要适中，每次按摩 2 分钟或者根据需要而定。

图解经络穴位养生大全

⊖ 百会：健脑降压很轻松

【定位】在头部，当前发际正中直上 5 寸，或两耳尖连线中点处。

【主治】头痛，眩晕，惊悸，健忘，尸厥，中风不语，癫狂，痫证，瘛病，耳鸣，鼻塞，脱肛，痔疾，阴挺，泄泻。

【配伍】配天窗治中风失音不能言语；配百会、长强、大肠俞治小儿脱肛；配百会、人中、合谷、间使、气海、关元治尸厥、卒中、气脱；配脑空、天枢治头风；针刺百会，配耳穴的神门埋揿针戒烟；配养老、百会、风池、足临泣治美尼尔氏综合症；针百会透曲鬓、天柱治脑血管痉挛、偏头痛；配百会、水沟、足三里治低血压；配百会、水沟、京骨治癫痫大发作；配百会、肾俞（回旋灸）主治炎症。

【操作】

灸法：艾炷灸或温针灸 3 ~ 5 壮；艾条灸 10 ~ 20 分钟。

按摩：点按法、指推法、揉法。

【功效】醒脑开窍，安神定志，升阳举陷。

【日常保健】

用手掌按摩头顶中央的百会穴，每次按顺时针方向和逆时针方向各按摩 50 圈，每日 2 ~ 3 次。坚持按摩，低血压的现象就会逐渐消失。

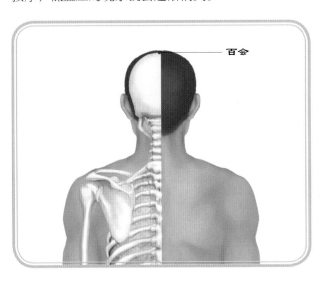

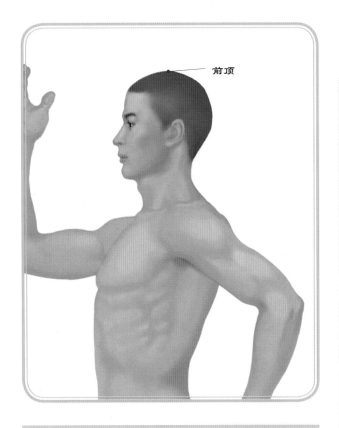

⊖ 前顶：头病勿忘去找它

【定位】在头部，当前发际正中直上 3.5 寸（百会前 0.5 寸）。

【主治】癫痫，头晕，目眩，头顶痛，鼻渊，目赤肿痛，小儿惊风。

【配伍】配前顶、后顶、颔厌治风眩、偏头痛；配人中治面肿虚浮；配百会治目暴赤肿；配五处治头风目眩、目戴上。

【操作】

灸法：艾炷灸或温针灸 3 ~ 5 壮；艾条灸 10 ~ 20 分钟。

按摩：点按法、指推法、揉法。

【功效】熄风醒脑、宁神镇静。

【日常保健】

按摩前顶穴的手法：用中指指腹按揉前顶穴并做环状运动，注意按压时力度要适中，每次按摩 2 分钟或者根据需要而定。

⊝ 囟会：最擅开窍醒神

【定位】在头部，当前发际正中直上 2 寸（百会前 3 寸）。

【主治】头痛，目眩，面赤暴肿，鼻渊，鼻衄，鼻痔，鼻痛，癫疾，嗜睡，小儿惊风。

【配伍】配玉枕治头风；配百会治多睡；配头维、太阳、合谷治头痛目眩；配上星、合谷、列缺、迎香治鼻渊、鼻衄；配前顶、天柱、本神治小儿惊痫；配人中、十宣治中风昏迷、癫痫；配血海、支沟治血虚头晕。

【操作】

灸法：艾炷灸或温针灸 3 ～ 5 壮；艾条灸 10 ～ 20 分钟。

按摩：点按法、指推法、揉法。

【功效】清头散风。

【日常保健】经常按摩此穴，能平肝熄风、醒神镇惊。

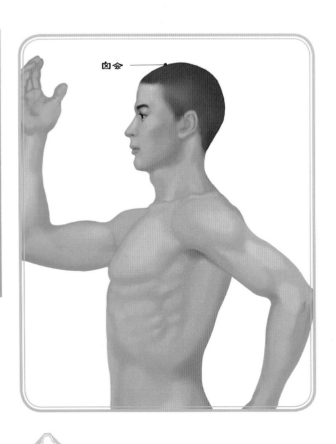

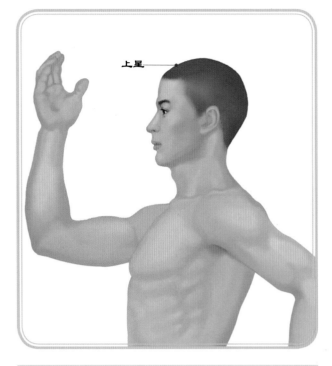

⊝ 上星：去除睡意特效穴

【定位】在头部，当前发际正中直上 1 寸。

【主治】头痛，眩晕，目赤肿痛，迎风流泪，面赤肿，鼻渊，鼻衄，鼻痔，鼻痛，癫狂，痫证，小儿惊风，疟疾，热病。

【配伍】配合谷、太冲治头目痛；配丘墟、陷谷治疟疾；配大椎治鼻中息肉、面赤肿、口鼻出血不止；配水沟治癫狂；配印堂、素髎、百会、迎香、合谷、曲池、列缺、支沟治酒渣鼻。

【操作】

灸法：艾炷灸或温针灸 3 ～ 5 壮；艾条灸 10 ～ 20 分钟。

按摩：点按法、指推法、揉法。

【功效】清热利窍、醒神清脑、升阳益气。

【日常保健】

流鼻血，古称鼻衄，中医认为，鼻衄的机理主要是血热气逆，由于肺、胃、肝等脏腑火热偏盛，迫血妄行。现代研究也表明，按上星穴有收缩鼻黏膜血管的作用，是治疗鼻病的要穴。

图解经络穴位养生大全

⊖ 神庭：安神醒脑特效穴

【定位】在头部，当前发际正中直上 0.5 寸。

【主治】头痛，眩晕，目赤肿痛，泪出，目翳，雀目，鼻渊，鼻衄，癫狂，痫证，角弓反张。

【配伍】配行间治目泪出；配囟会治中风不语；配兑端、承浆治癫痫呕沫；配水沟治寒热头痛、喘渴、目不可视；配太冲、太溪、阴郄、风池治肝阳上亢型头痛、眩晕、失眠等病症。

【操作】

灸法：艾炷灸或温针灸 3 ~ 5 壮；艾条灸10 ~ 20 分钟。

按摩：点按法、指推法、揉法。

【功效】清头散风、镇静安神。

【日常保健】

神庭穴位的作用还包括调节我们的神经系统。经常按摩这个穴位，能够很好的降低痛风患者身体疼痛的感觉。如果患者感觉到自己脑袋昏沉，或者是情绪波动比较大，那么每天按摩这个穴位 50 ~ 100 下，能够起到很好的作用。神庭穴和上星穴的功效是非常相近的，并且两个穴位所在的位置也很近。日常，我们对这个位置进行按摩，大概用一个大拇指就能够对这两个穴位都进行刺激了。

建议在平时我们的大脑出现昏沉还有迟缓毛病的时候，可以对神庭穴进行按摩，能够起到很不错提神醒脑作用。

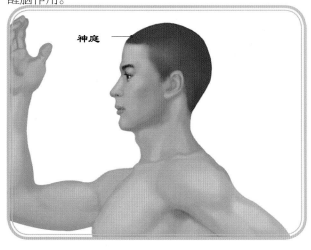
神庭

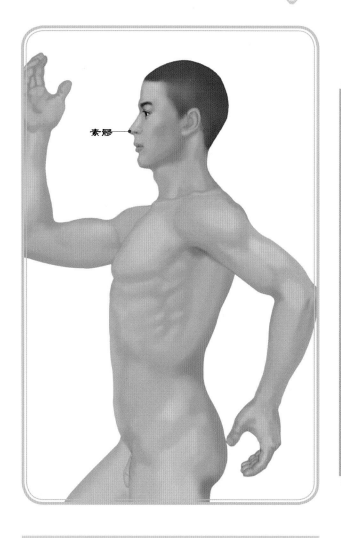
素髎

⊖ 素髎：低血压的特效穴

【定位】在面部，当鼻尖的正中央。

【主治】鼻塞，鼻衄，鼻流清涕，鼻中肉，鼻渊，酒鼻，惊厥，昏迷，新生儿窒息。

【配伍】配百会、足三里治低血压休克；配迎香、合谷治鼻渊。

【操作】

按摩：点按法、指推法、揉法。

【功效】清热开窍、回阳救逆。

【日常保健】

揉素髎：用右手掌心（劳宫穴），按在鼻尖上（素髎穴），逆时针方向揉 50 下，再用左手掌心按鼻尖顺时针方向揉 50 下。可治疗鼻炎。

⊖ 水沟：昏迷急救之要穴

【定位】在面部，当人中沟的上1/3与中1/3交点处。

【主治】昏迷，晕厥，暑病，癫狂，痫证，急慢惊风，鼻塞，鼻衄，风水面肿，齿痛，牙关紧闭，黄疸，消渴，霍乱，温疫，脊膂强痛，挫闪腰疼。

【配伍】配百会、十宣、涌泉用于昏迷急救。中暑加委中、尺泽，溺水窒息加会阴，癫狂加内关，痫病发作加合谷透劳宫；配上星、风府治鼻流清涕；配委中（泻法）治急性腰扭伤；配三阴交、血海治月经不调、崩漏。

【操作】

不灸。

按摩：点按法、掐法、揉法。

【功效】醒神开窍、清热熄风。

【日常保健】

人事不省、心腹绞痛、剧烈腰背痛等。该穴为人体最重要的穴位之一，而且也是一个相当危险的部位，如果采用此穴位来治疗疾病的时候，注意力道不要过于强烈。

按摩水沟穴的方法：用拇指尖掐或针刺水沟穴，以每分钟掐压或捻针20～40次，每次连续0.5～1秒为佳。

按摩水沟穴治疗慢性鼻炎的方法：

1、两手拇指微屈，其他四指轻握拳，用拇指背沿鼻梁两侧上下往复摩擦数十次，上擦到眼下部，下擦到鼻孔侧。

2、双手捂住脸部，左右手各自向相反方向弧形揉搓脸部。

3、用一指尖轻按水沟穴（人体鼻唇沟的中点），以顺、逆时针方向各旋转按揉50次。每日早晚各做1次，只要长期坚持，定会收到满意效果。

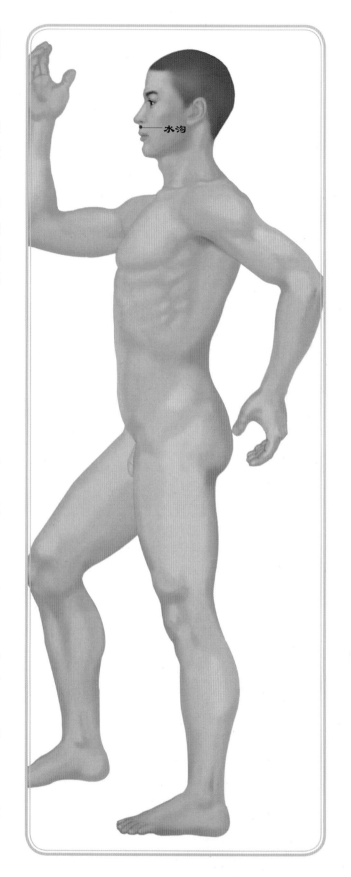

水沟

⊖ 兑端：清热定惊要穴

【定位】在面部，当上唇的尖端，人中沟下端的皮肤与唇的移行部。

【主治】昏迷，晕厥，癫狂，癔病，消渴嗜饮，口疮臭秽，齿痛，口噤，鼻塞。

【配伍】配本神治癫痫呕沫；配目窗、正营、耳门治唇吻强，止齿龋痛。

【操作】

不灸。

按摩：点按法、指推法、揉法。

【功效】清热、定惊、止痛。

【日常保健】

用指尖点压兑端穴后轻轻划圈按揉，可以刺激唇部周边皮肤的运动，令双唇紧致平滑，唇纹淡化。

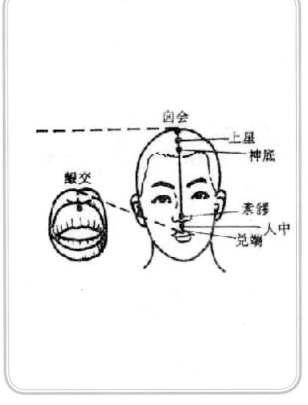

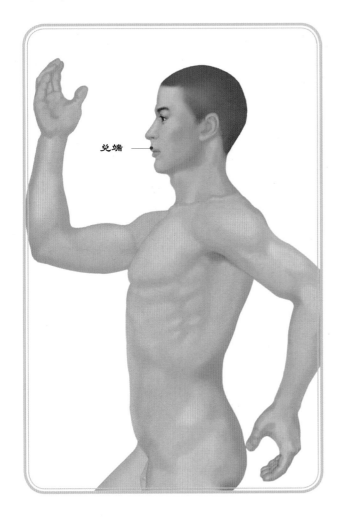

⊖ 龈交：专治口臭的特效穴

【定位】在上唇内，唇系带与上齿龈的相接处。

【主治】齿龈肿痛，口臭，齿衄，鼻渊，面赤颊肿，唇吻强急，面部疮癣，两腮生疮，癫狂，项强。

【配伍】配风府治颈项急，不得顾；配承浆治口臭难近；配上关、大迎、翳风治口噤不开。

【操作】

不灸。

按摩：点按法、掐法。

【功效】清热、开窍、醒神。

【日常保健】

经常按摩龈交穴可加快身体淋巴和血液循环，消除因任脉、督脉不通而引起的身体浮肿型下身肥胖。从而帮助瘦腿。取穴时翻开上唇，龈交穴位于人体的上唇内，唇系带和上齿龈连接处。伸出舌头，向上舔舐、刺激龈交穴，每天至少刺激 20 次，每次 30 秒。

任脉：阴脉之海

任脉是奇经八脉之一，与督、冲二脉皆起于胞中，同出"会阴"，称为"一源三岐"。任脉行于胸腹正中，上抵颏部。任脉与六阴经有联系，称为"阴脉之海"，具有调节全身诸阴经经气的作用。该经俞穴主治腹、胸、颈、头面的局部病症及相应的内脏器官疾病，少数俞穴有强壮作用和可治疗神志病。如疝气、带下、腹中结块等症。

1. 经脉循行：起于小腹内，下出会阴部，向上行于阴毛部，沿腹内向上经前正中线到达咽喉部，再向上环绕口唇，经面部入目眶下。

2. 主要病候：疝气、带下、腹中结块等。

3. 主治概要：主治腹、胸、颈头面的局部病证及相应的内脏器官疾病。少数腧穴有强壮作用或可治神志病。

任脉穴歌

任脉中行二十四，　会阴潜伏二阴间，　曲骨之前中极在，　关元石门气海边，
阴交神阙水分处，　下脘建里中脘前，　上脘巨阙连鸠尾，　中庭膻中玉堂联，
紫宫华盖循璇玑，　天突廉泉承浆端。

任脉要穴主治歌

任脉居中主胞胎，　泌尿生殖经与带，　理气强壮治胸腹，　总妊诸阴为阴海。
会阴醒神通阴阳，　阴部湿汗又痛痒，　溺水窒息癫昏迷，　妇人小便痔脱肛。
中极下元虚寒冷，　理气通便又调经，　癃闭阳痿疝偏坠，　恶露带下调月经。
关元补虚壮元气，　通淋遗尿治浊遗，　经带恶露下胞衣，　阳痿脱肛及泄痢。
石门水肿与疝气，　崩漏保健止泄痢，　气海理气又补气，　助阳调经治妇疾。
泌尿肠腑诸般疾，　阴挺脱肛升气虚，　神阙回阳又救逆，　中风尸厥病情急，
偏枯久泄元气虚，　风痛臌胀治疹疾，　水分理气通水道，　腹痛水肿翻胃妙。
下脘和胃止呕呃，　胃痛呕吐脾胃弱，　建里利水又健脾，　水肿纳差腹痛痞。
中脘和胃通腑气，　胃痛纳呆呕呃逆，　肠鸣泄痢及疳积，　脏躁黄疸与惊悸。
上脘胃痛不纳粮，　痞满奔豚与伏梁，　癫痫惊悸头晕眩，　呕吐泄泻脾胃伤。
巨阙九种心疼病，　痰饮吐水息贲宁，　膻中理气增津液，　专主气虚气滞穴，
乳痛乳少心痛悸，　咳嗽咯血调之谐，　天突宣肺止痰咳，　胸中气逆痰喘咳。
咽痒喉痹及暴喑，　瘿气梅核气噎膈，　廉泉消肿利喉舌，　舌肿舌缓舌急缩，
喉痹重舌咽食难，　中风失音及消渴，　承浆敛液舒经络，　面瘫流涎唇吻弱，
暴喑癫痫及消渴，　偏风不遂阴阳错。

图解经络穴位养生大全

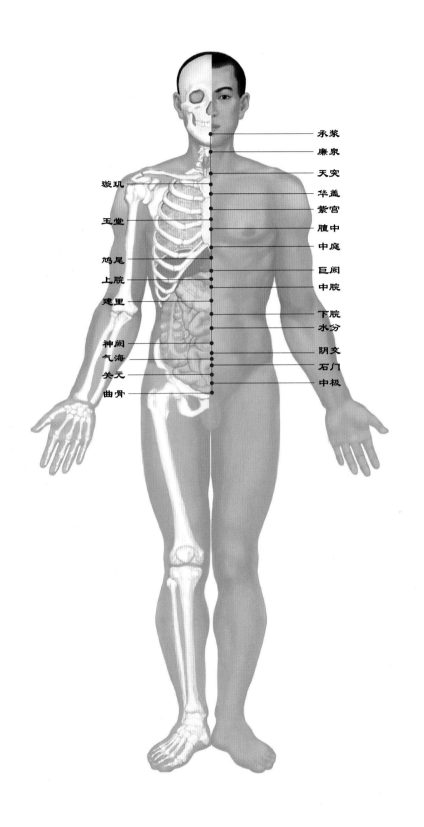

承浆
廉泉
天突
华盖
紫宫
膻中
中庭
巨阙
中脘
下脘
水分
阴交
石门
中极

璇玑
玉堂
鸠尾
上脘
建里
神阙
气海
关元
曲骨

第十四章 任脉：阴脉之海

⊖ 会阴：性功能要穴

【定位】在会阴部，男性当阴囊根部与肛门连线的中点，女性当大阴唇后联合与肛门连线的中点。

【主治】溺水窒息，昏迷，癫狂，惊痫，小便难，遗尿，阴痛，阴痒，阴部汗湿，脱肛，阴挺，疝气，痔疾，遗精，月经不调。

【配伍】配神门治癫狂痫；配水沟治溺水窒息；配十宣急救昏迷；配蠡沟治阴痒、阴痛（湿热下注型）；配归来、百会治阴挺（中气下陷型）；配承山治痔疮、脱肛；配支沟、上巨虚治便秘；配中极治遗尿、淋症；配关元治遗精。

【操作】

灸法：艾炷灸或温针灸3～5壮；艾条灸10～20分钟。

按摩：点按法、指推法、揉法。

【功效】调经强肾、苏厥回阳、清利湿热。

【日常保健】

经常按摩会阴穴，能疏通体内脉结，促进阴阳气的交接与循环，对调节生理和生殖功能有独特的作用。睡前半卧半坐，食指搭于中指背上，用中指指端点按会阴108下，以感觉酸痛为度。

女性生孩子以后，阴道肌肉变得松弛，40岁以后，则更缺乏弹性。但如果经常走T型台步，可使阴部肌肉保持张力，有利于提高性生活质量。男性走T型台步，不断按摩阴囊，亦有利于补肾填精。所以，无论男女，经常走走T型台步，还可缓解紧张情绪，感受时代气息，有利于心理健康。

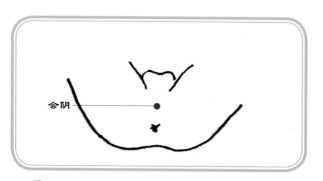

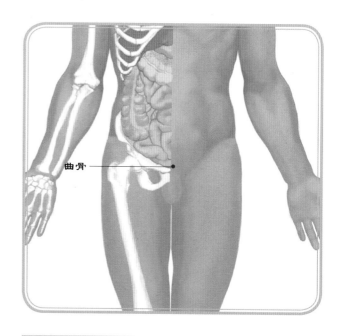

⊖ 曲骨：防止妇科、男科病效果好

【定位】在下腹部，当前正中线上，耻骨联合上缘的中点处。

【主治】少腹胀满，小便淋沥，遗尿，疝气，遗精阳痿，阴囊湿痒，月经不调，赤白带下，痛经。

【配伍】配肾俞、志室、大赫、关元、命门治阳痿、遗精（肾气虚型）；配膀胱俞、肾俞、次髎、阴陵泉、蠡沟治阳痿、遗精、癃闭、淋症、阴痒、湿疹、带下（湿热下注）；配中极、关元、肾俞治肾虚、遗尿、小便不利；配关元、命门、阴交（针补法或灸）治宫寒不孕、痛经。

【操作】

灸法：艾炷灸或温针灸3～5壮；艾条灸5～10分钟。

按摩：点按法、指推法、揉法。

【功效】温补肾阳、调经止带。

【日常保健】

每天按摩曲骨穴50～100次，可以很好地缓解前列腺的压力，解决尿频尿急等小便问题。需要注意的一点就是，这个穴离膀胱很近，所以，最好排空小便再来按摩，力度可以相对大一点，刺激到位。

图解经络穴位养生大全

⊖ 中极：男科女科病的常用穴

【定位】在下腹部，前正中线上，当脐中下4寸。

【主治】小便不利，遗溺不禁，阳痿，早泄，遗精，白浊，疝气偏坠，积聚疼痛，月经不调，阴痛，阴痒，痛经，带下，崩漏，阴挺，产后恶露不止，胞衣不下，水肿。

【配伍】配大赫、肾俞、阴交、三阴交、次髎治阳痿、早泄、遗精、白浊、月经不调、痛经崩漏、产后恶露不止、胞衣不下、阴挺等症（肾气虚型）；配阴谷、气海、肾俞治遗溺不止；配大敦、关元、三阴交治疝气偏坠；配水分、三焦俞、三阴交、气海、委阳治水肿；中极透曲骨、配三阴交、地机治产后、术后尿潴留；中极透曲骨、配气海、膻中、足三里治尿潴留（老年人气虚）。

【操作】

灸法：艾炷灸或温针灸5～7壮；艾条灸10～15分钟。

按摩：点按法、指推法、揉法。

【功效】益肾兴阳、通经止带。

【日常保健】

痛经的时候，用拇指按压中极穴10～20分钟，可以大大缓解疼痛。如果是经常痛经的女性，平时就要多做这样的按摩，还可以在月经来潮之前用热水袋对中极穴进行热敷，这样坚持一段时间以后，月经不调的症状会大大改善。

治疗圆形脱发，中极穴不可或缺。治疗脱发的穴位在头顶"百会"和后颈两侧2厘米处的"天柱"，耻骨和肚脐连线五等分，由下向上1/5处的"中极"。在这三处按摩10次，每次6秒钟，每天3疗程，（按中极时用双手的拇指，其他两处用双手的食指）如此连续2～3个月就可使头发再生。

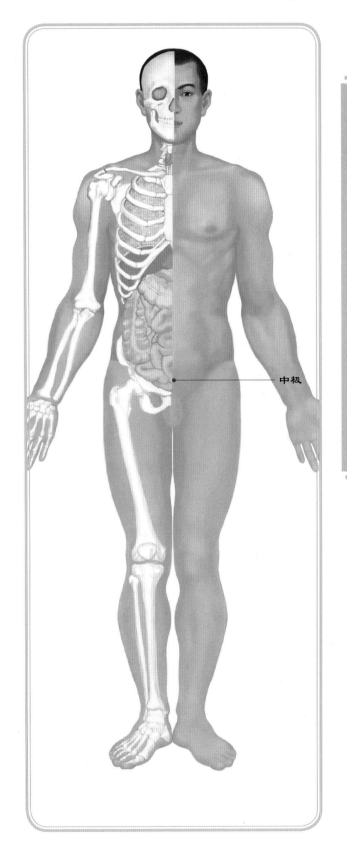

中极

⊖ 关元：补虚温阳特效穴

【定位】在下腹部，前正中线上，当脐中下3寸。

【主治】中风脱证，虚劳冷惫，羸瘦无力，少腹疼痛，霍乱吐泻，痢疾，脱肛，疝气，便血，溺血，小便不利，尿频，尿闭，遗精，白浊，阳痿，早泄，月经不调，经闭，经痛，赤白带下，阴挺，崩漏，阴门瘙痒，恶露不止，胞衣不下，消渴，眩晕。

【配伍】配气海、肾俞（重灸）、神阙（隔盐灸）急救中风脱证；配足三里、脾俞、公孙、大肠俞治虚劳、里急、腹痛；配三阴交、血海、中极、阴交治月经不调（冲任不固，针用补法）；配中极、大赫、肾俞、次髎、命门、三阴交治男子不育症、阳痿、遗精、早泄、尿频、尿闭、遗尿（肾阳虚衰，针补法或艾灸）；配太溪、肾俞治泄痢不止、五更泄。

【操作】

灸法：艾炷灸或温针灸5～7壮；艾条灸10～15分钟。

按摩：点按法、揉法、震颤法。

【功效】补肾培元、温阳固脱。

【日常保健】

针刺：针刺关元穴能增强心、肝、脑、肾组织的免疫功能，提高抗氧化系统的防御能力，延缓衰老进程，达到抗衰老的目的。关元穴能够调整上述组织器官的水平，增强其活性，调节代谢紊乱，使紊乱的免疫功能平衡，延缓衰老，增强机体免疫力。说明关元穴是保健、长寿穴，经常灸、按摩等可以调节体内气血，保证肝、肾、脾三经的协调舒畅，提高机体防御功能，抑制机体过氧化物的生成，延缓衰老，增加机体免疫力，达到抗衰老的作用。

按摩：按揉法或震颤法。震颤法是双手交叉重叠置于关元穴上，稍加压力，然后交叉之手快速地、小幅度地上下推动。操作不分时间地点，随时可做。注意不可以过度用力，按揉时只要局部有酸胀感即可。

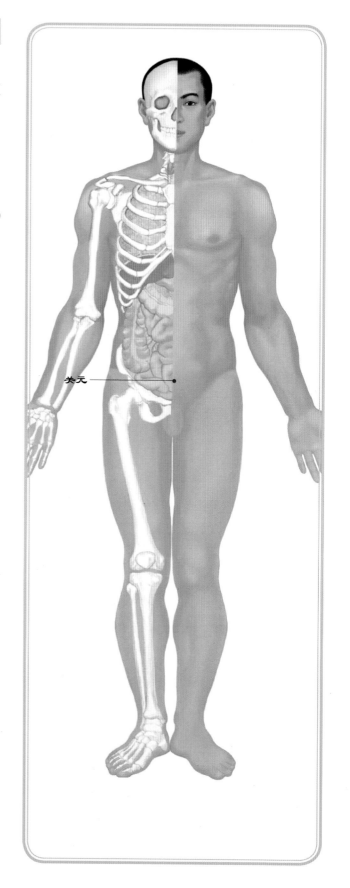

关元

图解经络穴位养生大全

⊙ 石门：健肾固精治水肿

【定位】在下腹部，前正中线上，当脐中下2寸。

【主治】腹胀，泄利，绕脐疼痛，奔豚疝气，水肿，小便不利，遗精，阳痿，经闭，带下，崩漏，产后恶露不止。

【配伍】配阴陵泉、关元、阴交治四肢水肿、小便不利（肾气不化）；配肾俞、三阴交治遗尿；配关元、天枢、气海、足三里治腹胀泄泻、绕脐痛；配大敦、归来治疝气；配三阴交、带脉穴治崩漏、带下。

【操作】

灸法：艾炷灸或温针灸5～7壮；艾条灸10～15分钟。

按摩：点按法、揉法、震颤法。

【功效】固肾培元、调经止带、清热利湿。

【日常保健】

经常按摩此穴能健肾固精，并改善胃肠功能。用无名指按揉该穴位9分钟，感觉酸胀适中即可。或者将手搓热后，用右手中间三指在该处旋转按摩50～60次。

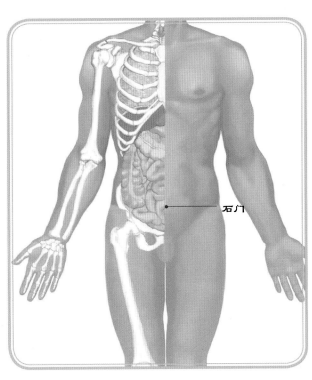

石门

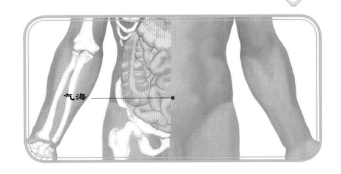

气海

⊙ 气海：人体生命功力的"元阳之本"

【定位】在下腹部，前正中线上，当脐中下1.5寸。

【主治】绕脐腹痛，水肿鼓胀，脘腹胀满，水谷不化，大便不通，泄痢不禁，癃淋，遗尿，遗精，阳痿，疝气，月经不调，痛经，经闭，崩漏，带下，阴挺，产后恶露不止，胞衣不下，脏气虚惫，形体羸瘦，四肢乏力。

【配伍】配三阴交治白浊、遗精；配关元治产后恶露不止；配灸关元、膏肓、足三里治喘息短气（元气虚惫）；配关元、命门（重灸）、神阙（隔盐灸）急救中风脱证。配足三里、脾俞、胃俞、天枢、上巨虚治胃腹胀痛、呃逆、呕吐、水谷不化、大便不通、泄痢不止（脾气虚弱）；配足三里、合谷、百会治胃下垂、子宫下垂、脱肛。

【操作】

灸法：艾炷灸或温针灸5～10壮；或艾条灸15～30分钟。

按摩：点按法、揉法。

【功效】利下焦、补元气、行气散滞。

【日常保健】

《铜人腧穴针灸图经》载："气海者，是男子生气之海也。"此穴有培补元气，益肾固精，补益回阳，延年益寿之功。常用的灸法有气海温和灸、气海隔姜灸和气海附子灸等。

气海温和灸：将艾条点燃后，在距气海穴约3厘米处施灸，如局部有温热舒适感觉，即固定不动，可随热感而随时调整距离。每次灸10～15分钟，以灸至局部稍有红晕为度，隔日或3日1次，每月10次。

⊖ 阴交：失眠泄泻经常揉

【定位】在下腹部，前正中线上，当脐中下 1 寸。

【主治】绕脐冷痛，腹满水肿，泄泻，疝气，阴痒，小便不利，奔豚，血崩，带下，产后恶露不止，小儿陷囟，腰膝拘挛。

【配伍】配阴陵泉、带脉穴治赤白带下；配子宫穴、三阴交治月经不调、崩漏；配大肠俞、曲池治脐周作痛；配天枢、气海治腹胀肠鸣、泄泻。

【操作】

灸法：艾炷灸或温针灸 3 ～ 7 壮；或艾条灸 15 ～ 30 分钟。

按摩：点按法、揉法。

【功效】调经固带、利水消肿。

【日常保健】

经常按摩阴交穴可以治疗失眠：正立，先将左手四指并拢，手掌心朝内，手指尖朝下，四指放置在小腹上，大拇指放置在阴交穴位上，将两手的大拇指叠加，轻轻按在穴位处，有酸胀的感觉。每日早晨和晚上按揉阴交穴位，每次大约按揉 1 ～ 3 分钟。

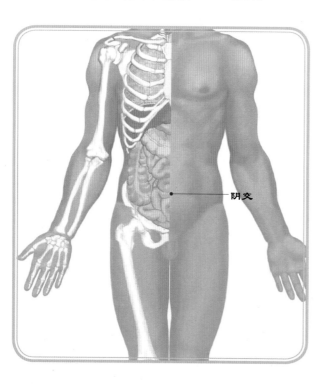

阴交

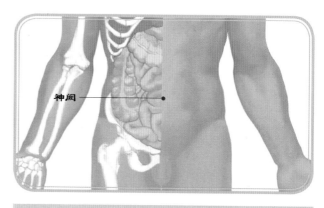

神阙

⊖ 神阙：增强胃动力

【定位】在腹中部，脐中央。

【主治】中风虚脱，四肢厥冷，尸厥，风痫，形惫体乏，绕脐腹痛，水肿鼓胀，脱肛，泄利，便秘，小便不禁，五淋，妇女不孕。

【配伍】配三阴交治五淋；配公孙、水分、天枢、足三里治泄痢便秘、绕脐腹痛（脾肾不和）；配长强、气海、关元治脱肛、小便不禁、肾虚不孕症；神阙（隔盐灸）配关元、气海（重灸）治中风脱证。

【操作】

灸法：艾炷灸或温针灸 3 ～ 7 壮；或艾条灸 15 ～ 30 分钟。

按摩：点按法、揉法。

【功效】培元固本、回阳救脱、和胃理肠。

【日常保健】

神阙穴与人体生命活动密切相关。我们知道，母体中的胎儿是靠胎盘来呼吸的，属先天真息状态。婴儿脱体后，脐带即被切断，先天呼吸中止，后天肺呼吸开始。而脐带、胎盘则紧连在脐中，没有神阙，生命将不复存在。人体一旦启动胎息功能，就犹如给人体建立了一座保健站和能源供应站，人体的百脉气血就随时得以自动调节，人体也就健康无病，青春不老。经常对神阙穴进行锻炼，可使人体真气充盈、精神饱满、体力充沛、腰肌强壮、面色红润、耳聪目明、轻身延年。并对腹痛肠鸣、水肿膨胀、泄痢脱肛、中风脱症等有独特的疗效。

⊖ 水分：健脾理气能瘦腰

【定位】在上腹部，前正中线上，当脐中上1寸。

【主治】腹痛，腹胀，肠鸣，泄泻，反胃，水肿，小儿陷囟，腰脊强急。

【配伍】配天枢、地机治腹水；配内关治反胃呕吐；配中封、曲泉治脐痛；配脾俞、三阴交治浮肿。

【操作】

灸法：艾炷灸或温针灸3～7壮；或艾条灸15～30分钟。

按摩：点按法、揉法。

【功效】通调水道、理气止痛。

【日常保健】

揉揉水分穴能起到健脾胃理气、消除积滞的作用。这个穴位在肚脐正上方约一指宽处，用指腹以画圆方式按压，以出现酸胀感为宜，每次15下，每天按2～3次。水分穴为任脉上的重要穴位之一，有分流水湿的作用，按压可治疗寒湿引起的腹胀、肠鸣、腹泻。消化不良、气滞引起的便秘，也可按此穴，可通调水道、行气消胀，促进代谢和排便。

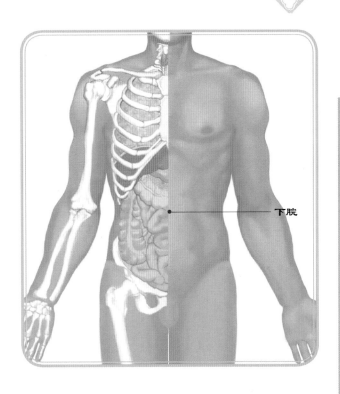

下脘

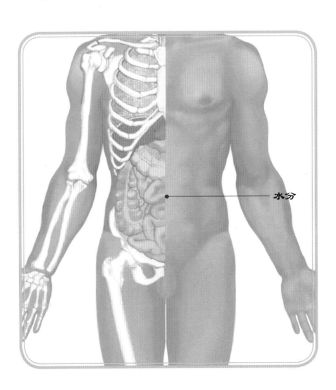

水分

⊖ 下脘：经常按压能排毒

【定位】在上腹部，前正中线上，当脐中上2寸。

【主治】脘痛，腹胀，呕吐，呃逆，食谷不化，肠鸣，泄泻，痞块，虚肿。

【配伍】配天枢、气海、关元、足三里（针灸并用）治急性菌痢。

【操作】

灸法：艾炷灸或温针灸5～7壮；或艾条灸10～20分钟。

按摩：点按法、揉法。

【功效】健脾和胃、降逆止呕。

【日常保健】

下脘穴掌管食物由被初次咀嚼到真正消化的中转过程。如果下脘穴位出了毛病，很容易让体内毒素逐渐增多，造成小腹、臀部或者大腿处的脂肪堆积，就会显得多余粗重。但是只要每天刺激按揉下脘穴，就可以让食物彻底消化，塑造迷人身材。将食指和中指并拢，按照顺时针的方向按揉下脘穴3分钟，就可以达到刺激穴位的目的。

第十四章 任脉：阴脉之海

◉ 建里：体虚温补要穴

【定位】在上腹部，前正中线上，当脐中上3寸。

【主治】胃脘疼痛，腹胀，呕吐，食欲不振，肠中切痛，水肿。

【配伍】配内关治胸中苦闷；配水分治肚腹浮肿。

【操作】

灸法：艾炷灸或温针灸5～7壮；或艾条灸10～20分钟。

按摩：点按法、揉法。

【功效】调健脾胃、消积化滞。

【日常保健】

经常用拇指沿着建里穴的位置旋转按摩，每次按摩100下，能够很好地促进食欲，增进身体的健康。

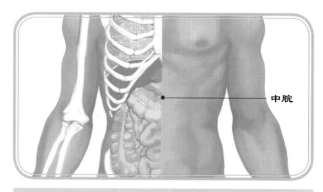

中脘

◉ 中脘：健胃奇穴

【定位】在上腹部，前正中线上，当脐中上4寸。

【主治】胃脘痛，腹胀，呕吐，呃逆，反胃，吞酸，纳呆，食不化，疳积，膨胀，黄疸，肠鸣，泄利，便秘，便血，胁下坚痛，虚劳吐血，哮喘，头痛，失眠，惊悸，怔忡，脏躁，癫狂，痫证，尸厥，惊风，产后血晕。

【配伍】配百会、足三里、神门治失眠、脏躁；配膻中、天突、丰隆治哮喘；配梁丘、下巨虚治急性胃肠炎；配肝俞、太冲、三阴交、公孙治疗胃十二指肠球部溃疡；配上脘、梁门（电针20分钟）治胆道蛔虫症；配阳池、胞门、子户（针灸并用），治腰痛、痛经、月经不调（子宫不正）；配气海、足三里、内关、百会治胃下垂。

【操作】

灸法：艾炷灸或温针灸5～10壮；或艾条灸15～30分钟。

按摩：点按法、揉法、摩法。

【功效】和胃健脾、降逆利水。

【日常保健】

中脘穴是治疗胃肠疾病中十分重要的穴位，指压时仰卧，放松肌肉，一面缓缓吐气一面用指头用力下压，6秒钟后将手离开，重复10次，能缓解胃部不适。在胃痛时采用中脘指压法效果更佳。

艾灸中脘有利于提高脾胃功能，促进消化吸收和增强人的抵抗力，对于胃脘胀痛、呕吐、呃逆、吞酸、食欲不振等有较好疗效。

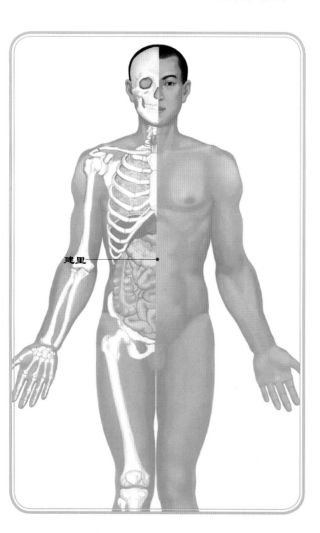

建里

☉ 上脘：防治消化系统病症的要穴

【定位】在上腹部，前正中线上，当脐中上5寸。

【主治】胃脘疼痛，腹胀，呕吐，呃逆，纳呆，食不化，黄疸，泄利，虚劳吐血，咳嗽痰多，癫痫。

【配伍】配丰隆治纳呆；配天枢、中脘治嗳气吞酸、腹胀、肠鸣、泄泻。

【操作】

灸法：艾炷灸或温针灸5～10壮；或艾条灸15～30分钟。

按摩：点按法、揉法、摩法。

【功效】和中降逆，利膈化痰。

【日常保健】

将食指和中指并拢，按照顺时针方向按揉上脘穴3分钟，就可以达到刺激穴位的目的。在为自己准备早餐时，就可以随手按压此穴位。按压上脘穴，对人们因吃得太快，吃得太饱，或者其他原因而导致的反胃、胃胀、呕吐、打嗝等都有很好的疗效。

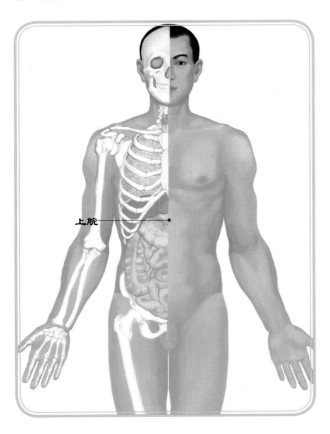

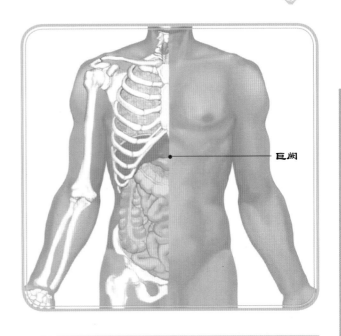

☉ 巨阙：口腔溃疡奇效穴

【定位】在上腹部，前正中线上，当脐中上6寸。

【主治】胸痛，心痛，心烦，惊悸，尸厥，癫狂，痫证，健忘，胸满气短，咳逆上气，腹胀暴痛，呕吐，呃逆，噎嗝，吞酸，黄疸，泄利。

【配伍】配内关治心绞痛；配章门、合谷、中脘、内关、足三里治呃逆；配足三里、膻中、内关、三阴交、心平穴、心俞治疗急性心肌梗塞；配内关、人中治癫狂痫证；配神门治失眠健忘。

【操作】

灸法：艾炷灸或温针灸3～5壮；或艾条灸5～10分钟。

按摩：点按法、揉法、摩法。

【功效】安神宁心、宽胸止痛。

【日常保健】

巨阙穴有一个最大的作用就是治疗口腔溃疡。中医说舌为心之苗，当心火旺盛时，当然会在口腔内和舌头上有所反应。这时候巨阙自然会责无旁贷地担负起这个巨大的使命，每天3～5分钟，作圈状按摩60次，就可解除心烦，促进肠胃运动，有益于大肠的排毒，解决各种肠胃问题。

◎ 鸠尾：晕车晕船奇效穴

【定位】在上腹部，前正中线上，当胸剑结合部下1寸。

【主治】心痛，心悸，心烦，癫痫，惊狂，胸中满痛，咳嗽气喘，呕吐，呃逆，反胃，胃痛。

【配伍】配梁门、足三里治胃痛；配三关、足三里治呕吐。

【操作】

灸法：艾炷灸或温针灸3～5壮；或艾条灸5～10分钟。

按摩：点按法、揉法、摩法。

【功效】和中降逆，清热化痰。

【日常保健】

用两个大拇指按压此穴，作圈状按摩，左右各60次可以消除疲劳、治疗晕车晕船，可以缓解焦躁性格等。

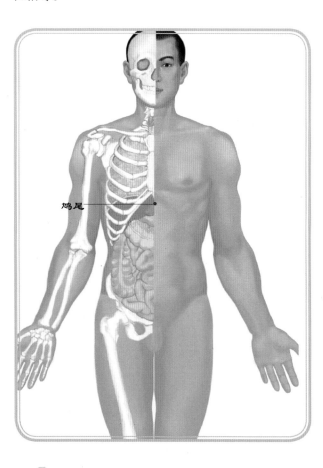

◎ 中庭：噎嗝呕吐奇效穴

【定位】在胸部，当前正中线上，平第5肋间，即胸剑结合部。

【主治】胸腹胀满，噎嗝，呕吐，心痛，梅核气。

【配伍】配俞府、意舍治呕吐。

【操作】

灸法：艾炷灸或温针灸3～5壮；或艾条灸5～10分钟。

按摩：点按法、揉法、摩法。

【功效】宽胸理气、疏膈利气、和胃降逆。

【日常保健】

用拇指或者两掌重叠，放在中庭穴，沿顺时针和逆时针方向按揉各2分钟，以有酸胀感为宜。

小儿吐乳：婴幼儿吐乳，日久瘦弱。方法是艾条点燃后，一手持艾条，一手食指和中指分开，放在中庭穴两侧，距离中庭穴10cm左右。或以食指、中指感觉不烫为好，艾灸5～10分钟。连续2～3天。

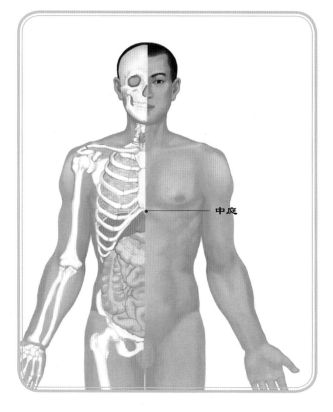

图解经络穴位养生大全

⊖ 膻中：疏理胸中闷气

【定位】在胸部，当前正中线上，平第4肋间，两乳头连线的中点。

【主治】咳嗽，气喘，咯唾脓血，胸痹心痛，心悸，心烦，产妇少乳，噎嗝，膨胀。

【配伍】配曲池、合谷（泻法）治急性乳腺炎；配内关、三阴交、巨阙、心平、足三里治冠心病急性心肌梗塞；配中脘、气海治呕吐反胃；配天突治哮喘；配乳根、合谷、三阴交、少泽、灸膻中治产后缺乳；配肺俞、丰隆、内关治咳嗽痰喘；配厥阴俞、内关治心悸、心烦、心痛。

【操作】

灸法：艾炷灸或温针灸3~5壮；或艾条灸5~10分钟。

按摩：点按法、揉法、摩法。

【功效】利上焦、宽胸膈、降气通络。

【日常保健】

取卧位，两手中指重叠，按住膻中穴呼气并默数1、2，渐渐用力，数3时强按膻中穴，吸气并默数4、5、6，放松身体，然后在膻中穴上下5厘米处来回摩擦30次，反复操作10分钟，每天早晚各1次，具有安神助眠的作用。点揉胸口时要平心静气，用力不可太猛。可以缓解和治疗胸部疼痛、腹部疼痛、心悸、呼吸困难、咳嗽、呃逆、乳腺炎、咳喘病等。

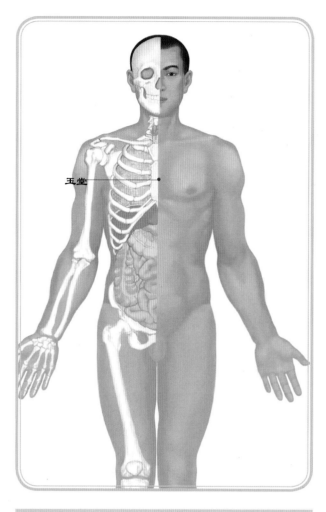

玉堂

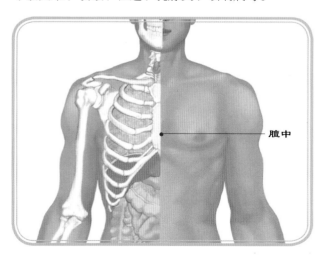

膻中

⊖ 玉堂：治乳房肿痛疗效好

【定位】在胸部，当前正中线上，平第3肋间。

【主治】膺胸疼痛，咳嗽，气短，喘息，喉痹咽肿，呕吐寒痰，两乳肿痛。

【配伍】玉堂透膻中、内关、胸夹脊（T1~5）治疗胸痹。

【操作】

灸法：艾炷灸或温针灸3~5壮；或艾条灸5~10分钟。

按摩：点按法、揉法。

【功效】宽胸理气、止咳利咽。

【日常保健】以手指指腹或指节向下按压，并作圈状按摩。

⊖ 紫宫：宣肺祛痰效果佳

【定位】在胸部，当前正中线上，平第2肋间。

【主治】咳嗽，气喘，胸胁支满，胸痛，喉痹，吐血，呕吐，饮食不下。

【配伍】配玉堂、太溪治呃逆上气、心烦。

【操作】

灸法：艾炷灸或温针灸3～5壮；或艾条灸5～10分钟。

按摩：点按法、揉法。

【功效】宽胸止咳、清肺利咽。

【日常保健】

咳嗽气喘时，用艾条灸5～10分钟此穴，连灸3天，积痰尽除，有效缓解咳喘。

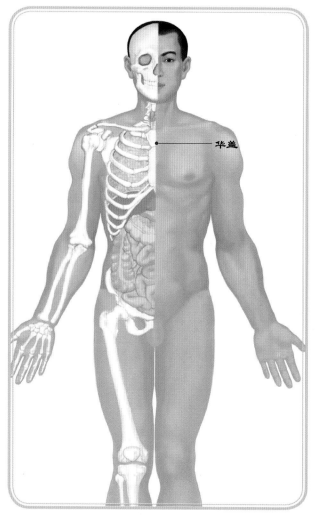

华盖

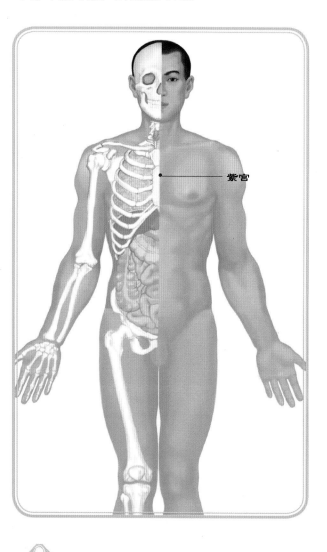

紫宫

⊖ 华盖：理气宽胸治咽肿

【定位】在胸部，当前正中线上，平第1肋间。

【主治】咳嗽，气喘，胸痛，胁肋痛，喉痹，咽肿。

【配伍】配气户治胁肋疼痛。

【操作】

灸法：艾炷灸或温针灸3～5壮；或艾条灸5～10分钟。

按摩：点按法、揉法。

【功效】宽胸理气、清肺化痰。

【日常保健】

以双手中指同时用力揉按穴位，有刺痛的感觉。每次揉按各1～3分钟。

⊖ 璇玑：宽胸利肺治胃积

【定位】在胸部，当前正中线上，天突下1寸。

【主治】咳嗽，气喘，胸满痛，喉痹咽肿，胃中有积。

【配伍】配鸠尾治喉痹咽肿。

【操作】

灸法：艾炷灸或温针灸3～5壮；或艾条灸5～10分钟。

按摩：点按法、揉法。

【功效】宽胸利肺、止咳平喘。

【日常保健】

自觉咽喉部不舒服、有东西，但不能发现任何异物，没有器质性的病变，这多是由于机体内的气机不畅造成的。璇玑穴是任脉穴，具有调理气机的功效。找到穴位后，以中指指腹按揉该穴位20分钟左右，在揉动的同时深呼吸3次。不拘时间和次数的限制，点揉璇玑穴。

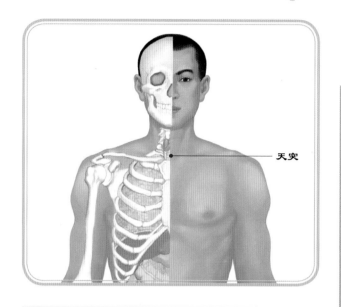

天突

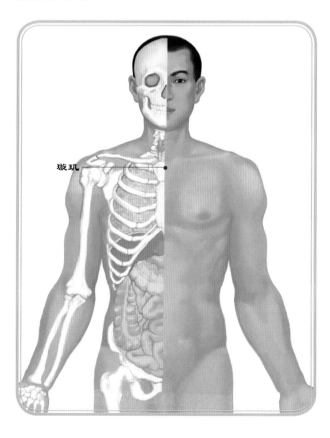

璇玑

⊖ 天突：治疗哮喘特效穴

【定位】在颈部，当前正中线上胸骨上窝中央。

【主治】咳嗽，哮喘，胸中气逆，咯唾脓血，咽喉肿痛，舌下急，暴暗，瘿气，噎嗝，梅核气。

【配伍】配定喘穴、鱼际治哮喘、咳嗽；配膻中、列缺治外感咳嗽；配内关、中脘治呃逆；配廉泉、涌泉治暴暗；配丰隆治梅核气；配少商、天容治咽喉肿痛；配气舍、合谷治地方性甲状腺肿大。

【操作】

灸法：艾炷灸或温针灸3～5壮；或艾条灸5～10分钟。

按摩：点按法、揉法。

【功效】宽胸理气、通利气道、降痰宣肺。

【日常保健】

哮喘病的发生主要为痰伏于肺，每因外邪侵袭、饮食不当、情志刺激、体虚劳倦等诱因引动而触发，以致痰壅气道，肺气宣降功能失常。

哮喘患者可以通过自行点按天突穴来快速缓解哮喘发作的不适。天突穴，善治咳嗽、哮喘、胸闷、咽痛等病症。天突穴位于颈部，在前正中线上，当胸骨上窝中央。即两锁骨头中间的凹陷处。哮喘急性发作时，应以食指或中指指腹向胸骨方向点按天突穴。

第十四章 任脉：阴脉之海

⊖ 廉泉：口舌生疮效果佳

【定位】在颈部，当前正中线上，结喉上方，舌骨上缘凹陷处。

【主治】舌下肿痛，舌根急缩，舌纵涎出，舌强，中风失语，舌干口燥，口舌生疮，暴喑，喉痹，聋哑，咳嗽，哮喘，消渴，食不下。

【配伍】配金津、玉液、天突、少商治舌强不语、舌下肿痛、舌缓流涎、暴喑。

【操作】

按摩：点按法、揉法。

【功效】通调舌络、清利咽喉。

【日常保健】

在下颌舌骨肌，颏舌骨间至舌体；有舌动、静脉；穴下有皮肤、皮下组织、颈阔肌由面神经的颈支支配。下颌舌骨肌由三叉神经的肌支支配。颏舌肌由舌下神经支配。经常按摩此穴，可防止口舌病。

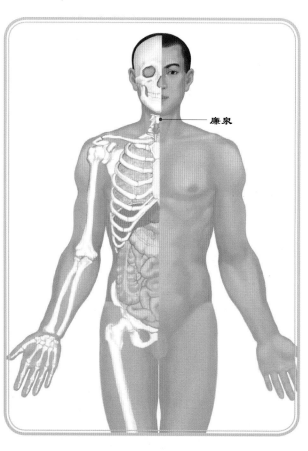

廉泉

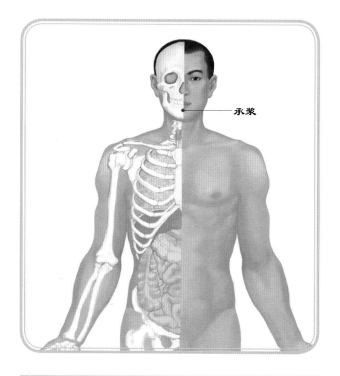

承浆

⊖ 承浆：延缓衰老养生穴

【定位】在面部，当颏唇沟的正中凹陷处。

【主治】口眼㖞斜，唇紧，面肿，齿痛，齿衄，龈肿，流涎，口舌生疮，暴喑不言，消渴嗜饮，小便不禁，癫痫。

【配伍】配委中治衄血不止；配风府治头项强痛、牙痛；配廉泉，化痰降浊、通络开窍，治流涎；配颊车、地仓、合谷，调和气血，疏风通络，治口眼歪斜。

【操作】

灸法：艾炷灸或温针灸3～5壮；或艾条灸5～10分钟。

按摩：点按法、揉法。

【功效】祛风通络、通调任督。

【日常保健】

以食指用力压揉承浆穴，口腔内会涌出分泌液。糖尿病患者用力压揉此处十余次，口渴即可消失，不必反复饮水。这种分泌液，不仅可以预防秋燥，而且含有延缓衰老的腮腺素，可使老人面色红润。可见，承浆穴不仅可防秋燥，还可延缓衰老、保养皮肤。

图解经络穴位养生大全

经外奇穴：神奇的疗效

十四经穴以外具有固定位置和有较为特殊治疗作用的俞穴又称经外奇穴。奇穴一般都是在阿是穴的基础上发展而来的，其中部分穴位如膏肓俞、厥阴俞等后来还补充到十四经穴中，由此可推论奇穴本身又是经穴发展的来源。

奇穴的分布较为分散，有的在十四经循行路线上，有的虽不在十四经循行路线上，但却与经络系统有着密切的关系；有的奇穴并不指某一个部位，而是由多穴位组合成的，如十宣、四缝、华佗夹背等。奇穴在临床治疗上针对性较强，如四缝穴治小儿疳积；百劳穴治瘰疬；十二井穴治高热昏迷等。

奇穴的应用，主要有两个方面：一是用于治疗所在部位的病变，如定喘治哮喘、腰眼治腰痛等；其次是治疗远隔部位的疾患，如大小骨空治目疾、二白治痔疮等。奇穴的作用，同样是通过经络的传导，以调整经气的异常变化。应用经外奇穴，疗效亦佳，运用得当，每获奇效。

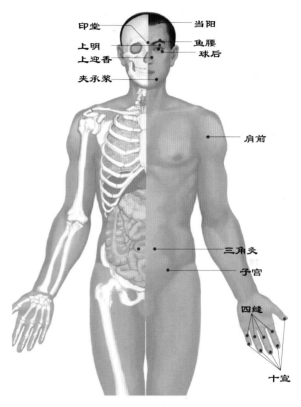

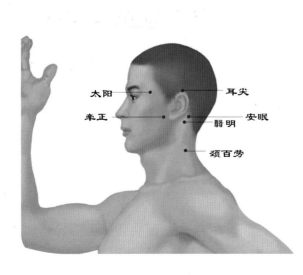

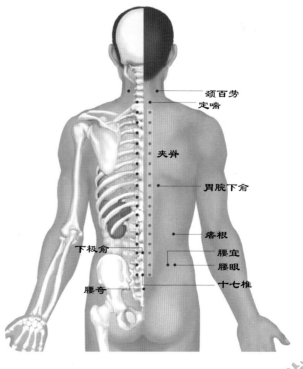

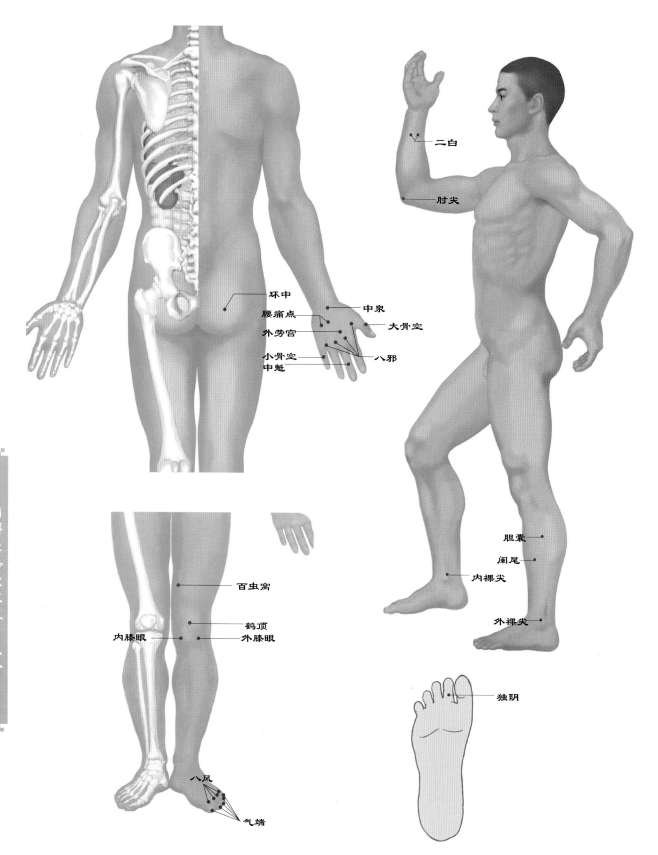

二白

肘尖

环中
腰痛点
外劳宫
小骨空
中魁

中泉
大骨空
八邪

胆囊
阑尾
内裸尖
外裸尖

百虫窝
内膝眼
鹤顶
外膝眼

八风
气端

独阴

❀ 印堂：前额疼痛特效穴

【定位】在人体前额部，当两眉头间连线与前正中线之交点处。

【配伍】配攒竹、丝竹空、四白、太阳治目痛；配迎香、合谷、风府、鱼际治鼻塞；配上星、曲差、风门、合谷治鼻渊；配合谷、上星、百劳、风府、迎香、人中、京骨治鼻衄不止；配太阳、风池治头痛；配攒竹治头重；配丝竹空、头维治眩晕；配后溪、攒竹、阳白、合谷、头维治两眉角痛不已；配中指尖、百劳、承浆、少冲、少府治舌尖生疔；配中冲、百会、大敦、合谷治中风不省人事。

【操作】

灸法：艾炷灸或温针灸 3 ~ 5 壮；或艾条灸 5 ~ 10 分钟。

按摩：点按法、揉法。

【功效】清头明目，通鼻开窍。

【日常保健】

经常按摩印堂穴，可增强鼻黏膜上皮细胞的增生能力，并能刺激嗅觉细胞，使嗅觉灵敏；还能预防感冒和呼吸系统疾病。按摩时将中指放在印堂穴上，用较强的力点按 10 次。然后再顺时针揉动 20 ~ 30 圈，逆时针揉动 20 ~ 30 圈即可。

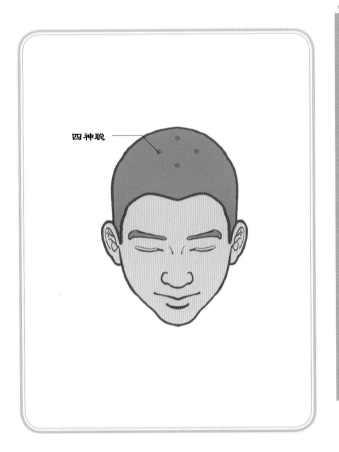

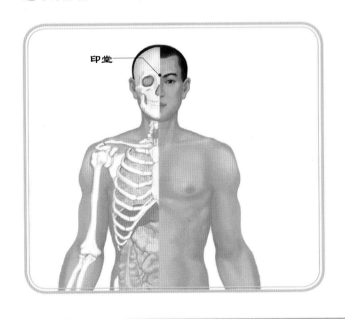

❀ 四神聪：头顶疼痛特效穴

【定位】在头顶部，当百会前后左右各 1 寸，共四穴。

【主治】头痛，眩晕，失眠，健忘，癫狂，痫证，偏瘫，脑积水，大脑发育不全。

【配伍】四神聪配神门、三阴交主治失眠；配太冲、风池主治头痛，头昏。

【操作】

按摩：点按法、揉法。

【功效】镇静安神，清头明目，醒脑开窍。

【日常保健】

用食指指尖点按四神聪各 100 ~ 200 次，治疗头痛、失眠、健忘、眩晕。

⊖ 鱼腰：打嗝不止奇效穴

【定位】在额部，瞳孔直上，眉毛中。

【主治】目赤肿痛，目翳，眼睑动，眼睑下垂，眶上神经痛。

【配伍】配神门、三阴交主治失眠；配太冲、风池主治头痛、头昏。

【操作】

按摩：点按法、揉法。

【功效】镇惊安神，疏风通络。

【日常保健】

按揉鱼腰穴可以快速止呃逆。即对于连续打嗝时，可平躺，让他人轻按眉中的鱼腰数分钟，多可使打嗝停止。

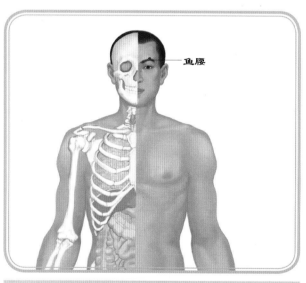

鱼腰

⊖ 上明：治疗眼病的特效穴

【定位】在额部，眉弓中点，眶上缘下。

【主治】角膜白斑、屈光不正、视神经萎缩。

【操作】

按摩：点按法、揉法。

【功效】明目利窍。

【日常保健】

经常按摩此穴，既能通经活络，调节眼部的气血供应，又使面部肌肉得到放松，有利于祛除眼部皱纹。

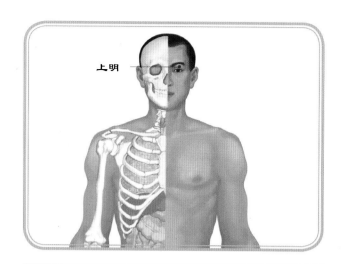

上明

⊖ 耳尖：可调全身百病

【定位】在耳廓的上方，当折耳向前，耳廓上方的尖端处。

【主治】目赤肿痛，上目翳，偏正头痛，喉痹，以及麦粒肿。

【配伍】配大椎穴、十宣穴治中暑；配攒竹穴、风池穴、光明穴、合谷穴、委中穴、关冲穴、印堂穴治结膜炎、目赤肿痛等。

【操作】

灸法：艾炷灸或温针灸3～5壮；或艾条灸5～10分钟。

按摩：点按法、揉法、搓法。

【功效】清热祛风、解痉止痛。

【日常保健】用大拇指、食指相对，用两只指尖掐按耳尖3～5分钟，可以治目赤肿痛、急性结膜炎。

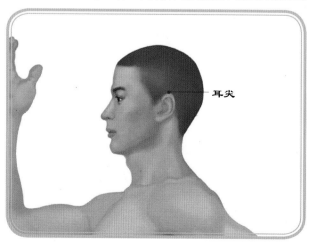

耳尖

⊖ 太阳：偏头痛特效穴

【定位】在颞部，当眉梢与目外眦之间，向后约一横指的凹陷处。

【主治】偏正头痛，目赤肿痛，目眩，目涩，牙痛，三叉神经痛。

【操作】

灸法：艾炷灸或温针灸3～5壮；或艾条灸5～10分钟。

按摩：点按法、揉法。

【功效】清肝明目，通络止痛。

【日常保健】

太阳穴是人头部的重要穴位，《达摩秘方》中将按揉此穴列为"回春法"，认为常用此法可保持大脑的青春常在，返老还童。当人们长时间连续用脑后，太阳穴往往会出现重压或胀痛的感觉，这就是大脑疲劳的信号。这时施以按摩效果会非常显著。按摩太阳穴可以给大脑以良性刺激，能够解除疲劳、振奋精神、止痛醒脑，并且能继续保持注意力的集中。

太阳穴的正确位置是由眉梢到耳朵之间大约1/3的地方，用手触摸最凹陷处就是太阳穴。按摩时首先调整好身体姿势，坐站皆可，但要身体端正，脊背挺直，挺胸收腹，情绪稳定，精神集中。一般都采坐姿。坐或站好后将手掌搓热，贴于太阳穴，稍稍用力，顺时针转揉10～20次，逆时针再转相同的次数。也可以将手掌贴在头上，以拇指指肚分别按在两边的太阳穴上，稍用力使太阳穴微感疼痛，然后，顺逆各转相同的次数。一般按摩的次数可多可少，可以自己按照大脑疲劳的程度调整。

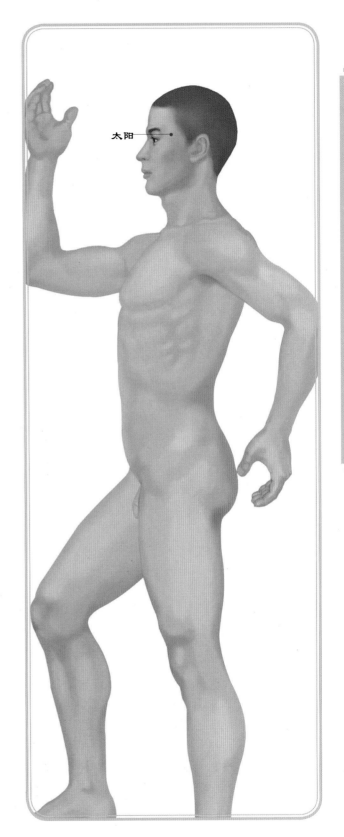

太阳

第十五章 经外奇穴：神奇的疗效

◉ 球后：可调全身百病

【定位】在面部，当眶下缘外四分之一与内四分之三交界处。

【主治】目疾。如视神经炎，视神经萎缩，视网膜色素变性，青光眼，早期白内障，近视。

【配伍】配睛明穴、光明穴治视目不明；配风池穴、曲池穴、合谷穴、太冲穴治青光眼。

【操作】

灸法：艾炷灸或温针灸3～5壮；或艾条灸5～10分钟。

按摩：点按法、揉法、搓法。

【功效】清热明目。

【日常保健】

用食指指尖按揉球后穴3～5分钟，每天坚持按摩，可以治眼部疾病，如近视、斜视、青光眼等。

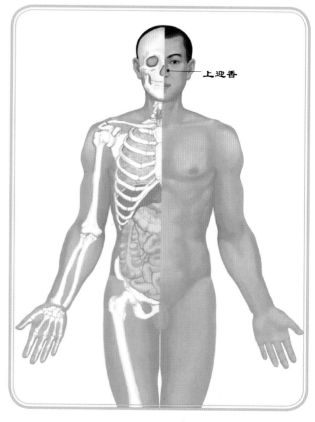

上迎香

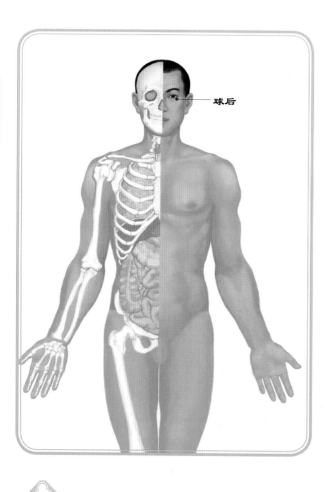

球后

◉ 上迎香：健鼻护鼻要穴

【定位】在面部，当鼻翼软骨与鼻甲的交界处，近鼻唇沟上端处。

【主治】头痛，鼻塞，鼻中息肉，暴发火眼，迎风流泪。

【配伍】配上星穴、印堂穴、合谷穴治慢性鼻炎；配天府穴、肝俞穴治迎风流泪。

【操作】

灸法：艾炷灸或温针灸3～5壮；或艾条灸5～10分钟。

按摩：点按法、揉法、搓法。

【功效】清热散风，宣通鼻窍。

【日常保健】

用中指指尖揉按上迎香2至3分钟，每天坚持，可防治鼻部疾病。

⊖ 内迎香：疏风解表通鼻窍

【定位】在鼻孔，当鼻翼软骨与鼻甲的黏膜处。

【主治】目赤肿痛，鼻疾，喉痹，热病，中暑，眩晕。

【配伍】配合谷、风池、大椎，有疏风解表，宣通鼻窍的作用，用激光照射，主治过敏性鼻炎。

【操作】用三棱针点刺发血，血流1-2ml即可。

【功效】疏风解表，宣通鼻窍。

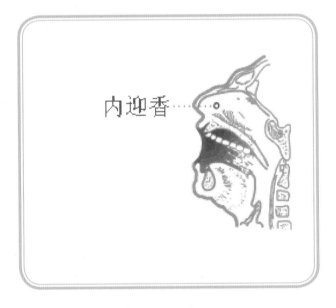

⊖ 夹承浆：清热疏风治口渴

【定位】在面部，承浆穴旁开1寸处。

【解剖】在口轮匝肌中，浅层有颊神经分布；深层有面神经下颌缘支和下唇动脉分布。

【主治】齿龈肿痛、口喎。

【配伍】配下关、合谷、内庭、风池、地仓、颊车治下颌部痛。

【操作】灸法：艾炷灸或温针灸3-5壮；或艾条灸5-10分钟。

【功效】清热疏风。

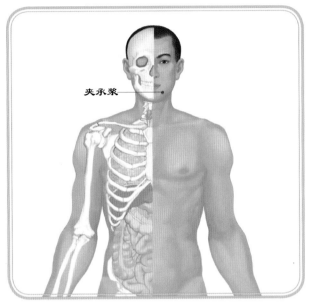

⊖ 金津、玉液：前者治口疮、后者治

【定位】在口腔内，当舌系带两侧静脉上，左为金津，右为玉液。

【主治】口疮、舌强、舌肿；呕吐、消渴。

【配伍】配聚泉穴或廉泉穴（深刺至舌根）、风池穴、曲池穴、内关穴、足三里穴、太冲穴治中风语蹇；配三阴交穴、足三里穴（平补平泻）、溃疡周围（点刺）治慢性口腔溃疡。

【操作】点刺发血。

【功效】清泻热邪，生津止渴。

【日常保健】口腔疾患时点刺，治疗舌炎、口角炎、口腔炎，有消炎止痛的作用。

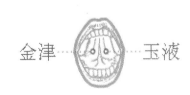

⊖ 安眠：失眠的特效穴

【定位】在项部，当翳风穴与风池穴连线的中点。

【主治】失眠、头痛、眩晕；心悸；癫狂。

【配伍】配神门、三阴交主治失眠；配四神聪、风池、太阳主治头痛、眩晕。

【操作】

灸法：艾炷灸或温针灸3～5壮；或艾条灸5～10分钟。

按摩：点按法、揉法。

【功效】宁心安神。

【日常保健】用双手中指指端按揉2分钟。具有镇静助眠的作用。

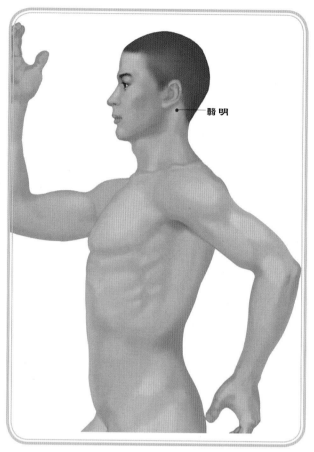

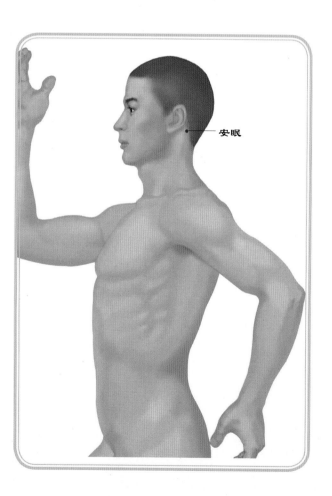

⊖ 翳明：眼疾的特效穴

【定位】在项部，当翳风后1寸。

【主治】头痛、眩晕、失眠；目疾、耳鸣。

【配伍】翳明穴配球后穴、睛明穴缓解治疗早期白内障；配印堂、内关、三阴交，主治失眠；配风池、上睛明、球后，主治视神经萎缩。

【操作】

按摩：点法、揉法、点按。

灸法：艾炷灸或温针灸3～5壮；或艾条灸5～10分钟。

【功效】明目聪耳，宁心安神。

【日常保健】

将食指、中指并拢，用两指指尖点揉翳明穴100次，具有明目安神的功效，每天坚持按摩可以治疗眼部疾患。

图解经络穴位养生大全

⊖ 牵正：下牙痛的特效穴

【定位】在面颊部，耳垂前 0.5 ～ 1 寸处。

【主治】口喝、口疮、下牙痛、腮腺炎等。

【配伍】配地仓、颊车、合谷等主治口喝。

【操作】

灸法：艾炷灸或温针灸 3 ～ 5 壮；或艾条灸 5 ～ 10 分钟。

【功效】祛风清热，通经活络。

【日常保健】下牙痛时，用艾条灸对准此穴，每次灸 5-10 分钟，每天 2 次，能缓解疼痛。

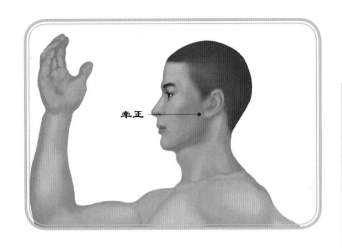

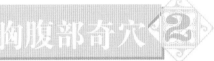

胸腹部奇穴 2

⊖ 子宫：女性朋友的福穴

【定位】在下腹部，当脐中下 4 寸，中极旁开 3 寸。

【主治】阴挺；月经不调、痛经、崩漏；不孕。

【配伍】配下曲骨穴、经中穴、交仪穴治月经闭止或月经不调；配中极穴治血崩漏下；配照海穴、中极穴、三阴交穴治女性子宫久冷、女子不孕症；配三阴交穴、隐白穴治功能性子宫出血。

【操作】

灸法：艾炷灸或温针灸 3 ～ 5 壮；或艾条灸 5 ～ 10 分钟。

按摩：点按法、揉法。

【功效】调经理气，升提下陷。

【日常保健】

子宫是女性非常重要的一部分，现在妇科病发病率日渐趋高，许多女性会发现自己或多或少有点异常，特别是近年来子宫肌瘤和卵巢囊肿更是逐年上升，因此学点自我保养法，把子宫养护好，是每个女性应着手行动的事。

点按子宫穴：左右旁开四横指（旁开正中线 3 寸）的距离各有一点即是此穴。按摩方法：用双手食指、中指按压住两旁子宫穴，稍加压力，缓缓点揉，以酸胀为度，操作 5 分钟，以腹腔内有热感为最佳。

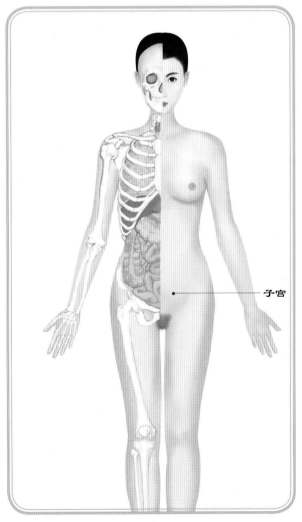

⊖ 三角灸：调气散寒治腹痛

【定位】以患者两口角之间的长度为一边，作等边三角形，将顶角置于患者脐心，底边呈水平线，两底角处是该穴。

【主治】绕脐痛、腹痛、冷心痛、疝气、肠炎泄泻、胃痉挛、疝气偏坠、奔豚气绕脐上冲、妇人不孕、两丸蹇塞、狐疝。

【配伍】配归来穴、关元穴治狐疝；配气冲穴治两丸蹇塞。

【操作】

灸法：艾炷灸或温针灸5～7壮；或艾条灸5～10分钟。左取右，右取左。

【功效】可调理气机，温里散寒，行气止痛。

【日常保健】

疝气偏坠：取穴后，患左灸右，患右灸左，每穴灸5-7壮，两穴也可同灸。

妇女不孕：选定穴后，两穴俱灸10壮。每月从月初开始，连灸5日，对不孕不育有较好的疗效。

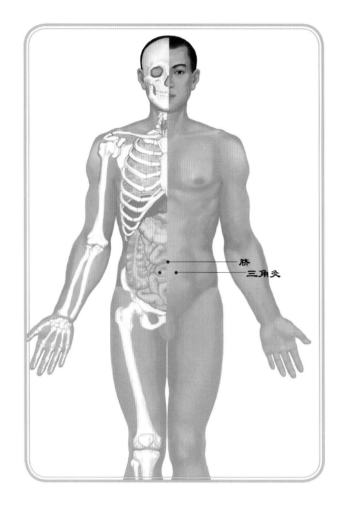

脐

三角灸

⊖ 定喘：人身自备舒喘灵

【定位】在背部，当第7颈椎棘突下，旁开0.5寸。

【主治】哮喘、咳嗽；肩背痛、落枕。

【配伍】配肺俞、中府，有降气平喘的作用，主治咳喘；配列缺、尺泽、合谷、膻中，有宣肺解表，理气化痰，降气平喘的作用，主治哮喘发作期。

【操作】

灸法：艾炷灸或温针灸3～5壮；或艾条灸5～10分钟。

按摩：点按法、揉法。

【功效】止咳平喘，通宣理肺。

【日常保健】

按摩：用大拇指指腹推按定喘穴1～3分钟，长期按摩，可以治疗喘哮久咳、肺结核等；

艾灸：用艾条温和灸治定喘穴，5～10分钟，一天一次，可以治咳嗽、百日咳、肩背痛等。

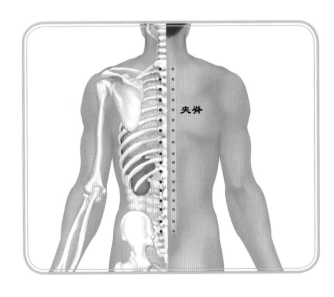

⊖ 夹脊：心胸腹腰疾病都用它

【定位】在背腰部，当第1胸椎至第5腰椎棘突下两侧，后正中线旁开0.5寸，一侧17穴，左右共34穴。

【主治】适应范围较广，其中上胸部的穴位治疗心肺、上肢疾病；下胸部的穴位治疗胃肠疾病；腰部的穴位治疗腰腹及下肢疾病。

【配伍】配风池穴、大杼穴、阳陵泉穴可以治肢体痿痹。

【操作】

灸法：艾炷灸或温针灸3～5壮；或艾条灸5～10分钟。

按摩：点按法、揉法。

【功效】调节神经，活血通络。

【日常保健】

按摩：用双手拇指沿脊柱两侧由上至下反复推揉5分钟，长期按摩，可防治腰背疾病。

艾灸：用艾条回旋灸治夹脊穴，每穴各灸治5分钟，一天一次，可以治疗心肺疾病、肠胃疾病、上下肢疾病等。

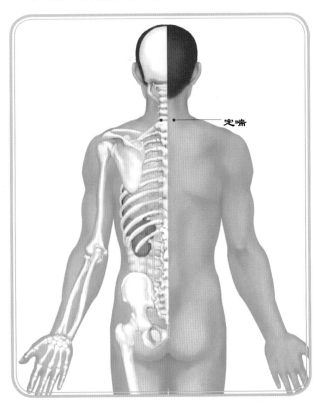

⊖ 胃脘下俞：治疗糖尿病的常用穴

【定位】在背部，当第8胸椎棘突下，旁开1.5寸。

【主治】胃痛、腹痛、胸胁痛；消渴。

【配伍】配肺俞、脾俞、肾俞、足三里、太溪治疗消渴病。

【操作】

灸法：艾炷灸或温针灸3～5壮；或艾条灸5～10分钟。

按摩：点按法、揉法。

【功效】健脾和胃，理气止痛。

【日常保健】

经常点按此穴，可有效缓解胃腹痛。

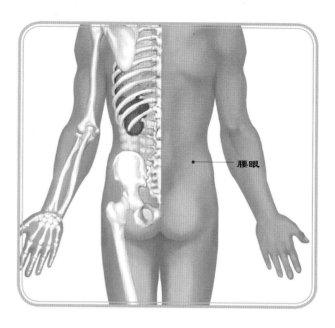

腰眼

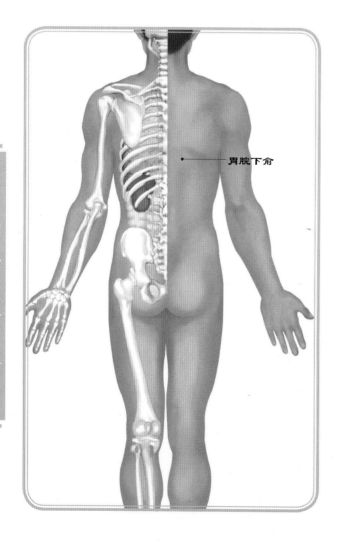

胃脘下俞

⊖ 腰眼：不花钱的补肾穴

【定位】在腰部，当第4腰椎棘突下，旁开约3.5寸凹陷中。

【主治】腰痛；月经不调、带下；虚劳。

【操作】

灸法：艾炷灸或温针灸3～5壮；或艾条灸5～10分钟。

按摩：点按法、揉法、搓法。

【功效】强腰健肾。

【日常保健】

中医认为，用掌搓腰眼和尾闾，不仅可疏通带脉和强壮腰脊，而且还能起到聪耳明目、固精益肾和延年益寿的作用。中年人经常搓腰眼，到了老年可保持腰背挺直，还能防治风寒引起的腰痛症。现代医学研究证明，按摩腰部既可使局部皮肤里丰富的毛细血管网扩张，促进血液循环，加速代谢产物的排除，又可刺激神经末梢，对神经系统的温和刺激，有利于病损组织的修复，提高腰肌的耐力。所以，按摩腰部对慢性腰肌劳损、急性腰扭伤可起到较好的防治作用，对于椎间盘突出症、坐骨神经痛等病也有一定疗效。

图解经络穴位养生大全

⊖ 十七椎：女性痛经的止痛穴

【定位】在腰部，当后正中线上，第5腰椎棘突下。

【主治】腰腿痛、下肢瘫痪；崩漏、月经不调；小便不利。

【配伍】配中极、关元、三阴交、中髎、天枢、归来治产后腹痛；配关元、中极、气冲、太冲、地机、血海、次髎治痛经。

【操作】

灸法：艾炷灸或温针灸5～7壮；或艾条灸10～15分钟。

按摩：点按法、揉法、搓法。

【功效】强腰补肾，主理胞宫。

【日常保健】

女性在经期，用拇指指关节按揉此穴，感觉按揉时有轻微的痛感，要按揉结合，大约3-5分钟，能使血脉通畅。有效缓解痛经引起的疼痛。

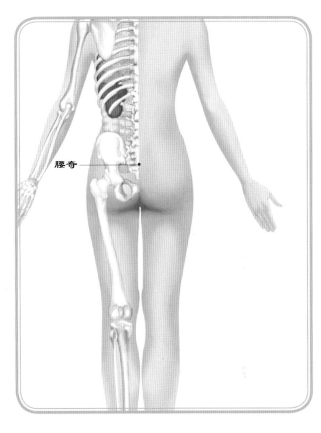
腰奇

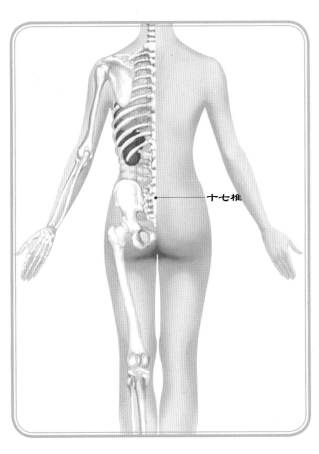
十七椎

⊖ 腰奇：理气调经治便秘

【定位】在骶部，当尾骨端直上2寸，骶角之间凹陷中。

【主治】癫痫、头痛、失眠；便秘。

【配伍】配大椎穴、间使穴治癫痫；配照海、丰隆主治癫痫；配百会，有通经活络的作用，主治头痛。

【操作】

灸法：艾炷灸或温针灸3～5壮；或艾条灸5～15分钟。

按摩：点按法、揉法、搓法。

【功效】理气通便、调经止痛。

【日常保健】

按摩：用大鱼际揉按腰奇穴，以局部有酸胀感为宜，一天一次，可以治腰脊强痛、便秘、坐骨神经痛等。

艾灸：用艾条温和灸腰奇穴3～5分钟，一天一次，可以治头痛、失眠、月经不调等。

第十五章 经外奇穴：神奇的疗效

上肢奇穴

◉ 肩前：肩臂不举的奇效穴

【定位】在肩部，正坐垂臂，当腋前皱襞顶端与肩髃穴连线的中点。

【主治】肩臂痛、臂不能举。

【操作】

灸法：艾炷灸或温针灸5～7壮；或艾条灸5～15分钟。

按摩：点按法、揉法、搓法。

【功效】通经活络。

【日常保健】

夏季，人们因贪凉，肩臂部容易产生酸痛、麻木等感觉，严重时甚至会影响上肢活动和睡眠。预防肩臂酸痛、手指麻木的最佳方法，就是常做上肢的保健按摩。

按揉肩前穴：以拇指肚紧贴上臂三角肌的前缘，点按并做环形按揉肩前穴（手臂下垂，在腋前皱纹处向上1.5寸）。持续按揉，以有酸胀感时为宜。

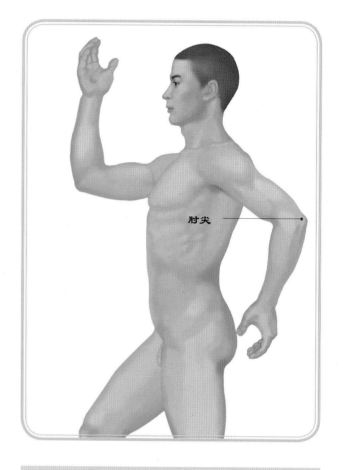
肘尖

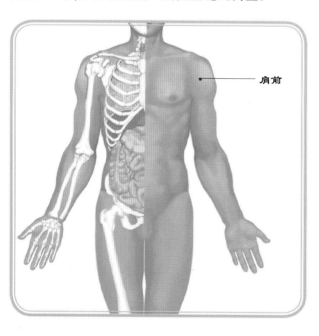
肩前

◉ 肘尖：清热散结治痈疽

【定位】在肘后部，屈肘当尺骨鹰嘴的尖端。

【主治】瘰疬；痈疽；肠痈。

【配伍】配睛明穴、攒竹穴、委中穴、合谷穴治目风肿痛；配肩髃、臂臑治上臂疼痛不举；配曲池、手三里治肱骨外上髁炎；配天井、少海治肘关节拘挛疼痛。

【操作】

灸法：艾炷灸或温针灸5～7壮；或艾条灸10～15分钟。

按摩：点按法、揉法、搓法。

【功效】散结化瘀，清热解毒。

【日常保健】

将食指中指并拢，用两指指腹揉按肘尖穴3～5分钟，一天一次，可以治疗痈疽、疔疮等。

⊖ 二白：痔疮脱肛奇效穴

【定位】在前臂掌侧，腕横纹上4寸，桡侧腕屈肌腱的两侧，一侧各1穴，一臂2穴，左右两臂共4穴。

【主治】痔疾、脱肛；前臂痛、胸胁痛。

【配伍】配百会穴、长强穴可治脱肛等。

【操作】

灸法：艾炷灸或温针灸3～5壮；或艾条灸5～10分钟。

按摩：点按法、揉法、搓法。

【功效】调和气血，提肛消痔。

【日常保健】用大拇指指腹揉按二白穴2～3分钟，一天一次，可以治疗前臂痛、胸胁痛等。

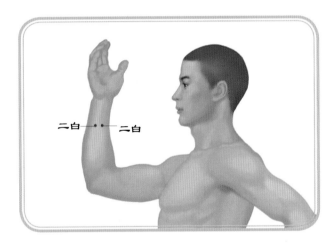

⊖ 中魁：治胃病的良药

【定位】在中指背侧近侧侧指间关节的中点处。握拳取穴。

【主治】噎膈、呕吐、食欲不振、呃逆。

【配伍】配公孙穴、膻中穴、丰隆穴治呕吐、眩晕等。

【操作】

灸法：艾炷灸或温针灸3～7壮；或艾条灸5～15分钟。

按摩：点按法、揉法、搓法。

【功效】疏通活络、降逆和胃。

【日常保健】用大拇指指腹揉按中魁穴3～5分钟，每天坚持，可以治疗消化不良、食欲不振等。

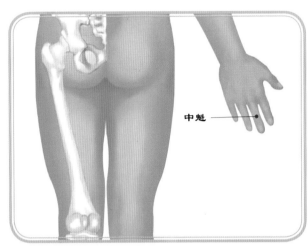

⊖ 腰痛点：化瘀止痛治扭伤

【定位】在手背侧，当第2、第3掌骨及第4、第5掌骨之间，当腕横纹与掌指关节中点处，一侧2穴，左右共4穴。

【主治】急性腰扭伤、手背红肿疼痛、头痛、耳鸣等。

【配伍】配肾俞穴治腰肌劳损、腰扭伤等；配曲池穴、手三里穴治腕关节疼痛。

【操作】

灸法：艾炷灸或温针灸3～5壮；或艾条灸5～10分钟。

按摩：点按法、揉法、搓法。

【功效】舒筋通络，化瘀止痛。

【日常保健】用大拇指指尖顺时针按揉3～5分钟，每天按摩，可以治耳鸣、头痛等症状。

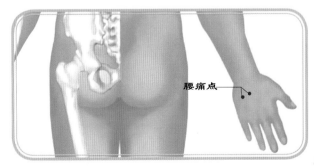

⊖ 落枕穴：落枕的特效穴

【定位】在手背侧，当第2、第3掌骨间，指掌关节后约0.5寸处。

【主治】落枕、手臂痛；胃痛。

【操作】

灸法：艾炷灸或温针灸5～10壮；或艾条灸5～15分钟。

按摩：点按法、揉法、搓法。

【功效】活血通络，止痛。

【日常保健】

以大拇指按揉穴位，用力由轻到重，保持重按10～15分钟，在按摩穴位的过程中，将头稍向前伸，由前下方缓缓缩下去，使下颌向胸骨上窝靠近，颈部肌肉保持松弛，然后将头轻轻缓慢地左右转动，幅度由小逐渐加大，并将颈部逐渐伸直到正常位置。 用食指指腹，或圆珠笔头（不是笔尖）按在此穴上，稍微用力刺激它，落枕的脖子便会变得轻松多了。

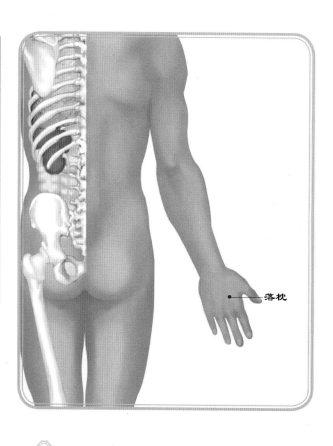

落枕

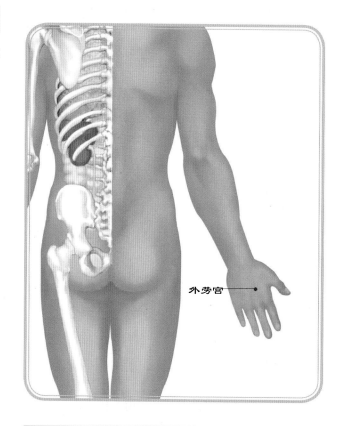

外劳宫

⊖ 外劳宫：孩子的肠胃不好找此穴

【定位】左手背侧，当第2、第3掌骨间，指掌关节后约0.5寸处（指寸）。

【主治】落枕、手臂肿痛；脐风。

【配伍】配指根穴治五指不得伸屈。

【操作】

灸法：艾炷灸或温针灸5～10壮；或艾条灸10～15分钟。

按摩：点按法、揉法、搓法。

【功效】祛风通络、活血止痛。

【日常保健】

以大拇指按揉穴位，用力由轻到重，保持重按10～15分钟，在按摩穴位的过程中，将头稍向前伸，由前下方缓缓缩下去，使下颌向胸骨上窝靠近，颈部肌肉保持松弛，然后将头轻轻缓慢地左右转动，幅度由小逐渐加大，并将颈部逐渐伸直到正常位置。

⊖ 八邪：清热解毒治手麻

【定位】在手背侧，微握拳，第1至第5指间，指蹼缘后方赤白肉际处，左右共8穴。

【主治】手背肿痛、手指麻木；烦热、目痛；毒蛇咬伤。

【配伍】配后溪、三间，主治手指麻木；配曲池、外关、合谷、阳池，主治上肢多发神经炎。

【操作】

灸法：艾炷灸或温针灸5～10壮；或艾条灸10～15分钟。

按摩：点按法、揉法、搓法。

【功效】祛风通络，清热解毒。

【日常保健】

在手指头与手指头之间有一个穴位被称为八邪穴，按摩刺激这个穴位能够良好地改善指尖冰冷，缓解头脑紧张，放松心情，促进睡眠。不妨在睡前做做按摩操，将双手伸出，掌心向外，左右手交互紧握，手指相互挤压以刺激穴位。

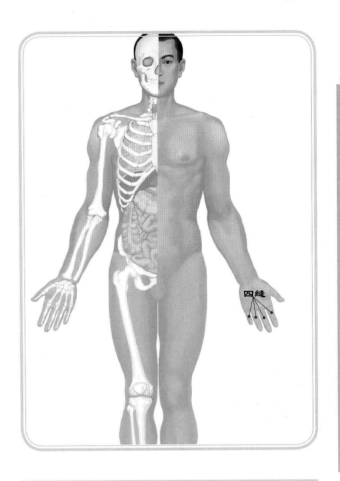

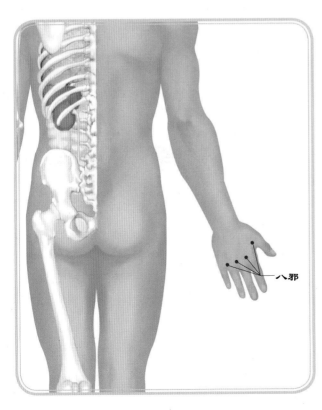

⊖ 四缝：消宿食的特效穴

【定位】在第2至第5指掌侧，近端指关节的中央，一手4穴，左右共8穴。

【主治】小儿疳积，腹泻，百日咳，气喘，咳嗽，蛔虫病等。

【配伍】配内关穴、合谷穴治百日咳。

【操作】

灸法：艾炷灸或温针灸5～10壮；或艾条灸10～15分钟。

按摩：点按法、揉法、搓法。

【功效】消食导滞，祛痰化积。

【日常保健】

用大拇指指尖掐揉四缝穴，每穴掐揉2～3分钟，长期掐揉，可以治疳积、呃逆、胃脘痛、哮喘、中暑等症状。

⊖ 十宣：通脑健髓退高热

【定位】在手十指尖端，距指甲游离缘0.1寸（指寸），左右共10穴。

【主治】昏迷；癫痫；高热、咽喉肿痛。

【配伍】配十二井穴，有开窍醒脑的作用，主治中风闭证；配曲池，有泻热镇痉的作用，主治高热抽搐。

【操作】

灸法：艾炷灸或温针灸5～10壮；或艾条灸10～15分钟。

按摩：点按法、揉法、搓法。

【功效】清热开窍醒神。

【日常保健】

按摩十宣穴，最方便的方式是用拇指的指甲用力反复重掐，以有酸痛感为主，刺激总时间每次以不超过5分钟为宜。也可选用牙签等物品，以适当的力量进行按压，时间约3～5分钟，视个人感觉可稍加长时间。另外也可用"十宣"从额头开始往后脑方向作点扣动作，既刺激十宣，又可提神醒脑，是治疗脑神经衰弱头痛、抑郁症、失眠等的常用方法。

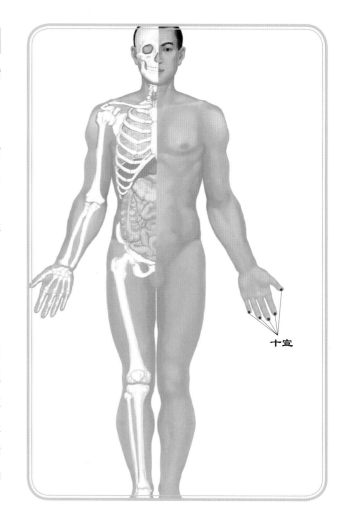

十宣

5 下肢奇穴

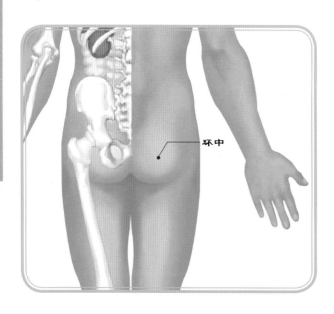

环中

⊖ 环中：疏经通络治腿疼

【定位】在臀部，环跳穴与腰俞穴连线的中点。

【主治】坐骨神经痛、腰痛、腿痛。

【配伍】配殷门、阳陵泉、委中、昆仑主治下肢痹痛。

【操作】

灸法：艾炷灸或温针灸3～7壮；或艾条灸10～25分钟。

按摩：点按法、揉法。

【功效】疏通经络，通络止痛。

【日常保健】双掌向后放在环中穴位上，来回搓揉20次，可通经活络，对腰腿痛有明显的疗效。

百虫窝：皮肤瘙痒症的克星

【定位】屈膝，在大腿内侧，髌底内侧端上3寸，即血海上1寸。

【主治】虫积；风湿痒疹、下部生疮。

【配伍】配曲池穴、血海穴治荨麻疹；配曲池穴、合谷穴、间使穴、大陵穴、足三里穴、委中穴、行间穴治疔疮、癣疮；配四缝穴、三焦俞穴、胃俞穴、中脘穴治疳积；配中脘穴、内庭穴、三阴交穴治臌胀、虫鼓。

【操作】

灸法：艾炷灸或温针灸3～7壮；或艾条灸10～25分钟。

按摩：点按法、揉法。

【功效】祛风活血，驱虫止痒。

【日常保健】

用大拇指指腹按揉200～300次，长期按摩，可以缓解治疗膝关节病、下肢痿痹。

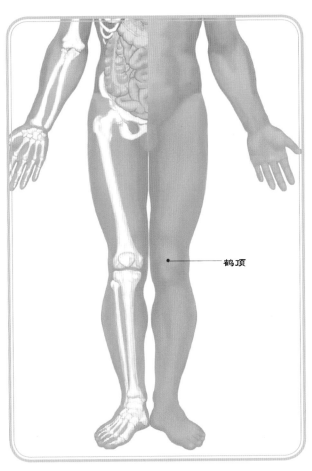

鹤顶

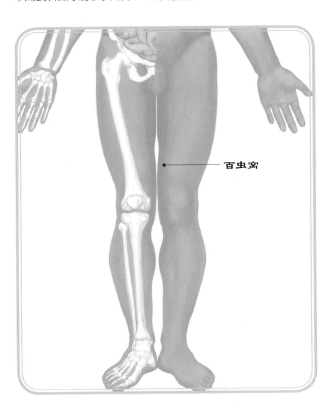

百虫窝

鹤顶：祛风湿的要穴

【定位】在膝上部，髌底的中点上方凹陷处。

【主治】膝痛、足胫无力、瘫痪。

【配伍】配三阴交穴治鹤膝风；配梁丘穴、足三里穴、阳陵泉穴、阴陵泉穴、三阴交穴治痹症。

【操作】

灸法：艾炷灸或温针灸3～7壮；或艾条灸5～15分钟。

按摩：点按法、揉法。

【功效】通利关节，祛风除湿，活络止痛。

【日常保健】

以手指指腹或指节向下按压，并作圈状按摩，可治疗关节麻木、下膝关节酸痛、腿足无力、下肢痿软、瘫痪、脚气等各种膝关节病以及脑血管病后遗症。

第十五章 经外奇穴：神奇的疗效

⊖ 膝眼：治疗膝关节疼痛的特效穴

【定位】屈膝，在髌韧带两侧凹陷处。在内侧的称内膝眼，在外侧的称外膝眼。

【主治】膝痛、腿痛、脚气。

【配伍】配足三里穴，缓解治疗膝关节酸痛。

【操作】

灸法：艾炷灸或温针灸3～7壮；或艾条灸5～15分钟。

按摩：点按法、揉法、掐法。

【功效】活血通络，疏利关节。

【日常保健】

用大拇指指腹按揉3～5分钟，长期按摩，缓解治疗膝痛、腓肠肌痉挛等。

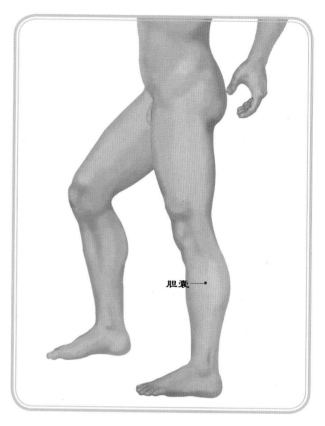

胆囊

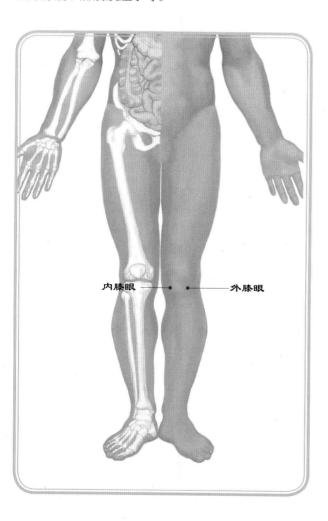

内膝眼 —— 外膝眼

⊖ 胆囊：解决胆石症要穴

【定位】在小腿外侧上部，当腓骨小头前下方凹陷处（阳陵泉）直下2寸。

【主治】急慢性胆囊炎、胆石症、胆道蛔虫症；下肢痿痹。

【配伍】配内庭、公孙、三阴交治胆石症胆绞痛；配阳陵泉、迎香、四白、巨阙、内关、合谷治胆道蛔虫症；配足三里治慢性胃窦炎。

【操作】

灸法：艾炷灸或温针灸3～7壮；或艾条灸5～15分钟。

按摩：点按法、揉法、掐法。

【功效】疏肝利胆。

【日常保健】

将食指中指并拢，用两只指腹按揉胆囊穴3～5分钟，长期按摩，可以防治胆囊炎、胆结石、胆绞痛等。

⊖ 阑尾：阑尾炎的奇效穴

【定位】在小腿前侧上部，当犊鼻下5寸，胫骨前缘旁开一横指。

【主治】急慢性阑尾炎；消化不良；下肢痿痹。

【配伍】配天枢（右）、腹部压痛点治急性单纯性阑尾炎；配曲池、合谷，治阑尾炎高热；配大巨、水道，治阑尾炎腹痛；配内关，治胸闷泛恶。

【操作】

灸法：艾炷灸或温针灸3～7壮；或艾条灸5～15分钟。

按摩：点按法、揉法、掐法。

【功效】清热解毒，化瘀通腑。

【日常保健】

典型的急性阑尾炎腹痛开始的部位多在上腹部、剑突下或脐周围，约经6～8小时或十多小时后，腹痛部位逐渐下移，最后固定于右下腹部。腹痛固定后，原来初发部位的疼痛可明显减轻，甚至消失。当阑尾炎发作时可按压阑尾穴以缓解疼痛。

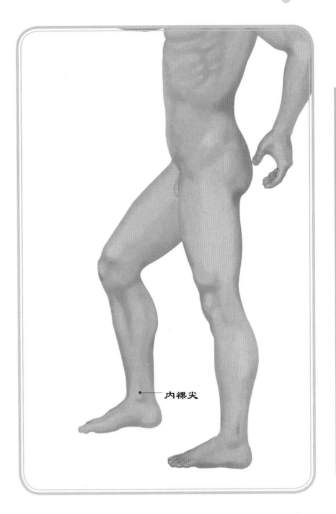

内踝尖

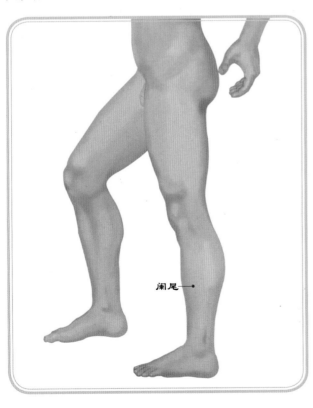

阑尾

⊖ 内踝尖：清热解毒治转筋

【定位】在足内侧面，内踝凸起处。

【主治】牙痛、乳蛾；小儿不语；霍乱；转筋。

【配伍】配颊车穴、合谷穴缓解治疗牙痛；配三阴交穴、照海穴缓解治疗脚转筋。

【操作】

灸法：艾炷灸或温针灸3～7壮；或艾条灸5～15分钟。

按摩：点按法、揉法、掐法。

【功效】清热解毒。

【日常保健】

用大拇指指腹微用力按揉3～5分钟，每天坚持按摩，可以缓解治疗腓肠肌痉挛，牙痛，小儿不语等。

⊖ 外踝尖：舒筋通络治牙痛

【定位】在足外侧面，外踝凸起处。

【主治】脚趾拘急、踝关节肿痛；脚气；牙痛。

【配伍】配内踝尖穴缓解治疗白虎历牙风痛；配绝骨穴、阳陵泉穴，缓解治疗脚外廉转筋。

【操作】

灸法：艾炷灸或温针灸 3 ~ 7 壮；或艾条灸 5 ~ 15 分钟。

按摩：点按法、揉法、掐法。

【功效】舒筋活络。

【日常保健】

用大拇指指腹微用力按揉 3 ~ 5 分钟，每天坚持按摩，可以缓解治疗腓肠肌痉挛，脚气、牙痛等。

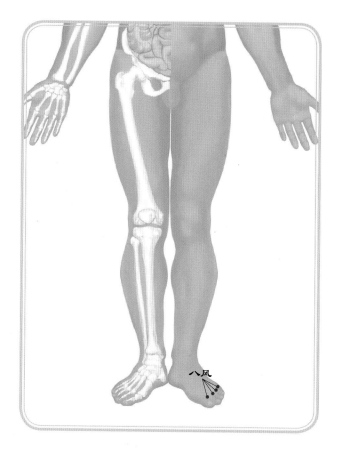

八风

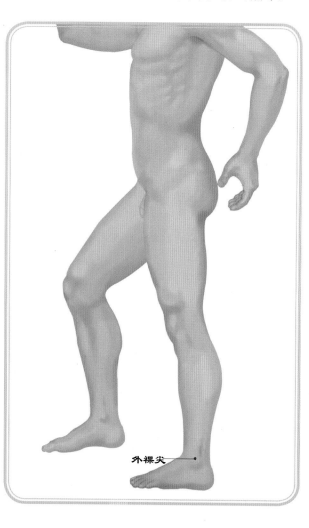

外踝尖

⊖ 八风：活血消肿治蛇毒

【定位】在足背侧，第 1 至第 5 趾间，趾蹼缘后方赤白肉际处，一足 4 穴，左右共 8 穴。

【主治】足跗肿痛、趾痛；毒蛇咬伤；脚气。

【配伍】配八邪治疗末梢神经炎，中风后遗症（半身不遂）；配曲池、手三里治上肢痹证；配解溪、足三里治下肢痹证；配足三里、三阴交、阳陵泉治疗湿脚气、关节肿痛。

【操作】

灸法：艾炷灸或温针灸 3 ~ 7 壮；或艾条灸 5 ~ 15 分钟。

按摩：点按法、揉法、掐法。

【功效】祛风通络，活血消肿，清热解毒。

【日常保健】

以手指指腹或指节向下按压，并作圈状按摩。

3

第三部分

不生病的智慧：经穴调理祛百病

小病不用愁：内科常见病经穴疗法

⊖ 感冒

感冒是感受风邪或时行病毒，引起肺卫功能失调，出现鼻塞、流涕、喷嚏、头痛、恶寒、发热、全身不适等主要临床表现的一种外感疾病。感冒又有伤风、冒风、伤寒、冒寒、重伤风等名称。中医认为，当人的体质虚弱、生活失调、卫气不固、外邪乘虚侵入时就会引起感冒，轻者出现乏力、流涕、咳嗽等症状，称为"伤风"；重者会发烧。中医把感冒归为外感（外邪）疾病，其中包括现代医学的上呼吸道感染和流行性感冒。

※ 拔罐自疗

风寒型感冒

拔罐方法：患者取坐位或俯卧，以方便舒适为宜。取大椎、风门、肺俞、曲池、印堂、太阳、合谷中的 3 ~ 5 个穴位，直接把罐吸拔在穴位上，留罐 10 ~ 15 分钟，以皮肤潮红为度。起罐后，对穴位皮肤进行消毒护理。这样的治疗每日 1 次。

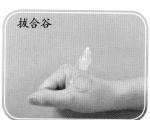
拔合谷

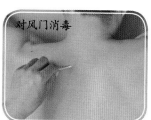
对风门消毒

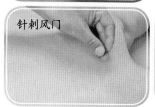
针刺风门

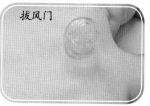
拔风门

风热型感冒

拔罐方法：对患者大椎、肺俞、风池所在部位进

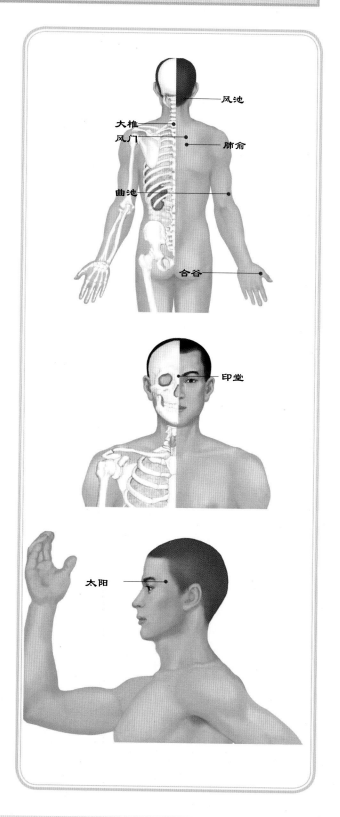

风池

大椎
风门
肺俞

曲池

合谷

印堂

太阳

行消毒。用三棱针在消过毒的穴位上点刺，以微微出血为度。把罐立即吸拔在点刺过的穴位上，每个穴位均留罐 20 分钟。起罐后将拔处的血液用消毒棉球擦净。亦可用银翘散、桑菊饮药水煮罐，对穴位施以药罐。

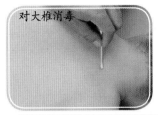
对大椎消毒

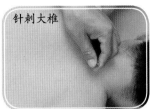
针刺大椎

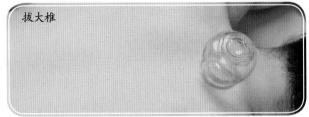
拔大椎

刮痧自疗

1. 用单角刮法，自上而下刮拭风池穴。
2. 用面刮法自上而下刮拭肺俞穴、大椎穴。
3. 用面刮法从上向下刮拭下肢足三里穴。

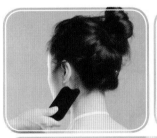

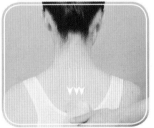

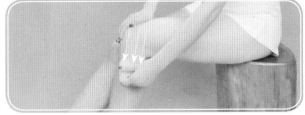

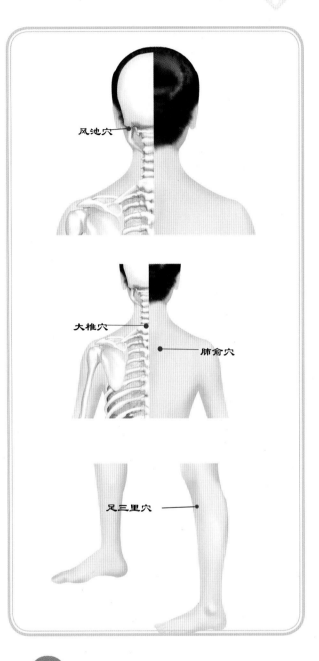

风池穴

大椎穴

肺俞穴

足三里穴

温馨小贴士

　　研究发现，鸡汤中的黏液可以有效地将感冒病毒吸附并将它一并带走，所以过去民间对于鸡汤一直认为是可以增强体力的补品，对于已感冒症状的人也有很好的缓解效果。

❸ 咳嗽

咳嗽是机体对侵入气道的病邪的一种保护性反应。古人以有声无痰为之咳，有痰无声为之嗽。临床上二者常并见，通称为咳嗽。根据发作时特点及伴随症状的不同，一般可以分为风寒咳嗽、风热咳嗽及风燥咳嗽 3 型。中医认为咳嗽病症的病位在肺，由于肺失宣降，肺气上逆，肺气宣降功能失常所致。

※ 拔罐自疗

选择两组穴位，一组为身柱、肺俞、大杼、膏肓、丰隆、曲泽；一组为大椎、风门、膻中、中府。每次选用 1 组，在穴位上拔罐，留罐 10 ～ 15 分钟。每日 1 次，7 次为 1 个疗程。两组穴位交替使用。

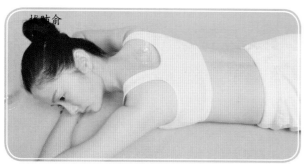
拔肺俞

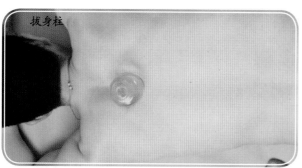
拔身柱

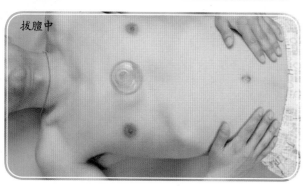
拔膻中

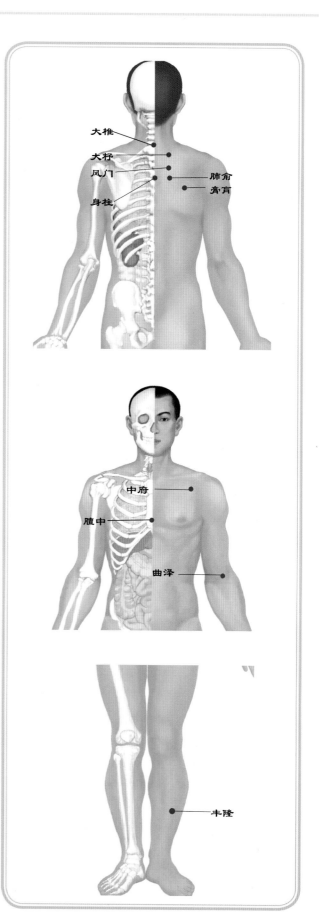

※ 刮痧自疗

1. 用面刮法从上向下刮拭双侧大杼穴至肺俞穴。

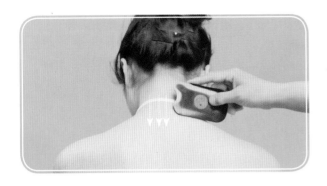

2. 用面刮法从上向下刮拭两侧手臂的尺泽穴、列缺穴。

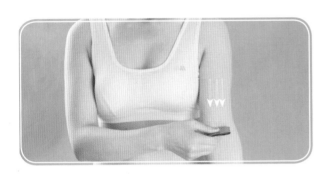

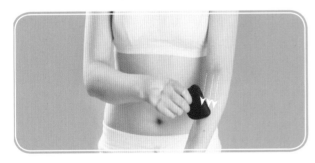

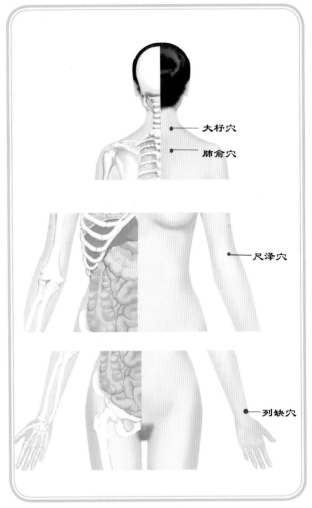

大杼穴
肺俞穴
尺泽穴
列缺穴

温馨小贴士

普通咳嗽通过拔罐、刮痧即可治愈，同时还可配合饮用如下止咳汤：将白萝卜1个，梨1个，生姜3片，一同入锅并加适量水同煮，煮熟盛出稍凉，调入适量蜂蜜即可服食。对于不明原因、长时期的慢性咳嗽（尤其是超过两周的慢性咳嗽），千万不要草率地喝点咳嗽药水了事，更不能置之不理，一定要去医院，在医生的帮助下找出咳嗽病因，对症治疗。

⊖ 心悸

　　心悸是指患者自觉心中悸动，惊惕不安，甚至不能自主的一种病症。常因惊恐、劳累而诱发，时作时止，发作时常伴有胸闷、眩晕、耳鸣等症状。病情较轻者为惊悸，病情较重者为怔忡。该病可见于现代医学各种原因引起的心律失常，如心动过速、心动过缓、过早搏动、心房颤动、房室传导阻滞、病态窦房结综合征、心功能不全、心肌炎、神经官能症等疾病。

※ 按摩自疗

　　1. 指推膻中穴，用拇指自下而上推膻中穴约2分钟，以局部出现酸、麻、胀感觉为佳。

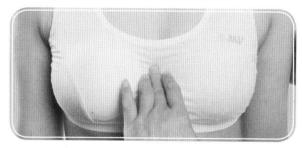

　　2. 按揉厥阴俞、心俞穴，用两手拇指指腹按顺时针方向按揉两穴各约2分钟，然后按逆时针方向按揉约2分钟，以局部出现酸、麻、胀感觉为佳。

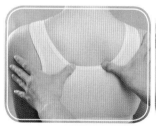
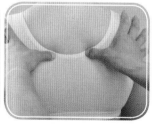

　　3. 点揉神门、内关穴，右手拇指或食指点按神门、内关穴约1分钟，以局部感到酸胀并向腕部和手放射为佳。

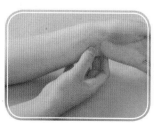
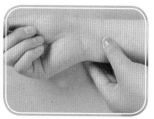

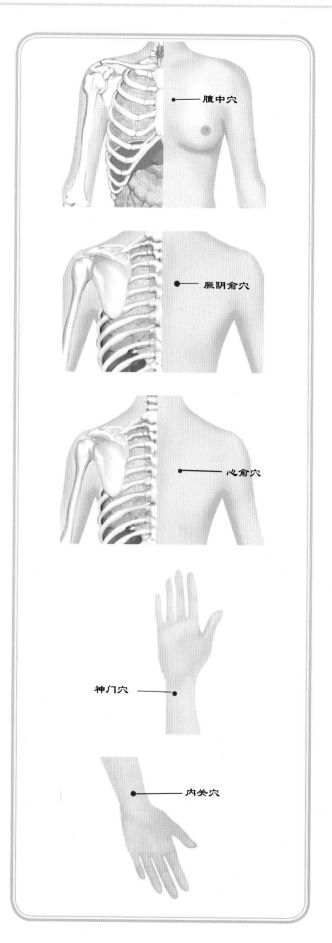

膻中穴

厥阴俞穴

心俞穴

神门穴

内关穴

4. 按揉三阴交穴，用拇指按顺时针方向按揉三阴交穴约2分钟，然后按逆时针方向按揉约2分钟，以局部出现酸、麻、胀感觉为佳。

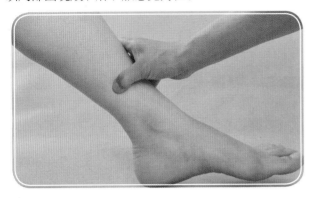

　　辅助穴位：颈背部天柱、肺俞，腰背部胆俞、肾俞，上肢尺泽、少泽，下肢阳陵泉、足三里、太溪。

※ 艾灸自疗

1. 用温和灸灸巨阙、心俞穴，手执艾条以点燃的一端对准施灸部位，距离皮肤1.5～3厘米，以感到施灸处温热、舒适为度，灸至皮肤产生红晕为止。每日灸1次，每次灸3～15分钟。

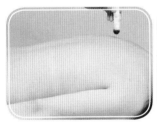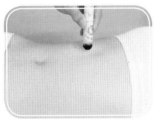

2. 用温和灸灸神门、内关穴，手执艾条以点燃的一端对准施灸部位，距离皮肤1.5～3厘米，以感到施灸处温热、舒适为度，灸至皮肤产生红晕为止。每日灸1次，每次灸3～15分钟。

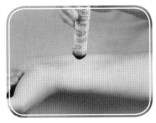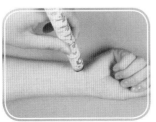

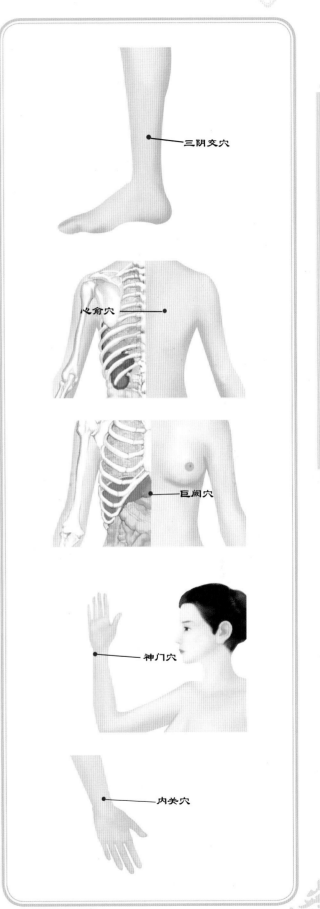

三阴交穴

心俞穴

巨阙穴

神门穴

内关穴

3. 心悸时伴有出汗、气短，用温和灸法加灸足三里、复溜穴，手执艾条以点燃的一端对准施灸部位，距离皮肤 1.5 ～ 3 厘米，以感到施灸处温热、舒适为度，灸至皮肤产生红晕为止。隔日灸 1 次，每次灸 3 ～ 15 分钟。最好在每晚临睡前灸。

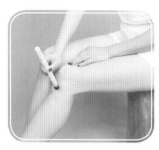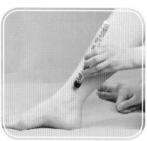

4. 多梦加灸肾俞、太溪穴，手执艾条以点燃的一端对准施灸部位，距离皮肤 1.5 ～ 3 厘米，以感到施灸处温热、舒适为度。每日灸 1 次，每次灸 3 ～ 15 分钟，灸至皮肤产生红晕为止。

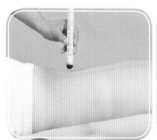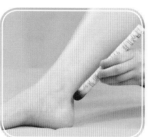

温馨小贴士

心悸患者应保持精神乐观，情绪稳定，坚持治疗，坚定信心，应避免惊恐刺激及忧思恼怒等。生活作息要有规律。饮食有节，宜进食营养丰富而易消化吸收的食物，宜低脂、低盐饮食，忌烟酒、浓茶。轻症可从事适当体力活动，以不觉劳累、不加重症状为度，避免剧烈活动，重症心悸应卧床休息，还应及早发现变证、坏病先兆症状，做好急救准备。

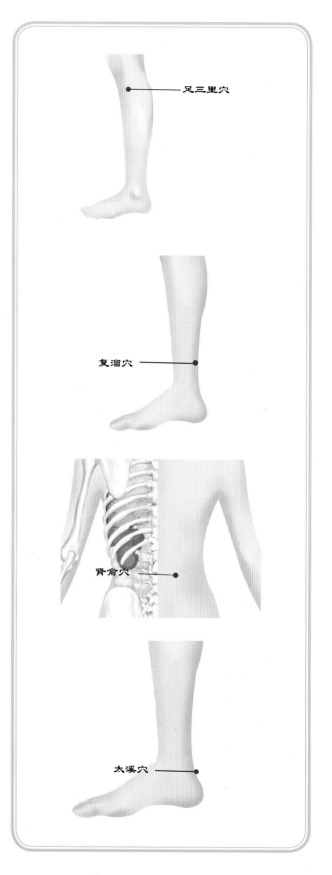

足三里穴

复溜穴

肾俞穴

太溪穴

⊖ 支气管炎

支气管炎是指气管、支气管黏膜及其周围组织的慢性非特异性炎症。支气管炎主要原因为病毒和细菌的反复感染形成了支气管的慢性非特异性炎症。当气温下降、呼吸道小血管痉挛缺血、防御功能下降等易于致病；烟雾粉尘、污染大气等慢性刺激也可发病；吸烟使支气管痉挛、黏膜变异、纤毛运动降低、黏液分泌增多有利感染；过敏因素也有一定关系。中医认为外邪侵袭以及肺、脾、肾三脏功能失常，是引起本病的主要原因。人体正气不足，卫外失职，感受外邪，外邪既可以是风寒之邪，也可是风热之邪，也可是风寒之邪化热，侵犯肺脏，使肺失宣肃；或肺气虚弱，卫外不固，复感外邪；或因年老体弱，脾肺气虚，脾失健运，湿聚成痰，停蓄于肺；或肺有宿疾，复感外邪；或久病之后，由脾肺损及肾，导致肾气不足、纳气无权等。

※ 拔罐自疗

急性支气管炎

让患者取坐位、俯卧（背部）或仰卧（腹部），以方便舒适为宜。分别将罐吸拔在大椎、风门、身柱、脾俞、膻中、中府、尺泽。每个穴位留罐 20 分钟，以皮肤充血为度。这样的治疗每日 1 次。拔罐时可根据患者体质，一次性把罐全部吸拔在穴位上，也可拔完一部分穴位，起罐后，再拔另外一些。

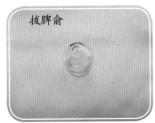
拔脾俞

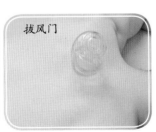
拔风门

慢性支气管炎

让患者取坐位、俯卧（背部）或仰卧（腹部），以方便舒适为宜。分别把罐吸拔在肺俞、脾俞、肾俞、

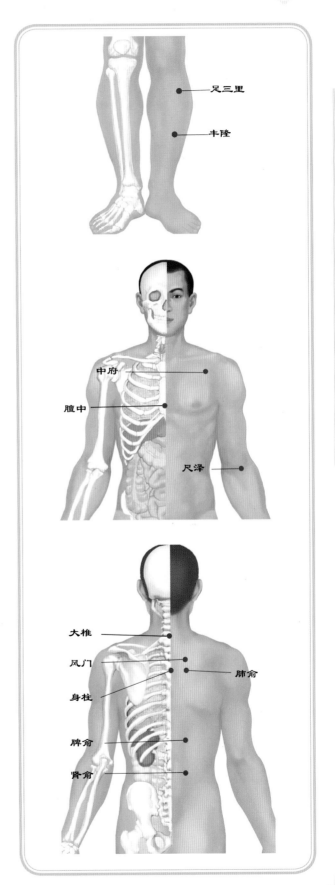

足三里
丰隆

中府
膻中
尺泽

大椎
风门
肺俞
身柱
脾俞
肾俞

中府、膻中、足三里、丰隆，留罐15分钟，每日拔罐1次。因所拔穴位较多，进行时间较长，所以一定要注意保暖，防止感冒，以免加重病情。

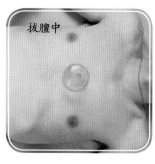
拔膻中

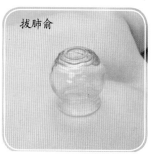
拔肺俞

※ 艾灸自疗

1. 用回旋灸灸肺俞穴、定喘穴，每日灸1次，每次灸10～15分钟，灸至皮肤产生红晕为止。

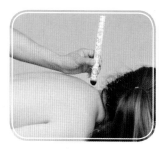
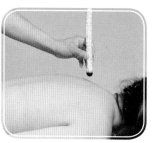

2. 用温和灸灸合谷穴、足三里穴，隔日灸1次，每次灸3～15分钟。最好在每晚临睡前灸。

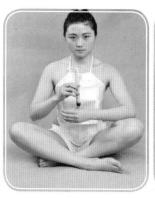
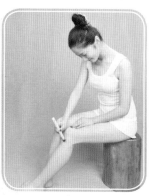

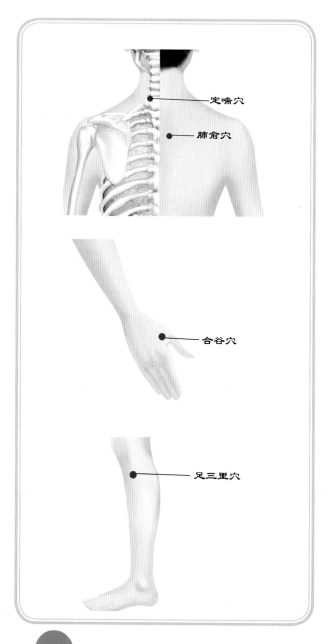
定喘穴
肺俞穴
合谷穴
足三里穴

温馨小贴士

慢性支气管炎主要诱因是上呼吸道感染，因此支气管炎患者要注意加强户外体育锻炼，增强体质，注意保暖，防止感冒。戒除烟酒对预防支气管炎有重要意义。若拔罐疗效不显著，应配合其他药物治疗，防止延误病情。

⊖ 低血压

低血压是指收缩压低于 90 毫米汞柱，舒张压低于 60 毫米汞柱，常常表现为头晕、倦怠乏力、精神不振、胃寒、四肢不温、抵抗力和免疫力下降，易感冒等。中医认为低血压多见于脾胃虚弱者、脑力劳动者或心脏脆弱的老年患者。多由于气虚阳虚、阴血亏虚或气阴两虚所致。

※ 拔罐自疗

1. 把罐拔在患者膻中、中脘、气海、足三里、三阴交上，留罐 10 ～ 15 分钟，在拔罐过程中，注意对患者保暖。

2. 把罐吸拔在患者膈俞、脾俞、肾俞、关元俞、涌泉上，留罐 10 ～ 15 分钟。这样的治疗每日 1 次，7 ～ 10 次为 1 个疗程。

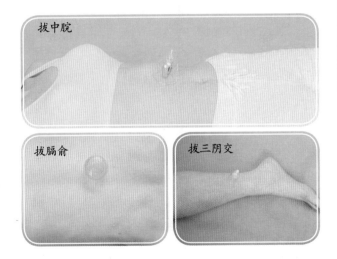

拔中脘

拔膈俞 　 拔三阴交

※ 刮痧自疗

1. 刮拭头部百会穴。

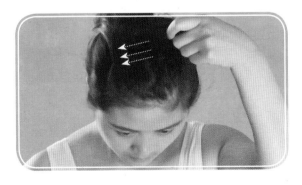

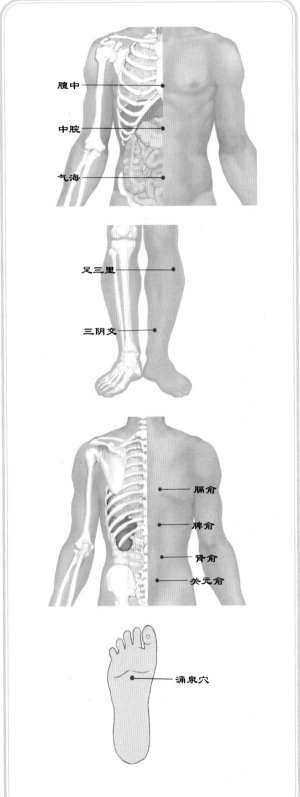

膻中

中脘

气海

足三里

三阴交

膈俞

脾俞

肾俞

关元俞

涌泉穴

2. 用面刮法从上向下刮拭背部心俞穴、脾俞穴、肾俞穴。

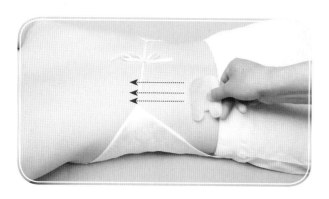

3. 用平面按揉法按揉内关穴、劳宫穴。

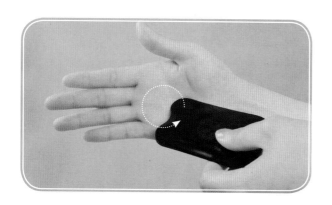

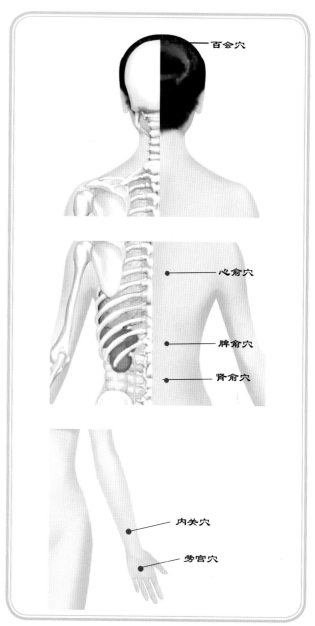

百会穴

心俞穴

脾俞穴

肾俞穴

内关穴

劳宫穴

温馨小贴士

低血压患者在预防和护理方面要注意以下几点：

1. 适当加强锻炼。生活要有规律，防止过度疲劳，因为极度疲劳会使血压降得更低。要保持良好的精神状态，适当加强锻炼，提高身体素质，改善神经、血管的调节功能，加速血液循环，减少直立性低血压的发作。

2. 调整饮食。每餐不宜吃得过饱，因为太饱会使回流心脏的血液相对减少；低血压的老人每日清晨可饮些淡盐开水，或吃稍咸的饮食以增加饮水量，较多的水分进入血液可增加血容量，从而可提高血压；适量饮茶，因茶中的咖啡因能兴奋呼吸中枢及心血管系统；适量饮些葡萄酒，可使交感神经兴奋，加快血流，促进心脏功能，降低血液黏稠度。

⊖ 腹胀

腹胀是指胃肠道存有过量气体，而感觉脘腹及脘腹以下的整个下腹部胀满的一种症状。本病多见于急、慢性胃肠炎，胃肠神经官能症，消化不良，腹腔手术后。主要表现为：腹部胀满，叩之如鼓，食欲不振，食少饱闷，恶心嗳气，四肢乏力等。中医认为，腹胀多由脾胃虚弱或肝胃气滞导致气机升降失常，浊气上逆所致。

※ 拔罐自疗

1. 在患者期门、章门、中脘、天枢拔罐，留罐10分钟，至罐内皮肤充血为度。

2. 在患者肝俞、胃俞拔罐，留罐10分钟。起罐后，对穴位皮肤进行消毒，以防感染。这样的治疗每日1次，5次为1个疗程。

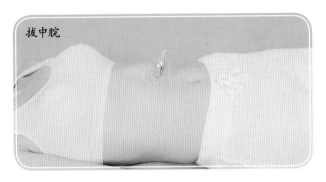
拔中脘

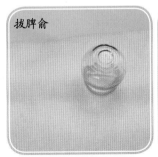
拔脾俞

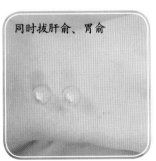
同时拔肝俞、胃俞

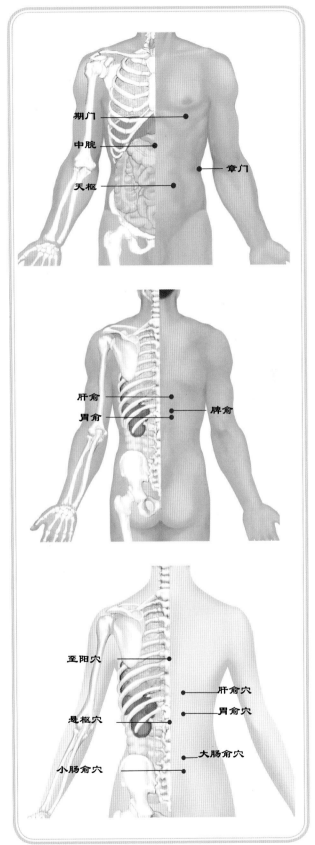

※ 刮痧自疗

1. 用面刮法，先从上向下刮拭背部至阳穴到悬枢穴段，再以同样的方法刮拭肝俞穴至胃俞穴段，然后仍用面刮法刮拭大肠俞至小肠俞穴段。

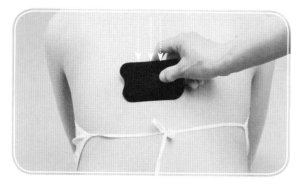

2. 用面刮法刮拭腹部上脘穴至下脘穴段。继续用面刮法从上向下刮拭气海穴、天枢穴。

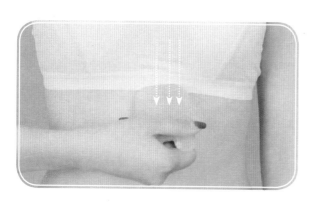

3. 用平面按揉法按揉足三里穴，用垂直按揉法按揉太冲穴。

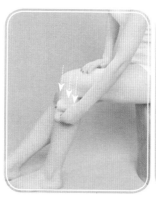
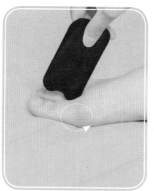

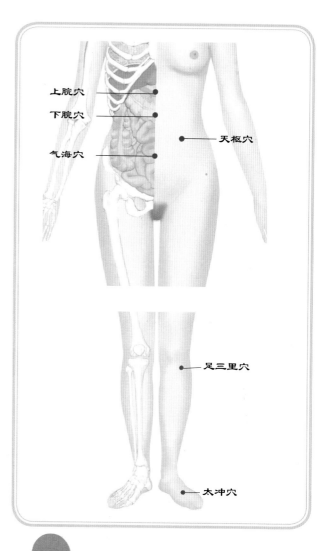

上脘穴
下脘穴
气海穴
天枢穴
足三里穴
太冲穴

温馨小贴士

　　腹胀患者在预防和护理方面要注意以下几点：

　　1. 腹胀多为一慢性过程，常反复发作，经久不愈，所以应长期坚持治疗，树立战胜疾病的信心。

　　2. 注意饮食的调配，食物宜清淡，勿暴饮暴食，忌食油腻，力戒烟酒，以免损伤脾胃。

　　3. 调适情志，避免精神刺激，以防气机郁滞，心态应平和，多参加户外活动。

图解经络穴位养生大全

⊖ 腹泻

腹泻是一种常见症状，俗称"拉肚子"，是指排便次数明显超过平日习惯的频率，粪质稀薄，水分增加，每日排便量超过200克，或含未消化食物或脓血、黏液。腹泻常伴有排便急迫感、肛门不适、失禁等症状。腹泻分急性和慢性两类。急性腹泻发病急剧，病程在2～3周之内。慢性腹泻指病程在两个月以上或间歇期在2～4周内的复发性腹泻。中医认为，"泄泻之本，无不由于脾胃"。病多因感受外邪，如湿热、暑湿、寒湿之邪；情志所伤，忧思郁怒导致肝失疏泄，横逆犯脾而成泄泻；饮食不节，过食肥甘厚味，或进食不洁腐败之物所致。

※ 拔罐自疗

急性腹泻

把罐吸拔在患者天枢、中脘、气海、合谷、足三里、上巨虚、三阴交上，留罐10～15分钟。以皮肤充血为度。起罐后要对穴位皮肤进行消毒，以防感染。每日1次，3次为1个疗程。

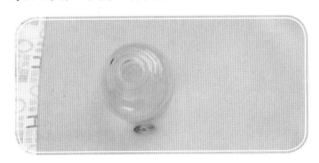

慢性腹泻

把罐吸拔在患者脾俞、胃俞、肾俞、大肠俞，留罐10～15分钟。起罐后，对穴位皮肤进行消毒。这样的治疗每周2～3次，10次为1个疗程，每个疗程间隔一周。

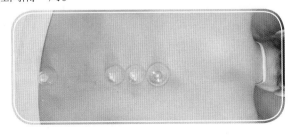

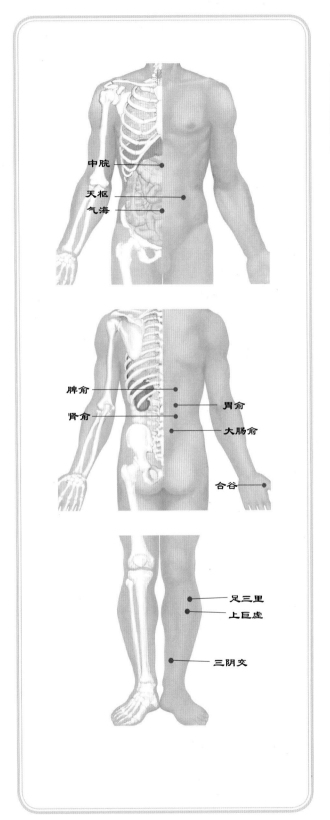

※ 刮痧自疗

1. 用面刮法从上到下刮拭背部的脾俞穴至大肠俞穴。

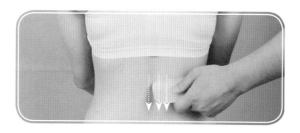

2. 用面刮法从上到下刮拭腹部中脘穴至气海穴、双侧章门穴。

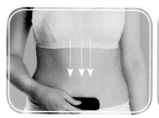 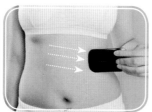

3. 用面刮法从上到下刮拭足三里穴至上巨虚穴。

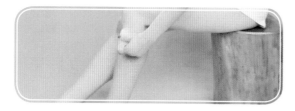

4. 用平面按揉法按揉阴陵泉穴、公孙穴。

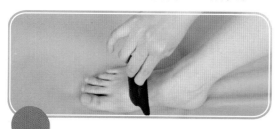
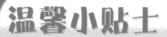

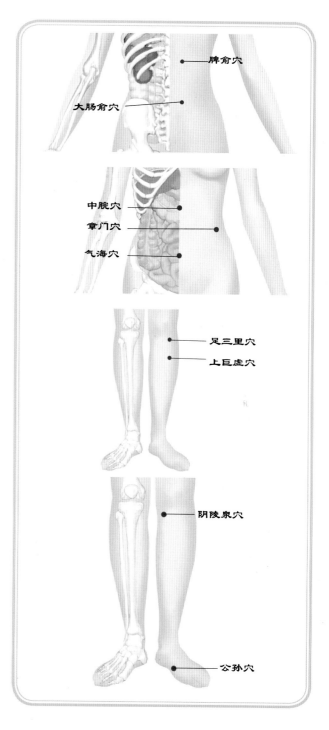

温馨小贴士

　　腹泻时由于大量排便，导致身体严重缺水和电解质紊乱，此时必须补充大量水分。含有氯化钠、氯化钾和葡萄糖的补液是理想的选择，因为它能补充体内流失的葡萄糖、矿物质，并且调节钾钠电解质、水分酸碱平衡；而胡萝卜汁、苹果汁、西瓜汁等不仅能补充水分，而且可以补充必需的维生素，也是很好的补充品。它们都是防止机体腹泻脱水和虚脱的良方。

⊖ 消化不良

消化不良，是指具有上腹痛、上腹胀、早饱、嗳气、食欲不振、恶心、呕吐等不适症状，多是长期暴饮暴食，饮食积滞于胃，从而引发的消化不良。而先天脾胃虚弱，消化功能较差的人，也容易出现消化不良症状，表现为长期面黄肌瘦，气短乏力，胃胀，胃痛隐隐，稍不注意就腹泻等。中医认为是因脾胃虚弱、肝气郁结、外邪入侵所致。

※ 拔罐自疗

1. 在患者脾俞、胃俞、天枢、中脘、不容、梁门、足三里、三阴交所在部位涂上润滑油。

2. 用刮痧板刮拭上述穴位，以出现紫红色痧斑为度。刮痧完毕，要用消毒棉球擦去皮肤上的润滑油，以免影响拔罐。

3. 把罐吸拔在已刮痧的穴位上，留罐 10 ~ 15 分钟。起罐后，对穴位皮肤进行消毒。这样的治疗每日 1 次，7 次为 1 个疗程。

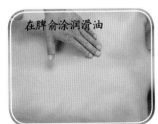
在脾俞涂润滑油

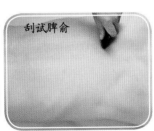
刮试脾俞

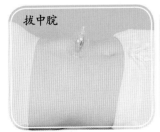
拔中脘

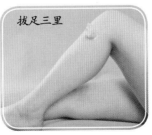
拔足三里

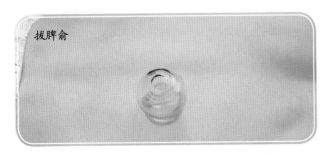
拔脾俞

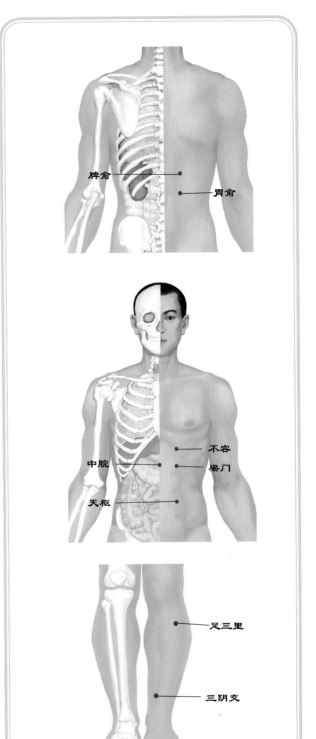

※ 刮痧自疗

1. 以面刮法从上向下刮拭背部大椎穴至悬枢穴段，双侧脾俞穴至三焦俞穴段。

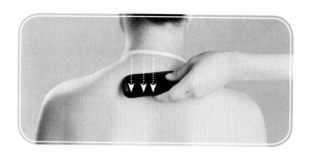

2. 用面刮法从上向下刮拭腹部中脘穴至气海穴段，双侧章门穴、天枢穴。

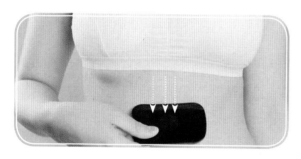

3. 用垂直按揉法按揉双手四缝穴。

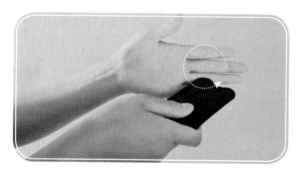

4. 用面刮法从上向下刮拭下肢足三里穴。

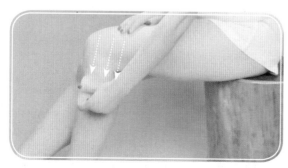

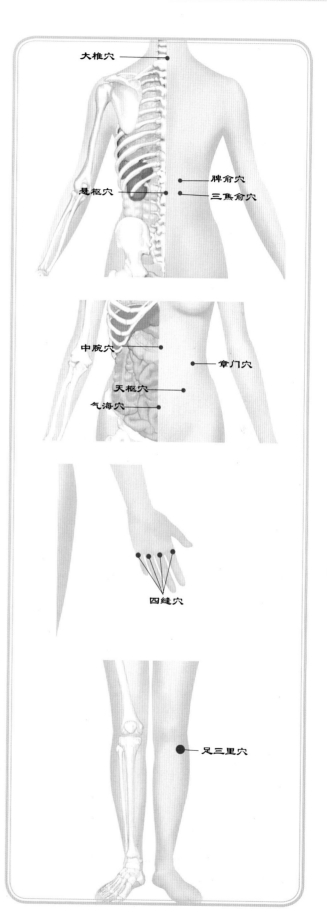

大椎穴

脾俞穴

悬枢穴

三焦俞穴

中脘穴

章门穴

天枢穴

气海穴

四缝穴

足三里穴

❸ 胃下垂

胃下垂是由于膈肌悬力不足，支撑内脏器官韧带松弛，或腹内压降低，腹肌松弛，导致站立时胃大弯抵达盆腔，胃小弯弧线最低点降到髂嵴联线以下。常伴有十二指肠球部位置的改变。胃下垂属胃无力症，多见于消耗性疾病患者及无力型体质者，直接影响消化功能。表现为上腹胀满、食欲不振、胃痛、消瘦、乏力、嗳气、恶心、呕吐、肠鸣、胃下坠感，或伴有便秘、腹泻、气短、眩晕、心悸、失眠、多梦等。中医认为，本病虽在胃，但与肝、脾关系密切，为素体虚损，肝气失调，横逆犯胃，日久脾虚，木乘其土，中气下陷为本病的基本病机。

※ 拔罐自疗

1. 对患者大椎、脾俞、胃俞进行消毒。

2. 用三棱针点刺已消毒的穴位，以微微出血为度。

3. 把罐吸拔在患者点刺过的穴位上，留罐 10 ～ 15 分钟。对百会穴采用直接拔罐法，不针刺直接把罐吸拔在穴位上，留罐 5 ～ 10 分钟。以上操作隔日 1 次。

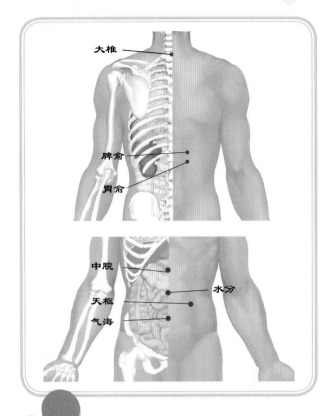

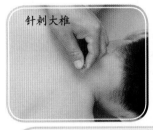
针刺大椎

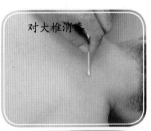
对大椎消毒

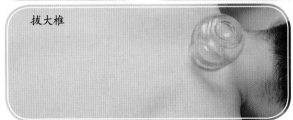
拔大椎

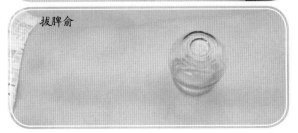
拔脾俞

💗 温馨小贴士

胃下垂的患者在预防和护理方面要注意以下几点：

1. 为使患者能体质强壮，增加腹腔脂肪，宜给予高蛋白、高热量、高糖饮食，争取胖起来。

2. 患者的消化吸收功能大多较差，因此食物加工应精细，要容易消化、吸收，不宜太粗糙。

3. 坚持少食多餐，这样既可充分消化，又可持续不断地供助米谷之气，鼓舞中气上行，以升陷举托。

4. 切忌一次饮用大量茶水。

5. 适量饮酒能鼓舞气血上行。但有上消化道出血病史，或同时伴肝病者，或酒精过敏者忌饮。

6. 患者宜少食多餐，最好进食流质和半流质食物。

⊖ 胃炎

胃炎是胃黏膜炎症的统称。是一种常见病,可分为急性和慢性两类。急性胃炎常见的为单纯性和糜烂性两种。前者表现为上腹不适、疼痛、厌食和恶心、呕吐;后者以消化道出血为主要表现,有呕血和黑粪现象。中医认为,慢性胃炎多因长期情志不遂,饮食不节,劳逸失常,导致肝气郁结,脾失健运,胃脘失和,日久中气亏虚,从而引发种种症状。

※ 拔罐自疗

1. 对患者中脘、梁门、足三里进行消毒。

2. 用三棱针轻叩已消毒的穴位皮肤,以微微出血为度。

3. 选择大小合适的罐体吸拔在叩刺过的穴位上,留罐 10 ～ 15 分钟。操作结束后,用相同的方法针刺肝俞、脾俞、胃俞,然后再进行拔罐,留罐 10 ～ 15 分钟。

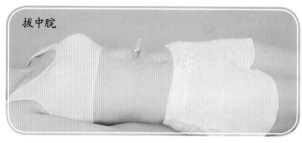
拔中脘

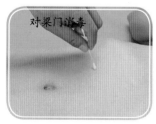
对梁门消毒

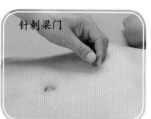
针刺梁门

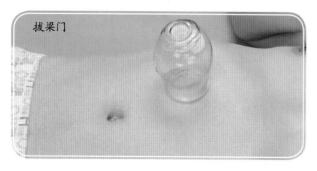
拔梁门

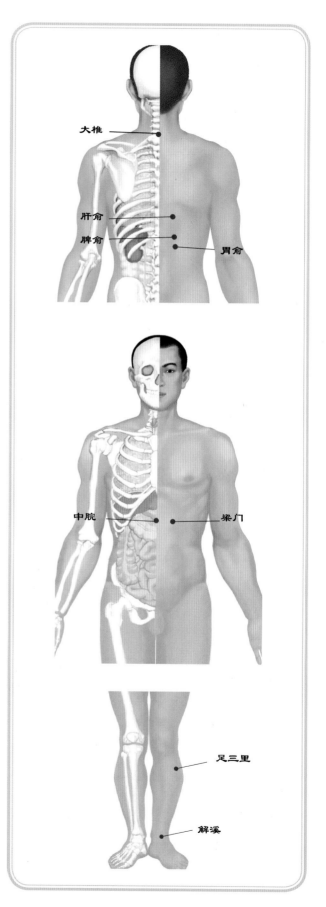

※ 刮痧自疗

1. 用面刮法从上向下刮拭背部膈俞穴、胆俞穴、脾俞穴、胃俞穴。

2. 用面刮法从上向下刮拭腹部上脘穴、中脘穴、下脘穴。

3. 用面刮法从上向下刮拭手臂内关穴。

4. 用面刮法从上向下刮拭足三里穴、三阴交穴、公孙穴；再用垂直按揉法按揉太冲穴。

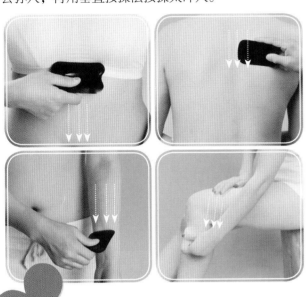

温馨小贴士

养成良好的饮食习惯是防治胃炎的关键，这也是与其他疾病不同的地方。总的来说，进食时若做到以下几点，胃炎可以说已治愈了一半。

1. 应按时就餐，细嚼慢咽，最好一日三餐定时定量，胃炎发作时可少吃多餐，平常尽量不吃零食以减少胃的负担。

2. 注意进食的温度，避免进食过烫、过冷或忽热忽冷的食物。

3. 避免进食不易消化的食物，如坚硬、粗糙、细腻及纤维过多的食品。

4. 避免进食刺激性食品及戒烟酒等。

5. 此外，还要保持心情舒畅，避免劳累过度。

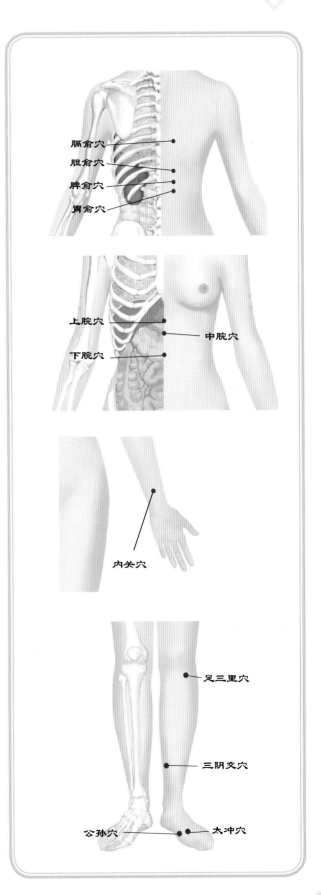

膈俞穴 胆俞穴 脾俞穴 胃俞穴 上脘穴 中脘穴 下脘穴 内关穴 足三里穴 三阴交穴 公孙穴 太冲穴

❺ 胃痉挛

胃痉挛就是胃部肌肉抽搐，主要表现为上腹痛、呕吐等。患有胃病患者，如胃部溃疡、胃部受寒、胃炎等现象，这些都会极容易造成胃痉挛。中医认为胃痉挛的发生多由饮食积滞、寒积肠胃造成。其病在胃和肠，属实或虚实夹杂之性。患者素体阴虚，又有饮食不节（或不洁）、暴饮暴食，情志失调、肝气郁结之劣习，复感外寒，使寒邪客于胃府而致气机郁滞，胃失和降。

※ 拔罐自疗

1. 在患者背上和灌口均匀地涂上适量润滑油。目的是防止走罐时拉伤皮肤。

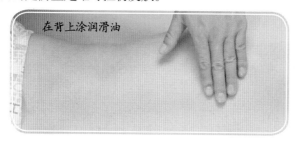

在背上涂润滑油

2. 将罐吸拔在背部，再沿背部脊柱两侧的足太阳膀胱经循行走罐，走罐的重点穴位是肝俞、脾俞、胃俞，上下来回走罐数次，直至局部皮肤潮红。

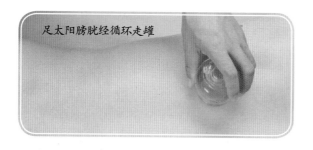

足太阳膀胱经循环走罐

3. 将罐吸拔在肝俞、脾俞、胃俞。留罐10分钟。起罐后，擦去皮肤上的润滑油，并对穴位皮肤进行消毒。

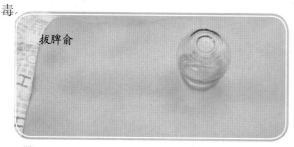

拔脾俞

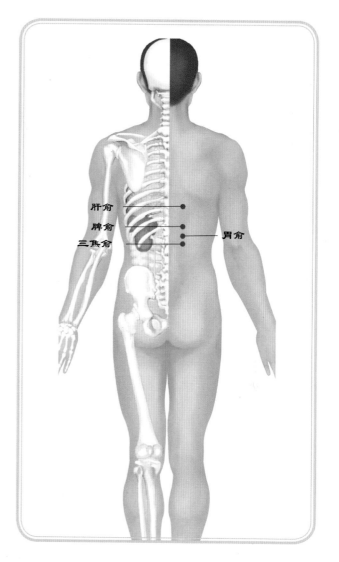

肝俞
脾俞
三焦俞
胃俞

温馨小贴士

刮痧法缓解胃痉挛时需要注意：先用热毛巾擦洗准备刮痧的部位，最好用75%的酒精做常规消毒；施术者手持刮痧工具在润滑剂中蘸湿，沿选定的经穴，顺一个方向，用力均匀、缓慢地刮；一般每处刮抹20次左右，以皮下出微紫红或紫黑色即可，刮拭2～5分钟便可见效，具体刮拭时可视个人的具体情况处理。

※ 刮痧自疗

1. 用面刮法从上向下刮拭脾俞穴至胃俞穴段。

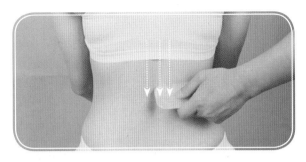

2. 用面刮法从上向下刮拭腹部中脘穴、天枢穴。

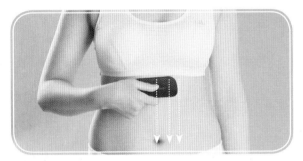

3. 用面刮法刮拭上肢内关穴、手三里穴。

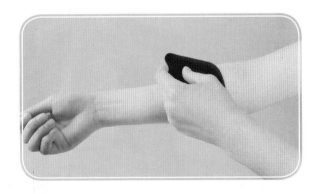

4. 用面刮法从上向下刮拭下肢足三里穴。

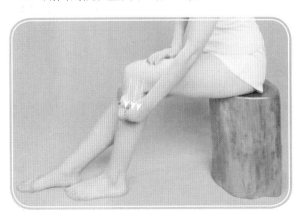

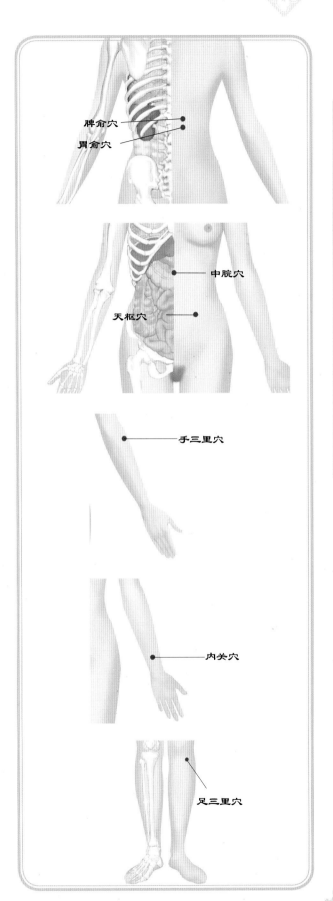

脾俞穴
胃俞穴

中脘穴

天枢穴

手三里穴

内关穴

足三里穴

❸ 呃逆

呃逆俗称"打嗝",是指气逆上冲,喉间呃呃连声,声短而频繁,不能自制的一种病证,甚则妨碍谈话、咀嚼、呼吸、睡眠等。呃逆可单独发生,持续数分钟至数小时后不治而愈,但也有个别病例反复发生,虽经多方治疗仍迁延数月不愈。多在寒凉刺激,饮食过急、过饱,情绪激动,疲劳,呼吸过于深频等诱因下引发。中医认为呃逆主要由于饮食不节、正气亏虚,导致胃气上逆所致。

※ 拔罐自疗

选择两组主穴,一组为膈俞、关元、中脘;一组为内关、天宗、足三里。

若患者胃寒,配穴上脘、脾俞、胃俞;若患者胃热,配穴巨阙;若患者肝气郁滞,配穴膻中、太冲、肝俞;若患者脾阳衰,配穴脾俞、肾俞、天突;若患者胃阴不足,配穴胃俞、三阴交。拔罐时患者可根据自身病情选择一组配穴,再任选一组主穴,留罐 15 ~ 20 分钟。每日 1 次,病重者每日 2 次。

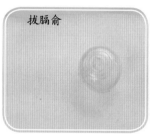

拔膈俞

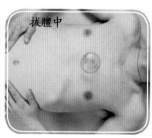

拔膻中

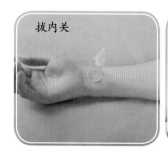

拔内关

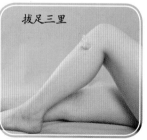

拔足三里

※ 刮痧自疗

1. 用面刮法自上而下刮拭背部膈俞穴、膈关穴。

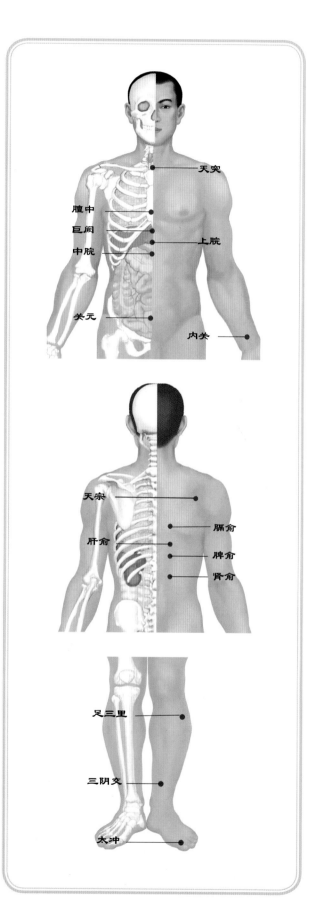

图解经络穴位养生大全

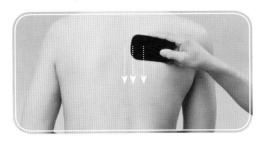

2. 用面刮法从上向下刮拭腹部气海穴至关元穴。

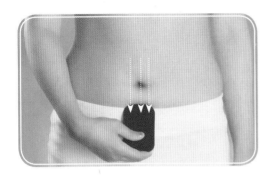

3. 用平面按揉法按揉足部双侧太溪穴。

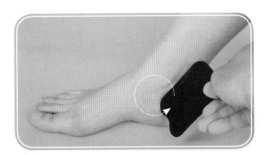

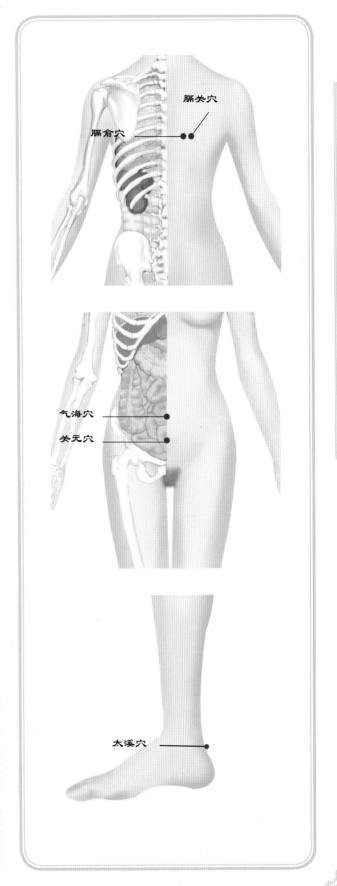

膈俞穴

膈关穴

气海穴

关元穴

太溪穴

温馨小贴士

　　呃逆患者在预防和护理方面要注意以下几点：

　　1. 注意日常饮食，少食生冷，吃饭时注意力集中，细嚼慢咽，不大声说话，不看书报，不暴饮暴食。

　　2. 注意胃脘部保暖，调适情志，心情开朗，多做户外锻炼。

　　3. 如呃逆见于危重病后期，正气虚败，呃逆不止，饮食不进，出现虚脱倾向者，预后不良，应及时送医院诊治。

第一章　小病不用愁：常见内科病经穴疗法

❸ 慢性肾炎

慢性肾小球肾炎简称为慢性肾炎，系指以蛋白尿、血尿、高血压、水肿为基本临床表现，起病方式各有不同，病情迁延，病变缓慢进展，可以有不同程度的肾功能减退，最终将发展为慢性肾衰竭的一组肾小球病。由于本组疾病的病理类型及病期不同，主要临床表现各不相同，疾病表现呈多样化。中医认为慢性肾炎的主因与寒湿的侵袭有关。寒湿可致身体沉重，腹大胫肿。慢性肾炎的水肿多属阴水虚证的范畴，其因素必与脾肾虚损有关。

※ 拔罐自疗

将罐吸拔在患者的天枢、气海、腰阳关、足三里、三阴交穴及第 11 ~ 12 胸椎棘突间、第 1 ~ 2 腰椎棘突间。留罐 15 ~ 20 分钟，每日或隔日 1 次。

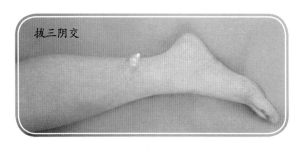

拔三阴交

把罐吸拔在患者的志室、胃仓、京门、大横穴，留罐 10 分钟，每日 1 次。在拔罐过程中，若患者身体不适应立即取罐，休息后再拔。

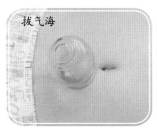

拔气海

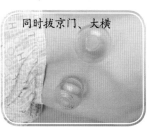

同时拔京门、大横

※ 食疗良方

黄芪粥：生黄芪 30 ~ 60 克，粳米 60 克，陈皮末 10 克。先将黄芪煎汤去渣，然后入粳米煮成粥，粥成时加入陈皮末即可。本方能改善肾脏功能，消除尿蛋白，增强体质。

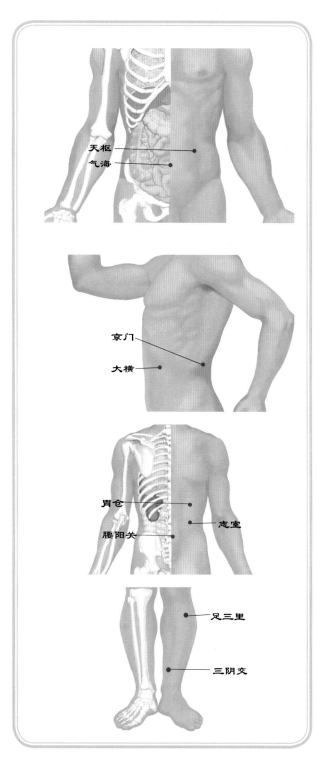

芡实白果粥：芡实 30 克，白果 10 克，糯米 30 克。将白果去壳，与芡实、糯米共入锅中加水熬煮成粥，对肾病属脾虚湿盛而见小便淋浊，尿中大量蛋白排出者，可长期服用。

图解

经络穴位养生大全

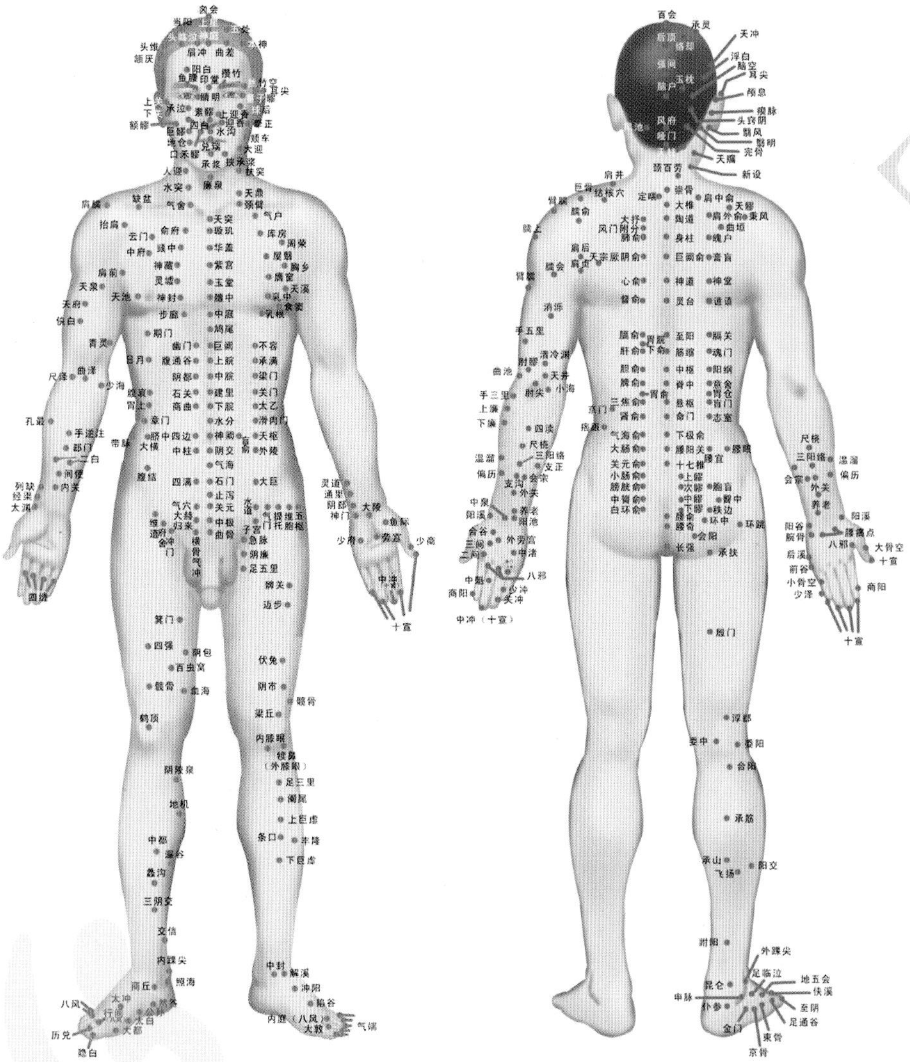

主编　于志远

中医古籍出版社

（下）

⊖ 心绞痛

心绞痛是指由于冠状动脉粥样硬化狭窄导致冠状动脉供血不足，心肌暂时缺血与缺氧所引起的以心前区疼痛为主要临床表现的一组综合征。其特点为阵发性的前胸压榨性疼痛感觉，可伴有其他症状，疼痛主要位于胸骨后部，可放射至心前区与左上肢，常发生于劳动或情绪激动时，每次发作 3 ~ 5 分钟，可数日一次，也可一日数次，休息或用硝酸酯制剂后消失。本病多见于男性，多数患者在 40 岁以上，劳累、情绪激动、饱食、受寒、阴雨天气、急性循环衰竭等为常见的诱因。中医认为"人年四十，阴气自半"，肾气已虚，鼓动血脉运行之力不足，机体内已有血行迟缓，聚湿生痰，瘀而不通之势，这是本病发生的前提和基础。

※ 拔罐自疗

把罐吸拔在心俞、膻中、巨阙、膈俞，留罐 10 分钟，患者疼痛即可得到缓解。因心绞痛患者一般年龄都较大，对他们拔罐时要不断询问其感受，以免出现危险。

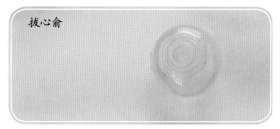

拔心俞

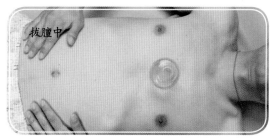

拔膻中

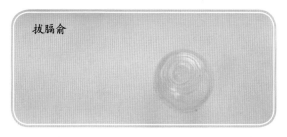

拔膈俞

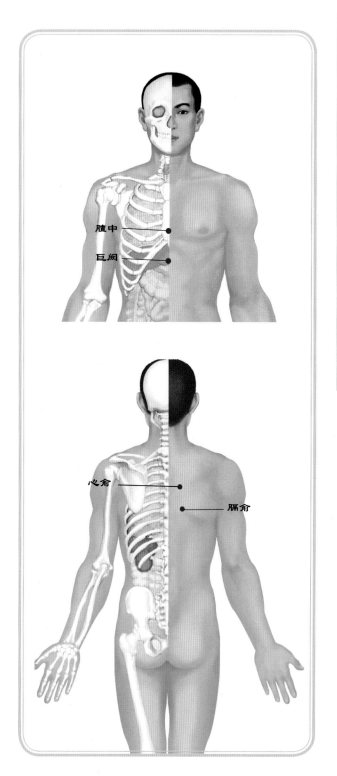

膻中
巨阙

心俞
膈俞

※ 刮痧自疗

1. 用按压力大的手法从上向下刮拭背部至阳穴或按揉至阳穴；用面刮法刮拭双侧心俞穴。

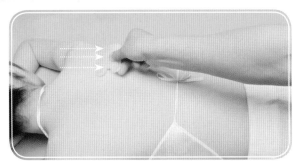

2. 用单角刮法从上向下刮拭胸部膻中穴。

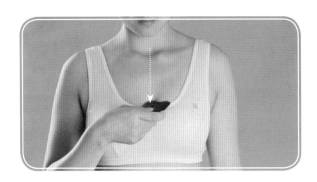

3. 用平面按揉法按揉手腕部大陵穴、双侧内关穴。

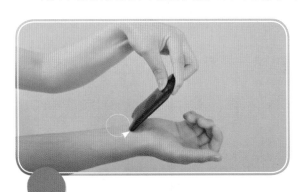

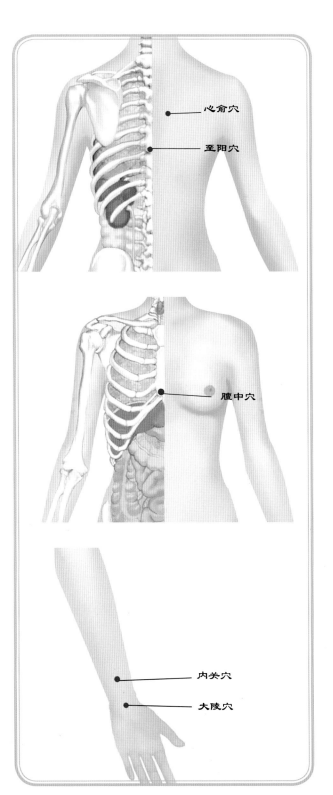

心俞穴

至阳穴

膻中穴

内关穴

大陵穴

温馨小贴士

心绞痛的患者要劳逸结合，每天必须从事适当的体力劳动或体育锻炼。少食动物脂肪和高胆固醇类食物。忌大怒大喜和其他不良情绪刺激。注意随天气变化增减衣服，生活规律，保证睡眠充足。

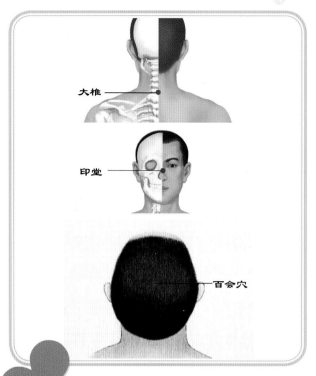

❸ 癫痫

癫痫或称脑痫、羊痫、羊角风、猪脚疯，是大脑神经元突发性异常放电，导致短暂的大脑功能障碍的一种慢性疾病。癫痫发作是指脑神经元异常和过度超同步化放电所造成的临床现象。中医认为癫痫的发生是由风、火、痰、瘀为患，导致心、肝、脾、肾脏气失调，肝肾阴虚，阴虚则阳亢，阳亢则肝风内动，亢而热盛，热盛化火，火极生风，风火相助为患，另脾虚失运、清气不升、浊气下降则痰涎内结、痰迷心窍、心血不遂而瘀、瘀则经络不通、痰阻血瘀上扰清窍，终致癫痫发作。

※ 拔罐自疗

1. 大椎、百会、印堂穴任选一穴消毒。同时，施罐者要安抚患者情绪，以免患者精神过于紧张，影响治疗。

2. 消毒后，用2寸毫针以30°角针刺所选穴位，若患者有触电感并传至四肢，应立即出针。此步操作要求施罐者一定要会针灸，且操作熟练。

3. 出针后，立即将罐吸拔在穴位上，留罐10分钟，两日1次。

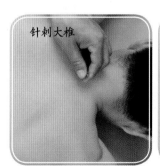

针刺大椎

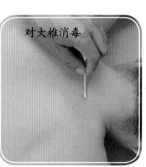

对大椎消毒

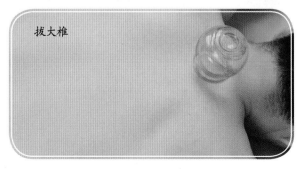

拔大椎

温馨小贴士

对癫痫患者的日常护理中，我们需要注意以下几点：

1. 饮食。癫痫患者切忌过饥或过饱，勿暴饮暴食。应注意合理膳食，补充足够营养。

2. 睡眠、休息。癫痫者应避免劳累，保证充足的睡眠。成人至少保证每天睡眠7~9小时，儿童至少8~16小时。

3. 活动、娱乐。癫痫患者可以参加适量运动，如散步、慢跑、羽毛球、网球、乒乓球等运动，若病情稳定，还可以打篮球、踢足球等，适当的体育活动可以增加神经细胞的稳定性。但不要过于激烈，如游泳、登山、跳水、赛车等运动。

4. 外出。癫痫患者外出时，一定要随身携带"癫痫治疗卡"，以方便急救和及时与家人取得联系。禁止去危险地带，避免强烈的音响、彩灯造成听觉、视觉等感官刺激。

糖尿病是一组以高血糖为特征的代谢性疾病。高血糖则是由于胰岛素分泌缺陷或其生物作用受损，或两者兼有引起。临床上早期无症状，至症状期才有多食、多饮、多尿、烦渴、善饥、消瘦或肥胖、疲乏无力等症，久病者常伴发心脑血管、肾、眼及神经等病变。从中医角度分析，糖尿病属于消渴症，分上消、中消、下消，乃五脏皆虚。中医认为，糖尿病是由于气血、阴阳失调，五脏六腑、胰腺功能紊乱，微量元素失衡等多种原因引起的一种慢性疾病。

※ 拔罐自疗

分别在患者肺俞、脾俞、三焦俞、肾俞、足三里、三阴交、太溪穴拔罐 10 分钟，每日治疗 1 次。拔罐时可根据自身状况一次把罐全部吸拔在上述穴位上，也可分开拔罐，即拔完一个穴位再拔另一个穴位。

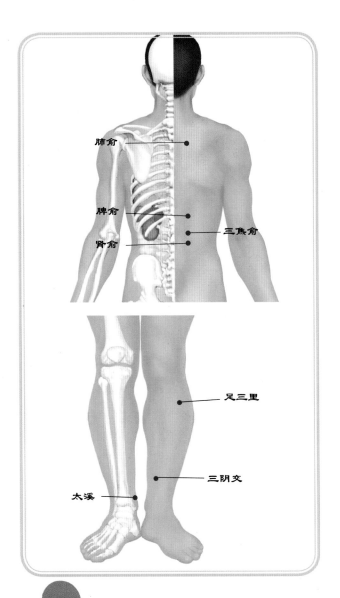

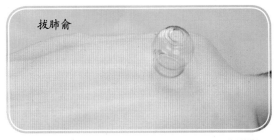
拔肺俞

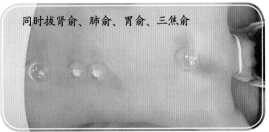
同时拔肾俞、肺俞、胃俞、三焦俞

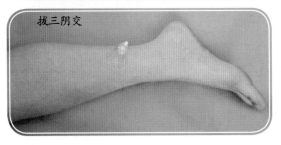
拔三阴交

温馨小贴士

糖尿病患者一定要合理控制饮食，不吃过甜过油的东西，少食多餐；营养要均衡，要限制脂肪的摄入，增加一定量的优质蛋白质；同时每日至少饮水 2000ml，多次少饮，以利于体内代谢毒物的排泄，改善血循环和微循环，降低血黏度，减少糖尿病并发症的形成。此外，合理的运动和良好的心态，对病情的好转都有积极的推动作用。

※ 刮痧自疗

1. 用面刮法从上向下刮拭背部双侧肺俞穴、胰俞穴、脾俞穴至肾俞穴段，以及阳纲穴至意舍穴段。

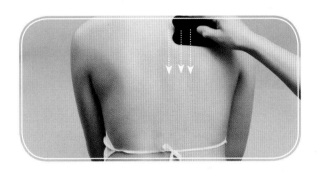

2. 用面刮法从上向下刮拭腹部中脘穴至气海穴。

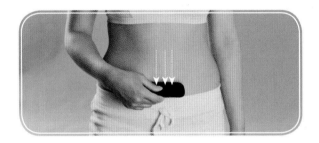

3. 用平面按揉法按揉腕部阳池穴。

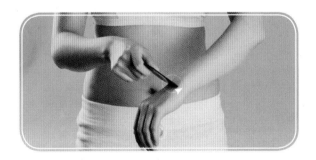

4. 用面刮法刮拭足三里穴、三阴交穴。

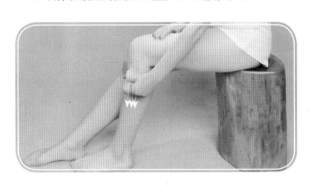

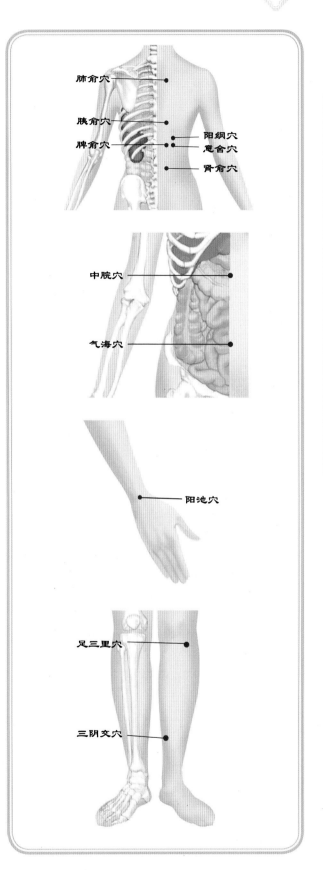

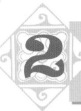

2 外调内养：五官科常见病经穴疗法

⊖ 近视

近视眼也称短视眼，因为这种眼只能看近而视远不清。眼球在调节静止的状态下，来自5米以外的平等光线经过眼的屈光后，焦点恰好落在视网膜上，能形成清晰的像，具有这种屈光状态的眼称为正视眼。其焦点落在视网膜前，不能准确地在视网膜上形成清晰的像，称为轴性近视。对来自近处目标的分散光线却具有高度适应能力，只要目标向眼前移动到一定距离，就能获得清晰的视力。所以，近视眼看近距离目标清晰，看远模糊，以凹球面透镜可矫正。中医认为近视是因眼部调节功能失常、脏腑功能失调，肝气不足、眼部气血不畅或后天用眼不当、久视伤目等导致的。

※ 拔罐自疗

1. 把罐吸拔在患者神门、合谷、外关、足三里、关元5个穴位上，留罐10分钟左右，以皮肤潮红为度。

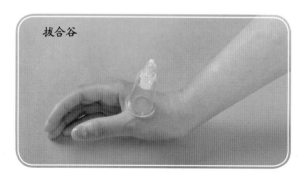

拔合谷

2. 上述操作结束后，用走罐法在患者心俞、肝俞、肾俞连续走罐，每日或隔日1次，10次为1个疗程。

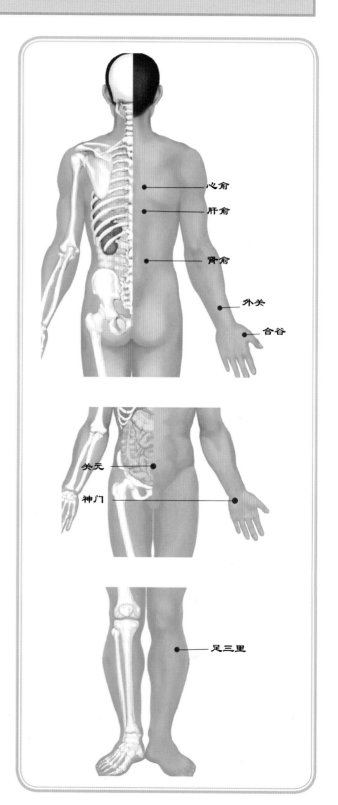

心俞
肝俞
肾俞
外关
合谷
关元
神门
足三里

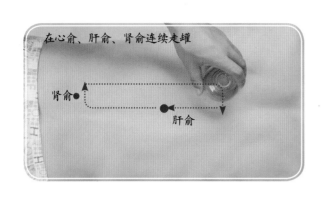

在心俞、肝俞、肾俞连续走罐

肾俞　肝俞

※ 刮痧自疗

1. 用垂直按揉法按揉晴明穴，再用平面按揉法按揉承泣穴。

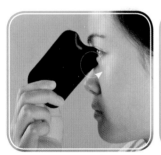 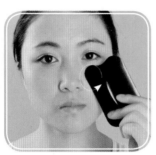

2. 用单角刮法刮拭颈部翳明穴、风池穴。

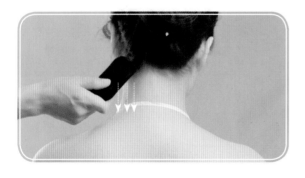

3. 用面刮法从上向下刮拭背部肝俞穴、肾俞穴。

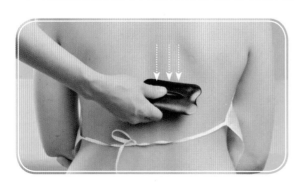

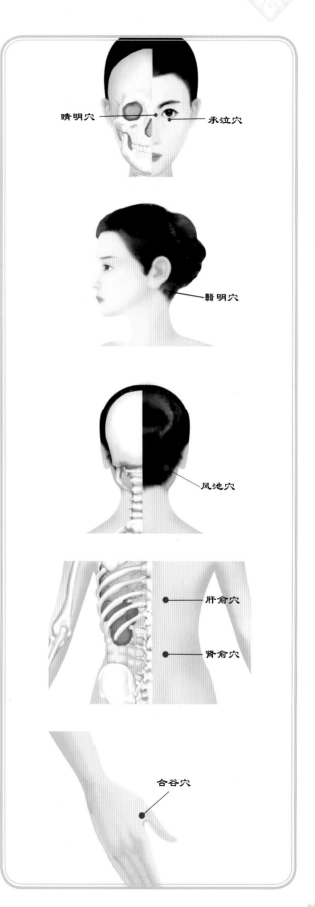

晴明穴　承泣穴

翳明穴

风池穴

肝俞穴

肾俞穴

合谷穴

第二章 外调内养：五官科常见病经穴疗法

4. 用平面按揉法按揉手背合谷穴。

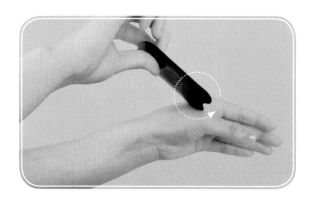

5. 用平面刮法从上向下刮拭下肢足三里穴、光明穴、三阴交穴。

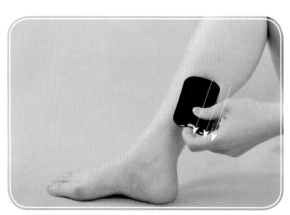

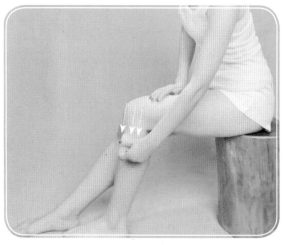

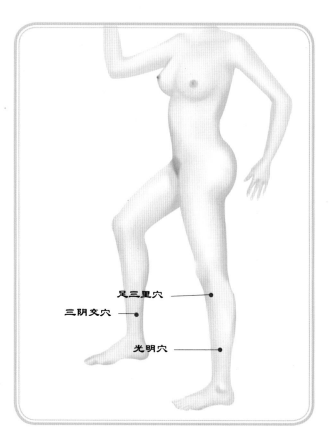

足三里穴

三阴交穴

光明穴

温馨小贴士

近视患者的日常护理中，需要注意以下几点：

1. 经常食用补肝肾、益气血的食品，如动物肝、肾、眼、鱼类及龙眼、葡萄、桑葚、芝麻、胡桃及中药决明子、枸杞等，对防治近视眼有一定的效果。

2. 远离光污染。研究表明，受到光污染的视觉环境可对人眼的角膜和虹膜造成伤害，引起视疲劳和视力下降。

3. 睡前护眼。坚持每天用眼霜按摩是最好的舒缓方法。涂抹眼霜时搭配眼部按摩操，滋润效果更是得到加倍改善。

❸ 青光眼

青光眼是指眼内压间断或持续升高的一种眼病，持续的高眼压可以给眼球各部分组织和视功能带来损害，如不及时治疗，视野可以全部丧失而至失明。青光眼是导致人类失明的三大致盲眼病之一，总人群发病率为1%，45岁以后为2%。中医认为青光眼是由于风火痰郁及阴阳失调，引起气血失和，经脉不利，目中玄府闭塞，珠内气血津液不行所致。

※ 拔罐自疗

1. 在患者背部涂抹润滑油，以免走罐时拉伤皮肤。

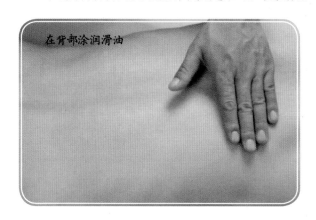

在背部涂润滑油

2. 用闪火法将玻璃罐吸拔在背部，再用手握住罐体，按顺时针方向边旋转边向前推进，从肝俞穴推至肾俞穴。如此反复推至皮肤变得潮红为度。

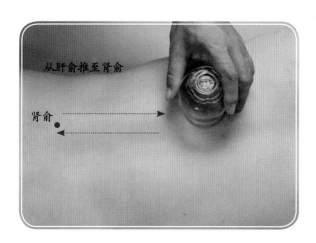

从肝俞推至肾俞

肾俞

3. 走罐完成后，分别把罐吸拔在肝俞、脾俞、胃俞、肾俞，留罐15～20分钟，3日1次，10次为1个疗程。

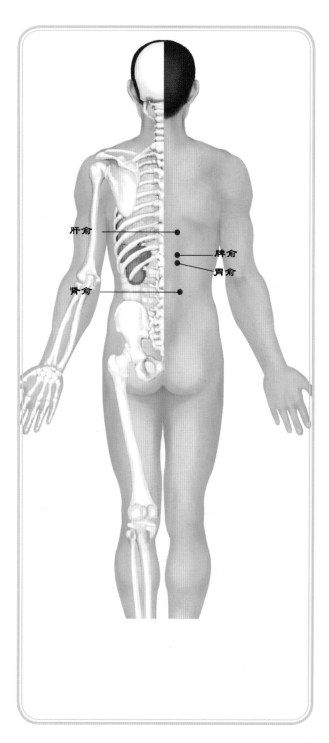

肝俞
脾俞
胃俞
肾俞

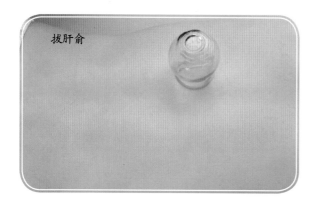
拔肝俞

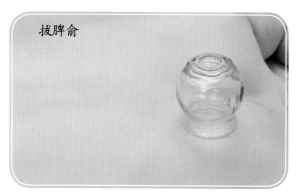
拔脾俞

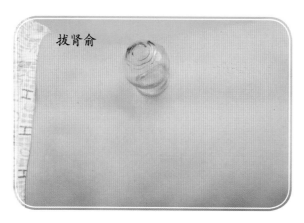
拔肾俞

温馨小贴士

　　青光眼患者在预防和护理方面要注意以下几点：

　　1. 少量多次饮水，总量不变。大量饮水会迅速升高眼压。

　　2. 适量饮酒，同时戒烟。不鼓励患者多喝酒，可适量饮，建议喝点葡萄酒。注意戒烟，尼古丁对视网膜有毒害作用。

　　3. 有氧运动好，坚持控眼压。如散步半个小时左右，可使眼压降低。

　　4. 不宜侧卧，适当抬高下肢。侧卧会增加眼压，对正常眼压青光眼患者来说，平时应注意升高颅内压，如睡觉时抬高下肢。

图解经络穴位养生大全

⊖ 白内障

白内障是发生在眼球里面晶状体上的一种疾病，任何晶状体的混浊都可称为白内障，但是当晶状体混浊较轻时，没有明显地影响视力而不被人发现或被忽略而没有列入白内障行列。根据调查，白内障是最常见的致盲和视力残疾的原因，人类约25%患有白内障。中医认为，老年性白内障多因老年人肝肾不足、脾气虚衰或是心气不足、气虚火衰，致使精气不能上荣于目，导致晶状体出现营养供给障碍而引起的。

※ 拔罐自疗

1. 先选择两组穴位，第一组：肝俞、肾俞、风池、光明；第二组：百会、攒竹、丝竹空、太阳、四白。

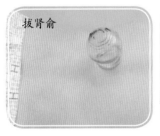
拔肾俞

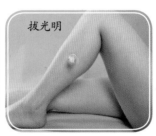
拔光明

2. 用刮痧板刮拭上面两组穴位皮肤，直至皮肤出现紫红色痧痕。

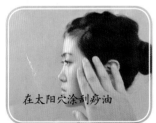
在太阳穴涂刮痧油

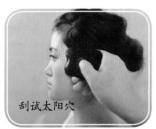
刮试太阳穴

3. 取第一组穴位，把罐吸拔在穴位，留罐15～20分钟。第二组穴位，只刮痧不拔罐。这样的治疗每两日1次，10次为1个疗程，每个疗程之间间隔5天。

※ 刮痧自疗

1. 用平面按揉法按揉面部攒竹穴、鱼腰穴，再

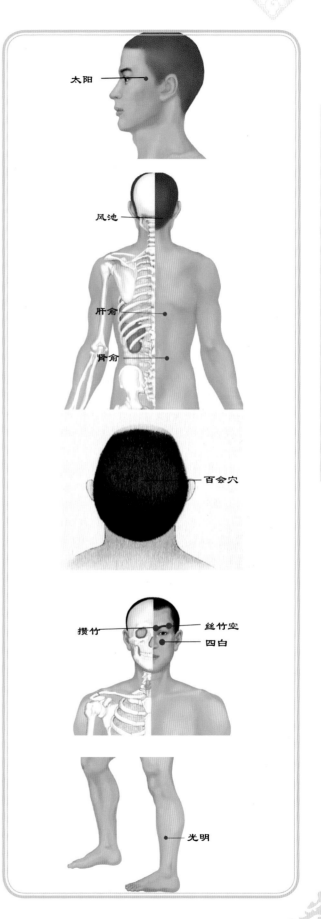

用垂直按揉法按揉睛明穴。

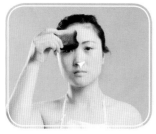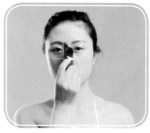

2. 用单角刮法刮拭颈部风池穴。

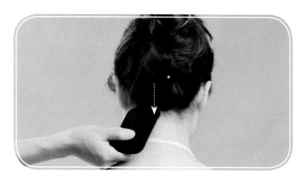

3. 用面刮法从上向下刮拭背部肝俞穴、肾俞穴。

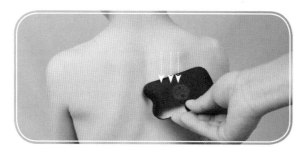

4. 用面刮法从上向下刮拭足三里穴。

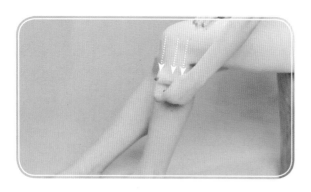

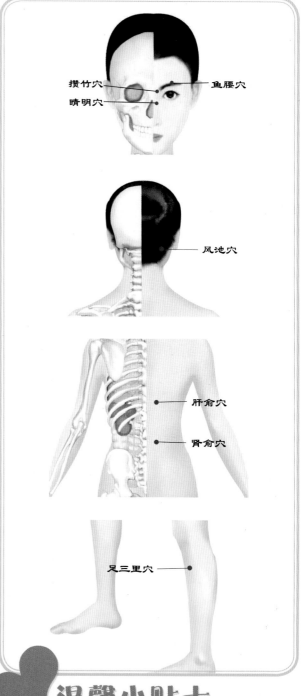

攒竹穴　　　　　　　　　鱼腰穴
睛明穴

风池穴

肝俞穴

肾俞穴

足三里穴

温馨小贴士

　　用拔罐、刮痧法治疗老年性白内障疗程较长，需坚持治疗，并应适当配合药物治疗。刮拭治疗时，头面部穴位手法不宜过重，下肢及背部穴位的手法可稍重一些。严重的白内障可考虑手术治疗。

图解经络穴位养生大全

⊖ 面神经麻痹

面神经麻痹又称为面神经炎、贝尔麻痹、亨特综合征，俗称"面瘫""歪嘴巴""歪歪嘴""吊线风"，是以面部表情肌群运动功能障碍为主要特征的一种常见病。一般症状是口眼歪斜，是一种常见病、多发病，不受年龄限制。患者面部往往连最基本的抬眉、闭眼、鼓嘴等动作都无法完成。中医认为面神经炎、面神经麻痹多由于脉络空虚，风寒之邪乘虚侵袭阳明，少阳脉络，导致经气阻滞，经脉失养，筋肌纵缓不收而发病。

※ 拔罐自疗

1. 对患者地仓、颊车、太阳、四白、阳白、合谷进行按摩，每个穴位按摩 2 ~ 3 分钟。按摩可以起到促进血液循环的作用。

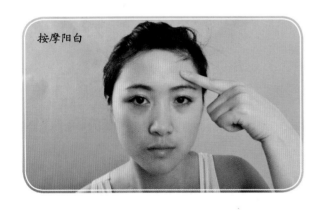

按摩阳白

2. 在按摩过的穴位上拔罐，各留着 15 ~ 20 分钟。在罐内皮肤充血后即可起罐。这样的治疗每日 1 次，10 次为 1 个疗程。

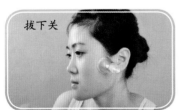

拔下关

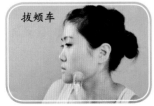

拔颊车

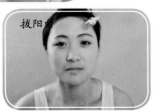

拔阳白

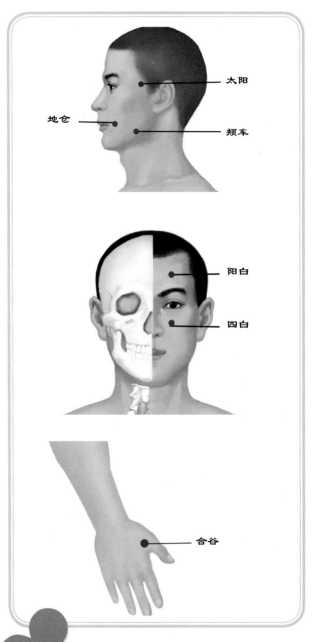

太阳
地仓
颊车
阳白
四白
合谷

温馨小贴士

患病期间要注意休息，面部及耳旁注意保暖，避免寒冷刺激，注意保护眼睛，防止引起眼内感染，特别是角膜损害。入睡后以眼罩掩盖患侧眼睛，滴点眼药，减少感染。避免光源刺激，避免用眼过度，注意眼的休息，减少电视、电脑、紫外线等光源刺激。

※ 刮痧自疗

1. 用平面按揉法按揉阳白穴、迎香穴、地仓穴，并从地仓穴刮至颊车穴。

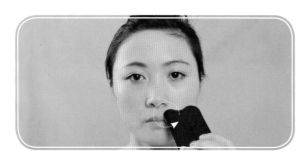

2. 用单角刮法刮拭翳风穴、风池穴，再用平面按揉法按揉太阳穴、牵正穴。

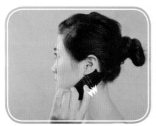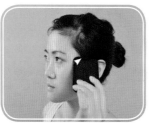

3. 用面刮法从上向下刮拭养老穴，再以平面按揉法刮拭上肢合谷穴。

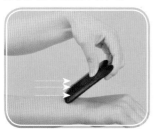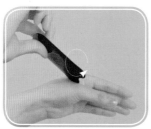

4. 用平面按揉法按揉昆仑穴，再以垂直按揉法按揉内庭穴。

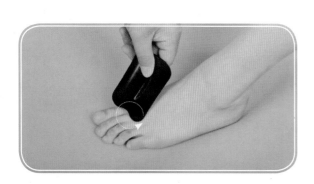

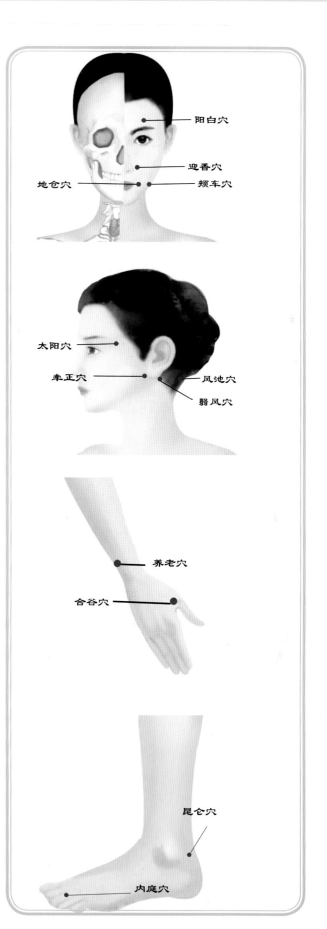

图解经络穴位养生大全

⊖ 慢性鼻炎

慢性鼻炎是指鼻腔黏膜及黏膜下层的慢性炎症。慢性鼻炎主要是因急性鼻炎反复发作或失治而造成。此外，慢性扁桃体炎、鼻中隔弯曲、鼻窦炎及邻近组织病灶的反复感染，有害气体、粉尘、花粉等长期刺激，皆可引发本病。主要症状有：突发性鼻痒、连续喷嚏、鼻塞

流涕、分泌物增多、嗅觉减退、咽喉干燥，伴有头痛、头晕等。中医认为，慢性鼻炎主要是人体的气血阴阳失于平衡，寒、热之邪滞留，久病可以产生血瘀痰凝。

※ 拔罐自疗

有两组穴位，第一组：中脘、肺俞、膈俞；第二组：风池、脾俞、足三里。选择其中一组穴位，把罐吸拔在患者穴位上，留罐15～20分钟，每日1次，10次为1个疗程。每次拔罐选择其中一组穴位，两组穴位交替使用。

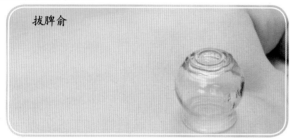

拔脾俞

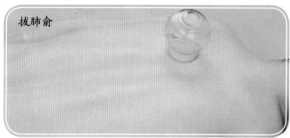

拔肺俞

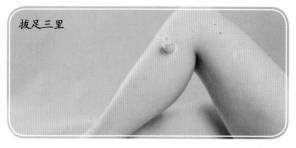

拔足三里

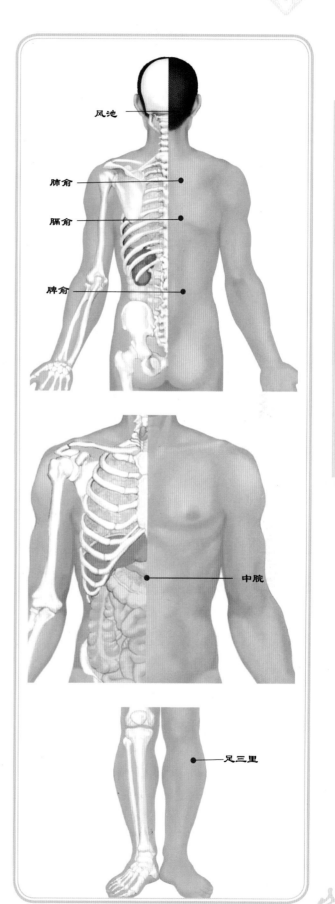

风池

肺俞

膈俞

脾俞

中脘

足三里

⊖ 过敏性鼻炎

鼻炎指的是鼻腔粘膜和粘膜下组织的炎症。表现为充血或水肿，患者经常会出现鼻塞、流清水涕、鼻痒、喉部不适、咳嗽等症状。鼻腔分泌的稀薄液体样物质称为鼻涕或者鼻腔分泌物，其作用是帮助清除灰尘、细菌以保持肺部的健康。通常情况下，混合细菌和灰尘后的鼻涕易吸至咽喉并最终进入胃内，因其分泌量很少，一般不会引起人们的注意。当鼻内出现炎症时，鼻腔内可以分泌大量的鼻涕，并可以因感染而变成黄色，流经咽喉时可以引起咳嗽，鼻涕量十分多时还可以经前鼻孔流出。中医认为，引起过敏性鼻炎的原因有内外之分。内因主要是患者的脏腑功能失调，肺、脾、肾等脏器出现虚损。在此基础上，如果再加上感受风寒、邪气侵袭等外在因素就会发病。

※ 按摩自疗

1. 按揉迎香、上星穴，按揉约1分钟，以局部出现酸、麻、胀感觉为佳。

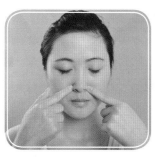
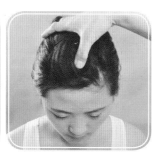

2. 推抹印堂、揉捏风池穴，以局部出现酸、沉、重、胀感为宜。每次按揉10分钟，早、晚各按揉一次。

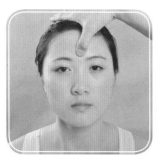
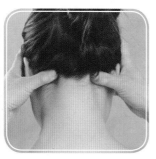

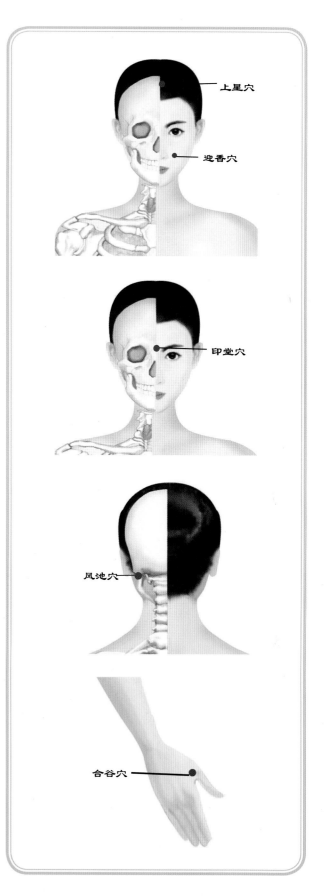

3. 掐揉合谷穴、搓搓涌泉穴，以出现酸、麻、胀感觉为佳。

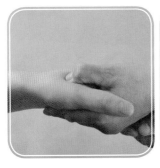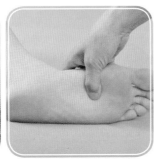

辅助穴位：头面部攒竹、太阳穴，颈部大椎穴，上肢列缺、曲池穴，下肢足三里、三阴交穴。

※ 艾灸自疗

1. 用温和灸法灸迎香穴、印堂穴、风池穴、口禾髎穴，以感到施灸处温热、舒适为度。每日灸1次，每次灸5 ~ 15分钟，灸至皮肤产生红晕为止。

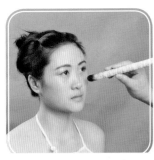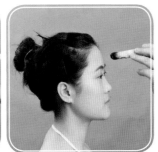
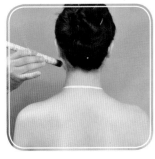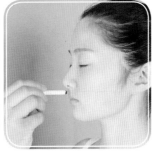

2. 用温和灸法灸合谷穴、足三里穴，每日灸1 ~ 2次，以感到施灸处温热、舒适为度。每次灸10 ~ 20分钟，6次为1个疗程。

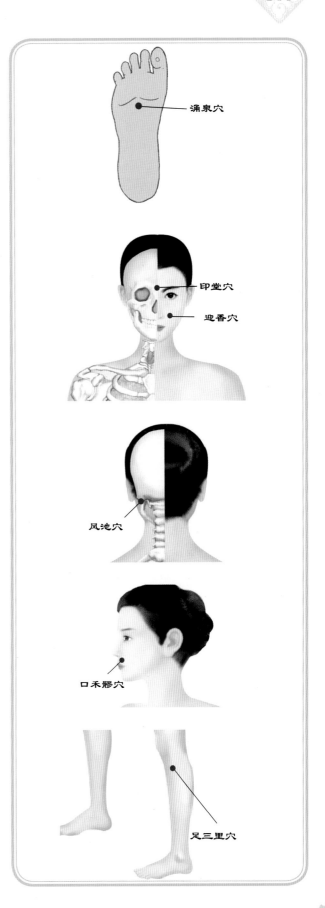

涌泉穴

印堂穴

迎香穴

风池穴

口禾髎穴

足三里穴

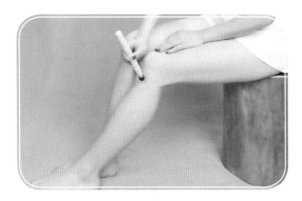

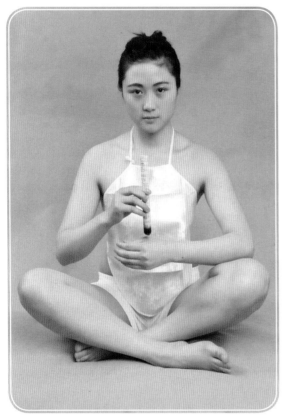

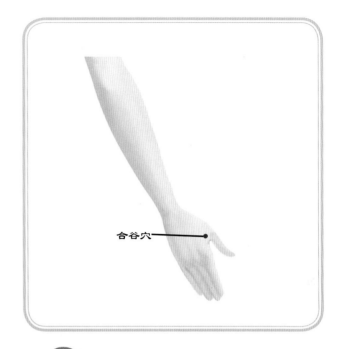

合谷穴

图解经络穴位养生大全

温馨小贴士

　　预防过敏性鼻炎，首先要清除过敏原，避免接触。室内进行一次大扫除，把灰尘扫尽。把枕芯、久未使用的被褥清洗干净，必要时被单被面枕芯都要用开水煮、太阳晒，不能拿出来就用。要避免接触各种过敏原，包括各类粉尘、花粉、蒲绒、荞麦皮枕芯、动物皮屑、禽类羽毛、各种烟尘、昆虫翎毛等。有过敏体质的人尽量不用化妆品，少用胶水，避开油漆，不进新装修的房屋。认真做到以上几点，就可以避免或减少发病。

⊖ 鼻出血

鼻出血可由外伤引起，也可由鼻病引起，如鼻中隔弯曲、鼻窦炎、肿瘤等；有些全身疾病也是诱因，如高热、高血压等；妇女内分泌失调，在经期易鼻出血，称为"倒经"；天气干燥、气温高也可引起鼻出血。临床症状鼻出血多见一侧发生，少的仅在鼻涕中带有血丝，多的则从一侧鼻孔流出鲜血，甚至从口中和另一侧鼻孔同时流出鲜血。鼻出血易引起患者紧张，但越紧张，出血越严重。中医认为，鼻出血主要是由于（肺、胃、肝）火热偏盛，迫血妄行，血溢清道而出血。也有妇女倒经，或击伤、碰伤等原因引起。

※ 拔罐自疗

1. 在患者大椎、上星刮痧，每个穴位刮拭 30 次左右。上星穴在人体头部，刮拭时不要太用力。

特别提示：15 岁以下的青少年不要刮拭上星穴。

2. 刮痧结束后把罐吸拔在大椎穴，留罐 15 ~ 20 分钟。

3. 拔罐结束后，再用刮痧板的一角点揉迎香、合谷、少商穴，每个穴位点揉 30 次左右，不拔罐。这样的治疗每日 1 次，5 次为 1 个疗程。

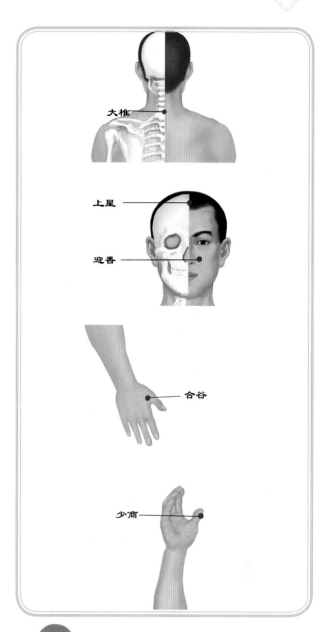

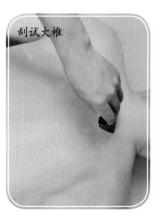

刮试大椎

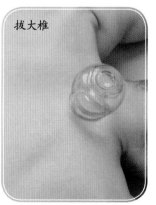

拔大椎

温馨小贴士

鼻出血除了进行必要的治疗外，日常的饮食保健也很重要。饮食宜选用清淡而富含维生素、蛋白质、矿物质的食物，如荠菜、青菜、马兰头、莲藕、苹果、香蕉、雪梨、萝卜、花生米，以及首蓿、白茅根、鲜芦根、绿豆等。忌食辛辣刺激、湿热香燥的食物，忌烟、酒。

Θ 慢性咽炎

慢性咽炎是指咽部黏膜、淋巴组织及黏液腺的弥漫性炎症。本病常反复发作，经久不愈，主要是急性咽炎治后病邪未完全清除，迁延而成；此外，上呼吸道感染、用嗓过度(唱歌、说话)、长期吸烟、饮酒等也可导致慢性咽炎。症状有咽部发干、发痒、灼热、疼痛、有异物感、吞咽不适、声音嘶哑或失音等，重症者伴有咳嗽、咳痰，晨起较甚。中医认为，慢性咽炎系风热喉痹反复发作，阴津暗耗、虚火上炎，熏灼咽部，或肺阴不足等所致。

※ 拔罐自疗

1. 对患者大杼、风池、肺俞、胃俞穴进行消毒。

2. 用消过毒的三棱针点刺已消毒的穴位，至微出血。

3. 将罐吸拔在点刺过的穴位上，留罐 15 ~ 20 分钟，起罐后注意对穴位皮肤进行消毒，以免感染。这样的治疗每 2 日 1 次，10 次为 1 个疗程。

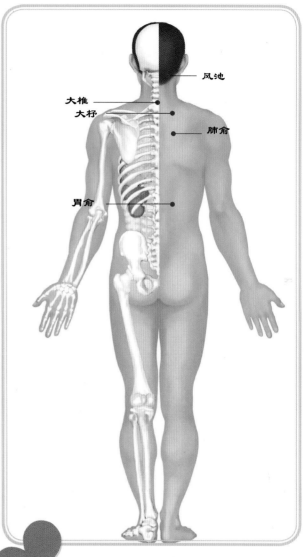

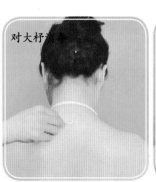
对大杼消毒

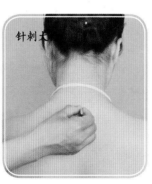
针刺大杼

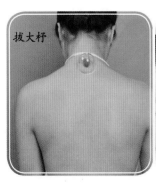
拔大杼

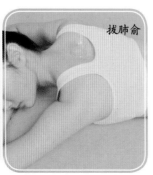
拔肺俞

温馨小贴士

治疗期间注意以下事项：

1. 要尽量改善工作生活环境，减少粉尘、有害气体的刺激。

2. 日常生活中要适当控制用声，用声不当、过度，长期持续演讲和演唱对咽炎治疗不利。

3. 生活中注意戒烟戒酒，饮食注意清淡，避免辛辣、酸等强刺激调味品。

4. 要定期参加户外活动，努力提升自身抵抗力。

图解经络穴位养生大全

⊖ 牙痛

　　牙痛，是口腔科牙齿疾病最常见的症状之一，其表现为牙龈红肿、遇冷热刺激痛、面颊部肿胀等。牙痛大多由牙龈炎、牙周炎、蛀牙或折裂牙而导致牙髓（牙神经）感染所引起。其表现为牙龈红肿、遇冷热刺激痛、面颊部肿胀等。中医认为牙痛是由于外感风邪、胃火炽盛、肾虚火旺、虫蚀牙齿等原因所致。

※ 拔罐自疗

　　沿患者背部足太阳膀胱经的大杼穴至胃俞穴自上而下走罐，至皮肤潮红为度，每周 2 次。操作时，在排气后应立即走罐，不可先拭探是否拔住再走罐，否则不易移动。

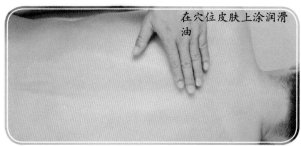

在穴位皮肤上涂润滑油

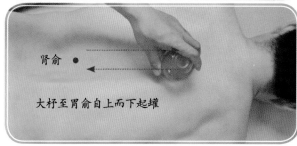

肾俞

大杼至胃俞自上而下起罐

※ 刮痧自疗

　　1. 用平面按揉法按揉面部下关穴、颊车穴。

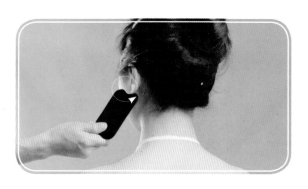

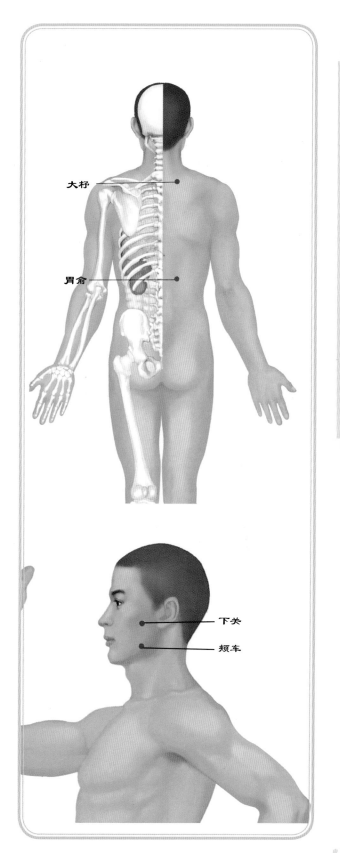

大杼

胃俞

下关

颊车

2. 用面刮法刮拭外关穴、二间穴，用平面按揉法按揉手背合谷穴。

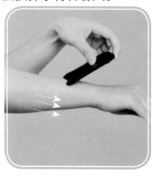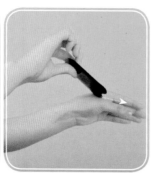

3. 用平面按揉法按揉太溪穴，用垂直按揉法按揉足背部行间穴、内庭穴。

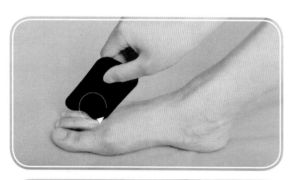

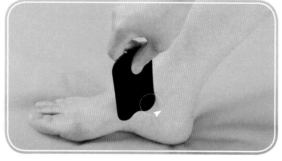

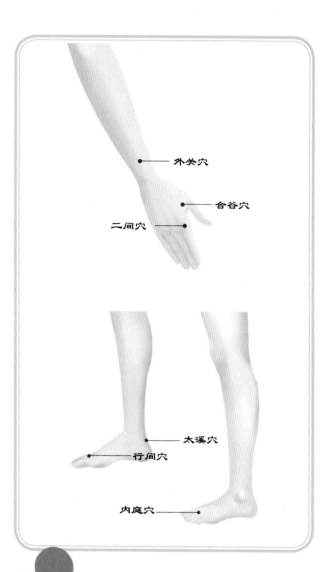

外关穴

合谷穴

二间穴

太溪穴

行间穴

内庭穴

温馨小贴士

　　要预防牙痛，一要有效防止蛀牙；二要防止牙龈萎缩和保证龈下清洁。生活中要坚持做到以下几点：

　　1. 减少或消除病原刺激物。减少或消除菌斑，改变口腔环境，创造清洁条件是防龋的重要环节。最实际有效的办法是刷牙和漱口。

　　2. 减少或控制饮食中的糖。睡前不吃糖，多吃蔬菜、水果，以及含钙、磷、维生素等多的食物，要尽可能吃些粗粮。

⊖ 复发性口腔溃疡

复发性口腔溃疡是口腔黏膜疾病中常见的溃疡性损害疾病，发作时疼痛剧烈，灼痛难忍。中医学认为本病是由于情志不遂，素体虚弱，外感六淫之邪致使肝失条达、脾失健运、肝郁气滞、郁热化火、虚火上炎熏蒸于口而患病，长期的反复发作将直接影响患者整个机体的免疫功能，引起代谢紊乱，出现口臭、慢性咽炎、便秘、头痛、头晕、恶心、乏力、精力不集中、失眠、烦躁、发热、淋巴结肿大等全身症状，严重影响患者的工作、生活，甚至造成恶变或癌变。

※ 艾灸自疗

1. 采用温和灸灸合谷、三阴交、足三里、涌泉穴，距离皮肤 1.5 ～ 3 厘米，以感到施灸处温热、舒适为度。每日灸 1 次，每次灸 5 ～ 10 分钟，灸至皮肤产生红晕为止。

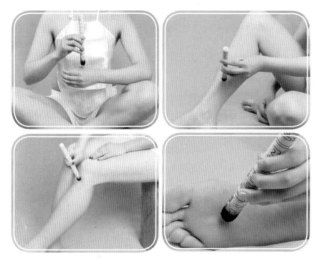

2. 便秘加灸天枢、大肠俞穴，每日灸 1 次，每次灸 5 ～ 10 分钟，一般 6 次为 1 个疗程。

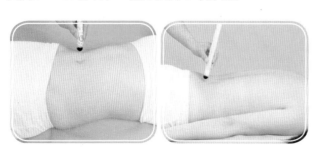

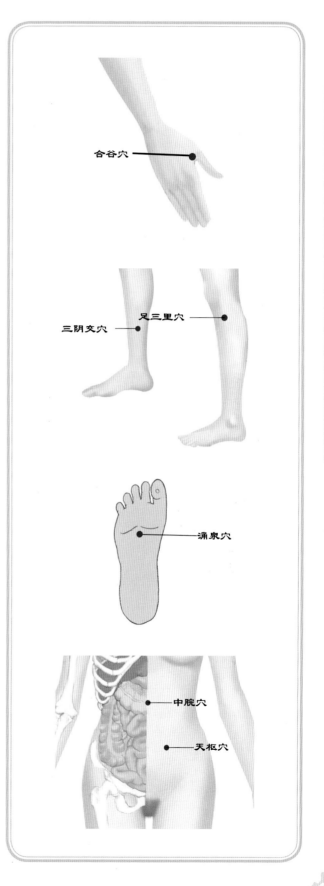

合谷穴

足三里穴
三阴交穴

涌泉穴

中脘穴
天枢穴

3. 气血不足加灸胃俞、中脘、脾俞穴,每日灸1次,每次灸5～10分钟,一般6次为1个疗程。

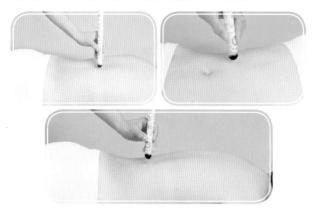

※ 拔罐自疗

1. 对患者大椎、灵台、身柱、心俞、曲池、足三里、三阴交穴消毒,可选全部或一部分穴位拔罐,根据患者体质而定。

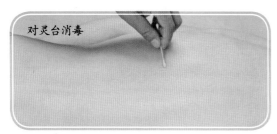

对灵台消毒

2. 用消过毒的三棱针在所选穴位点刺2～3下,以微微出血为度。

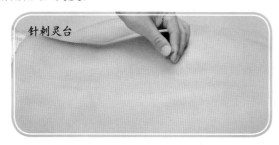

针刺灵台

3. 把罐吸拔在点刺过的穴位上,留罐10～15分钟,起罐后要对罐印皮肤进行护理,擦去血迹,进行消毒。这样的治疗每日或隔日1次。10次为1个疗程。

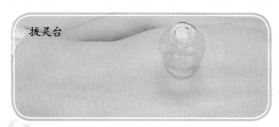

拔灵台

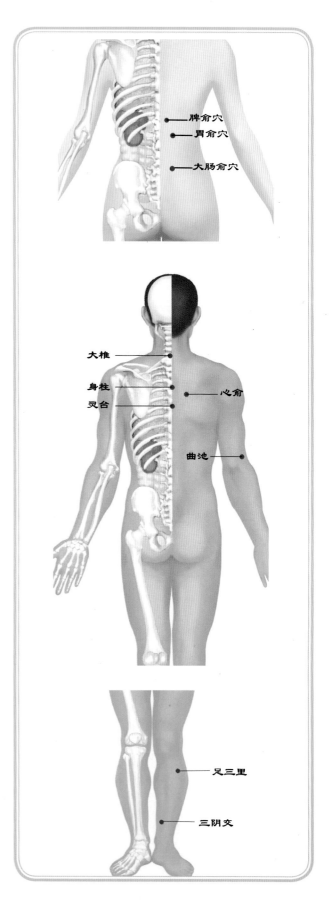

脾俞穴
胃俞穴
大肠俞穴

大椎
身柱
灵台
心俞
曲池
足三里
三阴交

图解经络穴位养生大全

⊖ 耳鸣

　　耳鸣是听觉功能紊乱而产生的一种临床症状，患者自觉耳内有声，鸣响不断，时发时止，重者可妨碍听觉。引发耳鸣的原因有很多，当耳部疾病，如外耳道阻塞、内耳压力增高等，患者容易出现耳鸣。此外，心肺病、高血压、药物过敏等原因，会使内部噪音增大，超过常规值，导致耳鸣。中医认为耳鸣的发生由于郁怒伤肝，肝火暴亢，循经上炎所致。

※ 按摩自疗

　　1. 按揉听宫、翳风、耳和髎、耳门穴，顺时针方向按揉约2分钟，然后逆时针方向按揉约2分钟，以局部有酸胀感为佳。

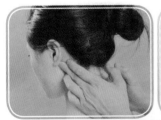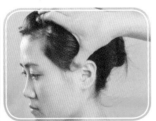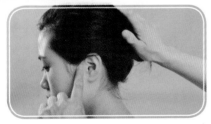

　　2. 点揉太溪穴，用拇指点压太溪穴30秒，随即按顺时针方向按揉约1分钟，然后按逆时针方向按揉约1分钟，以局部出现酸、麻、胀感觉为佳。

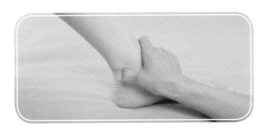

　　辅助按摩穴位：头面部听会；腰部肾俞、肓俞、大肠俞；上肢合谷、内关；下肢复溜、三阴交。

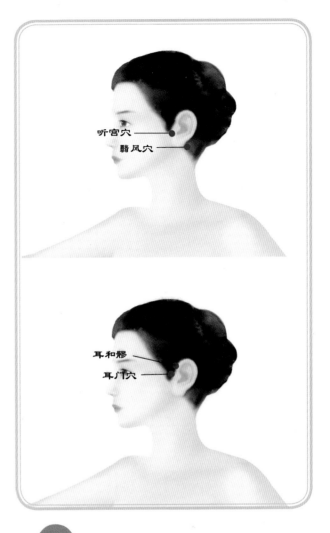

听宫穴

翳风穴

耳和髎

耳门穴

温馨小贴士

　　在预防和护理方面要注意以下几点：

　　1. 应避免水、泪进入耳内，擦鼻涕时两鼻翼用手指交替压紧释出。

　　2. 要注意调适情志，不大喜大悲，不暴怒暴怨，保持心态平衡，心情舒畅。

　　3. 加强营养，劳逸结合，睡眠充足，节制房事。

　　4. 患者需要注意日常饮食，多吃含铁丰富的食物，如紫菜、虾皮、豆制品等。多补充些含锌丰富的食物，如牡蛎、肝脏、粗粮等。

※ 拔罐自疗

　　从患者听宫、听会、翳风、肾俞、命门、少泽、中渚、足三里、太冲穴中选择其中的5～6个穴位拔罐，留罐10分钟，隔日1次。所提供的穴位可交替使用，轮流拔罐。但身体强壮的患者也可一次拔完上述穴位，需依据个人身体状况而定。

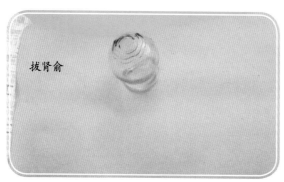

拔肾俞

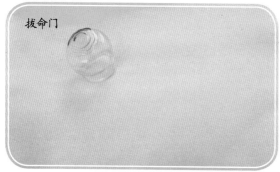

拔命门

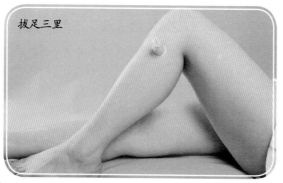

拔足三里

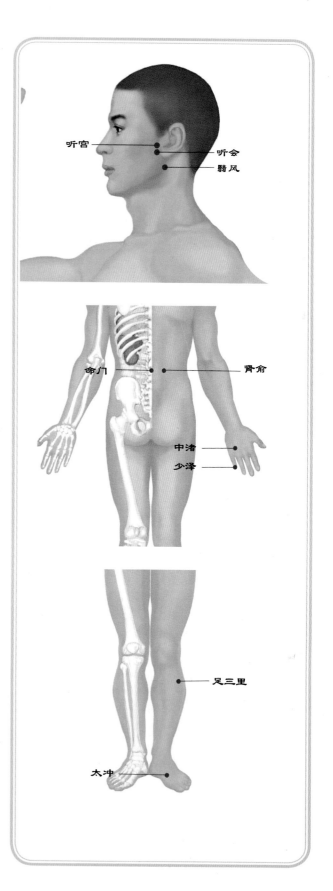

听宫　听会　翳风

命门　肾俞

中渚　少泽

足三里

太冲

⊖ 耳聋

耳聋是指不同程度的听力减退，轻者耳失聪敏、听声不远或闻声不真，重则听力消失。本病常因内耳中耳炎、耳硬化、耳内肿瘤、药物中毒、内耳震荡及老年性耳聋等引发。中医认为突发性耳聋多为气滞血瘀，耳部经络被瘀血所阻塞，清阳之气不能上达于耳窍，使得耳部的正常生理功能减退，从而发生了耳鸣、耳聋等表现。

※ 拔罐自疗

选择大小合适的罐具，把罐吸拔在患者耳门、听宫、翳风、听会、脾俞、肾俞、外关、中渚、阳陵泉、足三里、三阴交、太溪、侠溪，留罐 10 ~ 15 分钟，隔日 1 次。注意拔的顺序，拔完一部位穴位再拔另外一部分。

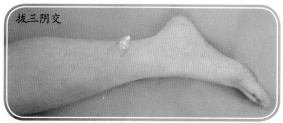

拔三阴交

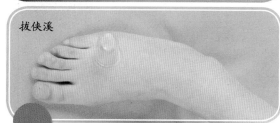

拔侠溪

温馨小贴士

在预防和护理方面患者要注意以下几点：

1. 耳聋患者特别要注意调适情志，不大喜大悲，不暴怒暴怨，保持心态平衡，心情舒畅。

2. 加强营养，劳逸结合，睡眠充足，节制房事。

3. 治疗期间要多注意休息，避免接触有高分贝噪声的环境。

4. 经久不愈者常需要手术根治。

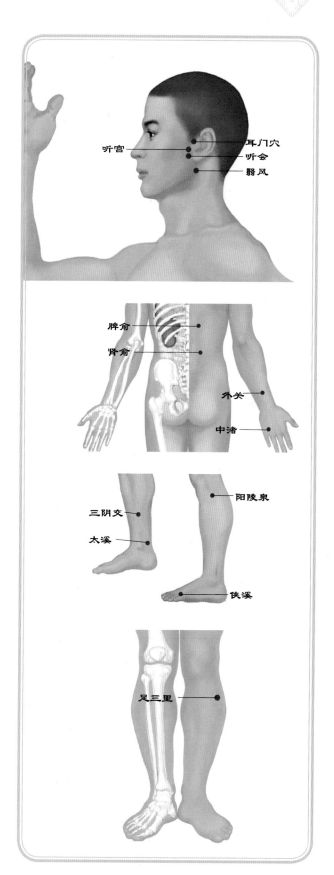

⊖ 落枕

落枕是指急性颈部肌肉痉挛、强直、酸胀、疼痛，头颈转动障碍等，轻者可自行痊愈，重者可迁延数周。可因劳累过度、睡眠时头颈部位置不当、枕头高低软硬不适，使颈部肌肉长时间处于过度伸展或紧张状态，引起颈部肌肉静力性损伤或痉挛；也可因风寒湿邪侵袭，或因外力袭击，或因肩扛重物等导致。中医认为落枕常因颈筋受挫，气滞血瘀，不通则痛，或素体肝肾亏虚，筋骨萎弱，气血运行不畅，加之夜间沉睡，颈肩外露，感受风寒，气血痹阻，经络不通，遂致本病。

※ 刮痧自疗

1. 用单角刮法刮拭风池穴，用面刮法从风池穴刮至肩井穴，重点从内向外刮拭肩井穴。

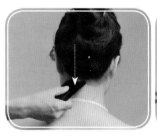
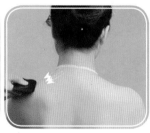

2. 用面刮法从上向下分段刮拭风府穴至大椎穴段，以及天柱穴至风门穴段。

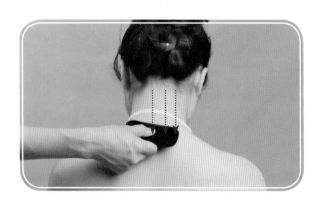

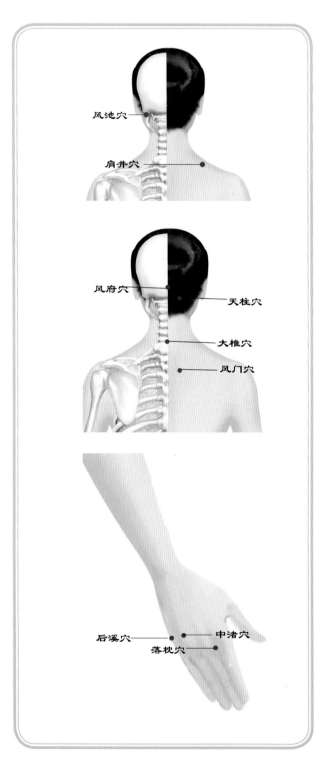

3. 垂直按揉手背上的落枕穴、中渚穴，刮拭后溪穴。

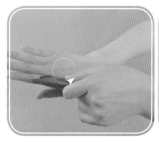 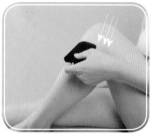

※ 拔罐自疗

将罐吸拔在患者大椎、肩井、悬钟穴及局部压痛点，留罐 10～15 分钟。注意观察罐内皮肤的变化，当皮肤充血或有瘀血拔出时即可取罐。这样的治疗每日 1 次。

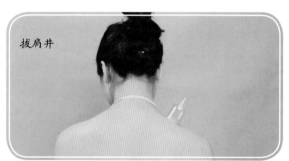

拔肩井

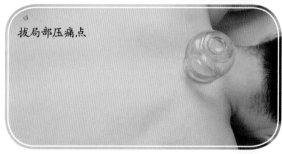

拔局部压痛点

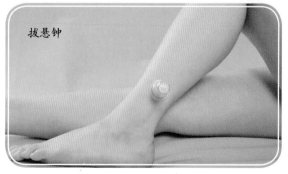

拔悬钟

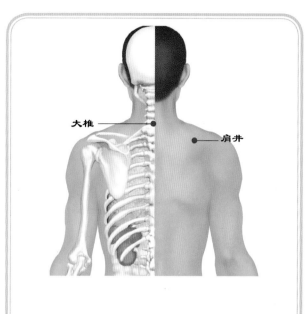

大椎
肩井
悬钟穴

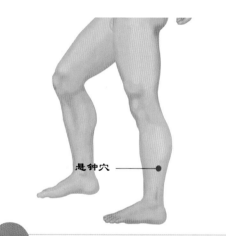

温馨小贴士

在预防落枕方面平时要注意以下几点：

1. 用枕适当。最佳的枕头应该是能支撑颈椎的生理曲线，并保持颈椎的平直。枕头要有弹性稳定，枕芯以热压缩海绵枕芯为宜。

2. 颈部保暖。颈部受寒冷刺激会使肌肉血管痉挛，加重颈部板滞疼痛。

3. 姿势正确。颈椎病的主要诱因是工作及学习的姿势不正确，良好的姿势能减少劳累，避免损伤。

⊖ 腰椎间盘突出

腰椎间盘突出症是较为常见的疾患之一，主要是因为腰椎间盘各部分（髓核、纤维环及软骨板），尤其是髓核，有不同程度的退行性改变后，在外力因素的作用下，椎间盘的纤维环破裂，髓核组织从破裂之处突出（或脱出）于后方或椎管内，导致相邻脊神经根遭受刺激或压迫，从而产生腰部疼痛，一侧下肢或双下肢麻木、疼痛等一系列临床症状。腰椎间盘突出症以腰 4 ~ 5、腰 5 ~ 骶 1 发病率最高，约占 95%。中医认为腰椎间盘突出症是经络不调、气血瘀滞、筋骨失养、血气不通而引起的，多累及督脉和循行于腿部的经脉等。

※ 刮痧自疗

1. 用面刮法从上向下刮拭背部肾俞穴、命门穴、腰俞穴。

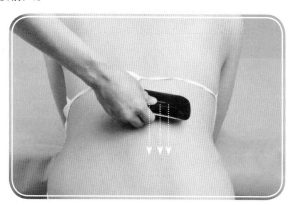

2. 用面刮法从上向下刮拭风市穴、阳陵泉穴、委中穴、承山穴、悬钟穴。

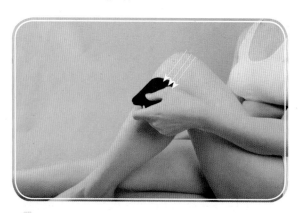

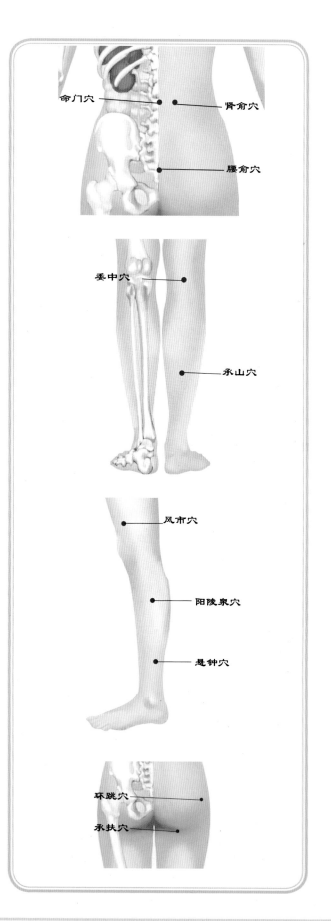

命门穴　　肾俞穴

腰俞穴

委中穴

承山穴

风市穴

阳陵泉穴

悬钟穴

环跳穴

承扶穴

图解经络穴位养生大全

3. 用面刮法从里向外刮拭环跳穴、承扶穴。

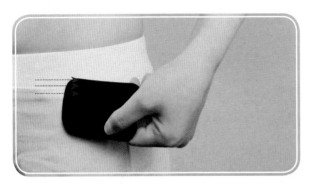

※ 拔罐自疗

选择适合的罐具，把罐吸拔于患者腰部压痛点、肾俞、大肠俞、八髎、环跳、居髎、承扶、委中、承山，留罐 15 ～ 20 分钟，每日治疗 1 次，10 次为 1 个疗程。治疗过程中也可选择部分穴位拔罐，根据自身体质和承受力而定。

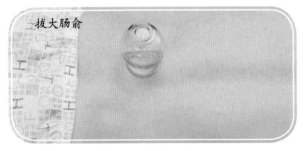

拔大肠俞

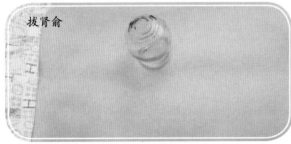

拔肾俞

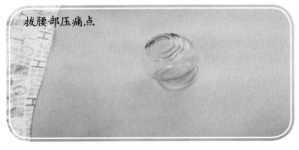

拔腰部压痛点

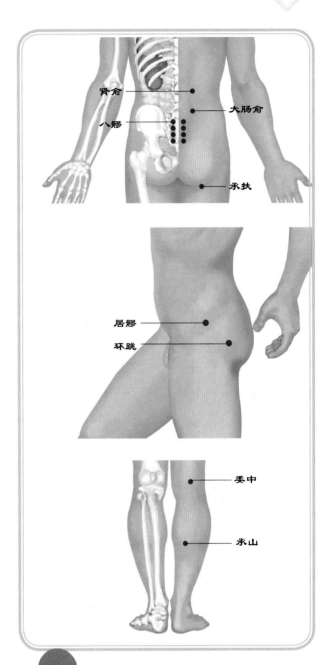

肾俞
大肠俞
八髎
承扶
居髎
环跳
委中
承山

温馨小贴士

腰椎间盘突出症的发病与个人生活、工作习惯密切相关，平时要有良好的坐姿，睡眠时的床不宜太软。长期伏案工作者需要注意桌、椅高度，定期改变姿势。饮食宜清淡，多吃一些含钙量高的食物，如牛奶、奶制品、虾皮、海带等。忌肥腻、烟酒。

⊖ 肩周炎

肩周炎又称漏肩风、五十肩、冻结肩，简称肩周炎，是以肩关节疼痛和活动不便为主要症状的常见病症。早期肩关节呈阵发性疼痛，常因天气变化及劳累而诱发，以后逐渐发展为持续性疼痛，并逐渐加重，昼轻夜重，夜不能寐，不能向患侧侧卧，肩关节向各个方向的主动和被动活动均受限。肩部受到牵拉时，可引起剧烈疼痛。肩关节可有广泛压痛，并向颈部及肘部放射，还可出现不同程度的三角肌的萎缩。中医认为肩周炎之发病与气血不足，外感风寒湿及闪挫劳伤有关，伤及肩周筋脉，致使气血不通而痛，遂生骨痹。

※ 按摩自疗

1. 按揉肩井、肩贞、肩髃、肩髎穴，用拇指按顺时针方向按揉约2分钟，然后按逆时针方向按揉约2分钟，以局部出现酸、麻、胀感觉为佳。

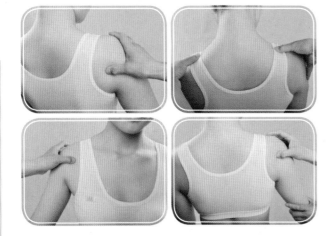

2. 按揉曲池、条口穴，用拇指按顺时针方向按揉约2分钟，然后按逆时针方向按揉约2分钟，以局部出现酸、麻、胀感觉为佳。

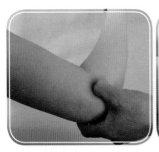
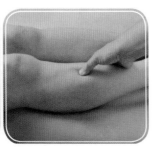

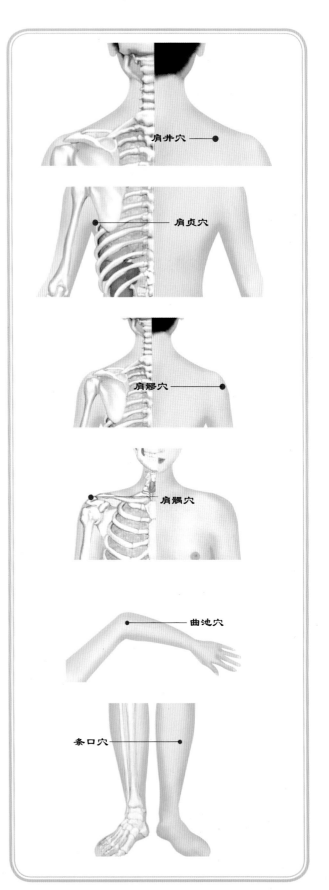

肩井穴

肩贞穴

肩髎穴

肩髃穴

曲池穴

条口穴

※ 拔罐自疗

1. 选择大小合适的罐具，将罐吸拔在压痛点及肩部周围，留罐 10 ~ 15 分钟，以拔出瘀血为度，每日 1 次，10 次为 1 个疗程。

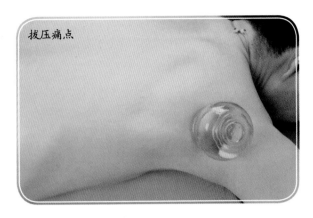

拔压痛点

2. 在患者秉风、曲垣、天宗、肩贞穴拔罐，留罐 10 ~ 15 分钟。每隔 1 ~ 2 日 1 次。

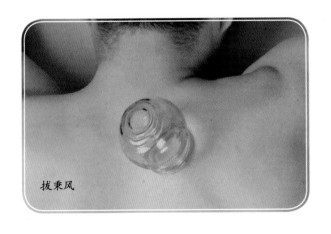

拔秉风

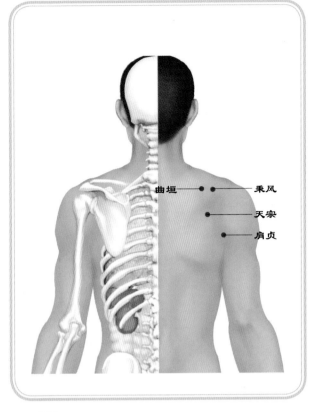

曲垣　　　　秉风
　　　　　　天宗
　　　　　　肩贞

温馨小贴士

肩周炎的患者在预防和护理方面要注意以下几点：

1. 加强体育锻炼是预防和治疗肩周炎的有效方法，但贵在坚持。如果不坚持锻炼，不坚持做康复治疗，则肩关节的功能难以恢复正常。

2. 营养不良可导致体质虚弱，而体质虚弱又易受邪气侵袭，可导致肩周炎。如果营养补充得比较充分，加上适当锻炼，肩周炎常可不药而愈。

3. 受凉常是肩周炎的诱发因素，因此，为了预防肩周炎，中老年人应重视保暖防寒，勿使肩部受凉。一旦着凉也要及时治疗，切忌拖延不治。

Θ 颈椎病

颈椎病又称颈椎综合征，是由于颈部长期劳损，颈椎及其周围软组织发生病理改变或骨质增生等，导致颈神经根、颈部脊髓、椎动脉及交感神经受到压迫或刺激而引起的一组复杂的症候群。多因风寒、外伤、劳损等因素造成，一般出现颈僵，活动受限，一侧或两侧颈、肩、臂出现放射性疼痛，头痛头晕，肩、臂、指麻木，胸闷心悸等症状。

※ 刮痧自疗

1. 用面刮法从上向下分段刮拭颈部风府穴至身柱穴；用刮痧板双角部从上向下分段刮拭颈部两侧的天柱穴至大杼穴。

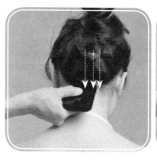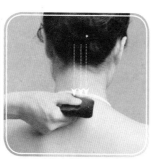

2. 用单角刮法刮拭风池穴，再用面刮法分段刮拭双侧风池穴至肩井穴，重点刮拭肩井穴。刮拭过程中对有疼痛、结节和肌肉紧张僵硬的区域应重点刮拭。

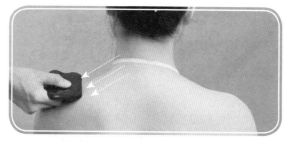

3. 用面刮法从上向下刮拭上肢外关穴，用垂直按揉法按揉手背中渚穴。

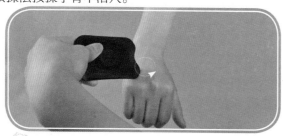

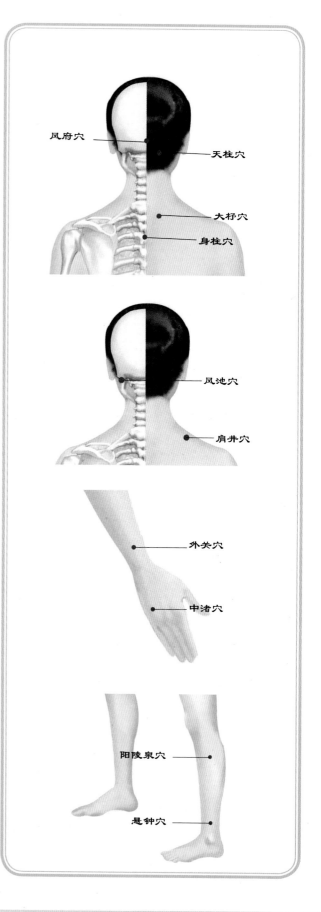

风府穴
天柱穴
大杼穴
身柱穴

风池穴
肩井穴

外关穴
中渚穴

阳陵泉穴
悬钟穴

4. 用面刮法从上向下分段刮拭阳陵泉穴至悬钟穴。

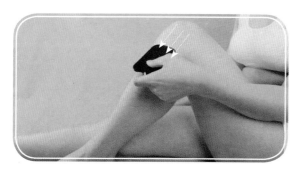

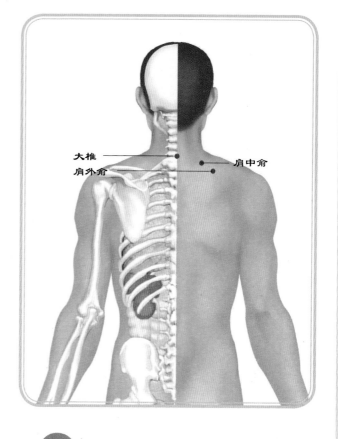

※ 拔罐自疗

1. 对患者大椎、肩中俞、肩外俞区域消毒。

2. 消毒后，用已消毒的梅花针叩刺大椎、肩中俞、肩外俞，至皮肤发红，有少量出血点。

3. 把罐拔在相应穴位上，留罐 10 ~ 15 分钟。起罐后，对穴位皮肤进行消毒。这样的治疗每日或隔日 1 次，10 次为 1 个疗程。

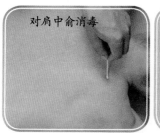
对肩中俞消毒

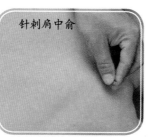
针刺肩中俞

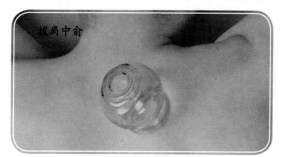
拔肩中俞

温馨小贴士

加强颈肩部肌肉的锻炼，在工间或工余时，做头及双上肢的前屈、后伸及旋转运动，既可缓解疲劳，又能使肌肉发达，韧度增强，从而有利于颈段脊柱的稳定性，增强颈肩顺应颈部突然变化的能力。中医认为胡桃、山萸肉、生地、黑芝麻等具有补肾髓之功，合理地少量服用可起到强壮筋骨，推迟肾与关节退变的作用。

⊖ 类风湿性关节炎

类风湿性关节炎是一种以关节病变为主要特征的慢性、全身性、免疫系统异常的疾病。早期有游走性的关节疼痛、肿胀和功能障碍，晚期则出现关节僵硬、畸形、肌肉萎缩和功能丧失。本病多发于青壮年人群，女性多于男性，起病缓慢，前期有反复性的上呼吸道感染史，而后先有单个关节疼痛，然后发展成多个关节疼痛；病变常从四肢远端的小关节开始，且左右基本对称；病程大多迁延多年，在进程中有多次缓解和复发交替的特点，有时缓解期可持续很长时间。

※ 拔罐自疗

四组穴位：①大椎、膈俞、脾俞、血海、气海；②外关；③环跳、昆仑；④身柱、腰阳关。如果是上肢有病证，就取①②组穴位；如果是下肢有病证，就取①③组穴位；如果是脊柱有病证就取①④组穴位。根据患者病情选择对应的穴位，然后让患者选择合适的体位，各穴拔罐后留罐10分钟，每日1次，5次为1个疗程。

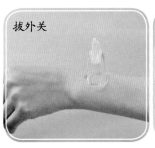
拔外关

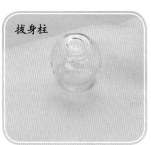
拔身柱

※ 刮痧自疗

1. 用面刮法从上向下刮拭大椎穴至腰俞穴段。

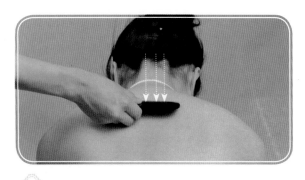

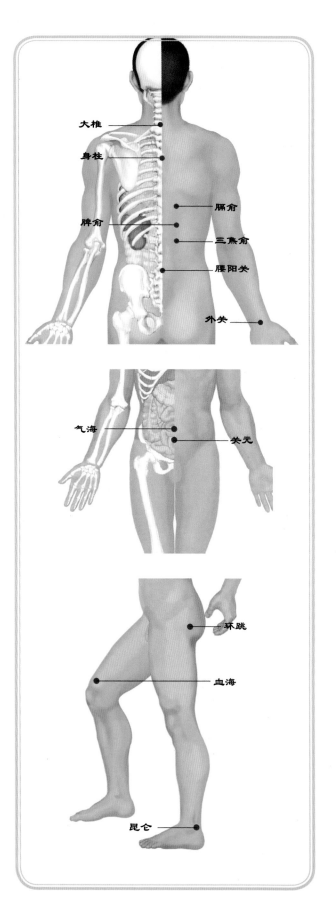

2. 用面刮法从上向下刮拭肾俞穴。

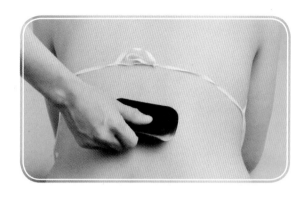

3. 用面刮法从上向下或从里向外做重点刮拭肘关节与膝关节疼痛点。

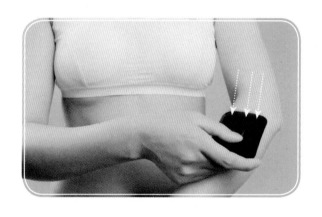

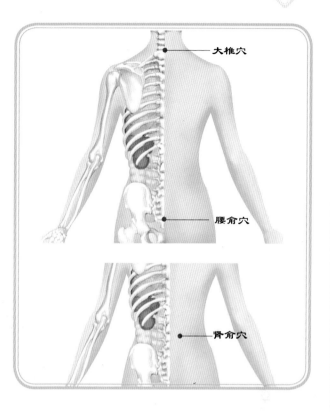

大椎穴

腰俞穴

肾俞穴

第三章　舒经活络筋骨通：外科常见病经穴疗法

❤ 温馨小贴士

　　类风湿性关节炎分为风寒湿痹、瘀血阻滞、气血亏虚和肝肾亏虚4型。首先，食疗时宜根据不同证型，辨证调制成粥饭、菜肴、汤羹、茶酒等食用。其次，食忌要因人制宜。一般而言，对生冷寒凉之物，通常类风湿性关节炎患者都宜谨慎食用，而对平常所谓的"发物"，如大葱、洋葱、小葱、生姜、大蒜等要因人制宜，不必拘泥通常所谓的"发物"，否则，若过分忌口，会使人体所需的营养得不到及时补充，反而会削弱机体的抗病能力，以致营养不良。再次，类风湿性关节炎宜注意补钙。最佳的食源性钙是奶制品，日常饮食中钙含量较高的物品有排骨、虾米等。简易的补钙食谱有牛奶烧冬瓜、清炖排骨、糖醋排骨等。

⊖ 坐骨神经痛

坐骨神经痛以疼痛放射至一侧或双侧臀部、大腿后侧为特征，是由于坐骨神经根受压所致。疼痛可以是锐痛，也可以是钝痛，有刺痛，也有灼痛，可以是间断的，也可以是持续的。通常只发生在身体一侧，可因咳嗽、喷嚏、弯腰、举重物而加重。中医认为坐骨神经痛与肝肾亏虚有关。如果患者血气虚弱，肝肾亏虚，加上劳累过度或有外感寒湿之邪导致寒湿闭阻经脉，血气瘀滞而形成坐骨神经痛。

※ 拔罐自疗

1. 对患者气海俞、环跳、殷门、关元俞、秩边、居髎穴进行消毒。

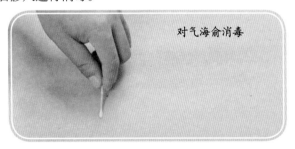

对气海俞消毒

2. 用三棱针在已消毒的穴位上点刺，以皮肤潮红或微微出血为度。注意有出血倾向或体质虚寒的人不宜用刺络拔罐法。

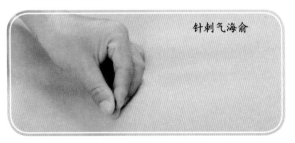

针刺气海俞

3. 将罐吸拔在点刺过的穴位上，留罐 10 ～ 15 分钟。起罐后，擦去血迹，并对穴位皮肤进行消毒处理。这样的治疗隔日 1 次

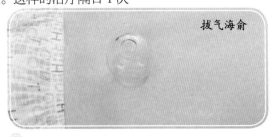

拔气海俞

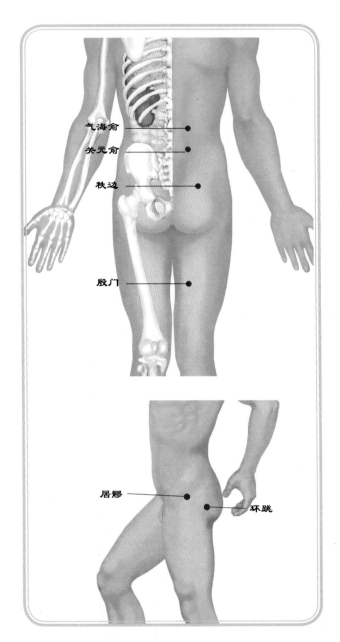

气海俞
关元俞
秩边
殷门
居髎
环跳

温馨小贴士

坐骨神经痛可由多种疾病引发，故在治疗的同时应对原发病证积极进行查治。治疗期间要静卧休息，睡硬板床，调节饮食，节制房事，注意保暖，适当做腰腿锻炼。

图解经络穴位养生大全

※ 刮痧自疗

1. 用面刮法从上向下刮拭腰背部肝俞穴、肾俞穴、命门穴、关元俞穴、中髎穴、秩边穴。

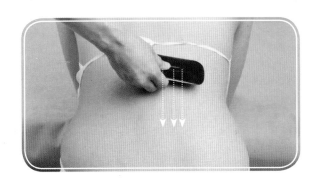

2. 用面刮法从里向外刮拭环跳穴，再用面刮法从上向下刮拭风市穴。

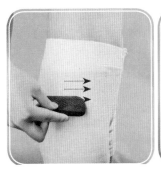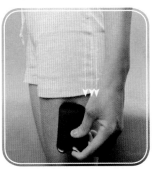

3. 用面刮法从上向下刮拭委中穴、承山穴。

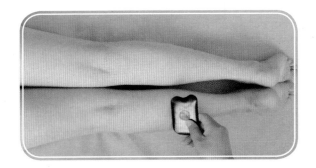

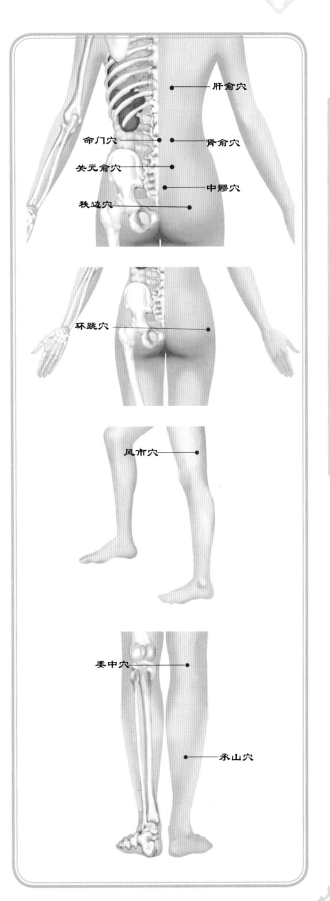

肝俞穴
命门穴　肾俞穴
关元俞穴
中髎穴
秩边穴

环跳穴

风市穴

委中穴

承山穴

⊖ 慢性腰肌劳损

　　慢性腰痛又称腰肌劳损，主要是指腰骶部肌肉、筋膜、韧带等软组织的慢性损伤而引起的慢性疼痛。临床表现为长期、反复发作的腰背疼痛，时轻时重；劳累负重后加剧，卧床休息后减轻；阴雨天加重，晴天减轻；腰腿活动无明显障碍，但部分患者伴有脊柱侧弯、腰肌痉挛、下肢牵涉痛等症状。中医认为腰为肾之府，病位在督脉和足太阳经循行范围。肝肾不足，督脉空虚，经脉失养，风寒湿热邪气内侵，或跌仆损伤是其病因病机所在。

※ 按摩自疗

　　1. 按揉肾俞、命门、志室、腰眼、夹脊穴，用双手拇指重叠按穴位1分钟，再按顺时针方向按揉约1分钟，然后按逆时针方向按揉约1分钟，以局部出现酸、麻、胀感觉为佳。

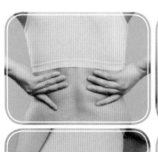
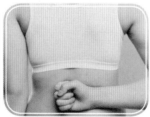
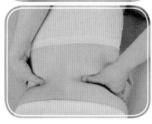
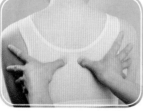

　　2. 推擦八髎穴，手掌伸直，用掌面着力，紧贴骶部两侧皮肤，自上向下连续不断地直线往返摩擦5～10分钟。

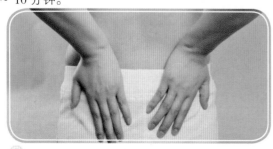

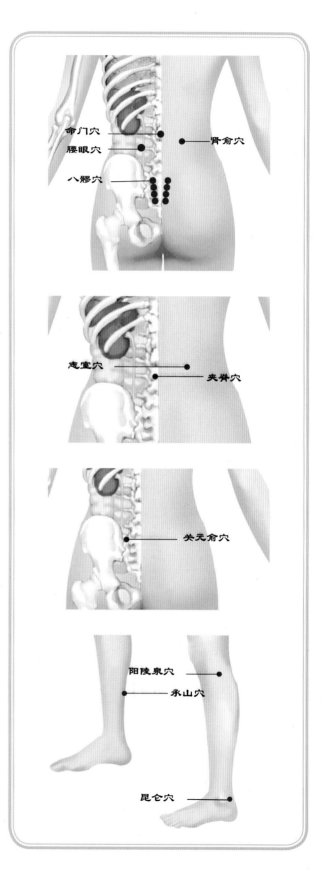

辅助穴位：腰背部关元俞，下肢承山、阳陵泉、昆仑。

※ 拔罐自疗

让患者取合适体位，将罐吸拔在肾俞、关元俞、腰阳关、次髎、委中、承山、腰部压痛点，留罐10～15分钟，待罐内皮肤充血或者有瘀血拔出时即可起罐。起罐后，对穴位皮肤进行消毒处理。这样的治疗每日1次，每次选择一侧穴位，第二次再拔另一侧穴位，交替进行。

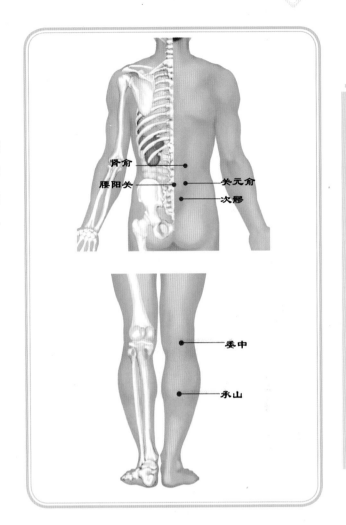

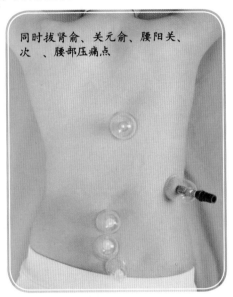

同时拔肾俞、关元俞、腰阳关、次髎、腰部压痛点

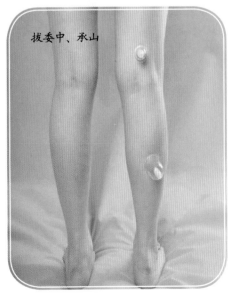

拔委中、承山

温馨小贴士

腰痛期间要静养休息，不做剧烈运动和繁重劳动，纠正不良的立姿和坐姿，节制房事，适当做腰背肌肉功能锻炼，注意腰腿部的防寒保暖。肾小球肾炎、肾盂肾炎引起的腰痛忌用或慎用拔罐疗法。

Θ 足跟痛

足跟痛又称脚跟痛，足跟一侧或两侧疼痛，不红不肿，行走不便，是由于足跟的骨质、关节、滑囊、筋膜等处病变引起的疾病。足跟痛多见于中、老年人，轻者走路、久站才出现疼痛；重者足跟肿胀，不能站立和行走，平卧时亦有持续酸胀或刺样、灼热样疼痛，疼痛甚至牵及小腿后侧。病因与骨质增生、跗骨窦内软组织劳损、跟骨静脉压增高等因素有关。中医认为，足跟痛多属肝肾阴虚、痰湿、血热等原因所致。肝主筋、肾主骨，肝肾亏虚，筋骨失养，复感风寒湿邪或慢性劳损便导致经络瘀滞，气血运行受阻，使筋骨肌肉失养而发病。

※ 艾灸自疗

1. 用温和灸灸大钟、然谷、仆参穴，距离皮肤1.5～3厘米，以感到施灸处温热、舒适为度。每日灸1～2次，每次灸3～5分钟，灸至皮肤产生红晕为止。

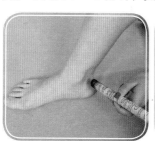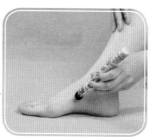
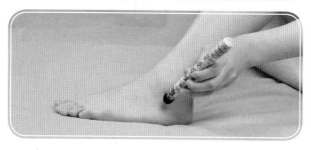

2. 用温和灸灸关元穴，手执艾条以点燃的一端对准施灸部位，距离皮肤1.5～3厘米，左右方向平行往复或反复旋转施灸，以感到施灸处温热、舒适为度。每日灸1次，每次灸5～15分钟，灸至皮肤产生红晕为止。

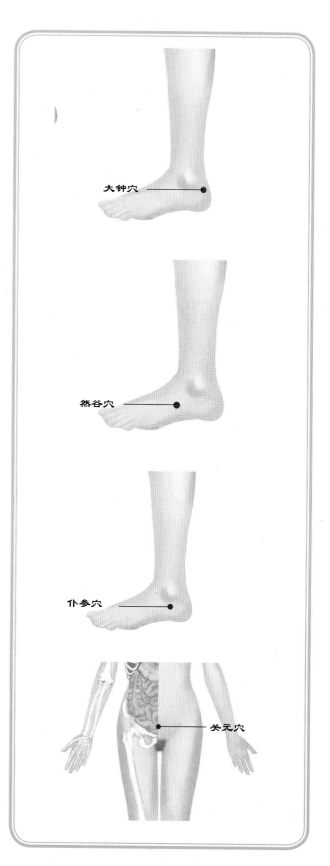

大钟穴

然谷穴

仆参穴

关元穴

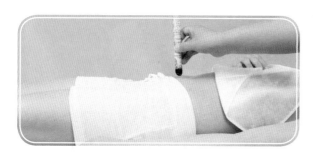

※ 拔罐自疗

1. 对患者的涌泉、昆仑、太溪、照海、承山和小腿下端右侧压痛点进行消毒。

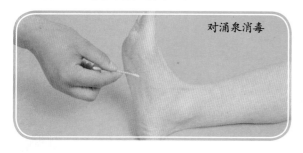

对涌泉消毒

2. 用三棱针轻叩已消毒的穴位皮肤，以微出血为度。

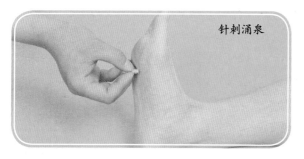

针刺涌泉

3. 将罐吸拔在点刺过的穴位上，留罐 10～15 分钟。起罐后，擦干血迹，并用酒精棉球对穴位皮肤进行消毒处理。这样的治疗每日或隔日 1 次。

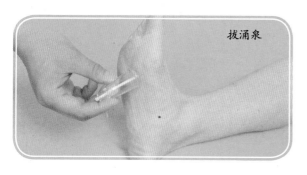

拔涌泉

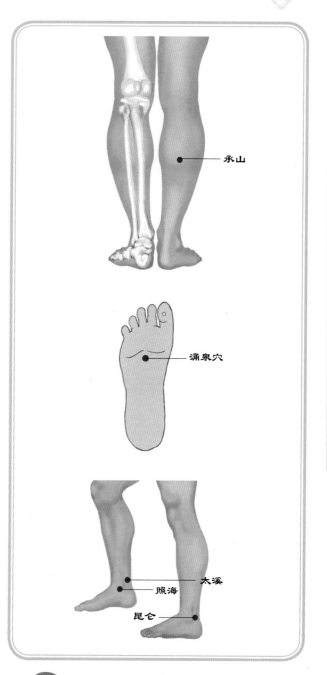

承山

涌泉穴

太溪
照海
昆仑

第三章　舒经活络筋骨通：外科常见病经穴疗法

温馨小贴士

　　急性足跟痛应卧床休息，缓解后也应减少行走、站立和负重，宜穿软底鞋，每天睡前用热水泡脚 30 分钟。

⊖ 痔疮

　　痔疮是指直肠下端黏膜和肛管远侧段皮下的静脉曲张团块呈半球状隆起的肉球。如发生在肛门内的叫内痔，在肛门外的叫外痔，内外均有的为混合痔。外痔在肛门边常有增生的皮瓣，发炎时疼痛；内痔便后可见出血，颜色鲜红，附在粪便外部；痔核可出现肿胀、疼痛、瘙痒、流水、出血等，大便时会脱出肛门。中医认为痔疮是由于热迫血下行，瘀结不散所致。

※ 刮痧自疗

　　1. 用单角刮法刮拭头顶百会穴。

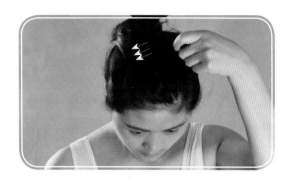

　　2. 用面刮法刮拭背部腰俞穴至长强穴，及腰部奇穴痔疮穴。然后用面刮法从上向下刮拭腹部关元穴至中极穴。

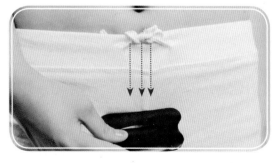

　　3. 用面刮法刮拭上肢手三里穴至下廉穴。

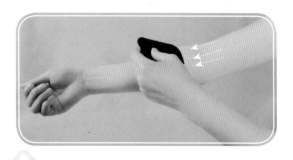

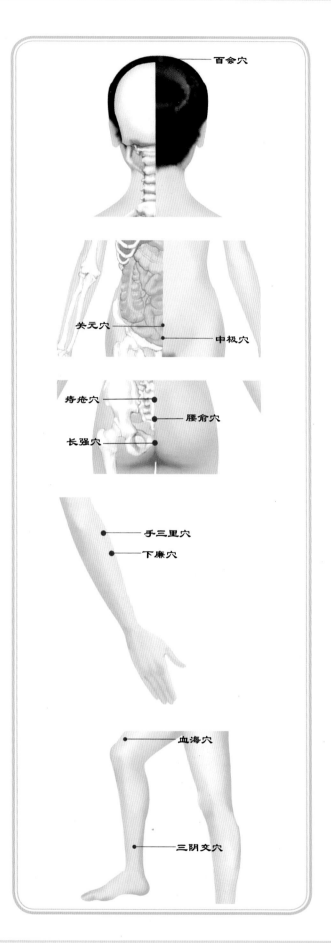

百会穴

关元穴　　　　中极穴

痔疮穴　　　　腰俞穴

长强穴

手三里穴
下廉穴

血海穴

三阴交穴

4. 用面刮法刮拭下肢血海穴和三阴交穴。

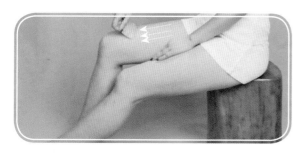

※ 拔罐自疗

1. 对患者大肠俞、气海俞、委中、承山进行消毒。

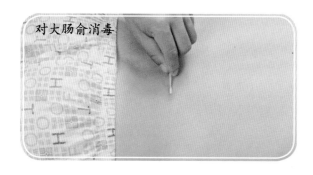

对大肠俞消毒

2. 用三棱针轻叩已消毒的穴位，以微微出血为度。体质虚寒的患者不适宜用刺络拔罐法拔罐，直接把罐吸拔在穴位上即可。

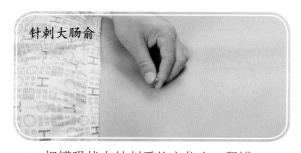

针刺大肠俞

3. 把罐吸拔在针刺后的穴位上，留罐 15 ~ 20 分钟。起罐后，擦去血迹，并对穴位皮肤进行消毒处理。这样的治疗每日或隔日 1 次，5 次为 1 个疗程。

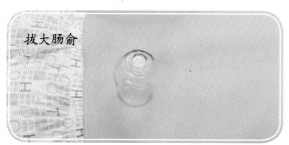

拔大肠俞

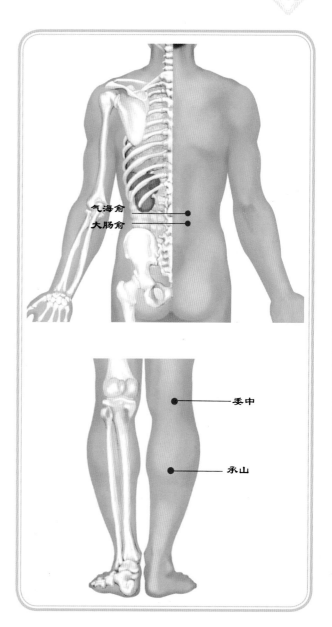

气海俞
大肠俞
委中
承山

温馨小贴士

痔疮患者忌食生、冷、辛辣食物，忌劳累负重，节制房事。痔疮的发病率很高，痔疮患者经手术治疗或其他疗法治疗后，复发率亦较高。究其原因，除治疗不彻底外，不注意预防痔疮的发生也是重要的因素，预防痔疮的发生要加强锻炼、预防便秘、注意孕期保健等。

⊖ 脱肛

脱肛即直肠脱垂。直肠壁部分或全层向下移位，称为直肠脱垂。直肠壁部分下移，即直肠黏膜下移，称黏膜脱垂或不完全脱垂；直肠壁全层下移称完全脱垂。若下移的直肠壁在肛管直肠腔内称内脱垂；下移到肛门外称为外脱垂。主要症状为有肿物自肛门脱出。初发时肿物较小，排便时脱出，便后自行复位。以后肿物脱出渐频，体积增大，便后需用手托回肛门内，伴有排便不尽和下坠感。最后在咳嗽、用力甚至站立时亦可脱出。随着脱垂加重，引起不同程度的肛门失禁，常有黏液流出，导致肛周皮肤湿疹、瘙痒。因直肠排空困难，常出现便秘，大便次数增多，呈羊粪样。黏膜糜烂，破溃后有血液流出。内脱垂常无明显症状，偶尔在行肠镜检查时发现。中医认为脱肛多因人体气血不足、中气下陷或湿热下注、久泻下痢，以致直肠不能收摄固涩。

※ 艾灸自疗

1. 采用温和灸灸百会、气海、大肠俞、长强、承山、足三里穴，手执艾条以点燃的一端对准施灸部位，距离皮肤1.5～3厘米，以感到施灸处温热、舒适为度。每日灸1～2次，每次灸10分钟左右。

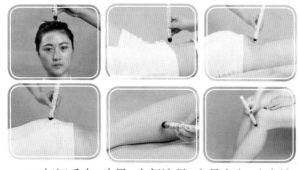

2. 气短乏力，头晕，大便溏稀，容易出血、血色淡，面色苍白，加灸脾俞穴，每日灸1次，每次灸3～15分钟，灸至皮肤产生红晕为止。

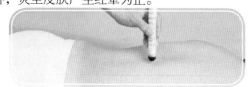

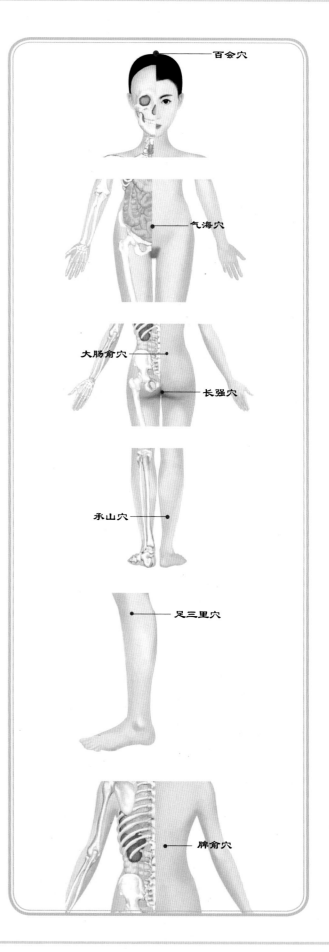

百会穴

气海穴

大肠俞穴

长强穴

承山穴

足三里穴

脾俞穴

图解经络穴位养生大全

3. 腿脚寒凉难受加灸肾俞穴，每日灸 1 次，每次灸 3 ~ 15 分钟，灸至皮肤产生红晕为止。

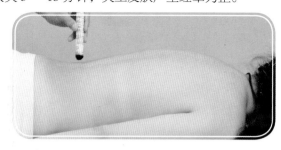

4. 肛内肿物溃破，有坠痛感加灸曲池、阴陵泉穴，每日灸 1 次，每次灸 3 ~ 15 分钟，灸至皮肤产生红晕为止。

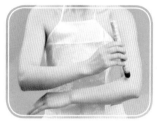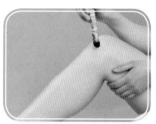

拔罐自疗

1. 用艾条温灸患者脾俞、大肠俞、次髎、长强、中脘、气海、关元、足三里、三阴交，每穴灸 3 分钟左右。注意在艾灸过程中不要烫伤皮肤。

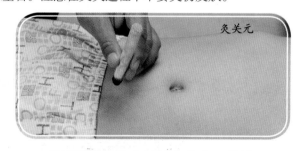

灸关元

2. 将罐吸拔在已灸过的穴位上。留罐 10 ~ 15 分钟，每日 1 次。注意：拔罐过程中，在合适体位上灸完一个穴位就把罐拔上，操作完毕，再取合适体位继续艾灸和拔罐。

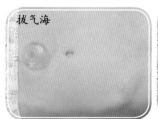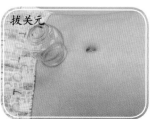

拔气海　　拔关元

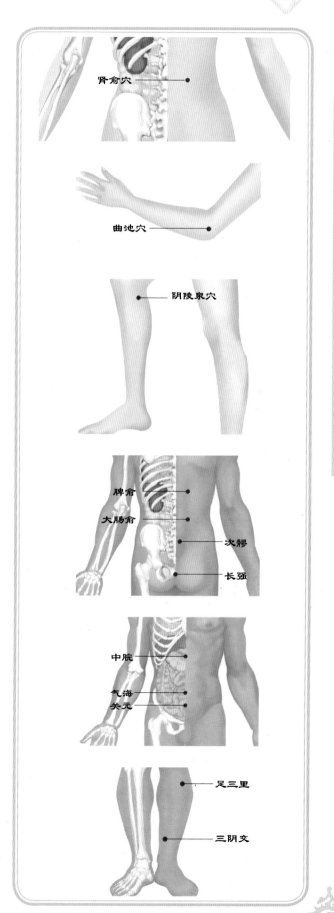

肾俞穴

曲池穴

阴陵泉穴

脾俞
大肠俞
次髎
长强

中脘
气海
关元

足三里

三阴交

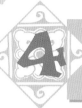

消除难言之隐：皮肤病经穴疗法

⊖ 神经性皮炎

神经性皮炎又称慢性单纯性苔藓，是以阵发性皮肤瘙痒和皮肤苔藓化为特征的慢性皮肤病。发生本病的主要诱因是情绪波动、精神过度紧张、焦虑不安、生活环境突然变化等均可使病情加重和反复。胃肠道功能障碍、内分泌系统功能异常、体内慢性病灶感染等，均可能成为致病因素。局部刺激如衣领过硬而引起的摩擦、化学物质刺激、昆虫叮咬、阳光照射、搔抓等，均可诱发本病的发生。中医认为多因心火内生，脾经湿热，肺经风毒客于肌肤腠理之间，外感风湿热邪，以致阻滞肌肤，血虚生燥，肌肤失荣所致。

※ 拔罐自疗

1. 对患者大椎、身柱、肺俞以及病灶部位消毒。

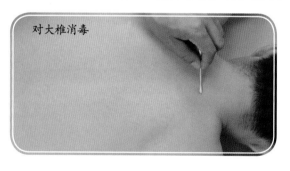

对大椎消毒

2. 消毒后，用三棱针点刺大椎、身柱、肺俞，以皮肤潮红为度。然后用三棱针对病灶处叩刺出血。

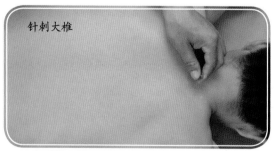

针刺大椎

3. 把罐吸拔在刺过的穴位和病灶上，留罐10～15分钟。起罐后，要对拔罐部位皮肤消毒，以

免感染。这样的治疗每2日1次。

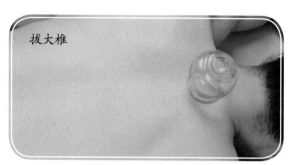

拔大椎

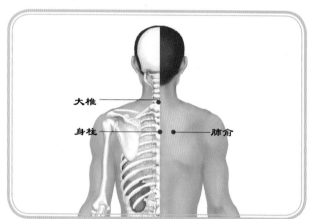

大椎
身柱
肺俞

♥ 温馨小贴士

在预防和护理方面患者要注意以下几点：

1. 放松紧张情绪。要保持乐观，防止感情过激，特别是注意避免情绪紧张、焦虑、激动，生活力求有规律，注意劳逸结合。

2. 减少刺激。避免用力搔抓、摩擦及热水烫洗等方法来止痒。

3. 调节饮食。限制酒类、辛辣饮食，多吃蔬果，少吃甜食，控制脂肪量，保持大便通畅。

⊖ 牛皮癣

　　牛皮癣，是一种常见的具有特征性皮损的慢性易于复发的炎症性皮肤病。初起为炎性红色丘疹，约粟粒至绿豆大小，以后逐渐扩大或融合成为棕红色斑块，边界清楚，周围有炎性红晕，基底浸润明显，表面覆盖多层干燥的灰白色或银白色鳞屑。轻轻刮除表面鳞屑，逐渐露出一层淡红色发亮的半透明薄膜，称薄膜现象。再刮除薄膜，则出现小出血点，称点状出血现象。白色鳞屑、发亮薄膜和点状出血是诊断银屑病的重要特征，称为三联征。寻常型银屑病皮损从发生到最后消退大致可分为三个时期：进行期、静止期和退行期。中医认为牛皮癣病因为肝阴不足、肺气虚弱、外邪入侵所致。

※ 拔罐自疗

　　1. 确定两组穴位，第一组为肺俞、脾俞、身柱、血海，第二组为大椎、风门、肝俞。选择一组穴位拔罐，对所选患者穴位消毒。

　　2. 用三棱针点刺已消毒穴位，以微微出血为度。建议体质虚寒的患者不要用刺络拔罐法，以免伤害身体。

　　3. 把罐吸拔在针刺过的穴位上，留罐 15 ～ 20 分钟。起罐后擦干净血迹，并消毒。这样的治疗每日 1 次，两组穴位交替使用。

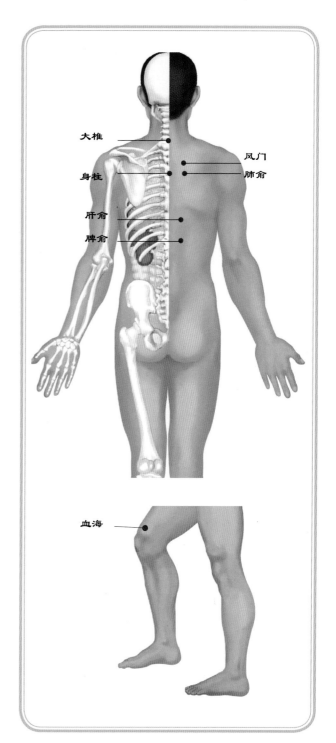

大椎
风门
身柱
肺俞
肝俞
脾俞

血海

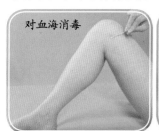

对血海消毒

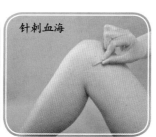

针刺血海

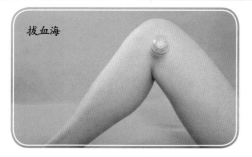

拔血海

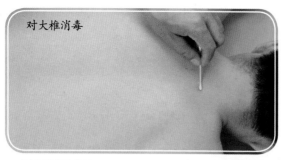

对大椎消毒

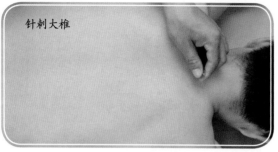

针刺大椎

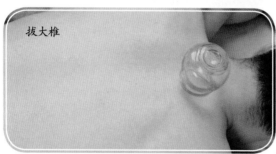

拔大椎

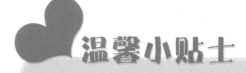
　　患者需要保健身体部位有肚脐、后背、脊柱、足部。对肚脐适当的热敷和揉捏，有调整人体气血、改善体内脏腑功能；人体中大量的免疫细胞就是蕴藏在背部的皮下，按摩背部或进行刮痧可以激活免疫细胞；按摩脊柱有助于增强身体的免疫；足部是穴位集中的地方，还对应着人体的五脏六腑，保护好足部可以起到温经通络、开窍醒脑的作用。足部保健方式比较多，用热水浸泡、搓脚、叩击、按压等均可。

⊖ 白癜风

白癜风是因皮肤色素脱失而发生的局限性白色斑片。本病好发于青壮年，儿童亦有之。多因七情内伤，肝气郁结，气机不畅，复感风湿之邪，搏于肌肤，致气血失和，血不荣肤所致。临床表现为皮肤突然出现色素脱失斑，以后逐渐扩大，呈现大小不等的圆形或椭圆形白斑，单发或多发。无痒痛等自觉症状。

※ 拔罐自疗

把罐吸拔在患者风池、肺俞、曲池、中脘、血海、三阴交穴上，留罐 10 ～ 15 分钟，每日 1 次。根据患者体质，可同时拔罐，也可先拔一部位穴位，然后再拔另外一些。避免因拔罐太多，患者无法承受。

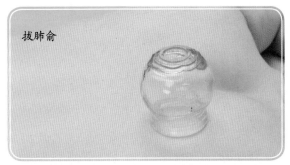
拔肺俞

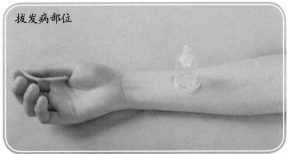
拔发病部位

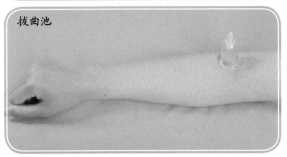
拔曲池

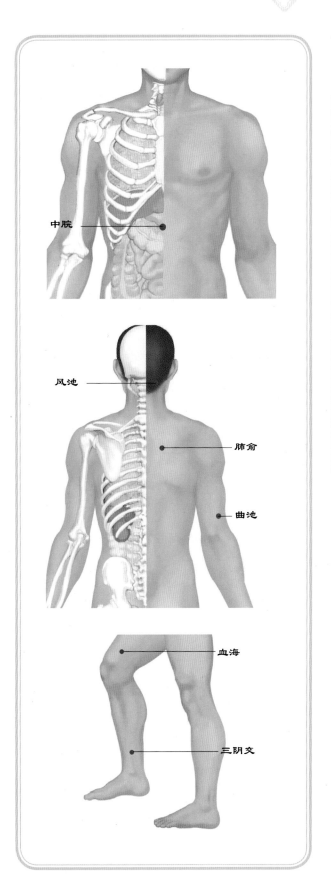

中脘

风池

肺俞

曲池

血海

三阴交

⊖ 皮肤瘙痒症

皮肤瘙痒症是指无原发皮疹，但有瘙痒的一种皮肤病，中医称之为风瘙痒。皮肤瘙痒症的病因尚不明了，多认为与某些疾病有关，如糖尿病、肝病、肾病等；同时还与一些外界因素刺激有关，如寒冷、湿热、化纤织物等。皮肤瘙痒症有泛发性和局限性之分，泛发性皮肤瘙痒症患者最初皮肤瘙痒仅局限于一处，进而逐渐扩展至身体大部或全身。皮肤瘙痒常为阵发性，尤以夜间为重，由于不断搔抓，出现抓痕、血痂、色素沉着及苔藓样变化等继发损害。局限性皮肤瘙痒症发生于身体的某一部位，常见的有肛门瘙痒症、阴囊瘙痒症、女阴瘙痒症、头部瘙痒症等。不断搔抓不仅可使皮肤增厚，而且皮质变厚后反过来又加重了皮肤瘙痒，因此会形成愈抓愈痒、愈痒愈抓的恶性循环。中医认为湿热蕴于肌肤，或血虚肝旺、生风生燥、肌肤失养或胆肝湿热下注，或感染滴虫毒邪，或病久脾虚、肝肾不足，或冲任不调、兼因湿热内蕴所致。

※ 艾灸自疗

1. 用回旋灸膈俞穴，手执艾条以点燃的一端对准施灸部位，距离皮肤 1.5 ～ 3 米，左右方向平行往复或反复旋转施灸，以感到施灸处温热、舒适为度。每日灸 1 ～ 2 次，每次灸 15 ～ 20 分钟，灸至皮肤产生红晕为止。

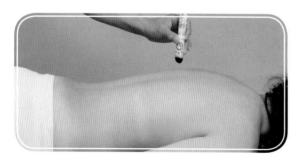

2. 用温和灸灸曲池、血海、足三里穴，点燃艾条对准施灸部位，距离皮肤 1.5 ～ 3 厘米，以感到施灸处温热、舒适为度。每日灸1次，每次灸3 ～ 15分钟，灸至皮肤产生红晕为止。

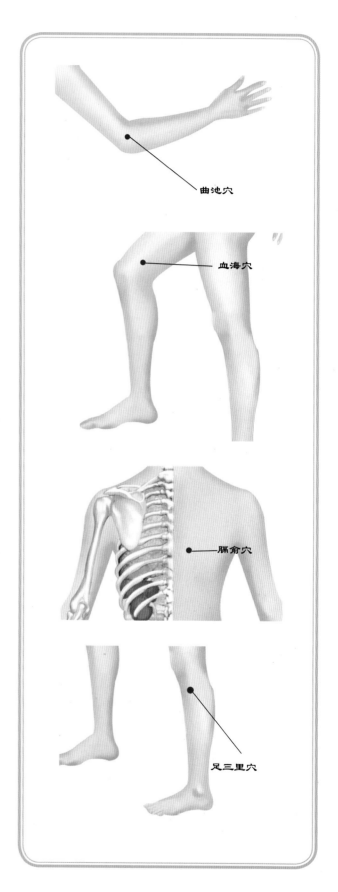

曲池穴

血海穴

膈俞穴

足三里穴

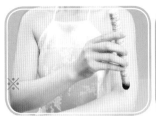
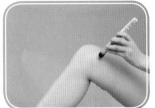
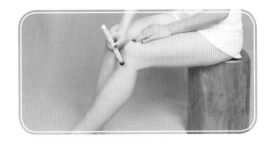

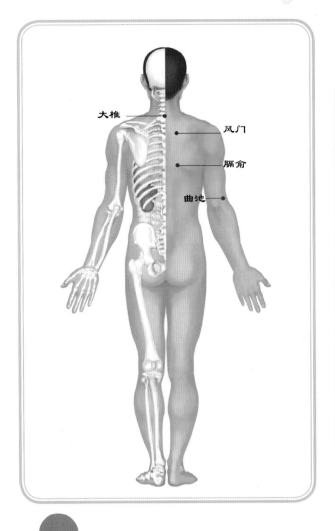

※ 拔罐自疗

　　将罐吸拔于患者大椎、风门、膈俞、曲池穴。若这几处穴位皮肤有抓痕、血痂，要先对穴位皮肤消毒再拔罐。留罐 10 ～ 15 分钟，每日 1 次。起罐后，对拔罐处皮肤进行消毒，以免感染。

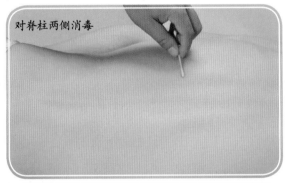

对脊柱两侧消毒

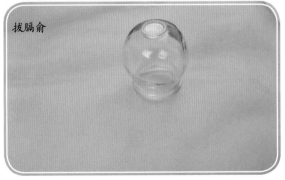

拔膈俞

温馨小贴士

　　患者平时还要注意穿柔软而宽松的内衣，质地以穿棉制、丝织品，不宜穿毛制品。日常生活中注意皮肤卫生，还要避免搔抓、热水烫洗等，禁忌酒类、浓茶、咖啡及辛辣食品，少吃鱼虾蟹等风发物，多吃蔬菜和水果，即可在拔罐艾灸消除症状之后慢慢达到治愈目的。顺便提醒一下，长期顽固性全身性瘙痒或老年性瘙痒患者要特别注意有无内脏疾患或恶性肿瘤存在。同时要注意外用的一些糖皮质激素类药物不宜长期大量使用。

第四章　消除难言之隐：皮肤病经穴疗法

❸ 带状疱疹

带状疱疹是由水痘－带状疱疹病毒引起的急性感染性皮肤病。对此病毒无免疫力的儿童被感染后，发生水痘。部分患者被感染后成为带病毒者而不发生症状。由于病毒具有亲神经性，感染后可长期潜伏于脊髓神经后根神经节的神经元内，当抵抗力低下或劳累、感染、感冒时，病毒可再次生长繁殖，并沿神经纤维移至皮肤，使受侵犯的神经和皮肤产生强烈的炎症。皮疹一般有单侧性和按神经节段分布的特点，有集簇性的疱疹组成，并伴有疼痛；年龄愈大，神经痛愈重。本病好发于成人，春秋季节多见。中医认为带状疱疹是因为肝胆火盛及脾湿郁久，外感毒邪而发。

※ 拔罐自疗

1. 对患者大椎、灵台、身柱、脾俞进行消毒。

2. 消毒后，用三棱针点刺已消毒的四个穴位，以微微出血为度。

3. 针刺后，取其中的 3 个穴位，将罐吸拔在穴位上，留罐 10 ～ 15 分钟，每日或隔日 1 次。

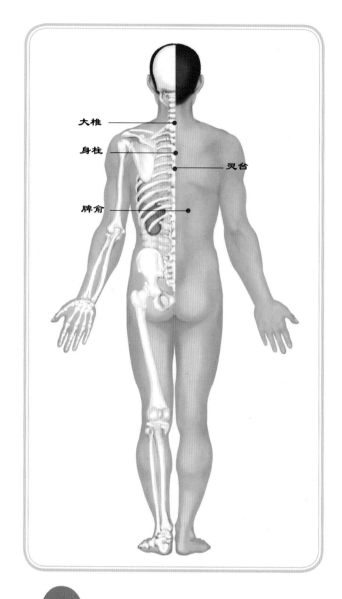

大椎
身柱
灵台
脾俞

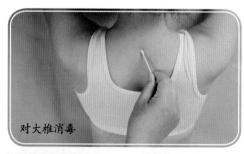

对大椎消毒

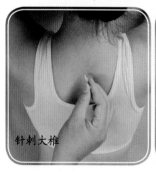

针刺大椎

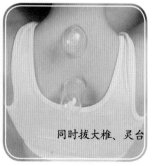

同时拔大椎、灵台

温馨小贴士

带状疱疹具有一种其他疾病所没有的典型特征，那就是剧烈疼痛。患者在发病期间，常常会因为剧烈疼痛难忍，进而影响自己的心情及注意力。不要摩擦患处，避免水疱破裂。可外用中草药或雷夫奴尔湿敷，促使水疱干燥、结痂。某些患者在皮损完全消失后，仍遗留有神经痛，这时可采取局部封闭、理疗等方法缓解疼痛。

图解经络穴位养生大全

⊖ 湿疹

湿疹是一种常见的过敏性炎症性皮肤病，好发于四肢屈侧、手、面、肛门、阴囊等处。本病常因接触过敏原而引发，如化学粉尘、丝毛织物、油漆、药物等。此外，强烈日晒、风寒、潮湿等也会引发。湿疹在临床上有急性和慢性之分。急性期可出现皮肤潮红、皮疹、水泡、脓疱，有渗出、结痂和瘙痒；慢性期可出现鳞屑、苔藓等皮损，皮疹有渗出和融合倾向。无论是急性湿疹还是慢性湿疹，常呈对称分布，且会反复发作和相互转化，一年四季皆可发病。中医认为湿疹是由于素体脾虚，加之饮食失调，湿热内蕴或感风、湿、热诸邪相博于皮肤所致。

※ 拔罐自疗

选择两组穴位，第一组为大椎、陶道、曲池、神门，第二组为阴陵泉、郄门。选择其中一组穴位，把罐吸拔在穴位上，留罐 10 ~ 15 分钟，两组穴位交替使用。这样的治疗每天 1 次。此法适用于湿热型湿疹。

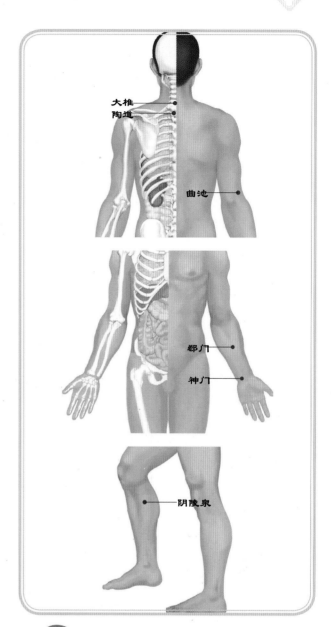

大椎
陶道
曲池
郄门
神门
阴陵泉

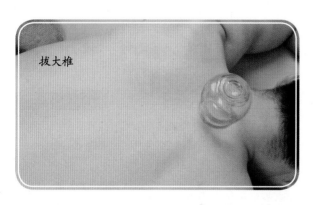

拔大椎

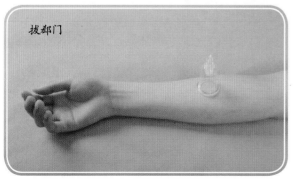

拔郄门

温馨小贴士

平时要多饮水，多食蔬菜、水果，少食油腻、煎炸之品，治疗期间忌食鱼、虾、海鲜及辛辣有刺激性的食物，戒烟酒；皮损部位不可暴晒，也不宜用热水烫洗和肥皂擦洗，尽量避免搔抓，若因搔破感染者，应配合药物外治；生活作息规律，保证足够睡眠时间，湿疹患者应避免过多熬夜。

⊖ 荨麻疹

　　荨麻疹又称"风疹块"，是一种常见的过敏性皮肤病。表现为皮肤出现红色或白色风团块，大小不一，小如芝麻，大如蚕豆，扁平凸起，时隐时现，奇痒难忍，如虫行皮中，灼热，抓搔后增大增多，融合成不规则形状。此病常可持续数小时或数十小时，消退后不留痕迹。急发性患者数小时至数天可愈，慢性患者可反复发作数月甚至数年。中医认为荨麻疹主要是风、湿、热邪蕴于肌肤所致，或因血热又感外风而发病。

※ 拔罐自疗

　　1. 对患者风池、风门、大椎、血海、三阴交、曲池穴位皮肤消毒。患处局部水肿者，加拔阴陵泉和三阴交穴。

　　2. 让患者取合适体位，大椎、曲池两穴用梅花针轻叩刺，以皮肤微微出血为度，之后拔罐，以有较多血点冒出皮肤为度。余穴用单纯拔罐法，留罐10分钟，每日1次，3次为1个疗程。

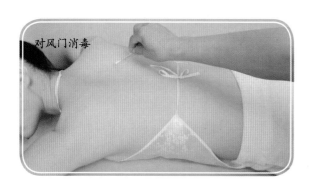
对风门消毒

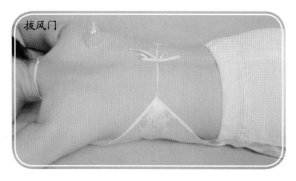
拔风门

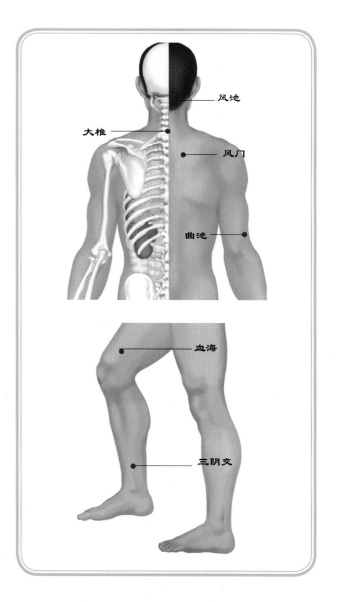
风池
大椎
风门
曲池
血海
三阴交

温馨小贴士

　　荨麻疹患者日常的保健要注意：家中少养猫、狗等宠物；家中勤清扫，少用地毯；另外有过敏史的患者要避免花粉引起过敏；少接触致敏物品；戒烟酒；合理膳食。在治疗期间忌食鱼虾、海鲜等食品，多吃新鲜蔬菜和瓜果，多饮绿茶，保持排便畅通。

图解经络穴位养生大全

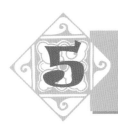

别让隐疾成祸患：妇科男科常见病经穴疗法

⊖ 痛经

痛经也称行经腹痛，是指妇女在行经前后或正值行经期间，小腹及腰部疼痛，甚至剧痛难忍，常伴有面色苍白，头面冷汗淋漓，手足厥冷，泛恶呕吐，并随着月经周期而发作。现代医学研究表明，长期痛经和月经不调的女性，容易引起色斑、暗疮，诱发妇科炎症，导致头疼失眠，情绪抑郁焦躁，导致不孕不育等数十种疾病的发生，是女性不能忽视的健康隐患。中医认为，痛经主要病机在于邪气内伏，经血亏虚，导致胞宫的气血运行不畅，"不通则痛"；或胞宫失于濡养，"不荣则痛"，因此导致痛经。

※ 拔罐自疗

1. 对患者关元、归来、三足里、三阴交、地机进行消毒。

2. 用毫针针刺已消毒的穴位，得气后不出针。此步操作要求施罐者能够熟练使用针灸疗法。针刺深度要把握准确。

3. 把罐吸拔在针刺后的穴位上，留罐 10 ~ 15分钟。起罐后，把针拔出，对拔罐部位进行消毒。上述操作完毕，再让患者取俯卧位，对肝俞、脾俞、肾俞同样用留针罐法把罐吸拔在穴位上，留罐 10 ~ 15分钟，每日 1 次，10 次为 1 个疗程。

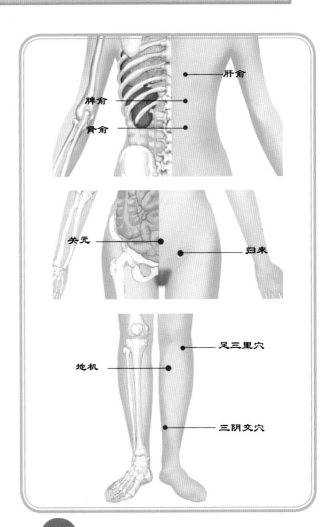

肝俞
脾俞
肾俞
关元
归来
足三里穴
地机
三阴交穴

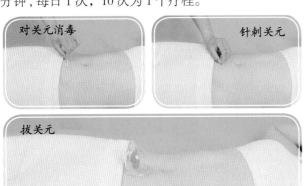

对关元消毒   针刺关元

拔关元

温馨小贴士

按摩小腹：肚脐至外生殖器之间的小腹部，两侧以左右髂前上棘为界限。按摩者双手相叠置于小腹中间，紧压腹部，慢慢按摩腹部，以 10 次／分左右的频率进行，直至小腹内有热感为宜。共操作 5 分钟。具有增加小腹腔内腔血运，促进小腹内微循环，具有止痛调经的作用。

刮痧自疗

1. 用面刮法从上向下刮拭背部双侧肝俞穴、肾俞穴、次髎穴、中髎穴、秩边穴。

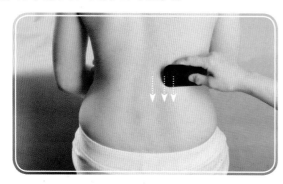

2. 用面刮法从上向下刮拭腹部气海穴、关元穴、中极穴,再用同样的方式刮拭双侧水道穴至归来穴段。

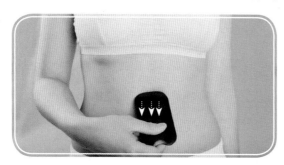

3. 用面刮法从上向下刮拭手臂内关穴。

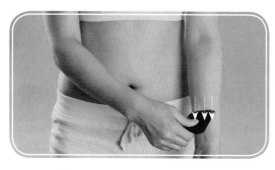

4. 用面刮法从上向下分段刮拭阳陵泉穴、足三里穴、悬钟穴、三阴交穴,再用平面按揉法按揉太溪穴。

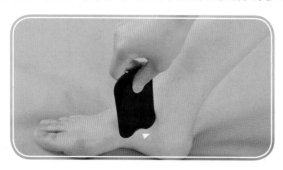

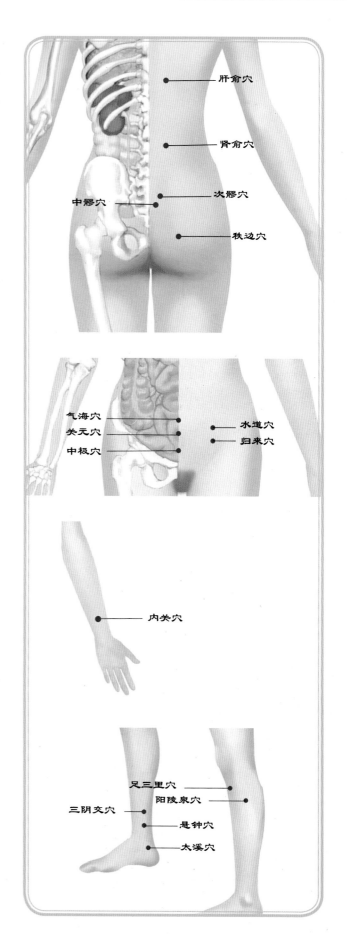

肝俞穴
肾俞穴
次髎穴
中髎穴
秩边穴

气海穴
关元穴
中极穴
水道穴
归来穴

内关穴

足三里穴
阳陵泉穴
三阴交穴
悬钟穴
太溪穴

图解经络穴位养生大全

⊝ 月经不调

月经不调是指月经的周期、时间长短、颜色、经量、质地等发生异常改变的一种妇科常见疾病。临床表现为月经时间提前或延后、量或多或少、颜色或鲜红或淡红、经质或清稀或赤稠，并伴有头晕、心跳快、心胸烦闷，容易发怒、夜晚睡眠不好、小腹胀满、腰酸腰痛、精神疲倦等症状。中医认为月经不调是由于血热、肾气气亏、气血虚弱等原因。大多患者都由于体质虚弱、内分泌失调所致。

※ 刮痧自疗

1. 用面刮法从上向下刮拭背部双侧肝俞穴至胃俞穴段。

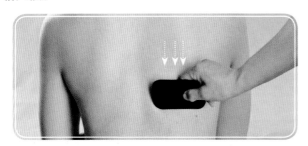

2. 用面刮法自上而下刮拭胸腹部期门穴、中脘穴、天枢穴、气海穴至关元穴、归来穴。

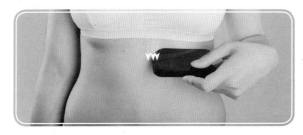

3. 用面板法从上向下刮拭足三里穴、地机穴、三阴交穴。

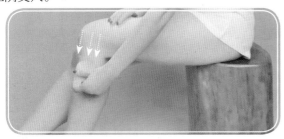

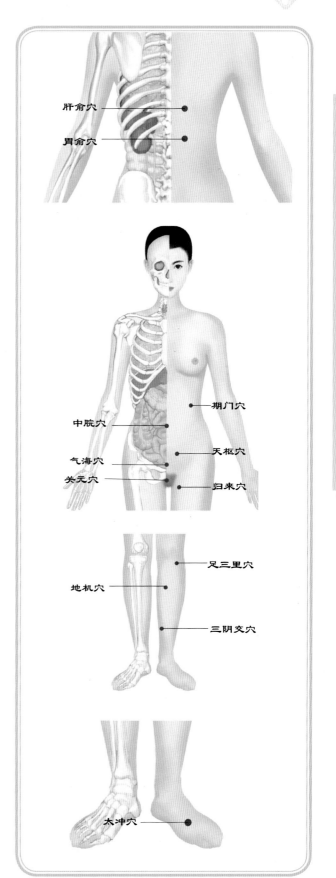

4. 用垂直按揉法按揉太冲穴。

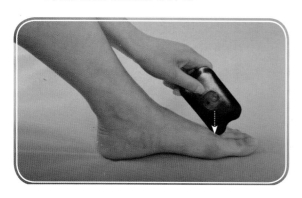

※ 拔罐自疗

1. 拔罐前先在患者罐口和背部涂上润滑油，以免皮肤干燥，走罐时拉伤皮肤。

2. 把罐吸拔在命门穴上，然后在命门至腰俞，足太阳膀胱经的肾俞到次髎来回走罐，直至皮肤出现瘀血为止。起罐后，擦去润滑油，并对皮肤进行消毒。

3. 起罐结束后，用毫针针刺关元、归来、足三里、三阴交，留针。此步操作要求施罐者能够熟练使用针灸疗法，以免对患者造成伤害。

4. 把罐拔于针上，留罐 10 ~ 15 分钟。起罐后，对拔罐部位皮肤进行消毒。这样的治疗每日 1 次，10 次为 1 个疗程。

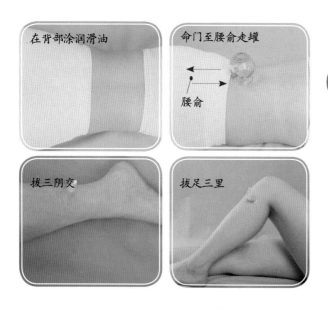

在背部涂润滑油　　命门至腰俞走罐
腰俞

拔三阴交　　拔足三里

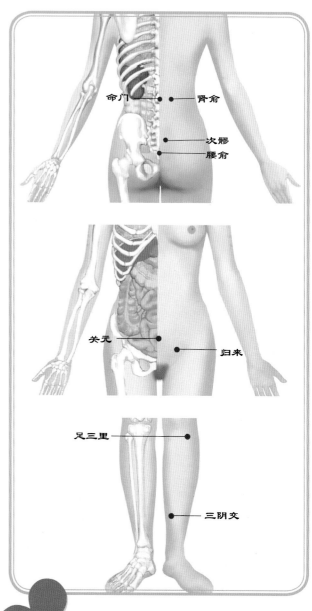

命门　　肾俞
次髎
腰俞
关元　　归来
足三里
三阴交

温馨小贴士

月经不调的女性首先要学会减压，缓解精神压力；其次要注意起居饮食，应该有规律、良好的生活习惯。日常生活要注意卫生，应选择柔软、棉质、通气性能良好的内裤，并勤洗勤换。在饮食方面应注意不要吃生冷类的食物，比如梨、香蕉，尤其在炎夏，应避免喝冷冻饮料；同时不要吃辛辣类的东西，如辣椒等，不然可能会引起痛经。多饮白开水。

❷ 慢性盆腔炎

盆腔炎是指妇女盆腔内生殖器官及其周围组织受细菌感染后引起的炎性病变。炎症可以是一部分单独发生，也可以是几部分同时发生。大多因流产、分娩、产褥、刮宫术消毒不严、经期不卫生等，被细菌感染后而引发。本病有急性与慢性之分，急性治疗不当，可迁延成慢性。急性期表现为高热寒战，下腹胀痛，白带增多，呈脓样，有腥臭气味，伴有腹泻或便秘；慢性期表现为下腹隐痛及有下坠感，腰骶酸痛，月经失调，痛经，低热，白带增多，精神不振，重者可导致不孕症。中医认为本病的病理性质以肾气不足、带脉失约为本，湿热、瘀血、寒凝、痰湿为标，属于本虚标实证，其病理变化与月经周期有关：月经后期由于胞宫空虚，体内肝肾精血趋于暂时不足阶段，机体防御功能降低，病邪乘虚而作；月经前期肾虚肝郁影响脾运，湿邪下注，致本病诸症多于月经前后发作或加重。

※ 拔罐自疗

选择两组穴位，第一组：关元、气海、归来，第二组：肝俞、肾俞、次髎、三阴交，每次选用1组穴位，留罐15～20分钟。起罐后，对拔罐部位进行消毒。这样的治疗每日1次，两组穴位交替进行，7次为1个疗程。

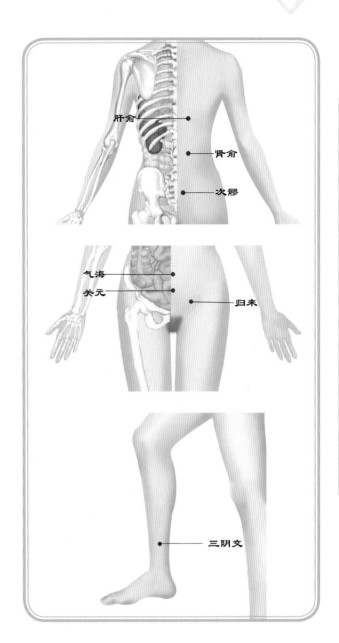

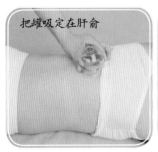

把罐吸定在肝俞

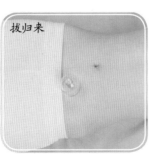

拔归来

※ 刮痧自疗

1. 用面刮法从上向下刮拭背部双侧心俞穴、脾俞穴、胃俞穴、肾俞穴、次髎穴。

第五章　别让隐疾成祸患：妇科男科常见病经穴疗法

温馨小贴士

日常要注意月经期及平时卫生。宜勤洗澡，勤换衣，内裤要经常加热消毒及日晒处理；经常清洗外阴，防止感染；性生活前后要注意清洗，保持卫生；人工流产、分娩及妇科手术后一定要加强护理，防止细菌侵入。

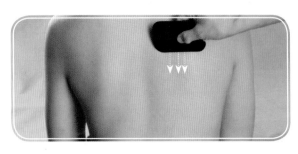

2. 用面刮法从上向下刮拭腹部气海穴、中极穴。

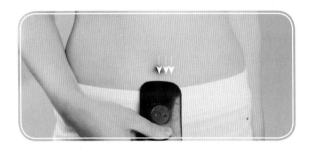

3. 用面刮法从上向下刮拭手臂内关穴。

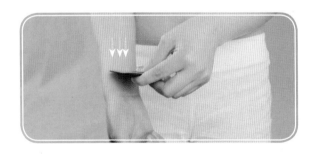

4. 用面刮法从上向下刮拭下肢血海穴、阴陵泉穴、足三里穴、丰隆穴、三阴交穴。

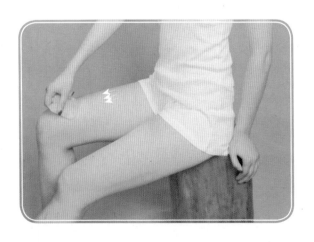

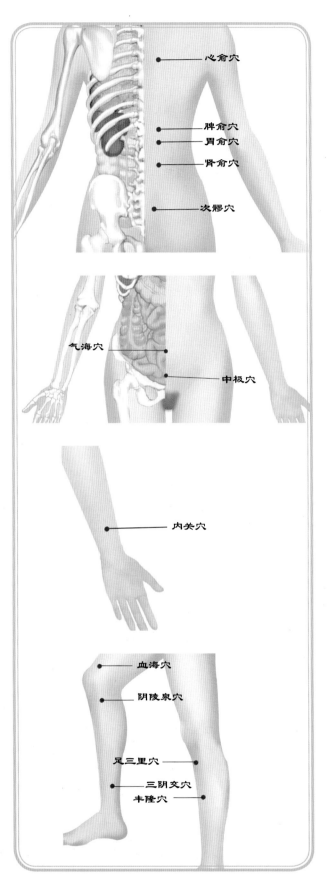

心俞穴

脾俞穴
胃俞穴
肾俞穴

次髎穴

气海穴

中极穴

内关穴

血海穴

阴陵泉穴

足三里穴
三阴交穴
丰隆穴

图解经络穴位养生大全

⊖ 带下病

　　白带是指正常妇女阴道内流出的少量白色无味的分泌物。若在经期、排卵期或妊娠期白带增多，是妇女正常的生理现象。如果妇女阴道分泌物增多，且连绵不断，色黄、色红、带血，或黏稠如脓，或清稀如水，气味腥臭，就是带下病证。带下病患者常伴有心烦、口干、头晕、腰酸痛、小腹有下坠、肿痛感、阴部瘙痒、小便少及颜色黄、全身乏力等症状。中医认为，带下病的病机主要是脏腑功能失常，湿从内生；或下阴直接感染湿毒虫邪，致使湿邪损伤任带，使任脉不固，带脉失约，带浊下注胞中，流溢于阴窍所致。

※ 艾灸自疗

　　1. 用温和灸气海、白环俞、带脉、三阴交穴，手执艾条以点燃的一端对准施灸部位，距离皮肤1.5～3厘米，以感到施灸处温热、舒适为度。每日灸1～2次，每次灸10分钟，灸至皮肤产生红晕为止，5次为1个疗程。

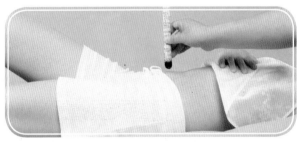

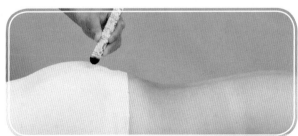

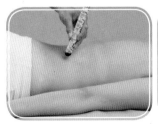
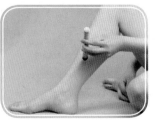

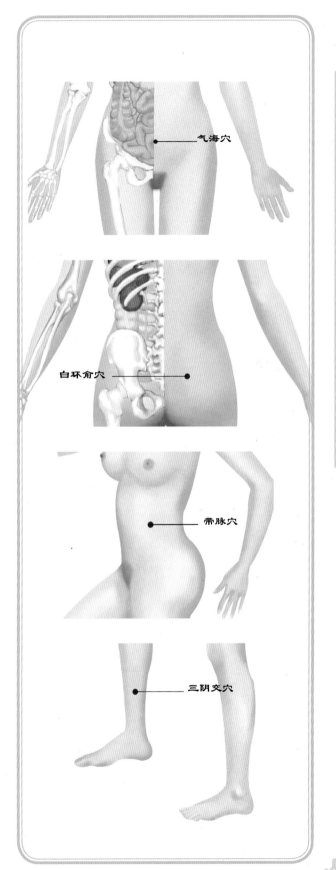

气海穴

白环俞穴

带脉穴

三阴交穴

2. 带下色白、黏稠、无臭味，大便稀薄的患者，加灸中脘、足三里穴。手执艾条以点燃的一端对准施灸部位，距离皮肤 1.5～3 厘米，以感到施灸处温热、舒适为度。每日灸 1～2 次，每次灸 10 分钟，灸至皮肤产生红晕为止，5 次为 1 个疗程。

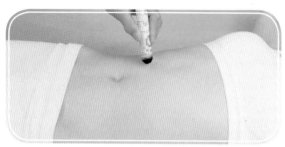

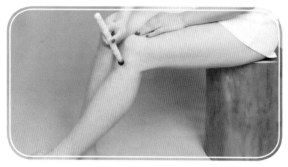

3. 带下色白，或清冷如水，腰脊酸楚，怕冷；或带下量不多，但颜色呈淡红、黏稠，阴道干涩灼热的患者，加灸太溪穴。手执艾条以点燃的一端对准施灸部位，距离皮肤 1.5～3 厘米，以感到施灸处温热、舒适为度。每日灸 1～2 次，每次灸 10 分钟，灸至皮肤产生红晕为止，5 次为 1 个疗程。

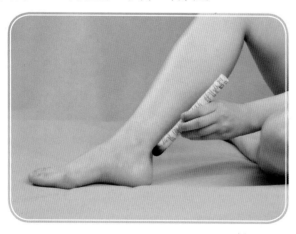

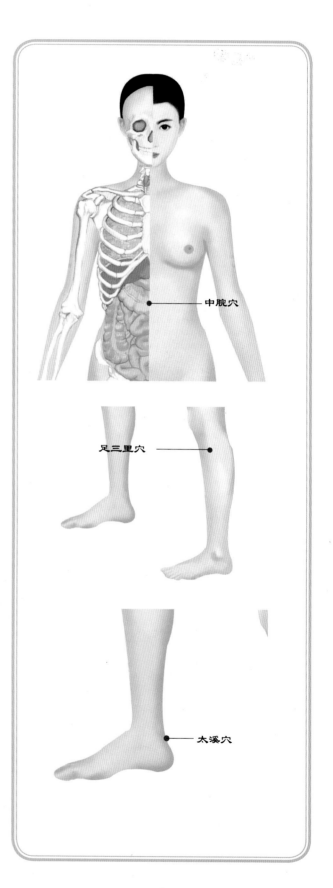

中脘穴

足三里穴

太溪穴

※ 拔罐自疗

1. 让患者取仰卧位，用艾条对关元、曲骨、足三里、丰隆分别灸 10 分钟，以有温热感为宜。小心操作，防止烫伤皮肤。

2. 将罐吸拔在已灸过的穴位，留罐 10 ~ 15 分钟。起罐后，对其穴位皮肤进行消毒处理，这样的治疗每隔 1 ~ 3 天 1 次。

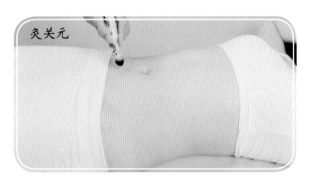
灸关元

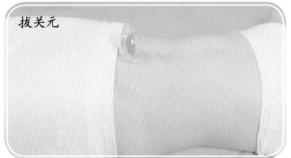
拔关元

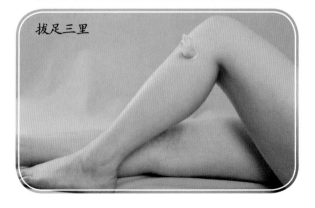
拔足三里

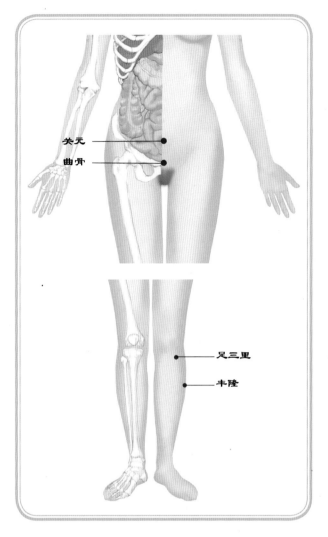
关元
曲骨
足三里
丰隆

第五章 别让隐疾成祸患：妇科男科常见病经穴疗法

温馨小贴士

平时应积极参加体育锻炼，增强体质，下腹部要保暖，防止风冷之邪入侵，饮食要有节制，不吃生冷辛辣和刺激性的食物，戒烟酒，免伤脾胃。注意阴部卫生，节制房事。经期禁止游泳，防止病菌上行感染；浴具要分开；有脚癣者，脚布与洗会阴布分开；提倡淋浴，厕所改为蹲式，以防止交叉感染。

Θ 闭经

闭经是妇科疾病中常见的症状，可以由各种不同的原因引起。通常将闭经分为原发性和继发性两种。凡年过 18 岁仍未行经者称为原发性闭经；在月经初潮以后，正常绝经以前的任何时间内（妊娠或哺乳期除外），月经闭止超过 6 个月者称为继发性闭经。这样的区分在很大程度上是人为的，因为引起原发和继发闭经的基本因素有时可能是相同的。但是在提供病因和预后的线索时，这种划分是有价值的，如多数的先天性异常，包括卵巢或苗勒组织的发育异常所导致的闭经被列入原发性闭经，而继发性闭经多数是由获得性疾病所引起，且较易治疗。中医认为闭经是由于肝肾不足，气血亏虚，血脉失通所致。

※ 拔罐自疗

选择两组穴位，第一组：大椎、肝俞、脾俞；第二组：身柱、肾俞、气海、三阴交。每天选择一组穴位，把罐吸拔在穴位上，留罐 15 分钟，每日 1 次，两组穴位交替使用。

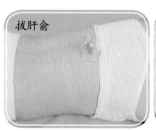

拔肝俞

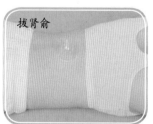

拔肾俞

※ 刮痧自疗

1. 用面刮法从上向下刮拭背部双侧膈俞穴至脾俞穴段，再用同样的方法刮拭肾俞穴、次髎穴。

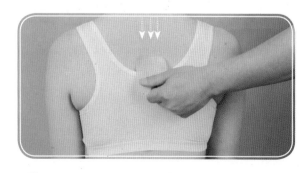

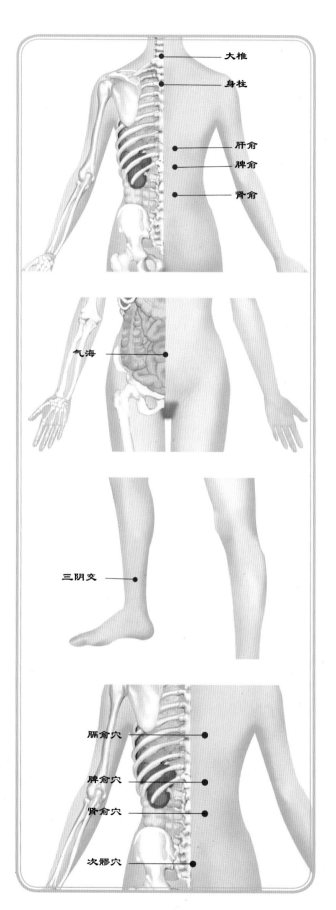

大椎
身柱
肝俞
脾俞
肾俞

气海

三阴交

膈俞穴
脾俞穴
肾俞穴
次髎穴

图解经络穴位养生大全

2. 用面刮法从上向下刮拭腹部气海穴至中极穴。

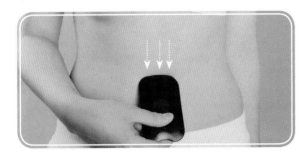

3. 用面刮法从上向下刮拭下肢血海穴至三阴交穴，足三里穴至丰隆穴。

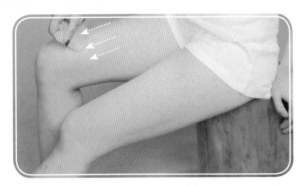

4. 用垂直按揉法按揉足背太冲穴。

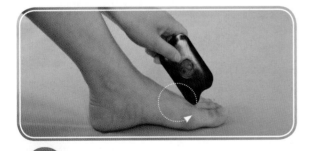

温馨小贴士

　　避免精神紧张与不良刺激，以免气血紊乱，影响月经的正常来潮。适当地进行体育锻炼和体力劳动，以增强体质，保证气血的正常运行。不挑食、不偏食，多吃一些高蛋白食物，如蛋类、牛奶、瘦肉、鱼类、甲鱼、牡蛎、虾等以及蔬菜、水果，以保证足够的营养物质的摄入。

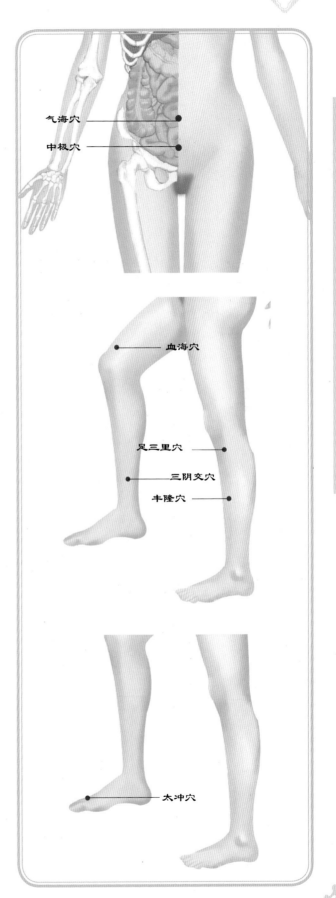

⊖ 乳腺炎

乳腺炎是指乳腺的急性化脓性感染，是产褥期的常见病，是引起产后发热的原因之一，最常见于哺乳妇女，尤其是初产妇。哺乳期的任何时间均可发生，而哺乳的开始最为常见。中医认为，乳房为肝胃二经所循，多因情志不舒或胃经蕴热，使乳汁瘀滞所致。

※ 艾灸自疗

1. 用温和灸肩井、乳根、曲池、足三里穴，手执艾条以点燃的一端对准施灸部位，距离皮肤 1.5～3 厘米处施灸，以感到施灸处温热、舒适为度。每日灸 1～2 次，每次灸 10～15 分钟。

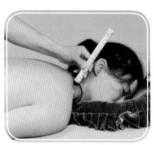
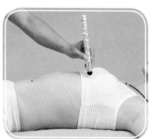
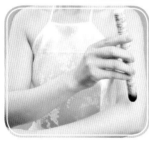
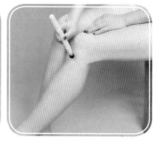

2. 对发高烧、乳房红肿、皮肤发红有灼热感、肿块变软的患者，加灸外关、合谷穴，手执艾条以点燃的一端对准施灸部位，距离皮肤 1.5～3 厘米处施灸，以感到施灸处温热、舒适为度。每日灸 1～2 次，每次灸 10～15 分钟。

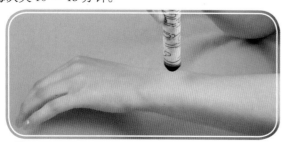

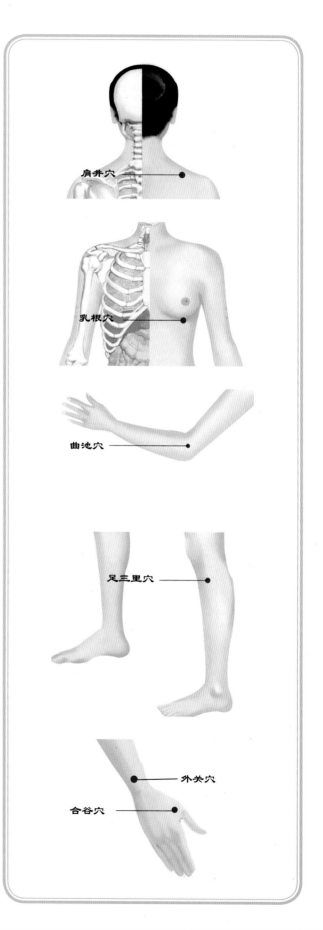

肩井穴

乳根穴

曲池穴

足三里穴

外关穴

合谷穴

图解经络穴位养生大全

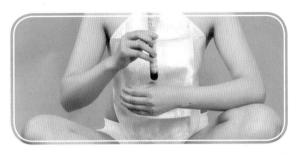

3. 对乳房非常胀痛的患者加灸足临泣穴，手执艾条以点燃的一端对准施灸部位，距离皮肤 1.5 ～ 3 厘米处施灸，以感到施灸处温热、舒适为度。每日灸 1 ～ 2 次，每次灸 10 ～ 15 分钟。

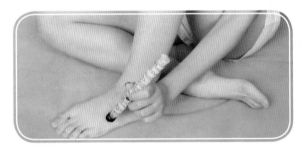

※ 拔罐自疗

1. 对患者膻中穴穴位皮肤进行消毒。膻中穴是人体的重要穴位，在膻中穴拔罐不仅能够治疗乳腺炎，还可催乳。

2. 消毒后，用三棱针对准膻中穴点刺数次，以微微出血为度。此步操作要求施罐者能够熟练使用针灸疗法，以免对患者造成伤害。

3. 将小号罐具吸拔在点刺过的穴位上，使其出血 5 ～ 15 毫升。起罐后，擦去血迹，对穴位皮肤进行消毒。每日 1 次，一般 3 次即可痊愈。

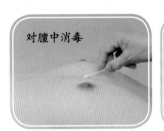
对膻中消毒

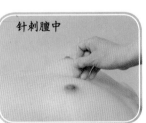
针刺膻中

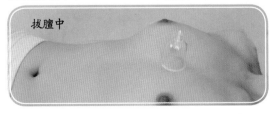
拔膻中

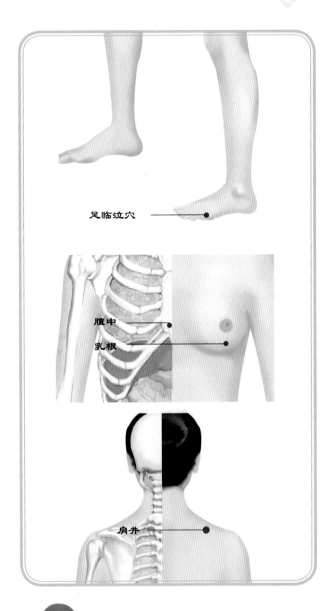
足临泣穴
膻中
乳根
肩井

温馨小贴士

对于乳腺炎患者来讲，也分急性和慢性两类，其中急性乳腺炎最为常见，主要好发于女性产后哺乳期。此时的女性身体虚弱，婴儿喂乳可能会出现感染破裂的情况，所以当出现急性乳腺炎时，先不要着急服药，可以先根据医生的指导进行饮食调理。女性患者应注意减少酒精的摄入，控制激素的摄入，少吃油炸食物。

⊖ 乳腺增生

乳腺增生是指乳腺上皮和纤维组织增生，乳腺组织导管和乳小叶在结构上的退行性病变及进行性结缔组织的生长，其发病原因主要是由于内分泌激素失调。乳腺增生是女性最常见的乳房疾病，多发于 30 ~ 50 岁女性，发病高峰为 35 ~ 40 岁。近些年来该病发病率呈逐年上升的趋势，年龄也越来越低龄化。主要症状以乳房疼痛及乳房肿块为主，且多与月经周期情志变化、劳累过度等因素有关，或伴乳头痛、乳头溢液等。中医认为乳腺小叶增生系肝气郁结，与情绪不快、情志抑郁等因素有关。

※ 艾灸自疗

1. 用温和灸灸膺窗、乳根、膻中、阳陵泉穴。手执艾条以点燃的一端对准施灸部位，距离皮肤 1.5 ~ 3 厘米，以感到施灸处温热、舒适为度。每日灸 1 次，每次 10 分钟。

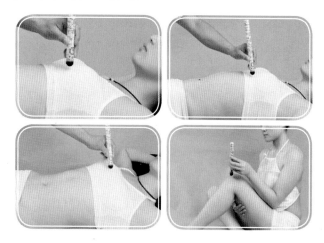

2. 月经前后或情绪有波动时，乳房内的肿块随之发生变化，或大或小的患者，加灸膈俞、太冲穴。手执艾条以点燃的一端对准施灸部位，距离皮肤 1.5 ~ 3 厘米，以感到施灸处温热、舒适为度。每日灸 1 次，每次 20 分钟。

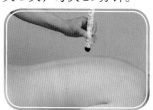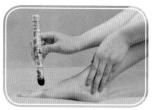

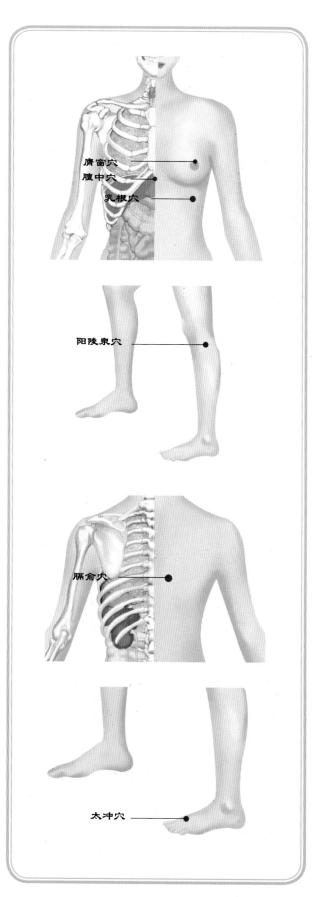

膺窗穴
膻中穴
乳根穴

阳陵泉穴

膈俞穴

太冲穴

图解经络穴位养生大全

3. 乳房内肿块如同一个鸡蛋，摸上去坚实光滑，没有明显肿胀感，头晕，胸闷，痰多的患者，加灸足三里、丰隆穴。手执点燃的艾条对准施灸部位，距离皮肤 1.5 ～ 3 厘米，以感到施灸处温热、舒适为度。隔日灸 1 次，每次灸 3 ～ 15 分钟，灸至皮肤产生红晕为止。

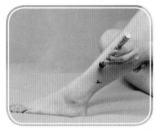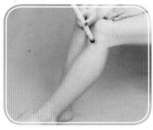

※ 拔罐自疗

1. 将罐吸拔在患者肩井、天宗、肝俞、外关穴，留罐 10 ～ 15 分钟。留罐时要密切关注罐内皮肤的变化，当皮肤充血或有瘀血拔出时即可起罐。起罐后要对穴位皮肤进行消毒。

2. 将罐吸拔在库房、膺窗、膻中、乳根、期门、阳陵泉、丰隆，留罐 10 ～ 15 分钟，每日 1 次。上述拔罐可根据患者的体质选择其中的 5 ～ 6 个穴位拔罐，每次拔罐上述穴位交替使用。

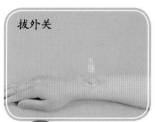
拔外关

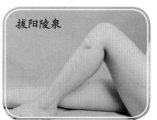
拔阳陵泉

温馨小贴士

乳腺增生的普遍性应该为每位女性朋友敲响警钟，早期预防乳腺增生才是关键。保持良好的生活习惯，健康的饮食，养成良好的卫生习惯才是保护自己不被疾病侵害的最好方法。

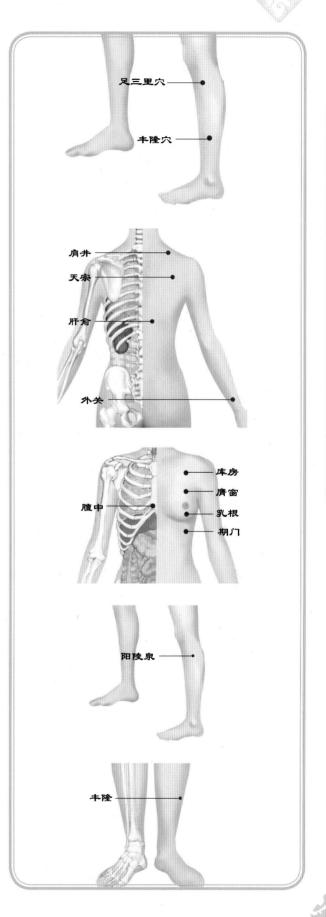

足三里穴
丰隆穴
肩井
天宗
肝俞
外关
库房
膺窗
膻中
乳根
期门
阳陵泉
丰隆

⊖ 妊娠呕吐

妊娠呕吐是指孕妇在早孕期间经常出现择食、食欲不振、轻度恶心呕吐、头晕、倦怠，称为早孕反应，一般于停经 40 天左右开始，孕 12 周以内反应消退。对生活、工作影响不大不需特殊处理；而少数孕妇出现频繁呕吐，不能进食，导致体重下降，脱水，酸碱平衡失调，以及水、电解质代谢紊乱，严重者危及生命。发病率为 0.1% ~ 2%，且多见于初孕妇，早孕时，极少数症状严重，可持续到中、晚期妊娠。中医认为妊娠后月经停闭，血聚于下养胎，冲脉之气上逆（冲脉隶属于阳明），使胃失和降而致恶心、呕吐。

※ 按摩自疗

1. 按揉中脘穴，用拇指指腹按压中脘穴约 30 秒，然后按顺时针方向按揉约 2 分钟，以局部出现酸、麻、胀感觉为佳。

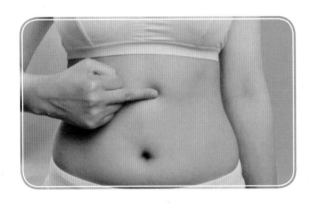

2. 按揉胃俞、肝俞、脾俞、膈俞穴，按摩者用两手拇指指腹同时用力，按顺时针方向按揉穴位约 2 分钟，然后按逆时针方向按揉约 2 分钟，以局部出现酸、麻、胀感觉为佳。

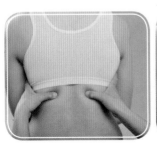
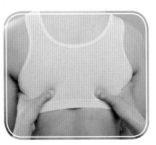

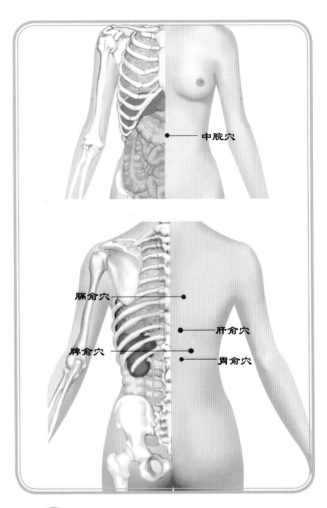

中脘穴

膈俞穴

肝俞穴

脾俞穴

胃俞穴

💜 温馨小贴士

在预防和护理方面要注意以下几点：

1. 对妊娠及妊娠后的早孕反应有正确的认识。妊娠是一个正常的生理过程，在妊娠早期出现的轻微恶心呕吐属于正常反应，不久即可消失，不应有过重的思想负担，保持情志的安定与舒畅。

2. 减少诱发因素，如烟、酒、厨房油烟的刺激，居室尽量布置得清洁、安静、舒适。避免油漆、涂料、杀虫剂等化学品的异味，呕吐后应立即清除呕吐物，以避免恶性刺激，并用温开水漱口，保持口腔清洁。

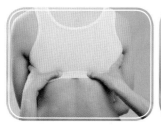
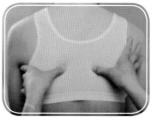

辅助穴位：头颈部天柱，上肢内关，下肢梁丘、足三里穴。

※ 拔罐自疗

1. 对患者厥阴俞、中脘、内关穴位皮肤进行消毒。有出血倾向的患者不可用刺络拔罐法。

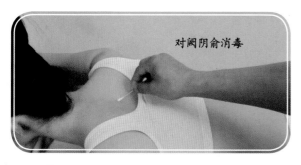

对厥阴俞消毒

2. 用三棱针点刺已消毒的穴位，以微出血为度。在针刺过程中要缓解患者情绪，患者身体不可抖动，避免造成伤害。

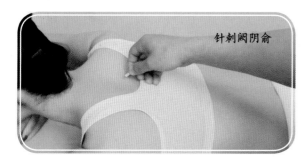

针刺厥阴俞

3. 把罐吸拔在点刺后的穴位上，留罐 15 ~ 20 分钟。起罐后，擦去血迹，并对穴位皮肤进行消毒，以免感染。这样的治疗每日 1 次。

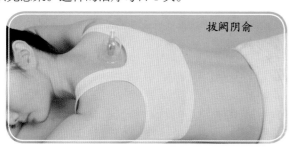

拔厥阴俞

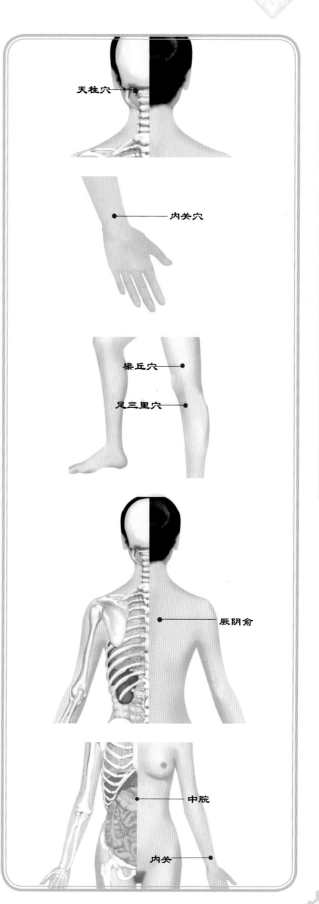

天柱穴

内关穴

梁丘穴

足三里穴

厥阴俞

中脘

内关

⊖ 产后腹痛

　　妇女下腹部的盆腔内器官较多，出现异常时，容易引起产后腹痛，包括腹痛和小腹痛，以小腹部疼痛最为常见。临床症状是产后 1 ～ 2 天出现腹痛，3 ～ 4 天自行消失。重症患者持续时间较长，哺乳时腹痛明显，同时子宫变硬，恶露增加。产后腹痛又称"儿枕痛"。病因为产后气血运行不畅，瘀滞不通则痛。可由于产后伤血，百脉空虚，血少气弱，推行无力，以致血流不畅而瘀滞；也可由于产后虚弱，寒邪乘虚而入，血为寒凝，瘀血内停，不通则痛而致。

※ 按摩自疗

　　1. 按揉命门、膈俞穴，按摩者用拇指按顺时针方向按揉命门、膈俞穴约 2 分钟，然后按逆时针方向按揉约 2 分钟，以局部出现酸、麻、胀感觉为佳。

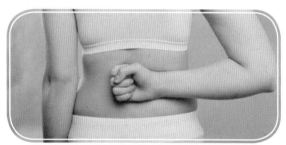

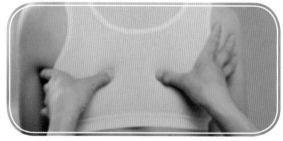

　　2. 推擦八髎穴，手掌伸直，用掌面着力，紧贴骶部两侧皮肤，自上向下连续不断地直线往返摩擦 5 ～ 10 分钟。

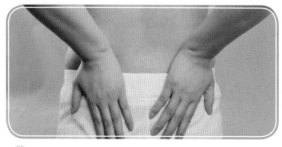

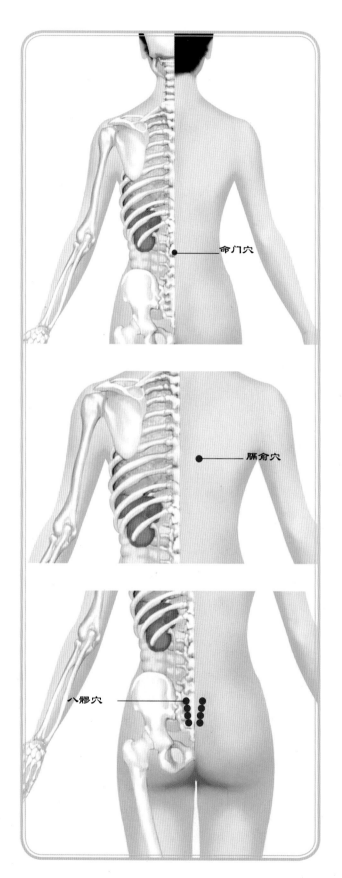

命门穴

膈俞穴

八髎穴

3. 按揉气海穴，用拇指指腹按压气海穴约 30 秒，然后按顺时针方向按揉约 2 分钟，以局部出现酸、麻、胀感觉为佳。

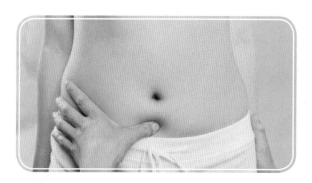

4. 点按关元穴，用拇指指腹轻轻点按关元穴约 2 分钟，以局部出现酸、麻、胀感觉为佳。

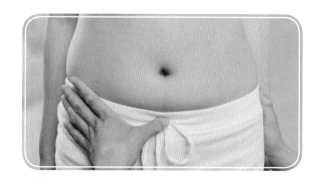

5. 按揉三阴交穴，用拇指按顺时针方向按揉三阴交穴约 2 分钟，然后按逆时针方向按揉约 2 分钟，以局部出现酸、麻、胀感觉为佳。

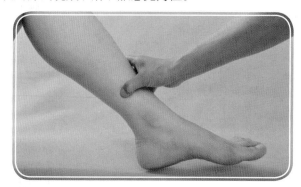

※ 拔罐自疗

1. 将罐吸拔于患者肾俞、腰阳关、八髎，留罐 15 ~ 20 分钟。留罐过程中，要注意观察罐内皮肤的

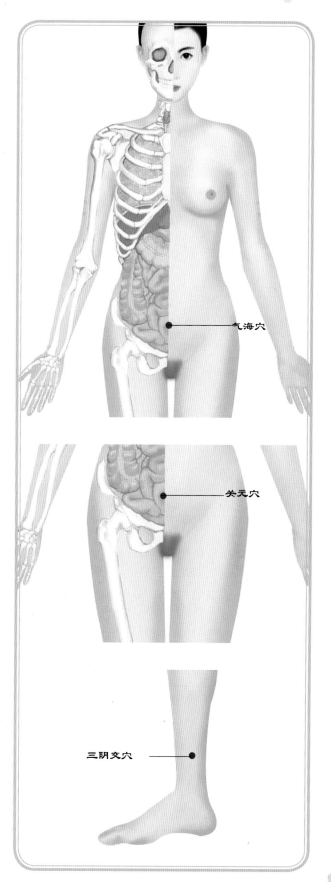

气海穴

关元穴

三阴交穴

第五章　别让隐疾成祸患：妇科男科常见病经穴疗法

变化，当皮肤充血或瘀血时即可起罐。

2. 起罐后，再让患者取仰卧位，将罐吸拔在子宫、气海、关元、足三里、三阴交，痛止即止，1～2次为1个疗程。

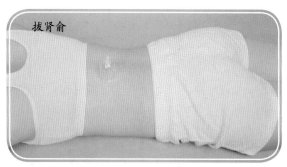
拔肾俞

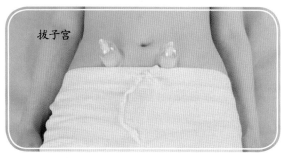
拔子宫

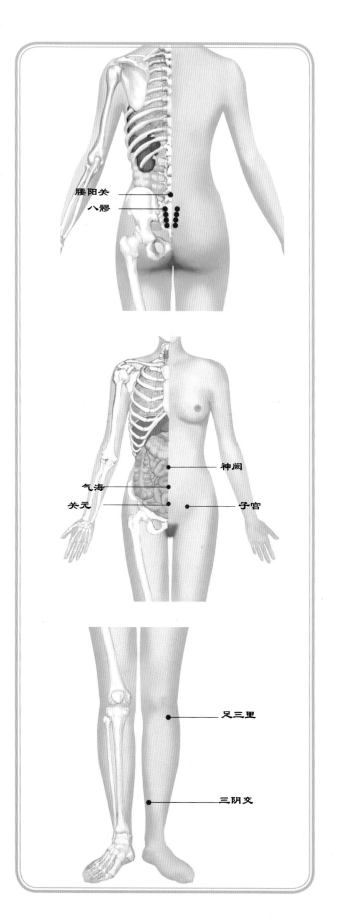
腰阳关
八髎
神阙
气海
关元
子宫
足三里
三阴交

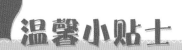
温馨小贴士

针对产后腹痛的饮食宜清淡，少吃生冷食物。山芋、黄豆、蚕豆、豌豆、零食、牛奶、白糖等容易引起胀气的食物，也应少食为宜。注意保持大便畅通，便质以偏烂为宜。产妇不要卧床不动，应及早起床活动，并按照体力渐渐增加活动量。产妇宜食用羊肉、山楂、红糖、红小豆等。常用食疗方法有当归生姜羊肉汤、八宝山楂饮、桂皮红糖汤、当归煮猪肝等。如果产妇腹痛较重并伴高热（39℃以上）、恶露秽臭色暗，应考虑感染加重，应立即就医，以免贻误病情。

⊖ 产后缺乳

　　产后缺乳是指妇女产后乳汁分泌量少或无，不能满足婴儿的需要。现代医学认为，产后缺乳与孕前、孕期乳腺发育不良，或产妇体质虚弱，或分娩出血过多，或哺乳方法不对，或产妇过度疲劳，或产后情志失调等因素有关。中医认为，产后缺乳是由于产妇气血亏虚、不能生化乳汁，或因肝气郁结、气机不畅所致。

※ 拔罐自疗

　　让患者取坐位、俯卧（背部）或仰卧（腹部），以方便舒适为宜。将罐吸拔在天宗、肩井、膏肓、乳根、膻中，留罐 20 分钟。起罐后，要对穴位皮肤进行消毒，以防感染。这样的治疗每日或隔日 1 次，5 次为 1 个疗程。

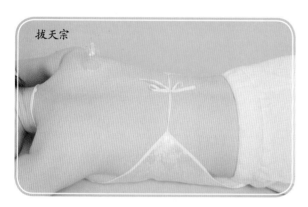

拔天宗

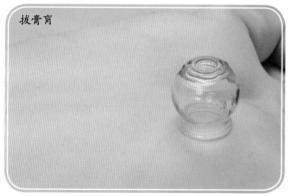

拔膏肓

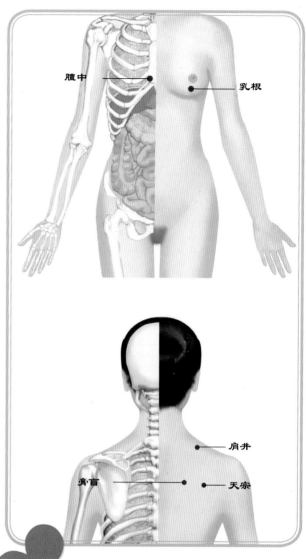

膻中　乳根　肩井　膏肓　天宗

温馨小贴士

　　正确、合理地注意生活、饮食、精神等方面的调理对缺乳的防治非常重要。及早开乳，养成良好的哺乳习惯，按需哺乳，勤哺乳，一侧乳房吸空后再吸另一侧。若乳儿未吸空，应将多余乳汁挤出。保证产妇充分的睡眠和足够的营养，但不要滋腻太过。应鼓励产妇少食多餐，多食新鲜蔬菜、水果，多饮汤水，多食催乳食品，如花生米、黄花菜、木耳、香菇等。还要保持乐观、舒畅的心情，避免过度的精神刺激。

❸ 更年期综合征

更年期综合征在中医学亦称"经绝前后诸证"。中医认为妇女停经前后肾气渐衰，脏腑功能逐渐衰退，使人体阴阳失去平衡，因而有面红潮热、眩晕头胀、烦躁易怒、抑郁忧愁、心悸失眠、阴道干涩灼热、腰酸背痛、骨质疏松等症状。中医认为病机分为虚实两种，虚者多由肾气不足，冲任未充；或肝肾亏虚，精血亏虚；或脾胃虚弱，气血乏源；或久病失血，冲任不能满盈，血海亏虚，无血可下。实者多由气滞血瘀，或痰湿壅滞，经闭阻塞，冲任不通而成。病位在肾与胞宫，与肝脾等脏器功能有关。

※ 拔罐自疗

1. 先让患者取俯卧位，用食指脂腹在心俞、膈俞、肾俞、肝俞上按摩 3 ～ 5 分钟；再让患者取仰卧位，用食指指腹在关元穴上按摩 3 ～ 5 分钟。

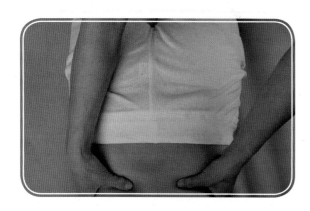

2. 将罐吸拔在穴位上，留罐 20 ～ 25 分钟。拔罐完毕，再将罐吸拔在关元穴上，留罐 20 ～ 25 分钟。每日 1 次，5 次为 1 个疗程。

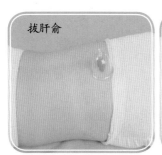

拔肝俞

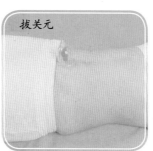

拔关元

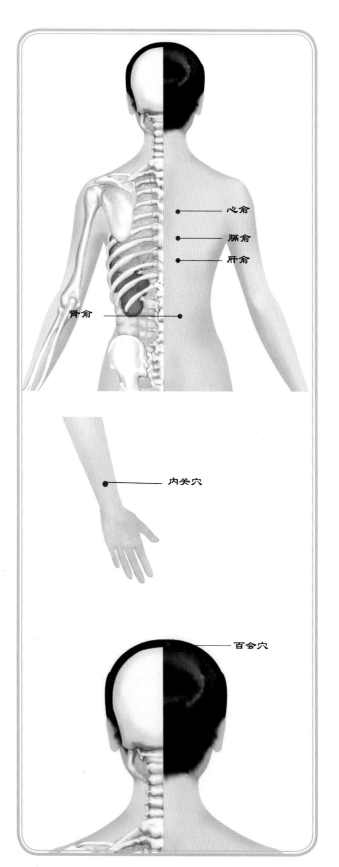

心俞
膈俞
肝俞
肾俞

内关穴

百会穴

图解经络穴位养生大全

※ 刮痧自疗

1. 放松身体，以单角法刮拭头部百会穴。

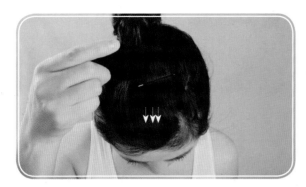

2. 用面刮法从上向下刮拭背腰部命门穴、双侧肝俞穴到肾俞穴段。

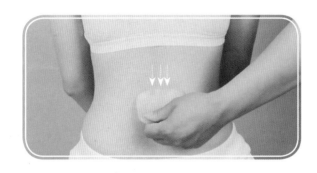

3. 用面刮法从上向下刮拭腹部双侧中注穴至大赫穴段。

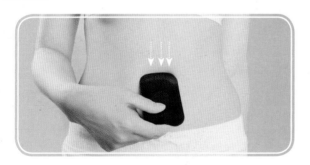

4. 用面刮法从上向下刮拭上肢内关穴、神门穴。

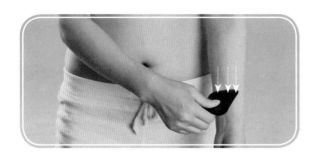

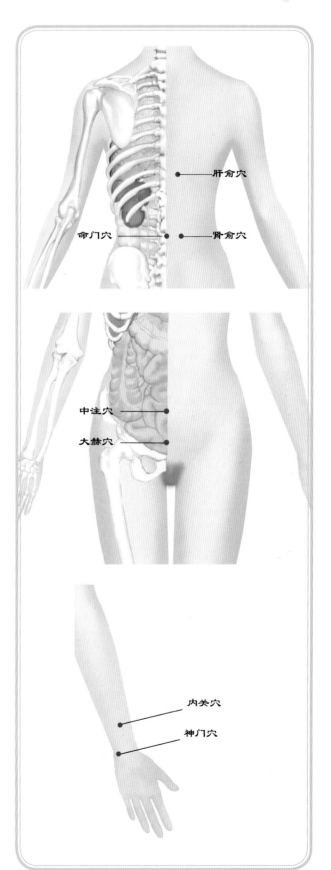

肝俞穴

命门穴 肾俞穴

中注穴

大赫穴

内关穴

神门穴

5. 用面刮法从上向下刮拭下肢足三里穴、阴陵泉穴、三阴交穴、公孙穴。

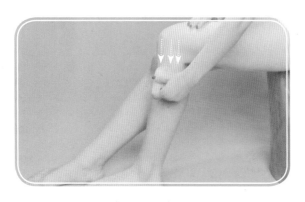

6. 用平面按揉法按揉太溪穴，再用垂直按揉法按揉足部太冲穴。

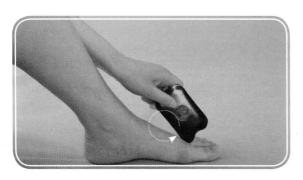

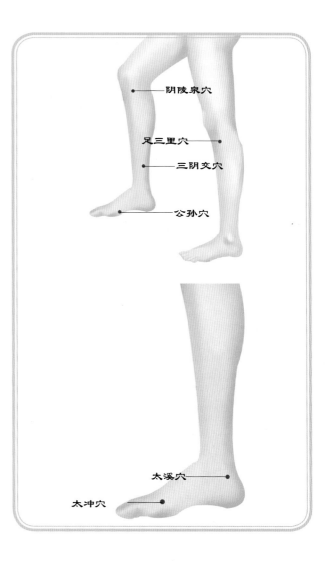

阴陵泉穴

足三里穴

三阴交穴

公孙穴

太溪穴

太冲穴

温馨小贴士

处于更年期的朋友，要注意自我调节：一是正确认识更年期是由于人体激素水平下降引起的生理现象，是不可逆转的自然发展规律；二是尽可能保持良好的精神状态，做到乐观豁达、积极向上、精神放松；三是尽可能多地参加社会活动，以开拓生活领域，充实生活内容，更好地维护心理健康，以减轻及避免更年期综合征的发生与发展。

⊖ 遗精

遗精是指无性交而精液自行外泄的一种男性疾病。有梦(睡眠时)而精液外泄者为梦遗；无梦(清醒时)而精液外泄者为滑精，无论是梦遗还是滑精都统称为遗精。在未婚男青年中80%～90%的人有遗精现象，一般一周不超过1次属正常生理现象；如果一周数次或一日数次，并伴有精神委靡、腰酸腿软、心慌气喘，则属于病理性。中医认为遗精的病位在心、肝、肾；病因为脏虚、湿热、痰火、瘀血；基本病机为脏虚失固，邪扰精室所致。

※ 拔罐自疗

1. 在患者背部的肾俞、八髎拔罐，分别留罐10分钟。注意观察罐内皮肤变化，等罐内皮肤充血或拔出瘀血时即可起罐。

2. 背部拔罐完毕后，再让患者取仰卧位，在关元、大赫、足三里、内关、神门、太溪拔罐，留罐10分钟。起罐后对穴位皮肤进行消毒处理。这样的治疗每日1次。

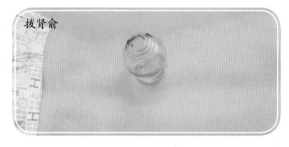

拔肾俞

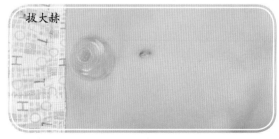

拔大赫

※ 刮痧自疗

1. 用面刮法从上向下刮拭背骶部双侧肾俞穴、八髎穴。

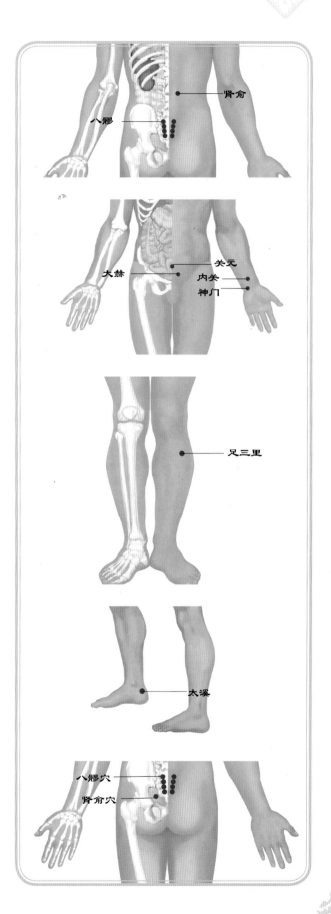

肾俞

八髎

大赫

关元

内关

神门

足三里

太溪

八髎穴

肾俞穴

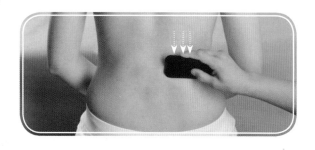

2. 用面刮法从上向下刮拭腹部关元穴、双侧大赫穴。

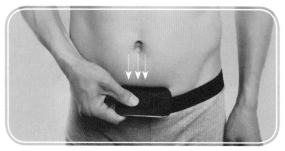

3. 用面刮法从上向下刮拭下肢足三里穴、三阴交穴。

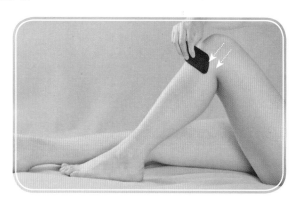

4. 用平面按揉法按揉足部太溪穴。

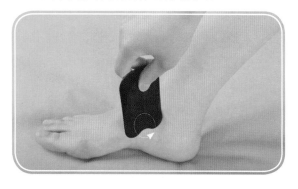

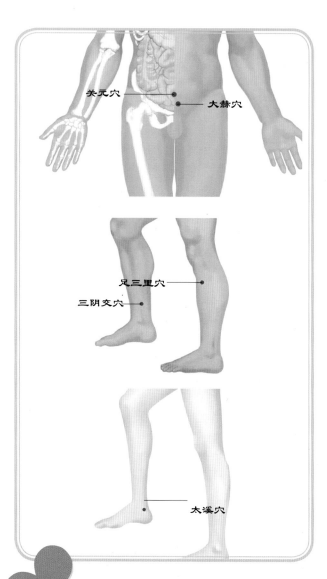

关元穴
大赫穴
足三里穴
三阴交穴
太溪穴

温馨小贴士

勿把生理现象视为疾病，增加精神负担。若成人未婚或婚后久别，1～2周出现1次遗精，遗精后并无不适，这是生理现象。千万不要为此忧心忡忡，背上思想包袱，自寻烦恼。既病之后，不要过分紧张。遗精时不要中途忍精，不要用手捏住阴茎不使精液流出，以免败精贮留精宫，变生他病。遗精后不要受凉，更不要用冷水洗涤，以防寒邪乘虚而入。少进烟、酒、茶、咖啡、葱蒜辛辣等刺激性物品。不用烫水洗澡，睡时宜屈膝侧卧位，被褥不宜过厚，内裤不宜过紧。

图解经络穴位养生大全

⊖ 阳痿

阳痿是指成年男子阴茎不能勃起或勃起不坚，不能进行正常性生活的一种男性疾病。少数患者由器质性病变引起，如生殖器畸形、损伤及睾丸病证；大多数患者由精神、心理、神经功能、不良嗜好、慢性疾病等因素致病，如手淫、房事过度、神经衰弱、生殖腺功能不全、糖尿病、长期饮酒、过量吸烟等。大体可分为虚证阳痿及实证阳痿。中医认为阳痿是因男性阴阳平衡失调，因而出现的阴茎不能勃起，或者是勃起不坚或坚而不持久，以致不能完成性交的情况。

※ 拔罐自疗

1. 把罐吸拔在患者心俞、肝俞、脾俞、肾俞、次髎，留罐 10 ~ 15 分钟。起罐后，对穴位皮肤进行消毒处理，以免皮肤感染。

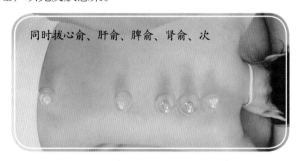

同时拔心俞、肝俞、脾俞、肾俞、次

2. 背上穴位吸拔完毕，再让患者取合适体位，在关元、大赫、曲泉、三阴交、复溜拔罐，留罐 10 ~ 15 分钟。这样的治疗每日 1 次，10 次为 1 个疗程。

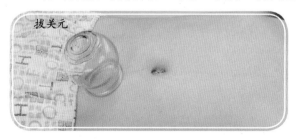

拔关元

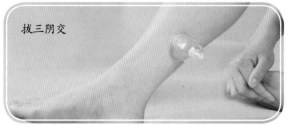

拔三阴交

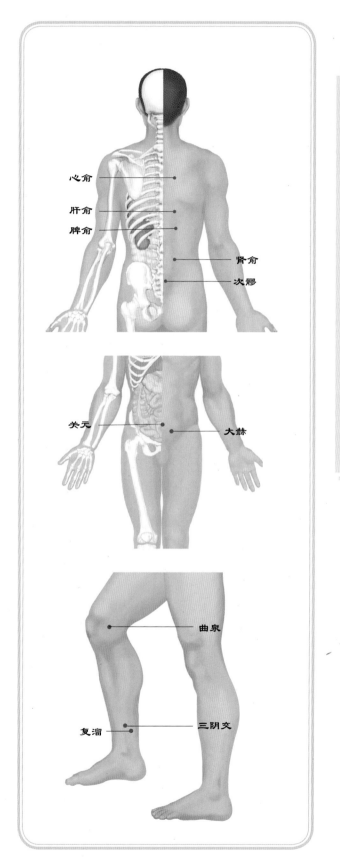

心俞
肝俞
脾俞
肾俞
次髎

关元
大赫

曲泉
复溜
三阴交

※ 刮痧自疗

1. 用面刮法从上向下分段刮拭背部双侧心俞穴、肝俞穴、脾俞穴、肾俞穴、次髎穴。

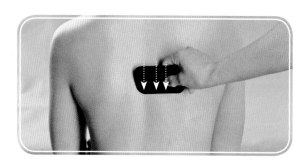

2. 用面刮法从上向下刮拭腹部关元穴、双侧大赫穴。

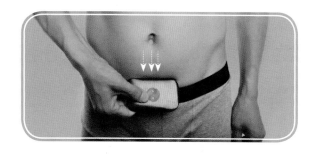

3. 用面刮法从上向下刮拭下肢曲泉穴、三阴交穴、复溜穴。

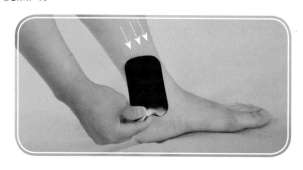

※ 按摩强肾养精

搓揉睾丸：以双手的食指、中指托住同侧睾丸的下面，再用拇指按压其上，如数念珠一样轻轻揉搓两侧睾丸，其力量以睾丸不痛或微酸胀为宜，左右各150～200次。

捻动精索：以双手拇指、食指、中指对称捻动根部、阴囊上方之精索，其用力以酸胀或舒适感为度，左右各50次。

按摩涌泉：以左手按摩右足心涌泉穴100次，以右手按摩左足心涌泉穴100次，若每晚热水足浴后按摩疗效更佳。

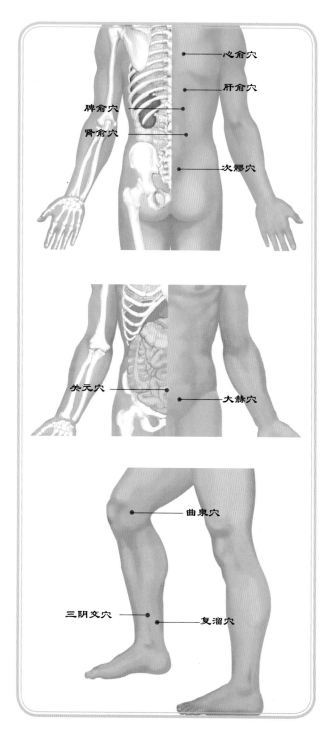

⊖ 前列腺炎

前列腺炎是男性生殖系统的常见病。只有少数患者有急性病史，多表现为慢性、复发性经过。慢性前列腺炎有排尿延迟、尿后滴尿或滴出白色前列腺液、遗精、早泄、阳痿等症状。中医认为体内有寒积、热积、气积、血瘀等毒素在，这些毒素长期在体内蕴结，导致生理功能无法正常运转而发病。

※ 刮痧自疗

1. 用面刮法从上向下刮拭腰骶部肾俞穴至膀胱俞穴。

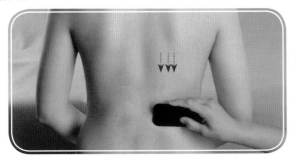

2. 用面刮法从上向下刮拭腹部中极穴至关元穴，双侧水道穴至归来穴。

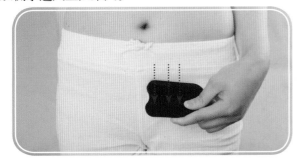

3. 用面刮法从上向下刮拭下肢阴陵泉穴至三阴交穴，复溜穴至太溪穴。

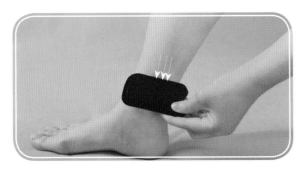

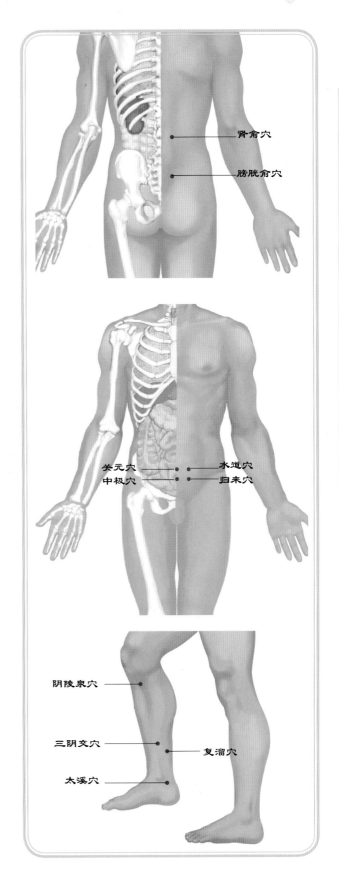

肾俞穴
膀胱俞穴

关元穴　　　　水道穴
中极穴　　　　归来穴

阴陵泉穴

三阴交穴　　　复溜穴

太溪穴

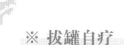

※ 拔罐自疗

1. 把罐吸拔在患者关元、中极、阴陵泉、三阴交、太冲，留罐 10 ~ 15 分钟。起罐后，要对穴位处皮肤进行消毒。

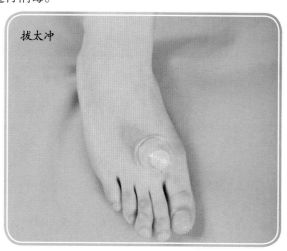

拔太冲

2. 操作结束后，再让患者取合适体位，把罐吸拔在肾俞、膀胱俞、太溪，留罐 10 ~ 15 分钟。起罐后，对穴位皮肤进行消毒。这样的治疗每日或隔日 1 次。

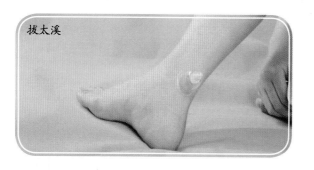

拔太溪

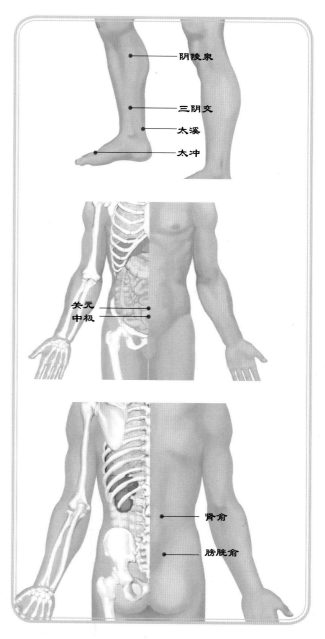

阴陵泉
三阴交
太溪
太冲

关元
中极

肾俞
膀胱俞

温馨小贴士

前列腺炎患者往往生活、饮食极不规律。因此在规范治疗的同时，尚需注意自我调护：加强锻炼，根据个人情况选择爬山、慢跑、快走、游泳等易开展的运动；戒酒，忌食辛辣刺激性食物，但不主张严格限制饮食；避免手淫，提倡规律正常的性生活；避免过劳、感冒受凉、惩尿和骑车过久；避免久坐，指坐位时间超过 2 小时；保持大便通畅；坚持热水坐浴或热水袋热敷会阴。

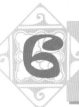

6 呵护孩子健康：宝宝常见病经穴疗法

⊟ 小儿肺炎

　　小儿肺炎是小儿最常见的一种呼吸道疾病，四季均易发生，3 岁以内的婴幼儿在冬、春季节患肺炎较多。如治疗不彻底，易反复发作，可引起多种并发症，有些甚至会影响小儿发育。小儿肺炎临床表现为发热、咳嗽、气促、呼吸困难和肺部细湿啰音，也有不发热而咳喘重者。中医认为，小儿时期从形体到生理功能都没有发育完善，特别是卫外功能不固，外因是由于邪气的侵袭，内因则在于腠理疏松，肌肤薄弱，肺娇脾虚，痰浊内蕴而致。

※ 拔罐自疗

　　1. 让患儿取俯卧位，暴露背部，在大椎、风门、肺俞穴位皮肤周围涂上润滑油，以免拔伤患儿娇嫩皮肤。

　　2. 将罐吸拔在穴位上，吸力不要太强，留罐 10 分钟左右。起罐时，动作要轻柔。这样的治疗每日或隔日 1 次，10 次为 1 个疗程。

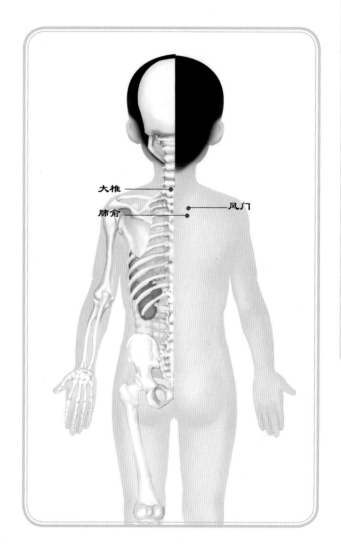

大椎
风门
肺俞

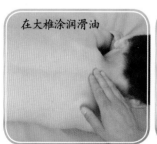

在大椎涂润滑油

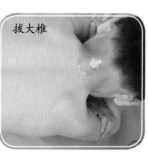

拔大椎

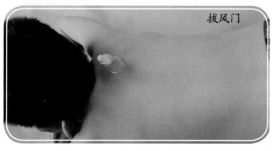

拔风门

温馨小贴士

　　防止小儿肺炎的重点在于平时加强体格锻炼，及时治疗感冒和支气管炎。另外，还要给孩子必需和足够的营养，一定要争取母乳喂养至少 4 个月，并合理地添加辅食。

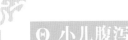
小儿腹泻

婴幼儿腹泻，又名婴幼儿消化不良，是婴幼儿期的一种急性胃肠道功能紊乱，以腹泻、呕吐为主的综合征，以夏秋季节发病率最高。本病致病因素分为三方面：体质、感染及消化功能紊乱。临床主要表现为大便次数增多、排稀便和水电解质紊乱。

※ 拔罐自疗

1. 让患儿取俯卧位，把罐吸拔在气海俞、大肠俞、关元俞，留罐2～5分钟。因患儿皮肤娇嫩，拔罐时吸力不要太强，以免拉伤皮肤。起罐时，动作要轻柔。

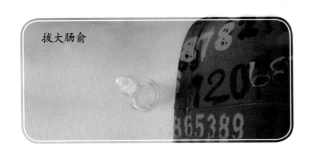

拔大肠俞

2. 起罐后，再让患儿取仰卧位，把罐吸拔在水分、天枢、神阙、气海、关元，留罐2～5分钟。以上穴位每次拔罐可选择3～5个，以免拔罐太多患儿无法耐受。

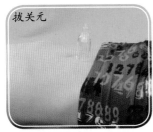
拔关元

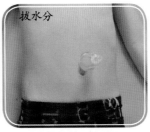
拔水分

※ 刮痧自疗

1. 用面刮法从上向下刮拭背腰部大椎穴，双侧胃俞穴、肾俞穴。

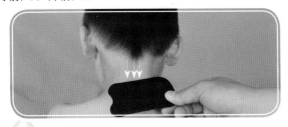

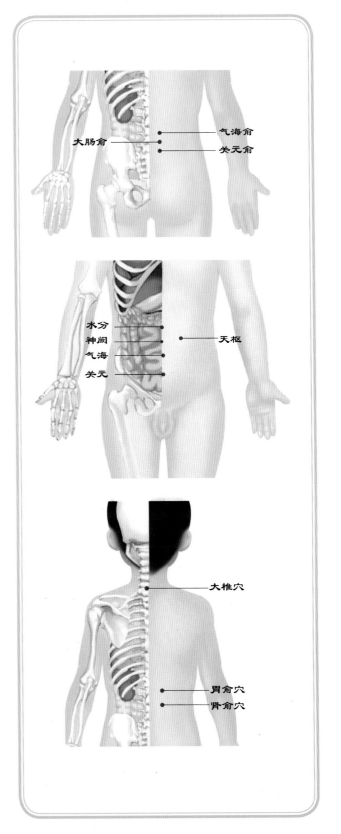

2. 用面刮法从上向下刮拭胸腹部中脘穴、建里穴、气海穴，及双侧章门穴。

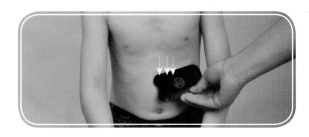

3. 用面刮法从上向下刮拭下肢足三里穴，再用垂直按揉法按揉下肢内庭穴。

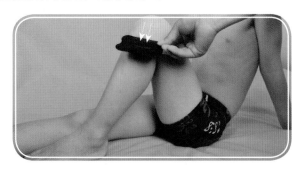

4. 用平面按揉法按揉手背合谷穴。

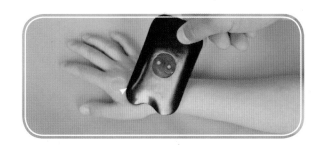

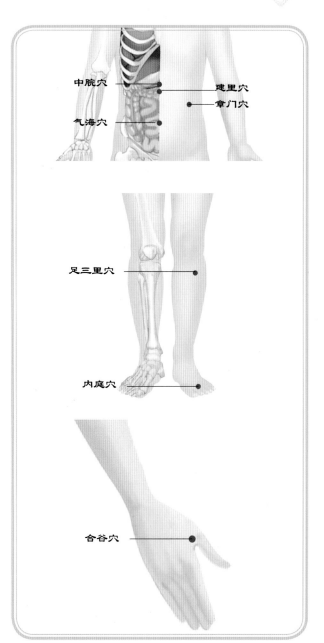

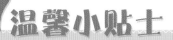

温馨小贴士

　　腹泻是婴幼儿时期的常见病，在日常生活中，妈妈们应该注意以下护理措施：

　　1. 注意孩子的腹部保暖。婴幼儿身子比较弱，腹部又容易受寒，而患有腹泻的儿童，肠蠕动本已增快，如腹部再受凉则肠蠕动更快，从而加重病情。

　　2. 调整好孩子的饮食，减轻胃肠道的负担。宜给孩子吃些易消化的食物，如米汤、糖盐水，甚至暂禁食，使胃肠功能得以恢复，以加快疾病的痊愈。

　　3. 要注意保护好病孩的臀部。便后应用细软的卫生纸轻擦，或用细软的纱布蘸水轻洗，洗后可涂些油脂类的药膏，以防红臀，并要及时更换尿布，以避免粪便、尿液浸渍的尿布与皮肤摩擦而发生破溃。

⊖ 小儿疳积

　　疳积是小儿时期，尤其是1～5岁儿童的一种常见病证。是指由于喂养不当，或寄生虫病等引起，使脾胃受损而导致全身虚弱、消瘦面黄、发枯等慢性病证。主要症状有：初起恶心呕吐、不思饮食、腹胀腹泻；继而烦躁哭闹、睡眠不好、喜俯卧、手足心发热、口渴、午后两颧骨发红、大便时干时稀；最后见面黄肌瘦、头发稀疏、头大颈细、肚脐突出、精神委靡。"积"是由于宝宝的脏腑娇嫩、脾胃消化功能尚未健全所致。中医认为，胃司受纳，脾主运化，脾胃调和方能知饥欲食，食而能化，宝宝才能健康快乐地成长。

※ 拔罐自疗

　　让患儿取合适体位，把罐吸拔在身柱、中脘、天枢、脾俞、足三里，因小儿皮肤娇嫩，拔罐前要在穴位皮肤上涂上一层润滑油。拔罐时吸力不可太强，以免小儿身体不能承受。留罐时间为5～10分钟，起罐后要对拔罐部位进行消毒。可根据病情配相应穴位，对脾胃虚弱的患儿，加配胃俞、章门；对因感染虫疾引起疳积的患儿，应加配百虫窝穴。这样的治疗每日1次，10次为1个疗程。

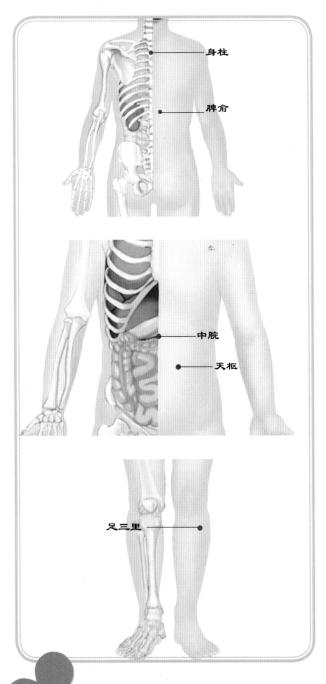

身柱

脾俞

中脘

天枢

足三里

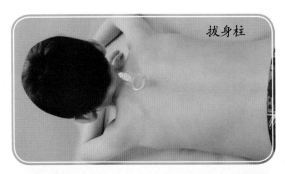

拔身柱

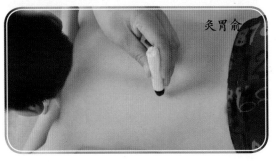

灸胃俞

温馨小贴士

　　合理安排小儿生活起居，保证充足的睡眠时间，经常户外活动，呼吸新鲜空气，多晒太阳，增强体质。发现体重不增或减轻，食欲减退时，要尽快查明原因，及时加以治疗。凡因肠道寄生虫病或结核病引起的小儿疳积，须及时治疗原发病。

图解经络穴位养生大全

⊖ 小儿遗尿

遗尿，俗称"尿床"，是指3岁以上的小儿睡眠中小便自遗、醒后才知的一种病证。3岁以下的小儿大脑未发育完全，正常的排尿习惯尚未养成，尿床不属病态，而年长小儿因贪玩、过度疲劳、睡前多饮等偶然尿床者不属病态。现代医学认为，本病因大脑皮质、皮质下中枢功能失调而引起。中医认为小儿因先天禀赋不足或素体虚弱导致肾气不足，下元虚冷，不能温养膀胱，膀胱气化功能失调，闭藏失职，不能约制水道，而为遗尿。肺脾气虚时，上虚不能制下，下虚不能上承，致使无权约束水道，则小便自遗，或睡中小便自出。肝经湿热郁结，热郁化火，迫注膀胱而致遗尿

※ 拔罐自疗

选择两组穴位，第一组：肾俞、膀胱俞、气海俞，第二组：命门、腰阳关、关元。每次治疗选择一组穴位，将罐吸拔在穴位上，留罐15分钟。每日或隔日治疗1次，待症状减轻后再改为3日1次。此法适用于病症较重的患儿，症状有精神不振、面色萎黄、尿频且色清等。

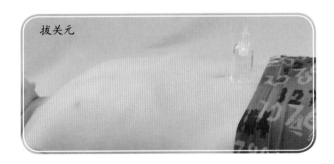

拔关元

※ 刮痧自疗

1. 以刮痧板角部点揉患儿头顶百会穴。

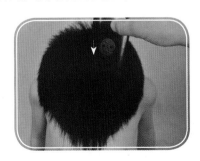

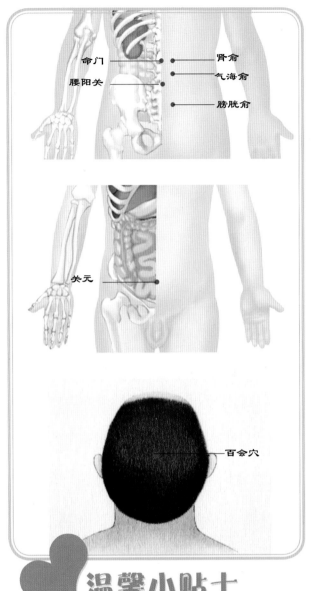

命门　　　　肾俞
腰阳关　　　气海俞
　　　　　　膀胱俞

关元

百会穴

温馨小贴士

应从小为儿童建立良好的作息制度和卫生习惯，掌握夜间排尿规律，定时唤醒或使用闹钟，使儿童逐渐形成时间性的条件反射，并培养儿童生活自理能力。此外，应提供良好的生活环境，避免不良的环境刺激所造成的遗尿。当儿童面临挫折和意外时，家长应善于疏导，帮助儿童消除心理紧张因素，儿童出现遗尿后，不应责备或体罚，应寻找原因，对症治疗。平时勿使孩子过度疲劳，注意适当加强营养，晚上临睡前不宜过多饮水。

2. 用面刮法从上向下刮拭背部双侧脾俞穴、肾俞穴、次髎穴、膀胱俞穴。

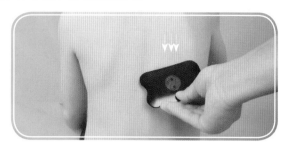

3. 用面刮法从上向下刮拭腹部气海穴、关元穴、中极穴。

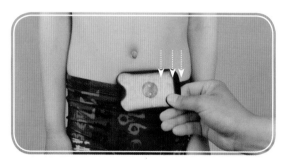

4. 用面刮法从上向下刮拭上肢尺泽穴、神门穴。

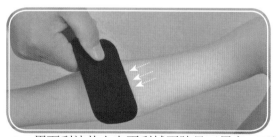

5. 用面刮法从上向下刮拭下肢足三里穴、三阴交穴，再用平面按揉法按揉太溪穴。

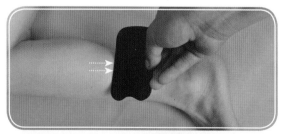

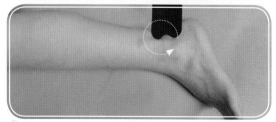

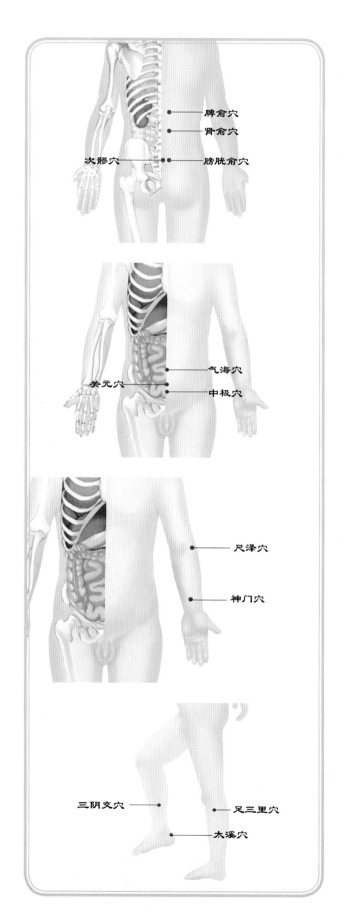

脾俞穴
肾俞穴
次髎穴
膀胱俞穴

气海穴
关元穴
中极穴

尺泽穴

神门穴

三阴交穴
足三里穴
太溪穴

图解经络穴位养生大全

⊖ 小儿厌食症

　　小儿厌食症指小儿（1～6岁）较长时期食欲减退或消失的一种常见病证。主要的症状有呕吐、食欲不振、腹泻、便秘、腹胀、腹痛和便血等。造成此病的主要原因很多，如不良的饮食习惯，气候过热、湿度过高，小儿的情绪变化，某些慢性消化系统疾病等，长期厌食可致营养不良和体质减弱。中医认为本病的发生系由于饮食喂养不当，导致脾胃不和，受纳运化失健所致。

※ 艾灸自疗

　　1. 用回旋灸灸中脘、身柱穴，将点燃的艾条对准儿童的施灸部位，距离皮肤 1.5～3 厘米，左右方向平行往复或反复旋转施灸。每日灸 1 次，每次灸 15 分钟，10 天为 1 个疗程。

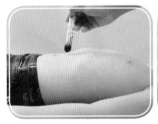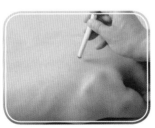

　　2. 用温和灸灸梁门、四缝、足三里穴，将点燃的艾条对准儿童的施灸部位，距离皮肤 1.5～3 厘米处施灸，以使患儿感到施灸处温热、舒适为度。每日灸 1 次，每次灸 15 分钟，10 天为 1 个疗程。

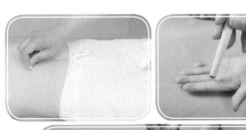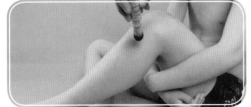

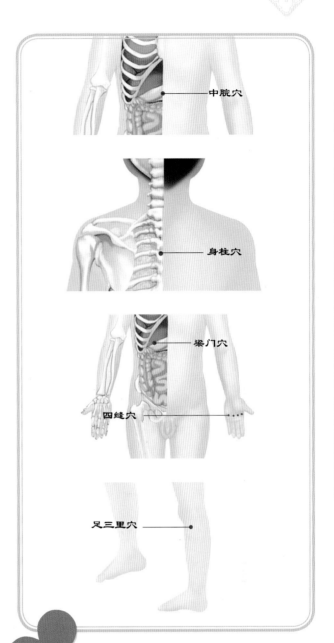

中脘穴

身柱穴

梁门穴

四缝穴

足三里穴

温馨小贴士

　　预防小儿厌食症，首先要保持合理的膳食，建立良好的进食习惯，如动物食品含锌较多，需在膳食中保持一定的比例。其次，应给孩子做出好的榜样，如果父母偏食挑食，孩子就容易厌食，还应注意引导孩子去品尝不愿意吃的食物，即不要无原则迁就，但也不要过分勉强。此外，还应给孩子营造一个良好的吃饭氛围，让孩子在愉快的心情下进食。

3. 食欲减退，恶心呕吐，手足心热，睡眠不安，腹胀或腹泻加灸下脘、商丘穴。将点燃的艾条对准儿童的施灸部位，距离皮肤 1.5 ~ 3 厘米处施灸，以使患儿感到施灸处温热、舒适为度。每日灸 1 次，每次灸 15 分钟，10 天为 1 个疗程。

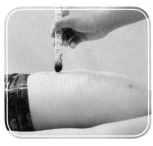 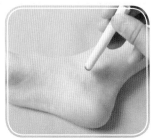

※ 刮痧自疗

1. 用面刮法从上向下刮拭背部大椎穴至悬枢穴、脾俞穴至三焦俞穴。

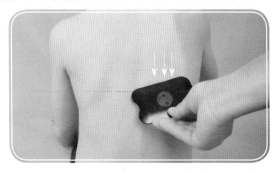

2. 用面刮法从上向下刮拭腹部中脘穴至气海穴、双侧天枢穴、章门穴。再用垂直按揉法按揉双手四缝穴。

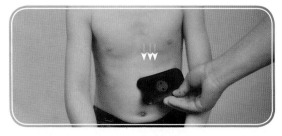

3. 用平面按揉法按揉下肢足三里穴、公孙穴。

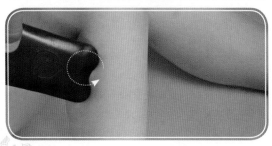

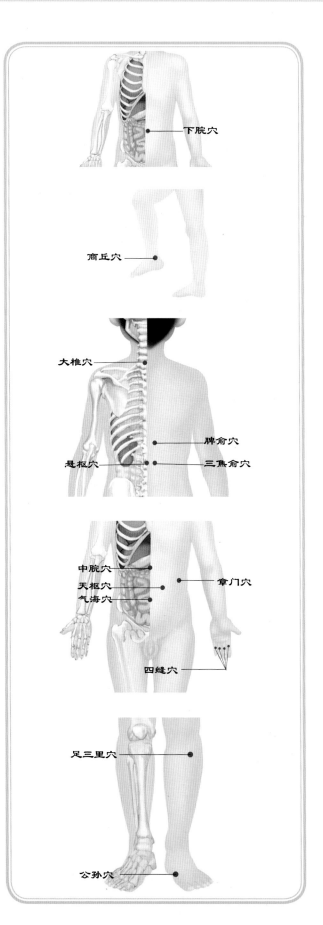

图解经络穴位养生大全

⊖ 小儿夜啼

小儿夜啼症多见于 3 ～ 6 月的婴儿。多在夜间啼哭不止，白天正常。或阵阵啼哭，或通霄达旦，哭后仍能入睡；或伴面赤唇红，或阵发腹痛，或腹胀呕吐，或时而惊恐，声音嘶哑等。一般持续时间，少则数日，多则经月，过则自止。啼哭是婴儿一种本能反应，因为在婴儿时期尚没有语言表达能力，"哭"就是表达要求或痛苦的一种方式，如饥饿、口渴、衣着过冷或过热、尿布潮湿、臀部腋下皮肤糜烂、湿疹作痒，或虫咬等原因，或养成爱抱的习惯，均可引起患儿哭闹。这种哭闹是正常的本能性反应。有些疾病，如佝偻病、虫病、外科疾病等也可引起婴儿啼哭，基本上治愈病证后夜啼就会随之停止。中医认为小儿夜啼常因脾寒、心热、惊骇、食积而发病。

※ 艾灸自疗

1. 用温和灸灸百会、神阙、中冲、劳宫、涌泉穴，将点燃的艾条对准儿童的施灸部位，距离皮肤 1.5 ～ 3 厘米处施灸，以使患儿感到施灸处温热、舒适为度。每日灸 1 次，每次灸 5 ～ 10 分钟，灸至皮肤产生红晕为止。

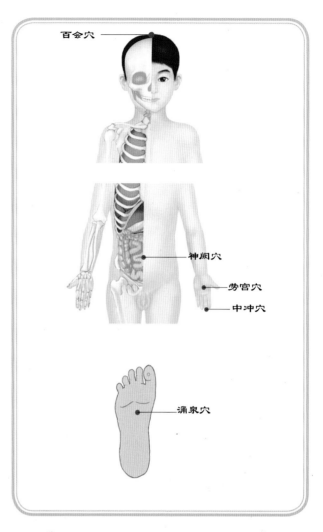

百会穴
神阙穴
劳宫穴
中冲穴
涌泉穴

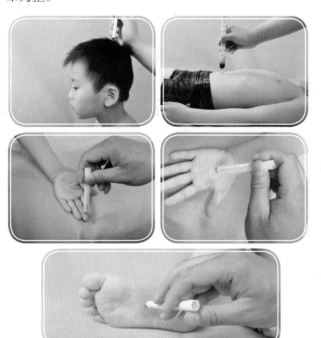

温馨小贴士

小儿如果白天睡得过多，夜里就很精神，不愿意再睡，无人理睬就会哭闹不停，出现日夜颠倒。其他原因如小儿饥饿、口渴、冷、热、尿布湿了、衣着不适、周围环境嘈杂也会引起孩子夜啼。生理性夜啼的特点是哭声响亮，哭闹间歇时精神状态和面色均正常，食欲良好，吸吮有力，发育正常，无发热等；只要家长满足了婴儿的需求，或解除了不良刺激后，哭闹即止，孩子便会安然入睡。

2. 面色青白，四肢欠温，喜伏卧，腹部发凉，弯腰蜷腿哭闹，不思饮食，大便溏薄加灸脾俞、肾俞穴。将点燃的艾条对准儿童的施灸部位，距离皮肤1.5～3厘米处施灸，以使患儿感到施灸处温热、舒适为度。每日灸1次，每次灸5～10分钟，灸至皮肤产生红晕为止。

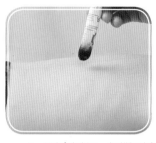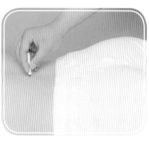

3. 面赤唇红，烦躁不安，口鼻出气热，夜寐不安，哭声大，眼屎多加灸少府穴。将点燃的艾条对准儿童的施灸部位，距离皮肤1.5～3厘米处施灸，以使患儿感到施灸处温热、舒适为度。每日灸1次，每次灸5～10分钟，灸至皮肤产生红晕为止。

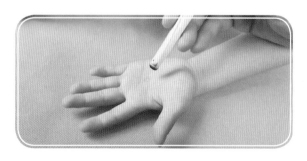

4. 夜间啼哭，厌食吐乳，嗳腐泛酸，腹痛胀满，睡卧不安，大便干结，加灸足三里穴。将点燃的艾条对准儿童的施灸部位，距离皮肤1.5～3厘米处施灸，以使患儿感到施灸处温热、舒适为度。每日灸1次，每次灸5～10分钟，灸至皮肤产生红晕为止。

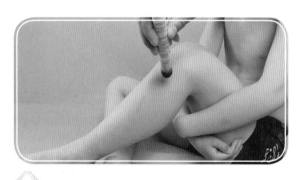

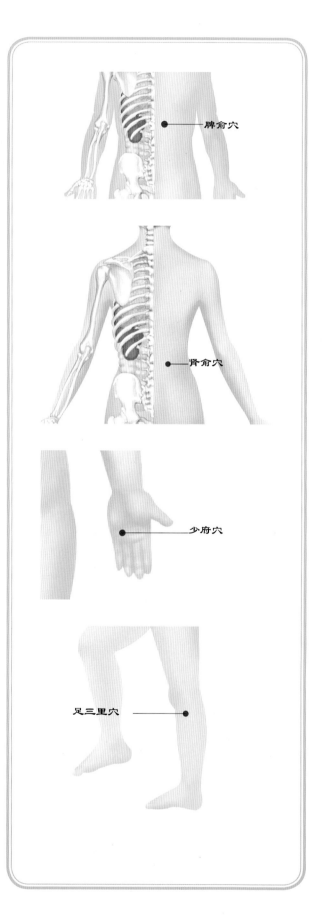

脾俞穴

肾俞穴

少府穴

足三里穴

※ 刮痧自疗

1. 用刮痧板角部点揉患儿头顶百会穴。

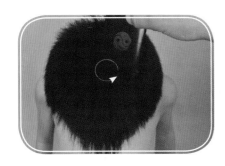

2. 用面刮法从上向下刮拭背部双侧脾俞穴、肾俞穴，次髎穴、膀胱俞穴。

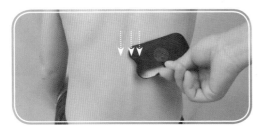

3. 用面刮法从上向下刮拭腹部气海穴，关元穴，中极穴。

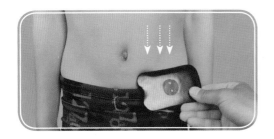

4. 用面刮法从上向下刮拭上肢尺泽穴，神门穴。

5. 用面刮法从上向下刮拭下肢足三里穴，三阴交穴，再用平面按揉法按揉太溪穴。

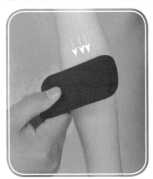
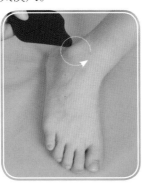

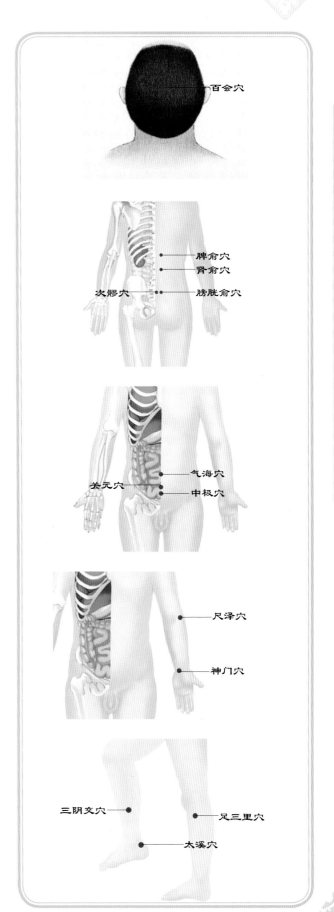

百会穴

脾俞穴
肾俞穴
次髎穴　膀胱俞穴

气海穴
关元穴　中极穴

尺泽穴

神门穴

三阴交穴　　足三里穴
太溪穴

⊖ 百日咳

　　百日咳是儿童常见的急性呼吸道传染病，百日咳杆菌是本病的致病菌。其特征为阵发性痉挛性咳嗽，咳嗽末伴有特殊的吸气吼声，病程较长，可达数周甚至 3 个月左右，故有百日咳之称。中医认为，百日咳的原因主要为感染时邪病毒，肺失清肃，痰浊阻滞气道，肺气不能宣通，以致咳嗽频频。不仅如此，其病机尚与肝经郁热，气火上逆，影响肺系有关。在相应穴位拔罐能够补脾益肺、祛痰除湿，从而改善症状。

※ 艾灸自疗

　　1. 用温和灸灸合谷、列缺、肺俞、丰隆穴。将点燃的艾条对准患儿的施灸部位，距离皮肤 1.5～3厘米熏烤，以使患儿感到施灸处温热、舒适为度。每日灸 1 次，每次灸 5～10 分钟，灸至皮肤产生红晕为止。

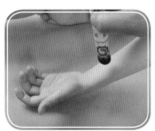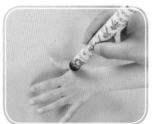
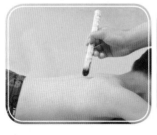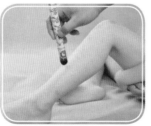

　　2. 呕吐的患儿加灸中脘、内关穴。将点燃的艾条对准患儿的施灸部位，距离皮肤 1.5～3 厘米熏烤，以使患儿感到施灸处温热、舒适为度。每日灸 1 次，每次灸 5～10 分钟，灸至皮肤产生红晕为止。

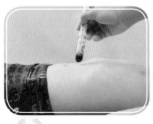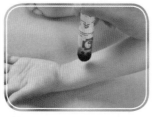

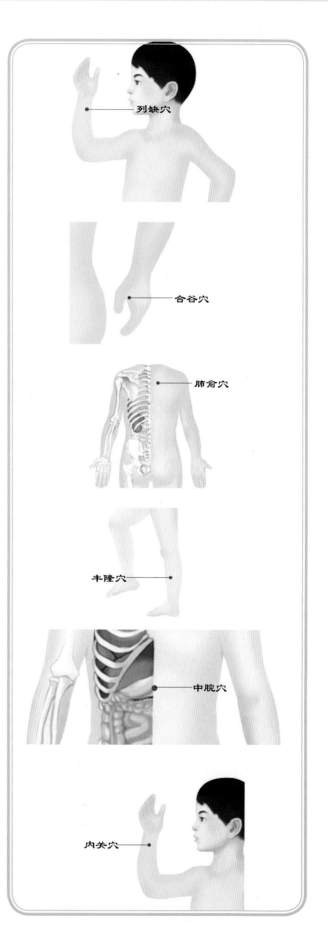

列缺穴

合谷穴

肺俞穴

丰隆穴

中脘穴

内关穴

3. 痰中带血的患儿加灸尺泽穴。将点燃的艾条对准患儿的施灸部位，距离皮肤 1.5 ～ 3 厘米熏烤，以使患儿感到施灸处温热、舒适为度。每日灸 1 次，每次灸 5 ～ 10 分钟，灸至皮肤产生红晕为止。

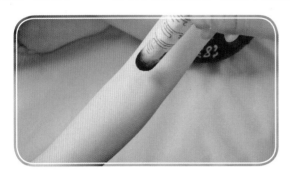

※ 拔罐自疗

1. 让患儿取俯卧位，对大椎、脾俞、肺俞穴位皮肤进行消毒。在治疗过程中，一定要注意对患儿保暖，房间也要保持适宜的温度。

2. 用已消毒的三棱针点刺已消毒的穴位 2 ～ 3 下，以皮肤潮红或微微出血为度。在针刺过程中，要防止患儿乱动影响治疗。3. 把罐吸拔在针刺后的穴位上，留罐 5 ～ 10 分钟。起罐后，对拔罐部位进行消毒，以免感染。操作完毕后，再用同样的方法对足三里穴拔罐。

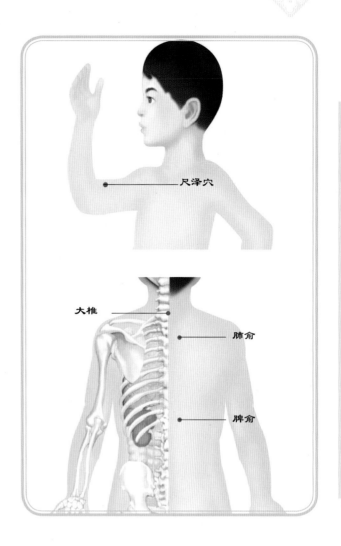

尺泽穴

大椎

肺俞

脾俞

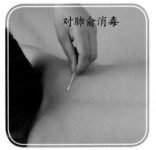

对肺俞消毒

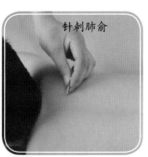

针刺肺俞

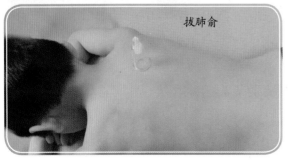

拔肺俞

温馨小贴士

百日咳的孩子由于频繁剧烈的咳嗽，肺部过度换气，易造成氧气不足，二氧化碳潴留，应有较多的氧气补充，让孩子多在户外活动，在室内也尽量保持空气新鲜流通，对孩子有益无害。忌烟尘刺激，忌卧床不动，忌饮食过饱，忌和别种病儿接触，以免感染，引起别的并发症。

第六章 呵护孩子健康：宝宝常见病经穴疗法

⊖ 流行性腮腺炎

流行性腮腺炎，简称腮腺炎或流腮，俗称"猪头皮""痄腮"，是指一个或两个腮腺（人类脸颊两旁的主要唾腺）发炎的疾病。多发于春季，是儿童和青少年中常见的呼吸道传染病，成人中也有发病，由腮腺炎病病毒所引起。腮腺炎一般发病比较急，开始有畏寒、发热、头痛、咽喉痛，不想吃东西、恶心、呕吐和全身疼痛等症状。一两天后，常发生在一侧耳垂下方，肿大、疼痛，说话或咀嚼食物时加重，有时还会出现张口困难、流口水等。中医认为，流行性腮腺炎是由感受风湿邪毒所致，其发病机理为：风热上攻，阻遏少阳；胆热犯胃，气血亏滞和亏损，痰瘀阻留；邪退正虚，气阴亏耗等。因足少阳之脉起于内眦，上抵头角下耳后，绕耳而行，故见耳下腮部漫肿，坚硬作痛。

※ 拔罐自疗

1. 让患者取俯卧位，暴露背部皮肤。对大椎、肺俞、肝俞、身柱、心俞、脾俞穴位皮肤进行消毒。因患者可能伴有发热、胃寒等症状，所以房间应保持适宜的温度，注意对患者进行保暖。

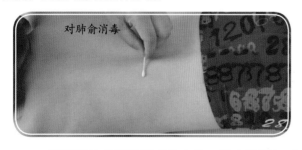

对肺俞消毒

2. 用三棱针点刺已消毒的穴位，以皮肤潮红或微微出血为度。在针刺过程中，要缓解患者紧张情绪，适当转移其注意力。

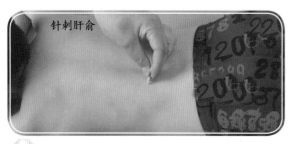

针刺肝俞

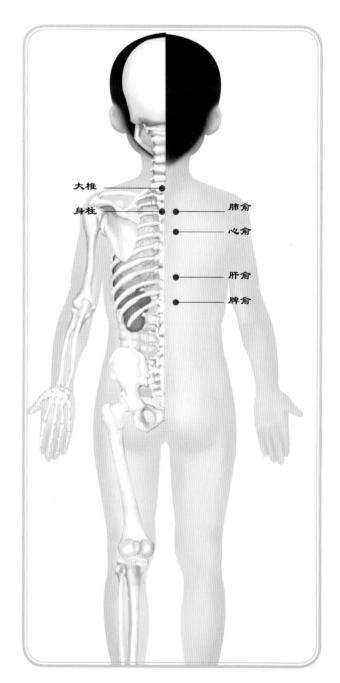

大椎

身柱

肺俞

心俞

肝俞

脾俞

3. 把罐吸拔在点刺过的穴位上，留罐 5 ～ 10 分钟。起罐后，对拔罐部位进行消毒，以免感染。这样的治疗每日或隔日 1 次。

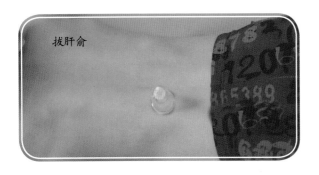

拔肝俞

※ 艾灸自疗

1. 用温和灸灸翳风、颊车、角孙、耳尖穴。将点燃的艾条对准患儿的施灸部位，距离皮肤 1.5 ～ 3 厘米熏烤，以使患儿感到施灸处温热、舒适为度。每日灸 1 次，每次灸 5 ～ 10 分钟，灸至皮肤产生红晕为止。

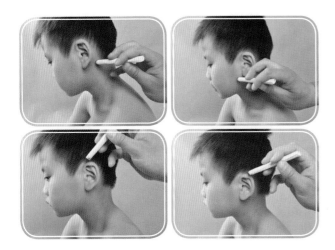

2. 面颊红肿，发寒发热的患儿加灸大椎、曲池、外关穴。

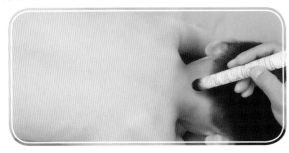

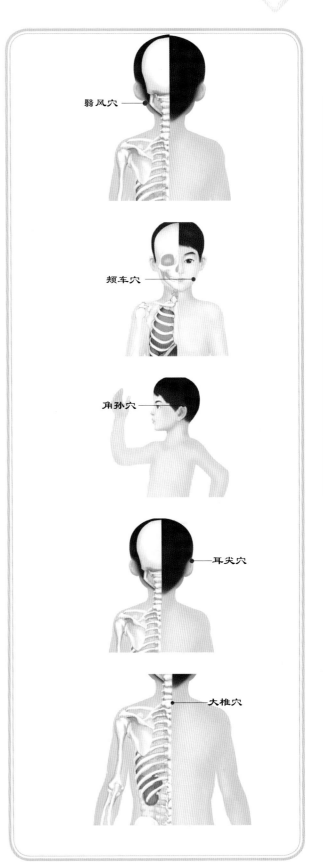

翳风穴

颊车穴

角孙穴

耳尖穴

大椎穴

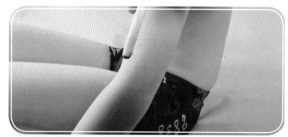

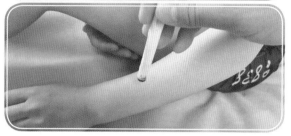

3. 对脸部全肿、口干、咽喉痛、发热、张不开嘴的患儿，加灸下关、合谷穴。将点燃的艾条对准患儿的施灸部位，距离皮肤 1.5 ~ 3 厘米熏烤，以使患儿感到施灸处温热、舒适为度。每日灸 1 次，每次灸 5 ~ 10 分钟，灸至皮肤产生红晕为止。

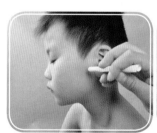
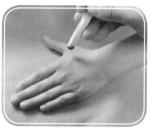

温馨小贴士

居室要定时通风换气，保持空气流通。其次，要卧床休息。病情轻者或退热后可适当活动。饮食上要合理安排，多吃些富有营养的食品，不要吃酸、辣、甜味及干硬食品，以免刺激唾液腺使之分泌增多，加重肿痛。饮食宜清淡，便于咀嚼吞咽的流质。经常用温盐水漱口，清除口腔内的食物残渣，防止继发细菌感染。另外，接种腮腺炎疫苗也可预防流行性腮腺炎。

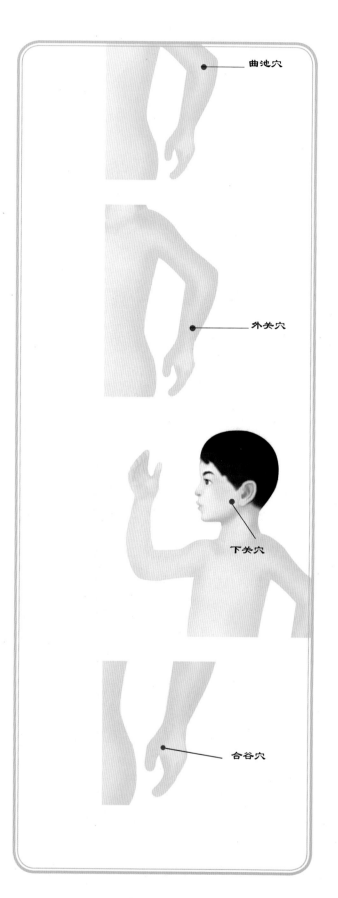

曲池穴

外关穴

下关穴

合谷穴

7　温经通络调气血：养颜美体经穴疗法

⊖ 痤疮

痤疮又称青春痘，是指人体的面部、胸部、肩颈部、背项部的局部皮肤表面出现的，形如粟米，分散独立，分布与毛孔一致的小丘疹或黑头丘疹，用力挤压，可见有白色米粒样的汁液溢出，且此愈彼起，反复出现，又称肺风粉刺。痤疮是青春期常见的皮脂腺疾病，因青春期性腺成熟、睾丸酮分泌增加、皮脂腺代谢旺盛、排泄增多，过多的皮脂堵塞毛囊口，经细菌感染而引发炎症所致。本病也可因过食脂肪、糖类、消化不良等因素而引发。在青春期过后，约 30 岁大多可自然痊愈。中医认为痤疮是青年人气血旺盛，加之阳热偏盛，脉络充盈，内热外壅，怫郁体表，外受风邪所致。

※ 按摩自疗

1. 按揉四白穴，用双手拇指顺时针方向按揉四白穴约 2 分钟，然后逆时针方向按揉约 2 分钟，以局部感到酸胀并向整个前额放散为好。

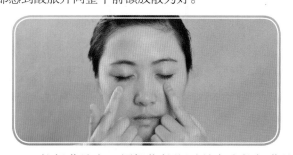

2. 按揉曲池穴，用拇指按顺时针方向按揉曲池穴约 2 分钟，然后按逆时针方向按揉约 2 分钟，左右手交替进行，以局部出现酸、麻、胀感为佳。

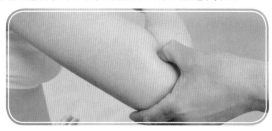

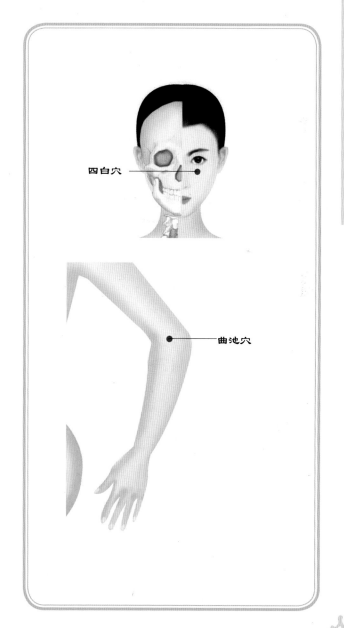

四白穴

曲池穴

3. 掐揉列缺、合谷穴，大拇指垂直往下按，做一紧一按一揉一松的按压，按压的力量要慢慢加强，频率约为每分钟30次，按压穴位时以出现酸、麻、胀感觉为佳。

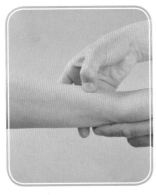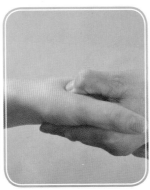

4. 按揉大椎、肺俞穴，按摩者两手拇指同时用力，按顺时针方向按揉穴位约2分钟，然后按逆时针方向按揉约2分钟，以局部出现酸、麻、胀感觉为佳。

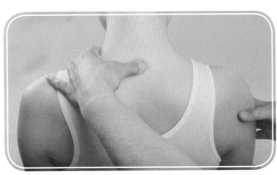

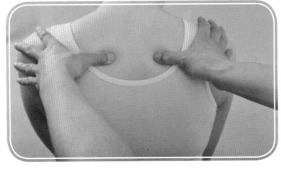

辅助穴位：上肢鱼际、少泽，下肢血海、足三里，腰背部胃俞、大肠俞。

※ 拔罐自疗

1. 将罐吸拔在患者大椎、肺俞、脾俞、曲池、

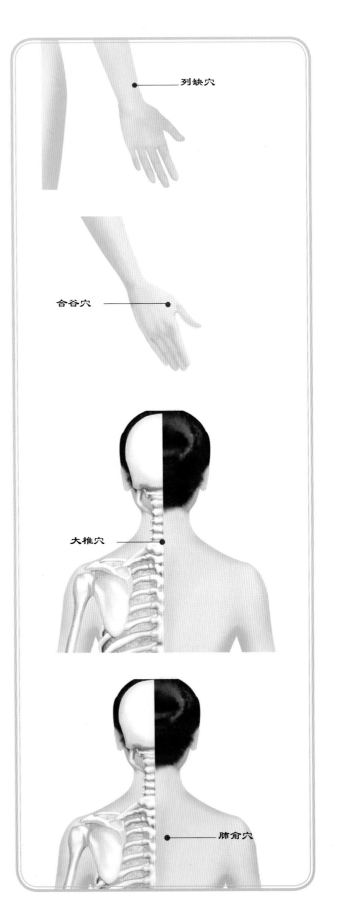

列缺穴

合谷穴

大椎穴

肺俞穴

委中穴上，留罐 15 ～ 20 分钟。起罐后要对拔罐部位进行消毒，以免感染。

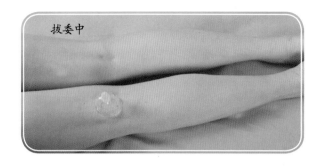
拔委中

2. 再让患者取合适体位，把罐吸拔在三阴交穴，留罐 15 ～ 20 分钟。起罐后对拔罐部位进行消毒。这样的治疗每日 1 次，10 次为 1 个疗程。

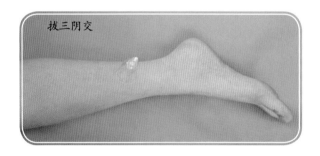
拔三阴交

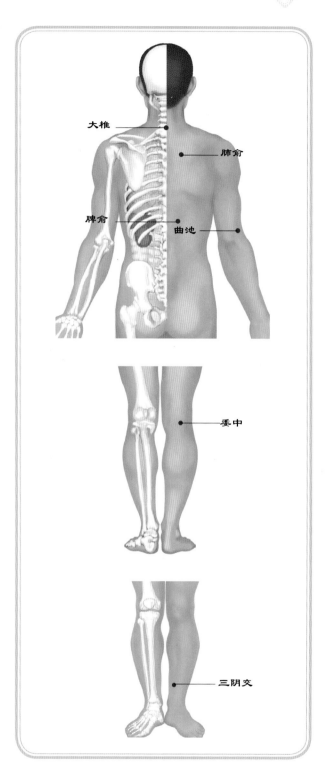

大椎
肺俞
脾俞
曲池
委中
三阴交

温馨小贴士

因胃肠功能失调而引起的痤疮：①用手掌或毛刷沿足部阳明胃经，由上而下沿经络推擦 10 遍，并在足三里穴按揉半分钟，以酸胀为度。②用手指从腕至指端，沿手大肠经、手三焦经、手小肠经按揉摩擦 5 ～ 10 遍。用毛刷垂直地刷腕外侧 5 遍。

⊖ 黄褐斑

黄褐斑也称肝斑，为面部的黄褐色色素沉着。多见于女性，血中雌激素水平高是主要原因，其发病与妊娠、长期口服避孕药、月经紊乱有关。损害为黄褐或深褐色斑片，常对称分布于颧颊部，也可累及眶周、前额、上唇和鼻部，边缘一般较明显。色斑深浅与季节、日晒、内分泌因素有关。精神紧张、熬夜、劳累可加重皮损。中医认为黄褐斑主要是由于外受风热阳邪，蕴积肌肤，肝、肾、脾功能失调，气滞血瘀，不能荣面，色素异常所致。

※ 艾灸自疗

1. 温和灸灸肝俞、脾俞穴，手执艾条以点燃的一端对准施灸部位，距离皮肤1.5～3厘米，以感到施灸处温热、舒适为度。隔日灸1次，每次灸10～20分钟，灸至皮肤产生红晕为止，7次为1个疗程。

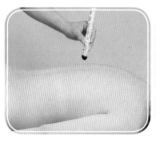
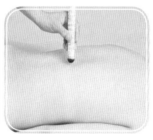

2. 温和灸灸气海穴，手执艾条以点燃的一端对准施灸部位，距离皮肤1.5～3厘米，以感到施灸处温热、舒适为度。隔日灸1次，每次灸10～20分钟，灸至皮肤产生红晕为止，7次为1个疗程。

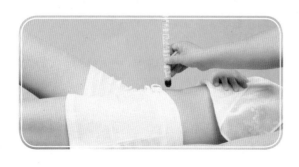

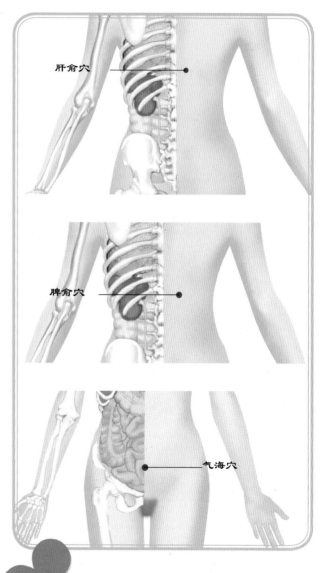

肝俞穴

脾俞穴

气海穴

温馨小贴士

要想从根本上去除黄褐斑，必须从调整内分泌入手。导致内分泌失调的原因有很多种，比如情绪、情怀不畅，肝气不得正常疏泄、气滞血瘀等，加上每月例假，造成气血流失，也容易引起内分泌失调。失眠、饮食不规律、劳累等生活中的很多因素也都会引起内分泌失调。针对这些原因，可以通过服用一些调整内分泌的纯中药保健品来调理，通过化瘀通络、改善循环，从而调整内分泌，消除体内瘀积，使人体机能恢复到良好的生理状态。

3. 温和灸足三里、三阴交、太溪穴，手执艾条以点燃的一端对准施灸部位，距离皮肤 1.5 ~ 3 厘米，以感到施灸处温热、舒适为度。隔日灸 1 次，每次灸 10 ~ 20 分钟，灸至皮肤产生红晕为止，7 次为 1 个疗程。

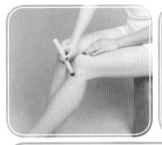
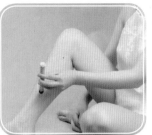
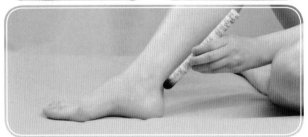

※ 拔罐自疗

让患者取坐位，露出上身和腿部。把罐吸拔在肝俞、脾俞、肾俞、中脘、足三里、三阴交、太溪，留罐 10 ~ 15 分钟，每日 1 次。根据患者体质及耐受力，上述穴位可同时吸拔，可拔完一个或几个再拔其他穴位。在拔罐过程中，因暴露部位较多，患者要注意保暖，以免着凉。

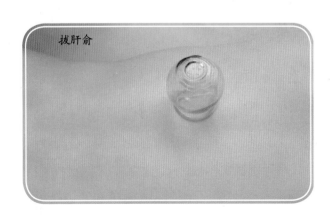

拔肝俞

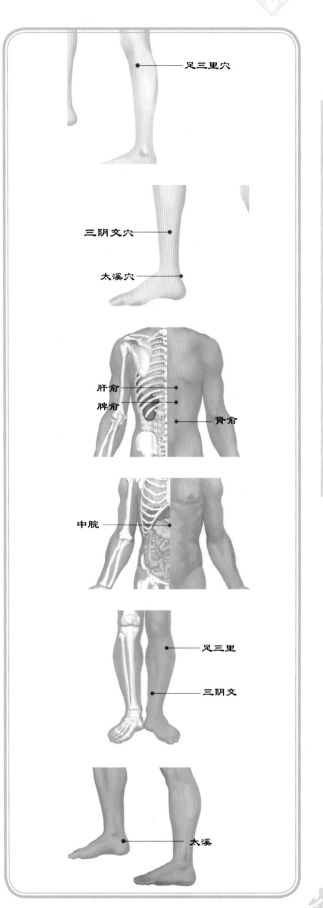

足三里穴

三阴交穴

太溪穴

肝俞
脾俞
肾俞

中脘

足三里

三阴交

太溪

第七章 温经通络调气血：养颜美体经穴疗法

⊖ 皮肤晦暗

皮肤晦暗是人的外在表现，与阴阳气血、五脏六腑有直接的关联。如气血瘀滞则面色晦暗，或有黑斑、雀斑等；心气、心血不足则面色无华；肝血不足则面色苍白；脾气亏虚则面色萎黄；肺虚失润，则毛发枯槁，皮肤粗糙少光泽；肾阴虚则头发脱落等。因此，要保持皮肤的紧密性、柔韧性和光泽性，必先求得整体的阴阳平衡，脏腑安定，经络通畅，气血流通。在相关穴位拔罐能够疏通经络、行气活血，从而使肌肤重现光泽。

※ 拔罐自疗

1. 让患者取俯卧位，暴露背部皮肤，把罐吸拔在肺俞穴后随即取下，反复闪拔 5～7 次，至皮肤潮红，然后再留罐 10～15 分钟。对肝俞、肾俞穴进行同样的操作。

2. 让患者取仰卧位，暴露腹部，用闪罐法吸拔滑肉门穴和关元穴，每个穴位闪拔 5～7 次，至皮肤潮红，留罐 10～15 分钟。这样的治疗每周两次。

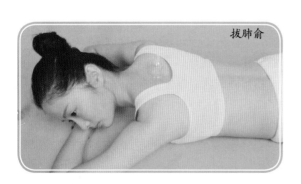

拔肺俞

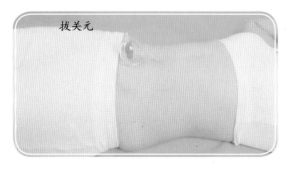

拔关元

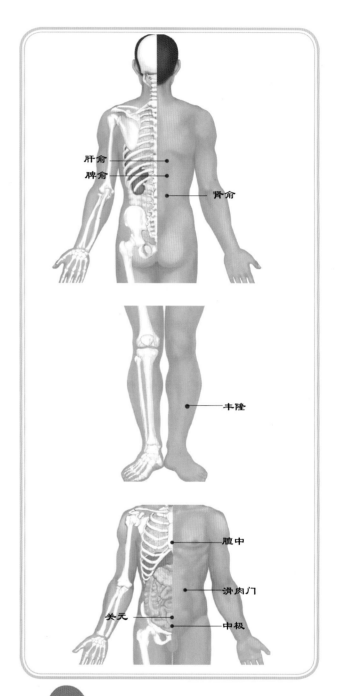

肝俞
脾俞
肾俞
丰隆
膻中
滑肉门
关元
中极

温馨小贴士

绿茶有清热泻火的作用，经常饮用，能够预防某些皮肤疾病，如青春痘、粉刺等的发生。一般来说，每天饮 6～8 杯水，即能满足皮肤内部的需要。

图解经络穴位养生大全

⊖ 皮肤粗糙

皮肤粗糙多是因为肌肤水油平衡失调、新陈代谢能力下降所导致的。日常生活中，强烈的紫外线照射、干燥环境的影响、工作压力大、不良的生活习惯，如熬夜、吃快餐、吸烟等因素都会导致肌肤越来越干燥，长期得不到改善，会出现干裂粗糙的现象。皮肤粗糙是人体衰老的表现之一。中医认为皮肤粗糙是阴血不足，内有燥火引发的皮肤易长赘物。

※ 按摩自疗

1. 按揉曲池穴，用拇指按顺时针方向按揉曲池穴约2分钟，然后按逆时针方向按揉约2分钟，左右手交替进行，以局部出现酸、麻、胀感为佳。

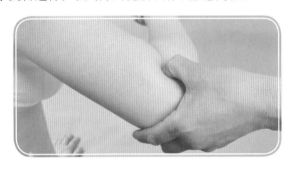

2. 按揉肺俞、膈俞穴，按摩者用两手拇指指腹同时用力，按顺时针方向按揉膈俞穴约2分钟，然后按逆时针方向按揉约2分钟，以局部出现酸、麻、胀感觉为佳。

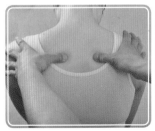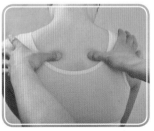

3. 按揉血海穴，用双手拇指按顺时针方向按揉血海穴约1分钟，然后按逆时针方向按揉约1分钟，以局部出现酸、麻、胀感觉为佳。按摩的时间最好选在每天上午9～11点，效果最好，因为这个时段是脾经经气旺时，人体阳气呈上升趋势，所以按揉此穴就可以达到最好的效果。

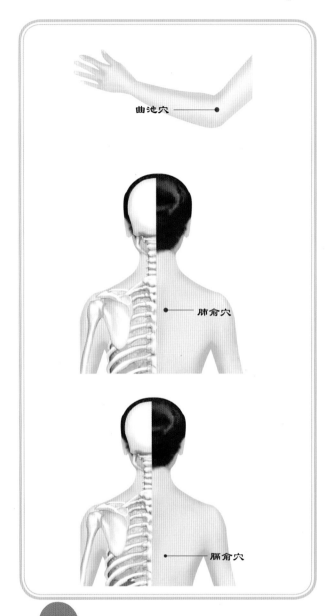

曲池穴

肺俞穴

膈俞穴

温馨小贴士

中性皮肤：中性皮肤本身比较理想光洁，保养时注意清洁、爽肤、润肤以及按摩的护理。注意适时补水、调节水油平衡的护理。

干性皮肤：干性皮肤的肌肤水分、油分均不正常，干燥、粗糙，缺乏弹性，保养时注意多做按摩护理，促进血液循环，注意使用滋润、美白、活性的护肤品，如原液、精华液等。

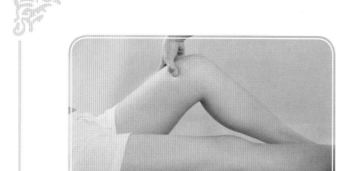

　　辅助穴位：头面部四白、阳白，胸腹部中脘、气海，上肢合谷、支沟，下肢足三里、三阴交。

※ 拔罐自疗

　　1. 先在患者背上涂抹润滑剂，然后把罐吸拔在背部，沿背部膀胱经走罐，往返 5 ～ 7 遍。若背部皮肤有破损，慎用走罐法。

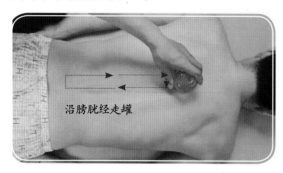

沿膀胱经走罐

　　2. 让患者取仰卧位，把罐吸拔在合谷、气海、血海、关元、足三里，留罐 10 ～ 15 分钟。再让患者取俯卧位，把罐吸拔在肝俞穴，留罐 10 ～ 15 分钟。这样的治疗每周 2 ～ 3 次，15 次为 1 个疗程。此法适用于气滞血瘀型患者。患者皮肤粗糙，面色晦暗，同时伴有口苦口干、心烦易怒、月经不调等症状。

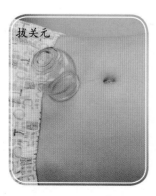

拔关元

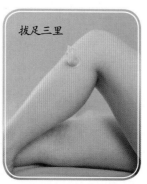

拔足三里

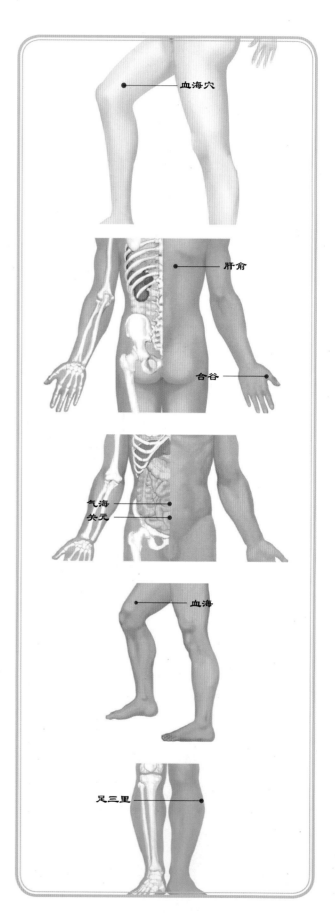

血海穴

肝俞

合谷

气海

关元

血海

足三里

图解经络穴位养生大全

⊖ 面部皱纹

　　皱纹是皮肤老化的结果，是皮肤缺乏水分、表面脂肪减少、弹性下降的结果。出现皱纹是人体功能开始衰退的标志，一般来说，如不注意保养，女性在28岁以后开始皱纹增多，年龄越大，皱纹越多。如果营养不良或心理负担过重，皱纹也会提前出现。皱纹直接影响面部的容貌，是美容的大敌，尤其是眼角的鱼尾纹最能表现一个人的衰老。中医认为皮肤衰老以及整个机体衰老的机制主要有脏腑虚衰、阴阳失调、气血失调。

※ 按摩自疗

　　1. 按揉四白、颊车、地仓穴，用双手拇指按顺时针方向按揉地仓穴2分钟，然后按逆时针方向按揉2分钟，以局部感到酸胀并向整个面部放射为好。

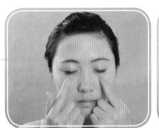
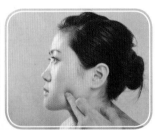
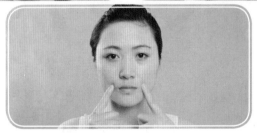

　　2. 点揉颧髎、巨髎、太渊穴，用双手拇指点按穴位大约30秒，然后按顺时针方向按揉1分钟，逆时针方向按揉1分钟，以局部感到酸胀并向整个面部放散为好。

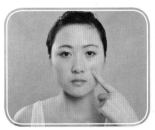
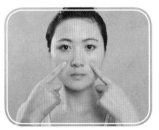

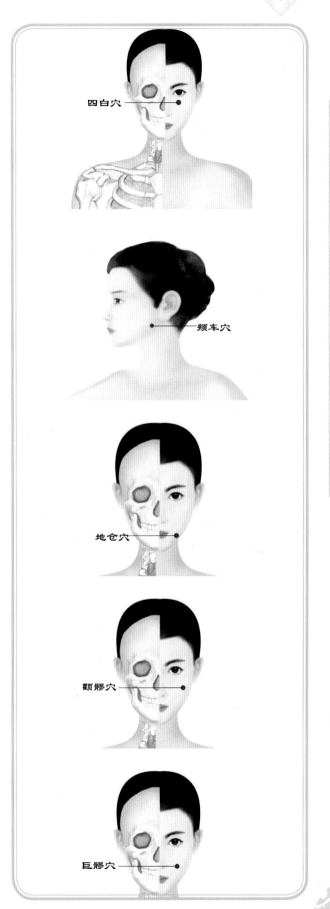

四白穴

颊车穴

地仓穴

颧髎穴

巨髎穴

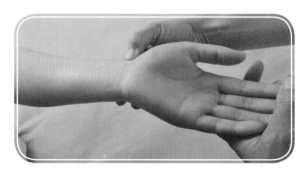

辅助穴位：头面部迎香、承浆，上肢合谷，腹部中脘、气海，下肢足三里、三阴交。

※ 拔罐自疗

1. 把罐吸拔在患者阳白穴，留罐 10 分钟，以皮肤潮红为度。因在面部拔罐，力度不可过大，以免损伤皮肤。

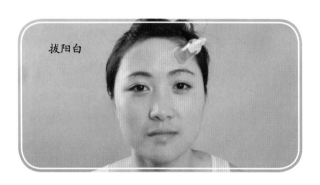

拔阳白

2. 把罐吸拔在患者颧髎、地仓穴上，留罐时间不超过 10 分钟。这样的治疗每周 2 次，10 次为 1 个疗程。面部拔罐会影响美观，所以一定要征得患者同意才可施罐。

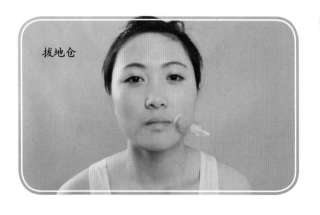

拔地仓

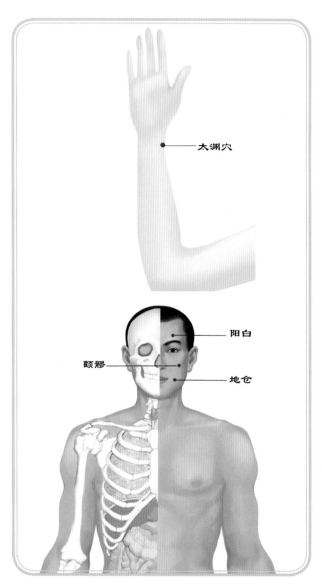

太渊穴
阳白
颧髎
地仓

温馨小贴士

保证每天充足的睡眠来让脸上的皮肤获得更多的修生养息的机会，使脸部老化的细胞能够及时得以修复以延缓衰老。过度的紫外线照射会加速皮肤的老化，使细胞衰老的区域不能及时得到足够量的自身细胞的更新而产生细胞塌陷，进而形成皱纹。

图解经络穴位养生大全

⊖ 眼袋

眼袋，就是下眼睑水浮肿，由于眼睑皮肤很薄，皮下组织薄而松弛，很容易发生水肿现象，从而产生眼袋。眼袋的形成有诸多因素，遗传是重要因素，而且随着年龄的增长愈加明显。中医认为眼袋的形成与人体的脾胃功能有着直接的关系，脾脏功能的强弱，直接影响到肌肉功能和体内脂肪的代谢。

※ 按摩自疗

1. 点按承泣、晴明穴，用双手拇指点按按揉承泣、晴明穴30～50次，以局部感到酸胀为好，每天3～5次。

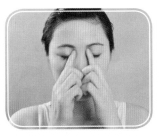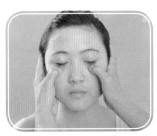

2. 按揉四白、攒竹穴，双手拇指或中指轻轻按揉四白、攒竹穴约2分钟，以局部有酸胀感为佳。

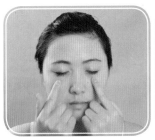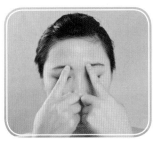

3. 肩井、阴陵泉穴，用双手拇指按压肩井、阴陵泉穴大约1分钟，然后按揉约2分钟，以局部出现酸、麻、胀感觉为佳。

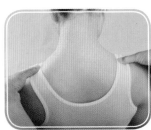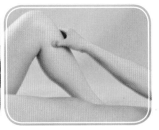

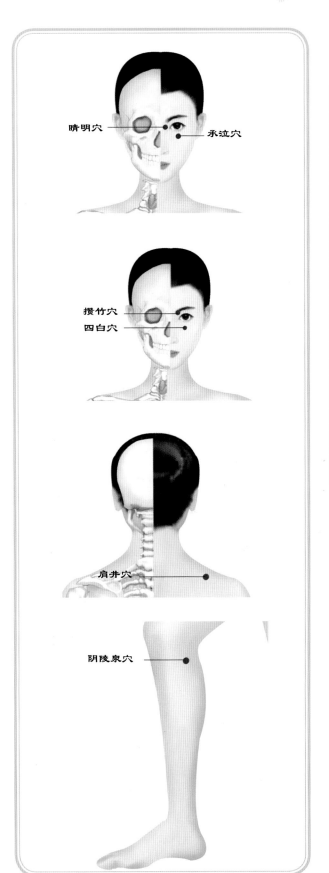

晴明穴　承泣穴

攒竹穴　四白穴

肩井穴

阴陵泉穴

第七章 温经通络调气血：养颜美体经穴疗法

辅助穴位：头面部鱼腰、瞳子髎，上肢合谷、养老，下肢足三里、三阴交。

※ 拔罐自疗

先让患者取俯卧位，把罐吸拔在心俞、脾俞、肾俞、阴陵泉，留罐15～20分钟。再从配穴关元、肺俞、水分、足三里中选择1～2个拔罐，留罐15～20分钟。对于所选中的穴位，要先拔背部穴位，再拔腹部穴位。这样的治疗每周2～3次，10次为1个疗程。

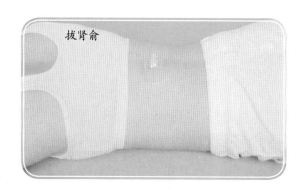

拔肾俞

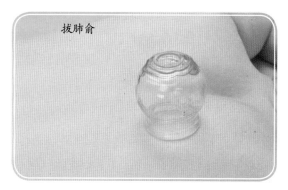

拔肺俞

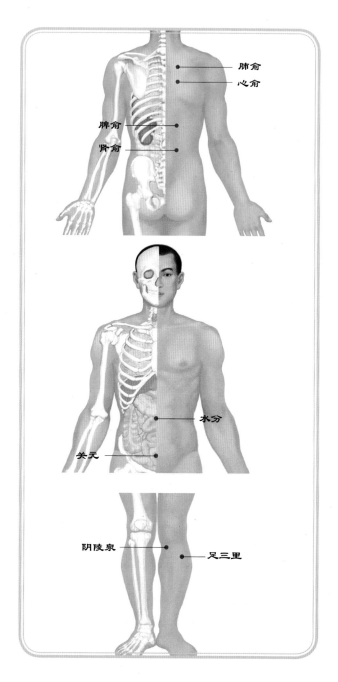

肺俞
心俞
脾俞
肾俞
水分
关元
阴陵泉
足三里

温馨小贴士

眼袋的出现与加重是面部衰老的标志之一，给人不精神的感觉。完全避免眼袋的发生，是不现实也是不可能的，因为衰老是自然规律，但只要稍加注意，延缓眼袋的出现及加重，是完全有可能的。首先是充足的睡眠，睡眠的长期不足，是过早出现眼袋加重的重要原因。如果长期睡眠不足，则使眼周组织慢性疲劳，血运障碍，使得各层组织退行性衰老改变，再加以重力的作用，使得眼袋过早出现，并迅速加大加重。另外，均衡的营养摄入、保健按摩、优质的营养霜类都是防止眼袋的有效方法。

图解经络穴位养生大全

⊖ 肥胖症

　　肥胖症是指人体脂肪沉积过多，超出标准体重的20％。当人体进食热量多于消耗热量时，多余热量以脂肪形式储存于体内，其量超过正常生理需要量，且达一定值时遂演变为肥胖症。肥胖症分为轻度、中度和重度3种类型。轻度：一般无自觉症状，生活起居正常无碍；中度：常有心悸、腹胀、易疲劳、畏热多汗、呼吸短促，甚至下肢水肿等症状；重度：可出现缺氧、二氧化碳潴留，导致胸闷、气促、嗜睡，严重者可出现心肺功能衰竭，诱发动脉硬化、冠心病、高血压、糖尿病、痛风、胆结石、脂肪肝等。中医认为肥胖的形成与先天禀赋、过食肥甘、疏于劳作、七情过度、脾胃虚衰、痰饮水湿等有关。

※ 拔罐自疗

　　1. 让患者取仰卧位,将罐吸拔在天枢、大横、气海、关元，留罐 10 ～ 15 分钟。起罐后要对穴位皮肤进行消毒，以免皮肤感染。

　　2. 让患者取坐位,将罐吸拔在梁丘、足三里、丰隆、公孙，留罐 10 ～ 15 分钟。这样的治疗每日 1 次。

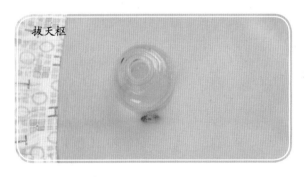

拔天枢

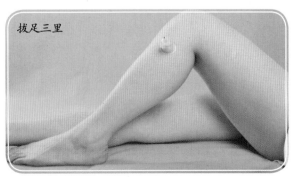

拔足三里

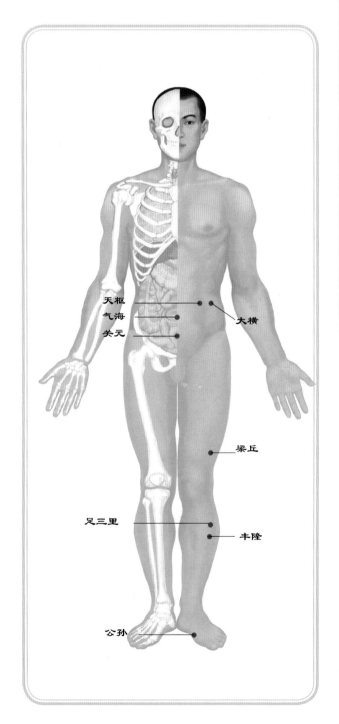

天枢　　气海　　关元　　大横　　梁丘　　足三里　　丰隆　　公孙

⊖ 口臭

所谓口臭（也有称"口气"的），就是人口中散发出来的令别人厌烦、使自己尴尬的难闻的口气。别小看口臭这小小的毛病，它会使人（尤其是年轻人）不敢与人近距离交往，从而产生自卑心理，影响正常的人际、情感交流，令人十分苦恼。口臭的形成大多是由身体毒素长期累积形成的，因此消除口臭需要从根本上对身体进行调理才可根除。贪食辛辣食物或暴饮暴食，疲劳过度，感邪热，虚火郁结，或某些口腔疾病，如口腔溃疡、龋齿以及消化系统疾病都可以引起口气不清爽。中医认为引发口臭的主要原因是胃热、胃阴虚，其中由胃热导致的口臭问题占大多数，而且往往伴随便秘、胃痛、消化不良、烦躁等症状。

※ 拔罐自疗

让患者取合适体位，分别把罐吸拔在中脘、胃俞、肝俞、脾俞、大陵、曲池，留罐15～20分钟，隔日1次。先拔完腹部穴位，再拔背部和四肢。此法可治疗因脾胃积热而引起的口臭，患者口干口渴，口中有臭气。生活中喜饮酒、抽烟，并喜食辛辣油炸食物。

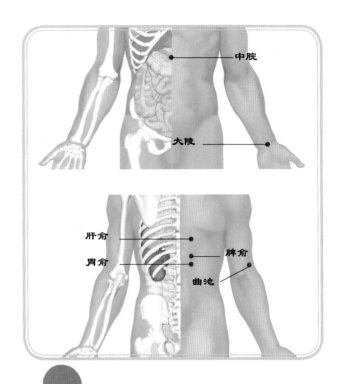

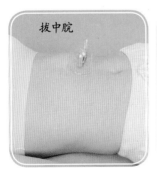

拔中脘

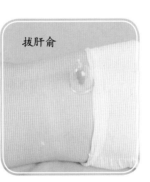

拔肝俞

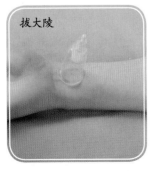

拔大陵

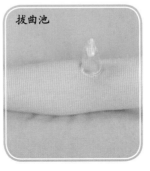

拔曲池

温馨小贴士

口臭的出现使我们的健康受到了很大的威胁，所以为了能尽快地将口臭排除出我们的生活之外，在预防和护理方面要注意以下几点：

1. 规律饮食。有规律地进餐，定时定量，可形成条件反射，有助于消化腺的分泌，更利于消化。

2. 定时定量。要做到每餐食量适度，每日3餐定时，到了规定时间，不管肚子饿不饿，都应主动进食，避免过饥或过饱。

3. 少吃油炸食物。因为油炸食物不容易消化，会加重消化道负担，多吃会引起消化不良，还会使血脂增高，对健康不利。

4. 少吃腌制食物。腌制的食物中含有较多的盐分及某些可致癌物，不宜多吃。

5. 少吃生冷、刺激性食物。生冷和刺激性强的食物对消化道黏膜具有较强的刺激作用，很容易引起腹泻或消化道炎症。

❸ 雀斑

雀斑是一种浅褐色小斑点，针尖至米粒大小，常出现于前额、鼻梁和脸颊等处，偶尔也会出现于颈部、肩部、手背等处，影响女性的形象。中医认为雀斑主要是先天肾水不足，不能荣华于上，阴虚火邪上炎，蕴蒸肌肤而致。

※ 艾灸自疗

1. 用温和灸大椎穴，手执艾条以点燃的一端对准施灸部位，距离皮肤 1.5 ～ 3 厘米，以感到施灸处温热、舒适为度。每日或隔日灸 1 次，每次灸 10 ～ 20 分钟，灸至皮肤产生红晕为止，10 次为 1 个疗程。

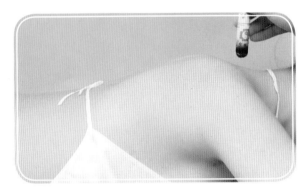

2. 用温和灸灸曲池、合谷穴，执艾条以点燃的一端对准施灸部位，距离皮肤 1.5 ～ 3 厘米，以感到施灸处温热、舒适为度。每日或隔日灸 1 次，每次灸 10 ～ 20 分钟，灸至皮肤产生红晕为止，10 次为 1 个疗程。

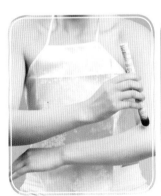 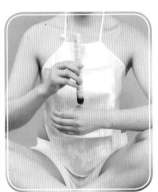

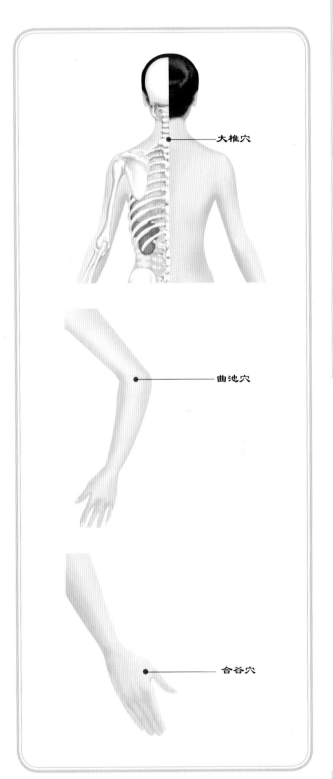

大椎穴

曲池穴

合谷穴

第七章 温经通络调气血：养颜美体轻穴疗法

3. 用温和灸三阴交穴，手执艾条以点燃的一端对准施灸部位，距离皮肤 1.5 ~ 3 厘米，以感到施灸处温热、舒适为度。每日或隔日灸 1 次，每次灸 10 ~ 20 分钟，灸至皮肤产生红晕为止，10 次为 1 个疗程。

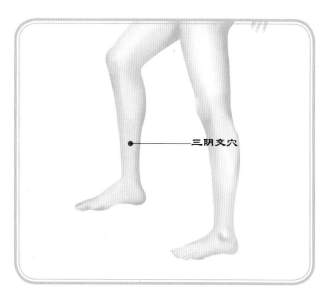

三阴交穴

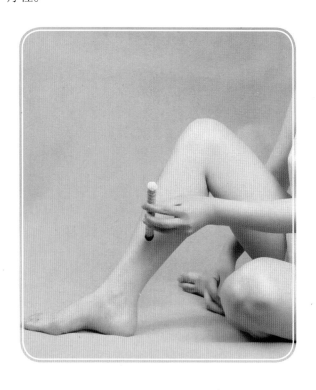

温馨小贴士

　　雀斑的预防要注意避免日光照射，春夏外出应戴遮阳帽，涂防晒霜，不宜滥用外涂药物。下面是中医常用的外敷验方：

　　杏仁泥：

　　用杏仁 30 克捣烂，鸡蛋清适量，二者调匀，每晚睡前涂擦患处，次晨用白酒洗掉，直至斑褪。

　　香菜水：

　　选带根香菜适量，洗净加水煎煮，用菜汤洗脸，久用见效。

　　冬瓜瓤汁：

　　鲜冬瓜瓤适量，捣烂取汁液涂患处，每天 1 ~ 2 次，有消除雀斑的作用。

　　樱桃汁：

　　取鲜樱桃适量，绞汁涂患处，每日 2 次，有消除雀斑的作用。

❺ 丰胸

拥有傲立的"双峰"是每个女性的愿望，但是对于那些胸部先天发育不良或随着年龄的增长胸部下垂的女性来说是奢望，有什么健康的好的方法可以起到丰胸的效果呢？大家不妨试试艾灸丰胸法。艾灸丰胸原理是温经散寒、行气通络，调理人体内分泌失调、雌激素低下、荷尔蒙分泌不平衡等不良症状，通过艾条的温热和近红外线的能量在经络中的传感可以促进血液循环，增强乳房各组织细胞的活力，使乳房细胞及组织生长和增大，从而使乳房丰满隆起，从根本上改善偏小扁平、松弛下垂、痿缩的乳房。

※ 艾灸自疗

1. 用温和灸灸肝俞穴，手执艾条以点燃的一端对准施灸部位，距离皮肤 1.5 ～ 3 厘米，以感到施灸处温热、舒适为度。每日或隔日灸 1 次，每次灸 15 ～ 30 分钟，灸至皮肤产生红晕为止，10 次为 1 个疗程。

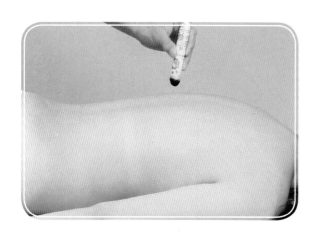

2. 用温和灸法灸膺窗、乳根穴。手执艾条以点燃的一端对准施灸部位，距离皮肤 1.5 ～ 3 厘米，以感到施灸处温热、舒适为度。每日或隔日灸 1 次，每次灸 15 ～ 30 分钟，灸至皮肤产生红晕为止，10 次为 1 个疗程。

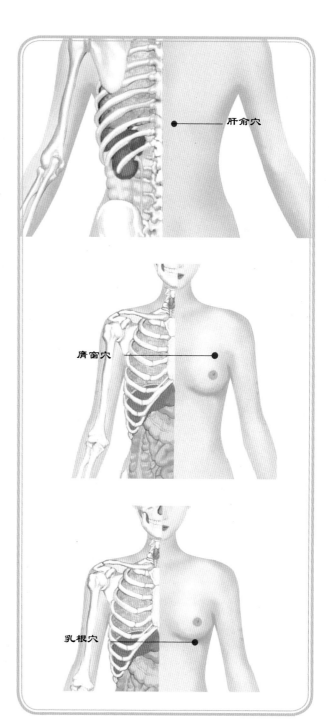

肝俞穴

膺窗穴

乳根穴

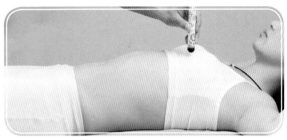

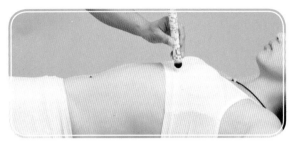

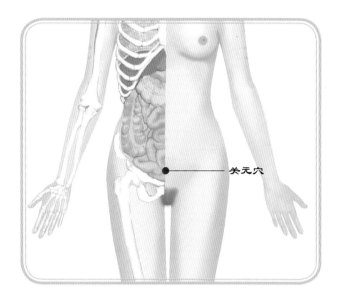

关元穴

3. 用温和灸法灸关元穴，手执艾条以点燃的一端对准施灸部位，距离皮肤 1.5 ～ 3 厘米，以感到施灸处温热、舒适为度。每日或隔日灸 1 次，每次灸 15 ～ 30 分钟，灸至皮肤产生红晕为止，10 次为 1 个疗程。

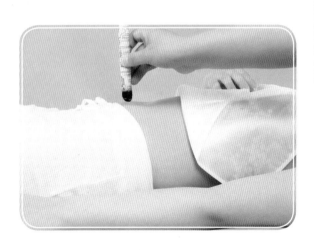

❸ 健美肩部

　　对称、圆滑、宽阔、饱满、线条优美的肩膀，给人以健美的感觉，而窄肩膀、斜肩和溜肩，则会给人以瘦弱、畸形的感觉。按摩肩部穴位不仅可以塑造圆滑、线条优美的肩膀，而且还可以矫正肩膀的外形缺陷和防治肩周炎疾病，并具有保持肩关节稳定的作用。

※ 按摩自疗

　　1. 按揉肩井、天宗穴，用双手拇指按压穴位大约1分钟，然后按揉约2分钟，以局部出现酸、麻、胀感觉为佳。

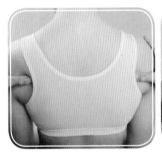
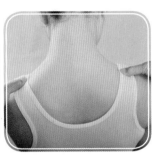

　　2. 按揉肩贞、肩髃、肩髎穴，用拇指按顺时针方向按揉肩贞、肩髃、肩髎穴约2分钟，然后按逆时针方向按揉约2分钟，以局部出现酸、麻、胀感觉为佳。

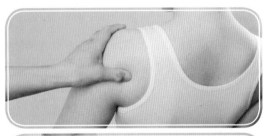
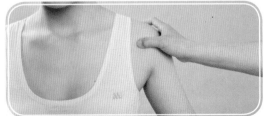
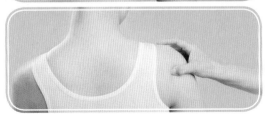

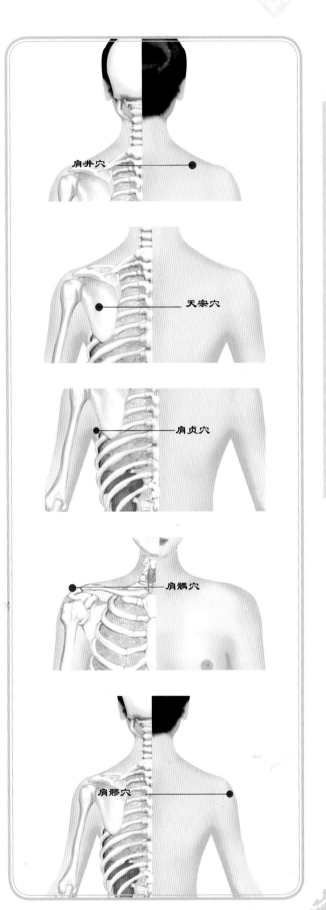

肩井穴

天宗穴

肩贞穴

肩髃穴

肩髎穴

⊝ 腹部塑形

　　随着年龄的增长，不管是男性还是女性，许多人的体型会发生变化，其中变化最明显的就是腹部，这是因为激素分泌的改变使得脂肪容易在腹部堆积，日积月累，便会造成腹部变形。更可怕的是，由于不良的饮食习惯，如饮食过量，食用甜食和油腻食物过多，以及体育运动过少等，会使许多年轻人的腹部肥肉层层。还有就是腰部，也是很容易堆积大量赘肉的地方。艾灸运用经络原理，针对一些穴位进行温和施灸，以达到减脂塑形的目的。

※ 艾灸自疗

　　1. 用温和灸灸大肠俞穴，手执艾条以点燃的一端对准施灸部位，距离皮肤 1.5 ～ 3 厘米，以感到施灸处温热、舒适为度。每日或隔日灸 1 次，每次灸 15 ～ 30 分钟，灸至皮肤产生红晕为止，10 次为 1 个疗程。

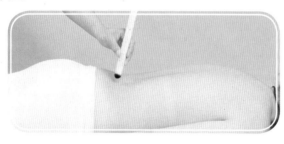

　　2. 用温和灸灸中脘、关元穴，手执艾条以点燃的一端对准施灸部位，距离皮肤 1.5 ～ 3 厘米，以感到施灸处温热、舒适为度。每日或隔日灸 1 次，每次灸 15 ～ 30 分钟，灸至皮肤产生红晕为止，10 次为 1 个疗程。

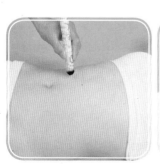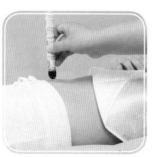

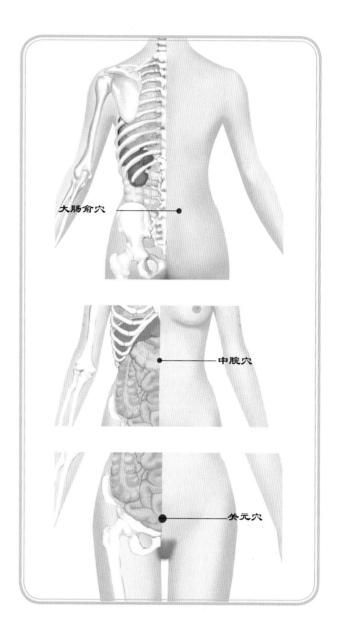

大肠俞穴

中脘穴

关元穴

温馨小贴士

　　盐按摩：盐中含有很高的钠，可以消除人体多余的水分。在洗澡的时候用适量热水泡盐，然后涂抹在小腹上进行按摩，这样可以更好地加速腹部血液循环，更快速地燃烧脂肪。

图解经络穴位养生大全

⊖ 臀部塑形

随着年龄的增长，人到中年，由于皮肤松弛和胶原蛋白的流失，臀部松弛、下垂，其原因一方面是由于脂肪在腰背部及大腿部堆积，另一方面是由于臀部肌肉力量减弱而形成的松弛现象。在相关穴位艾灸能够增强细胞的代谢能力，使肌纤维的活性增加，从而达到臀部塑形的目的。

※ 艾灸自疗

1. 用温和灸灸环跳穴，手执艾条以点燃的一端对准施灸部位，距离皮肤 1.5 ～ 3 厘米，以感到施灸处温热、舒适为度。每日或隔日灸 1 次，每次灸 15 ～ 30 分钟，灸至皮肤产生红晕为止，10 次为 1 个疗程。

2. 用回旋灸灸承扶穴，手执艾条以点燃的一端对准施灸部位，距离皮肤 1 ～ 3 厘米，左右方向平行往复或反复旋转施灸。每日或隔日灸 1 次，每次灸 15 ～ 30 分钟，灸至皮肤产生红晕为止，10 次为 1 个疗程。

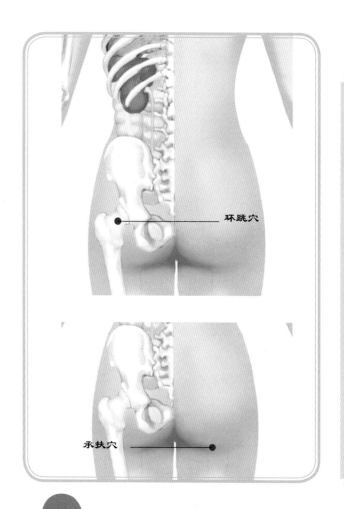

环跳穴

承扶穴

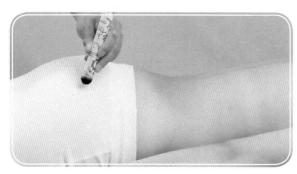

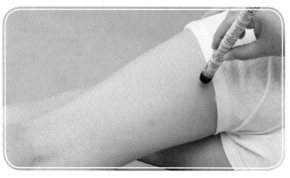

温馨小贴士

运动美臀

动作一：平躺在地上，膝盖弯曲，脚掌触地。然后向上挺起臀部到最大限度（最好挺起至腰部与大腿成直线），回落。重复此动作 3 组 20 次。

动作二：侧卧在地板上，用手肘支撑起上体，下面的腿弯曲。向上的腿伸直与身体成 90° 角。然后抬起放下，每侧重复 2 组 20 次。

动作三：如图侧卧在地板上，膝盖与上体成 90° 角，抬起上面的腿再放下，注意两只脚始终保持接触。重复此动作 2 组 30 次。

🈁 腰部塑形

对女性来说，16～46岁之间有3次明显的体型变化，其中变化最剧烈的是38岁前后的3年，这时，肌肉开始下垂，腰间的脂肪赘肉增加，小肚子突出。造成这种现象的原因有肌肉老化、荷尔蒙平衡遭到破坏以及疲劳等等。在相关穴位艾灸能够增强细胞的代谢能力，使肌纤维的活性增加，从而达到腰部塑形的目的。

※ 艾灸自疗

1. 用温和灸灸太乙、天枢穴，手执艾条以点燃的一端对准施灸部位，距离皮肤1.5～3厘米，以感到施灸处温热、舒适为度。每日或隔日灸1次，每次灸15～30分钟，灸至皮肤产生红晕为止，10次为1个疗程。

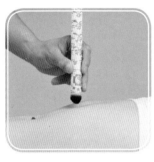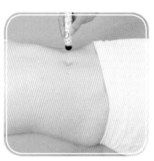

2. 用温和灸灸肾俞、带脉穴，手执艾条以点燃的一端对准施灸部位，距离皮肤1.5～3厘米，以感到施灸处温热、舒适为度。每日或隔日灸1次，每次灸15～30分钟，灸至皮肤产生红晕为止，10次为1个疗程。

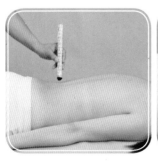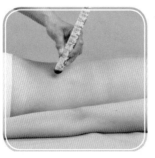

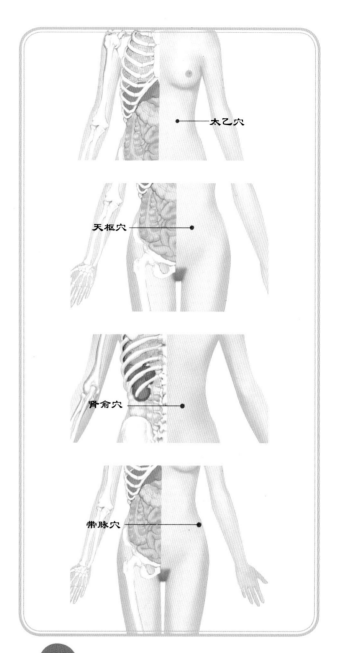

太乙穴

天枢穴

肾俞穴

带脉穴

❤ 温馨小贴士

瘦腰离不开全身的减肥，所以说在日常生活中要控制摄入的总热量。多吃水果和蔬菜可以减少人体热量的摄入，还能产生饱腹感，从而控制热量的摄入。此外，很多蔬菜和水果中含有丰富的纤维素，纤维素能加快新陈代谢，这也会起到减肥的效果。

8 神清气爽身体棒：亚健康经穴调理法

⊖ 困倦易疲劳

困倦易疲劳是亚健康状态最常见的情况，随着工作紧张、精神压力而增加，长时间下去会患疲劳综合征，进而影响生活质量。其主要症状为少量运动后就会疲劳、困倦、睡眠质量低等。现代社会中，困倦易疲劳几乎成了上班族的通病，穴位按摩和艾灸能明目醒脑，很快缓解疲劳。

※ 按摩自疗

1. 按压天柱穴，用拇指、食指同时着力，按压天柱穴约 2 分钟，以局部出现酸、麻、胀感为佳。

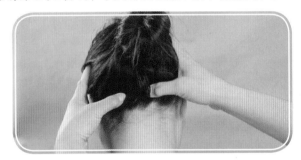

2. 揉捏风池穴，用拇指指腹或示指、中指两指并拢，用力环行揉按风池穴，同时头部尽力向后仰，以局部出现酸、沉、重、胀感为宜。每次按揉 10 分钟，早、晚各按揉一次。

3. 按揉肾俞、足三里穴，用拇指按顺时针方向按揉肾俞、足三里穴各约 2 分钟，然后按逆时针方向按揉约 2 分钟，以局部出现酸、麻、胀感觉为佳。

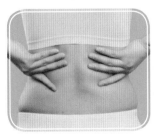
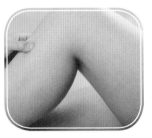

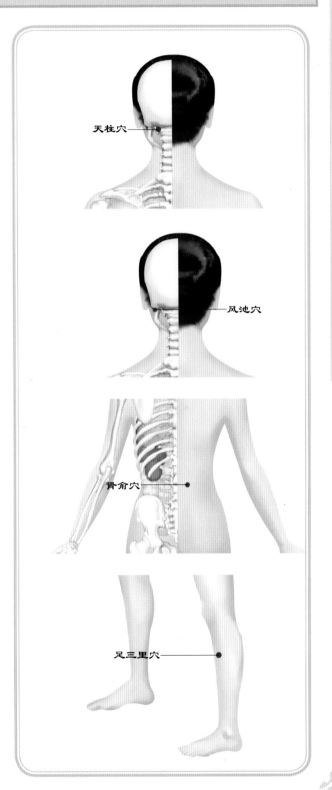

天柱穴

风池穴

肾俞穴

足三里穴

辅助穴位：头部百会、头维，腰背部肩井、命门，上肢劳宫、养老，下肢三阴交、昆仑。

※ 艾灸自疗

1. 用回旋灸灸天柱、风池穴，手执艾条以点燃的一端对准施灸部位，距离皮肤 1.5 ~ 3 厘米，左右方向平行往复或反复旋转施灸，以感到施灸处温热、舒适为度。每日灸 1 次，每次灸 3 ~ 15 分钟，灸至皮肤产生红晕为止。

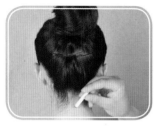
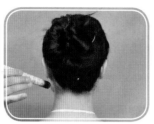

2. 用回旋灸灸关元、肾俞穴，手执艾条以点燃的一端对准施灸部位，距离皮肤 1.5 ~ 3 厘米，左右方向平行往复或反复旋转施灸，以感到施灸处温热、舒适为度。每日灸 1 次，每次灸 3 ~ 15 分钟，灸至皮肤产生红晕为止。

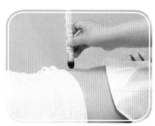
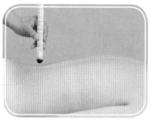

3. 温和灸灸足三里穴，点燃艾条对准施灸部位，距离皮肤 1.5 ~ 3 厘米，以感到施灸处温热、舒适为度，灸至皮肤产生红晕为止。隔日灸 1 次，每次灸 3 ~ 15 分钟。最好在每晚临睡前灸。

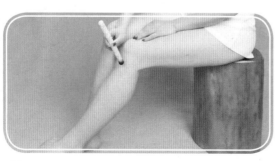

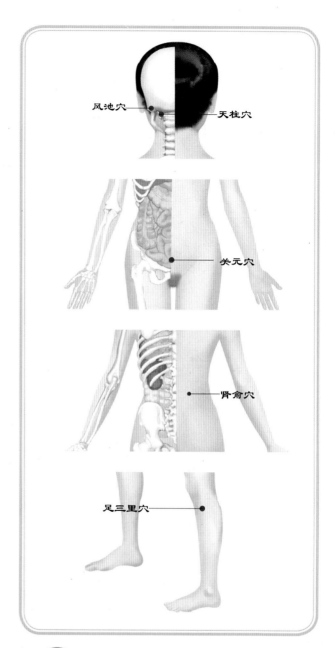

风池穴
天柱穴
关元穴
肾俞穴
足三里穴

温馨小贴士

1. 采用积极健康的生活方式，平时要有规律地生活、学习、工作、饮食、睡眠、运动等。

2. 正确进行自我调节，注意保持乐观的情绪和积极向上的心态，特别是面对生活中的应激事件，要学会自我减压，保持身心健康。

⊖ 便秘

便秘是指大便次数减少，排便间隔时间过长，粪质干结，排便艰难；或粪质不硬，虽有便意，但便出不畅，多伴有腹部不适的病证。引起病变的原因有久坐少动、食物过于精细、缺少纤维素等，使大肠运动缓慢，水分被吸收过多，粪便干结坚硬，滞留肠腔，排除困难。还有因年老体弱，津液不足；或贪食辛辣厚味，胃肠积热；或水分缺乏；或多次妊娠、过度肥胖等，皆可导致便秘。中医认为，便秘主要由燥热内结、气机郁滞、津液不足和脾肾虚寒所引起。

※ 按摩自疗

1. 按揉天枢、中脘、支沟穴，用拇指指腹按压穴位约 30 秒，然后按顺时针方向按揉约 2 分钟，以局部出现酸、麻、胀感觉为佳。

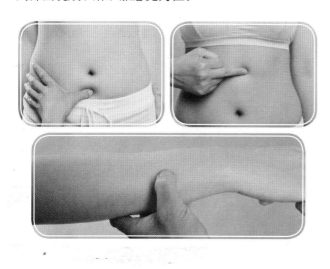

2. 按揉大肠俞穴，用拇指指腹按揉大肠俞穴约 2 分钟，以局部出现酸、麻、胀感觉为佳。

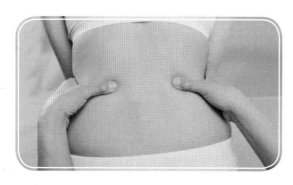

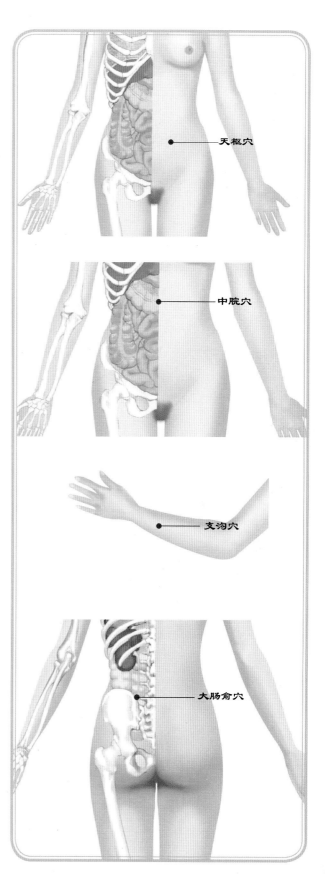

天枢穴

中脘穴

支沟穴

大肠俞穴

3. 推擦八髎穴，手掌伸直，用掌面着力，紧贴骶部两侧皮肤，自上向下连续不断地直线往返摩擦5 ～ 10分钟。

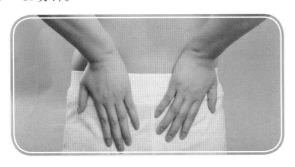

辅助穴位：腹部气海、关元，腰部胃俞，上肢曲池、合谷，下肢阳陵泉、上巨虚、承山。

※ 艾灸自疗

1. 用回旋灸灸天枢穴，手执艾条以点燃的一端对准施灸部位，距离皮肤1.5 ～ 3厘米，左右方向平行往复或反复旋转施灸，以感到施灸处温热、舒适为度。

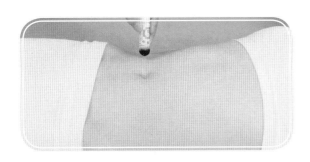

2. 用温和灸法灸大肠俞穴，手执点燃的艾条对准施灸部位，距离皮肤1.5 ～ 3厘米，以感到施灸处温热、舒适为度，灸至皮肤产生红晕为止。每日灸1次，每次灸10 ～ 15分钟，一般10天为1个疗程。

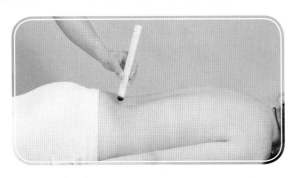

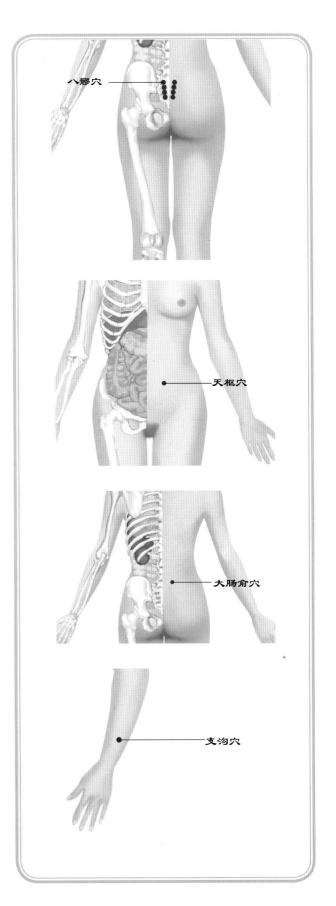

八髎穴

天枢穴

大肠俞穴

支沟穴

3. 用温和灸法灸支沟、足三里穴，手执点燃的艾条对准施灸部位，距离皮肤1.5～3厘米，以感到施灸处温热、舒适为度，灸至皮肤产生红晕为止。每日灸1次，每次灸10～15分钟，一般10天为1个疗程。

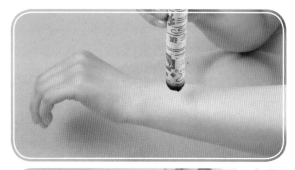

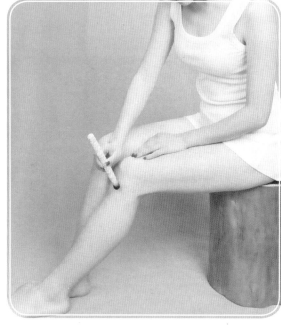

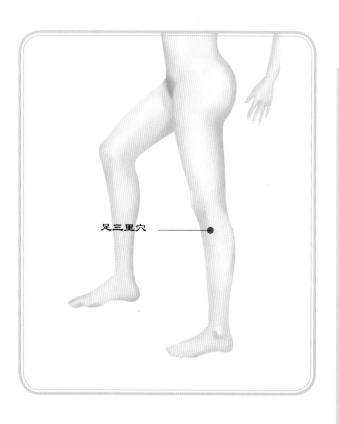

足三里穴

温馨小贴士

便秘的诱因比较多，除了跟器质性病变有关外，还跟日常饮食习惯有一定的关联，比如暴饮暴食、饮食不规律、长期不吃早餐、过度食用燥性食物等，均可能导致便秘的发生，所以调理便秘的关键一步就是调整好自己的饮食结构，每天应以清淡为主，避免吃一些刺激性强的食物，尤其是不容易消化的食物不要让它进入肠道，平时可以多吃一些清淡的水果、蔬菜、豆类等绿色健康的习惯，并且要多喝开水，帮助肠道进行运作。

⊖ 眼睛疲劳

眼疲劳是一种眼科常见病，它所引起的眼干、眼涩、眼酸胀，视物模糊甚至视力下降直接影响着人的工作与生活。眼疲劳主要是由于人们平时全神贯注看电脑屏幕时，眼睛眨眼次数减少，造成眼泪分泌相应减少，同时闪烁荧屏强烈刺激眼睛而引起的。它会导致人的颈、肩等相应部位出现疼痛，还会引发和加重各种眼病。

※ 按摩自疗

1. 按揉攒竹、丝竹空、瞳子髎、四白穴，用双手拇指顺时针方向按揉穴位约 2 分钟，然后逆时针方向按揉约 2 分钟，以局部感到酸胀并向整个前额放散为好。

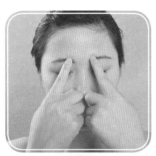
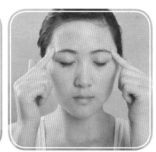
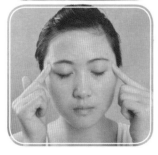
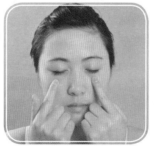

2. 点按睛明穴，双手拇指或中指轻轻按揉睛明穴约 2 分钟，以局部有酸胀感为佳。

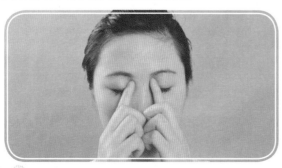

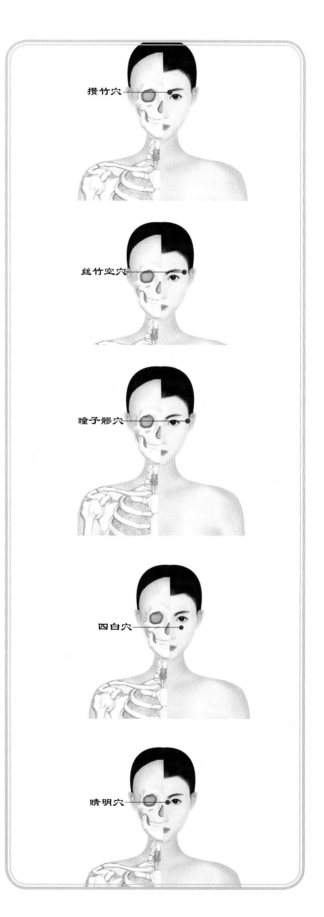

3. 揉捏风池穴，用拇指指腹或食指、中指两指并拢，用力环行揉按风池穴，同时头部尽力向后仰，以局部出现酸、沉、重、胀感为宜。每次按揉10分钟，早、晚各按揉一次。

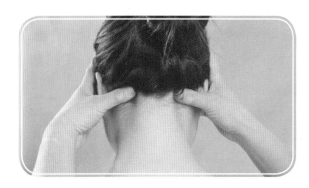

辅助穴位：头面部鱼腰、承泣、太阳，上肢手三里、合谷，下肢三阴交、太冲。

※ 刮痧自疗

1. 放松身体，将少量刮痧乳涂在美容刮痧板边缘，用垂直按揉法按揉睛明穴。

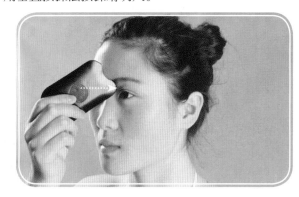

2. 用平刮法从内眼角沿上眼眶经攒竹穴、鱼腰穴缓慢向外刮至瞳子髎穴，刮拭 5 ～ 10 下。

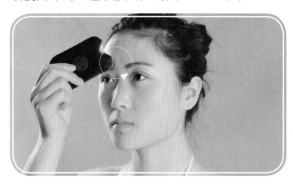

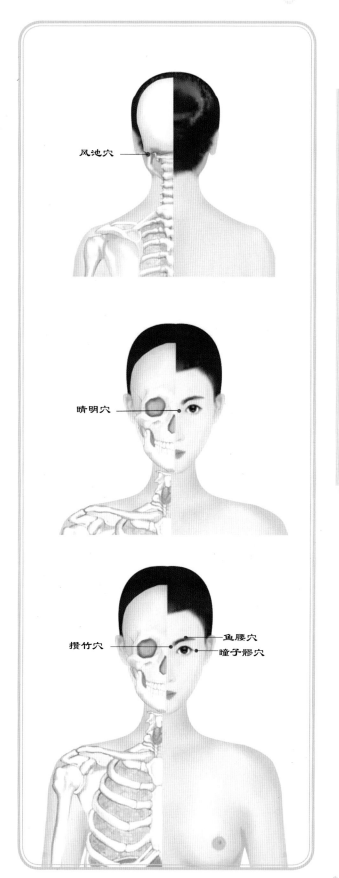

3. 用平刮法从内眼角沿下眼眶经承泣穴缓慢向外刮至瞳子髎穴，刮拭 5 ～ 10 下。

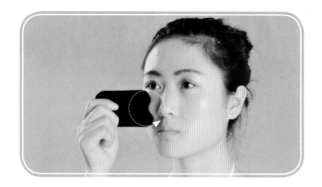

4. 用单角刮法刮拭风池穴。

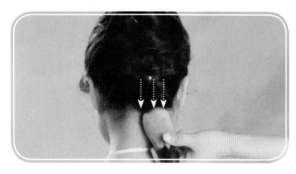

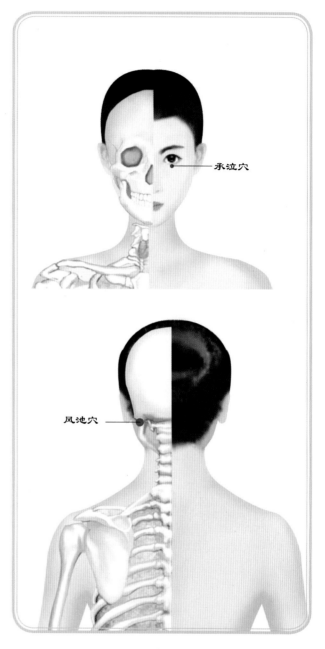

承泣穴

风池穴

温馨小贴士

　　日常生活注意眼保健，可以预防眼睛干涩，若发病则症状也会减轻。方法是平时用眼得当，注意精神放松，感到眼睛疲劳时进行适当休息。家里的电视机、办公室的电脑都不应该摆放在高于眼睛水平的位置，因为眼睛水平视物不容易疲劳，对眼睛的损耗小。电脑最好要有防辐射屏幕保护。在电脑前工作的干眼症高危人群，应该常备好视力眼贴，定期补水增加眼睛湿润，维持功能正常。

⊖ 食欲减退

所谓的"食欲"，是一种想要进食的生理需求，是对食物的期望，是在期望进食时感觉到的一种愉快感。一旦这种需求低落、甚至消失，即称为食欲减退。食欲减退为主的亚健康状态，其特点是多有过度劳累、工作压力大和精神因素为背景，特别是病情常随情绪变化而波动，症状可因精神治疗如暗示疗法而暂时减轻。食欲减退相当于中医的纳呆、纳少等症状，多与人体的脾胃功能失调有关。

※ 按摩自疗

1. 按揉中脘、下脘、脾俞、胃俞穴，用拇指指腹按压穴位约30秒，然后按顺时针方向按揉约2分钟，以局部出现酸、麻、胀感觉为佳。

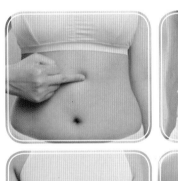
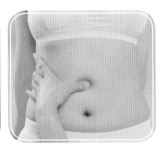
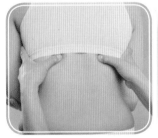
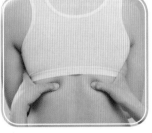

2. 点按内关穴，右手拇指或食指点按内关穴约1分钟，以局部感到酸胀并向腕部和手放射为佳。

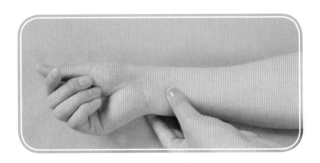

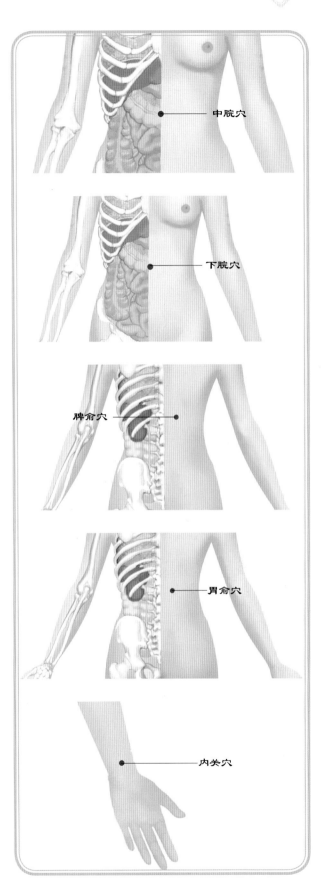

中脘穴

下脘穴

脾俞穴

胃俞穴

内关穴

3. 按揉足三里穴，用拇指按顺时针方向按揉足三里穴约2分钟，然后按逆时针方向按揉约2分钟，以局部出现酸、麻、胀感觉为佳。

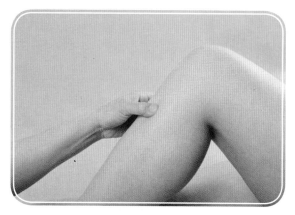

辅助穴位：腹部天枢、梁门，上肢合谷，下肢梁丘、上巨虚。

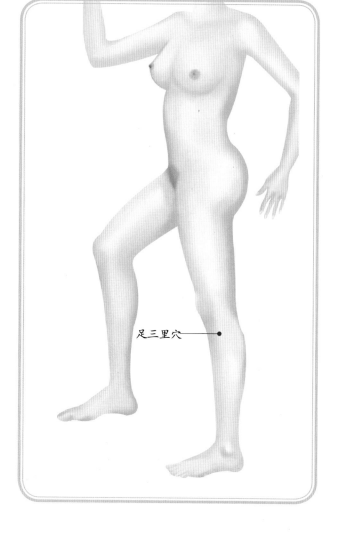

足三里穴

温馨小贴士

每天按压足部胃、大小肠、胰、肝、脾、腹腔神经丛反射区以及胸椎、腰椎反射区，能够促进胃肠道血液循环，促进营养吸收。

❸ 消瘦

　　人体因疾病或某些因素体重下降超过正常标准体重的 10% 以上时称为消瘦。消瘦与肥胖一样，都是亚健康的一种。造成人体消瘦的原因主要有：病理性疾病，如肠道寄生虫、贫血、糖尿病、甲亢、长期活动性结核病等；脾胃功能低下，主要是由于脾胃吸收功能低下，营养不能充分吸收而引起；复合型及脾胃性消化与病理性消瘦合并所导致；精神因素，如精神焦虑、生活不规律、过度劳累、睡眠不足、身体消耗多于摄取等；其他因素，例如饮食因素、遗传因素、内分泌因素等都会导致身体消瘦。

※ 按摩自疗

　　1. 按揉中脘、关元穴，用中指指腹按压中脘、关元穴约 30 秒，然后按顺时针方向按揉约 2 分钟，以局部出现酸、麻、胀感觉为佳。

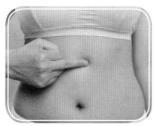 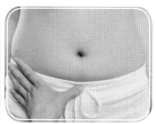

　　2. 按揉天枢、脾俞、胃俞穴，用双手拇指重叠按压穴位 1 分钟，再按顺时针方向按揉约 1 分钟，然后按逆时针方向按揉约 1 分钟，以局部出现酸、麻、胀感觉为佳。

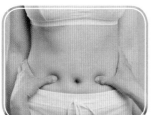 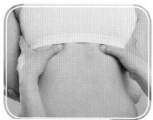

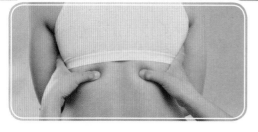

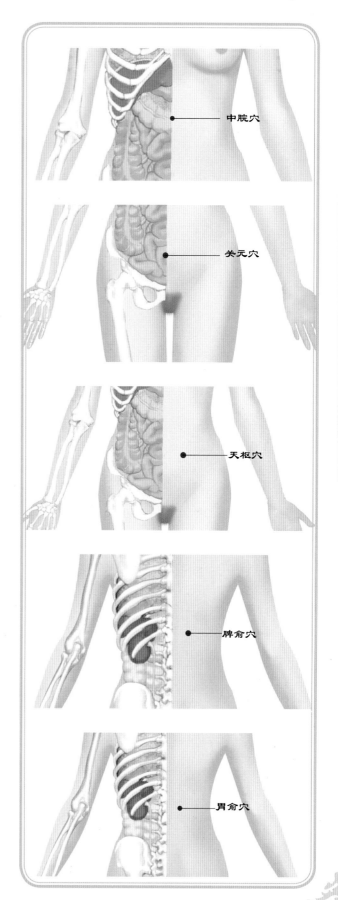

中脘穴

关元穴

天枢穴

脾俞穴

胃俞穴

第八章　神清气爽身体棒：亚健康经穴调理法

4. 按揉足三里穴，用拇指按顺时针方向按揉足三里穴约 2 分钟，然后按逆时针方向按揉约 2 分钟，以局部出现酸、麻、胀感觉为佳。

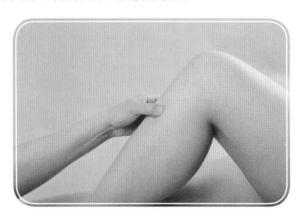

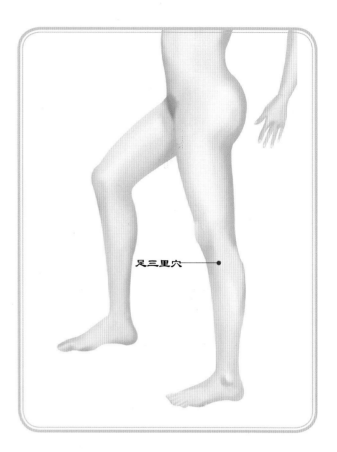

足三里穴

温馨小贴士

食物增肥妙方：乳酪山药粥

将鲜山药洗净，捣泥，待大米粥熟时加入拌匀，而后调入乳酪、白糖食用。山药性味甘平，可补虚赢，长肌肉、润皮毛，为治消瘦、美容之妙品。乳酪可养肺润肤、养阴生津。两者合用，可健运脾胃，资助化源，故于虚瘦病人，效果甚佳。

⊖ 眩晕

眩晕是一种运动错觉或幻觉，是患者对于空间关系的定向障碍或平衡障碍。患者或以倾倒的感觉为主，或感到自身晃动、景物旋转。发作时，患者睁眼时感觉周围物体在旋转，闭眼后感觉自身在旋转，常伴有恶心、呕吐、出冷汗、心率过快或过缓、血压升高或降低，甚至伴有肠蠕动亢进和便意频繁等。中医认为，眩晕多为肝阳上亢、气血亏虚、肾精不足、痰浊中阻所致。

※ 按摩自疗

1. 按揉百会、翳风、头窍阴、风池穴，用拇指或中指按在穴位上，顺时针方向按揉约2分钟，然后逆时针方向按揉约2分钟。

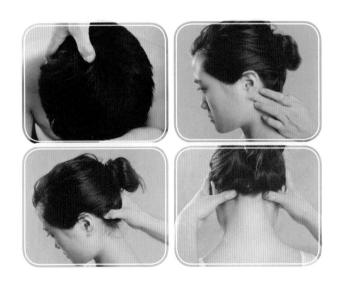

2. 推抹印堂穴，用拇指从鼻子向额头方向推抹印堂穴约2分钟，以局部出现酸、麻、胀感觉为佳。

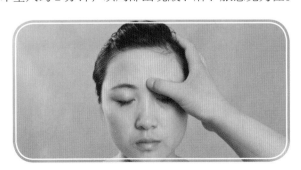

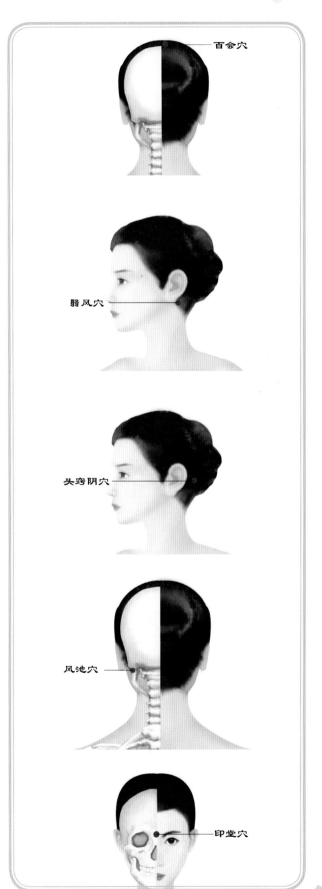

百会穴

翳风穴

头窍阴穴

风池穴

印堂穴

第八章 神清气爽身体棒：亚健康经穴调理法

3. 按压天柱穴，用拇指、食指同时着力，按压天柱穴约2分钟，以局部出现酸、麻、胀感为佳。

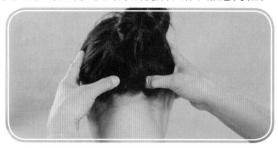

4. 按揉三阴交穴，拇指按顺时针方向按揉三阴交穴约2分钟，然后按逆时针方向按揉约2分钟，以局部出现酸、麻、胀感觉为佳。

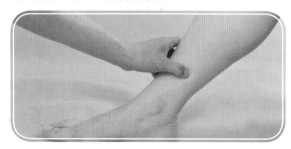

5. 点按太冲穴、点揉太溪穴，拇指点按太冲穴、点揉太溪穴大约30秒，按顺时针方向按揉约1分钟，然后按逆时针方向按揉约1分钟，以局部出现酸、麻、胀感为佳。

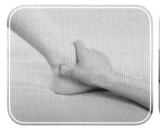
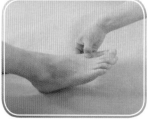

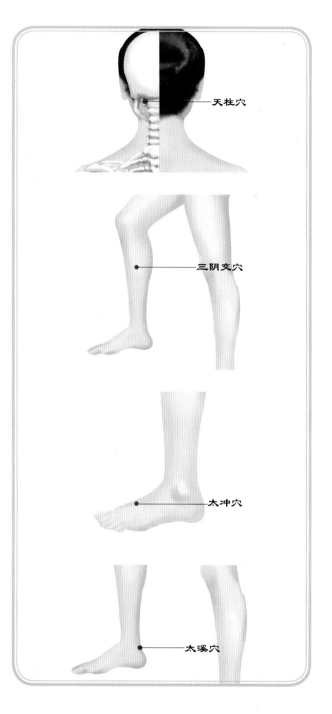

温馨小贴士

1. 眩晕者应保持安静，心情愉快，保证充足的睡眠和休息，避免用脑过度、精神紧张等。饮食宜清淡，适当参加体育锻炼。

2. 眩晕由颈椎病引起者，睡眠时要选用合适的枕头，避免长期低头工作，要注意保暖。

3. 眩晕由高血压、动脉硬化引起者，要经常测量血压，保持血压稳定，控制饮食及血脂，饮食宜清淡，情绪要稳定。

4. 眩晕由贫血引起者应适当增加营养，可应用食物疗法及辅助药物治疗。

⊖ 失眠

失眠通常指入睡困难或维持睡眠障碍（易醒、早醒和再入睡困难），导致睡眠时间减少或质量下降不能满足个体生理需要，明显影响日间社会功能或生活质量。失眠引起人的疲劳感、不安、全身不适、无精打采、反应迟缓、头痛、注意力不集中等症状。它的最大影响是精神方面的，严重者会导致精神分裂。中医认为，失眠与心脾亏损、心肾不交，或肝火上扰，或饮食不节有密切关系。失眠严重地影响了人们的身心健康，给正常的工作和学习造成极大的障碍。特别对老年人的身体健康造成了极大的影响。

※ 按摩自疗

1. 点揉四神聪、安眠穴，按摩者用双手的食指和中指分别对准四神聪穴，持续点揉约2分钟，双手中指指腹按顺时针方向按揉安眠穴约2分钟，然后按逆时针方向按揉约2分钟，以局部出现酸、麻、胀感觉为佳。

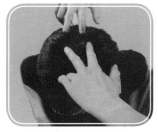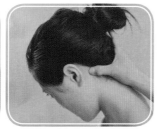

2. 点揉神门穴，用拇指点按神门穴大约1分钟，左右手交替进行，以局部出现酸、麻、胀感觉为佳。

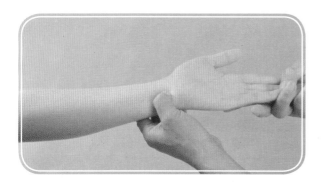

3. 按揉三阴交穴，用拇指按顺时针方向按揉三阴交穴约2分钟，然后按逆时针方向按揉约2分钟，

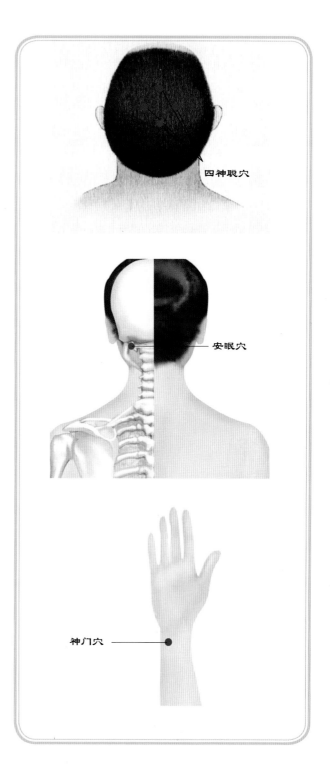

四神聪穴

安眠穴

神门穴

以局部出现酸、麻、胀感觉为佳。

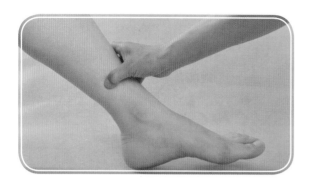

4. 推按失眠穴，用拇指朝足跟的方向推按失眠穴3分钟，以局部出现酸、麻、胀感觉为佳。

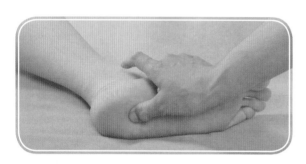

辅助穴位：头颈部太阳、翳风，腰背部心俞、脾俞，足部涌泉。

※ 艾灸自疗

1. 用温和灸灸安眠、心俞穴，手执艾条以点燃的一端对准施灸部位，距离皮肤1.5～3厘米，以感到施灸处温热、舒适为度，灸至皮肤产生红晕为止。每日灸1次，每次灸3～15分钟。

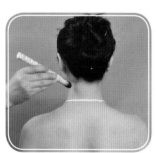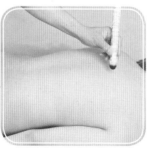

2. 用温和灸灸神门、内关穴，手执艾条以点燃的一端对准施灸部位，距离皮肤1.5～3厘米，以感到施灸处温热、舒适为度，灸至皮肤产生红晕为止。每日灸1次，每次灸3～15分钟。

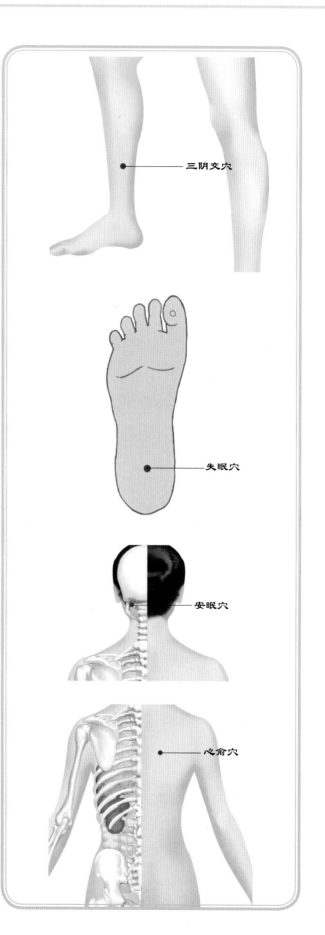

三阴交穴

失眠穴

安眠穴

心俞穴

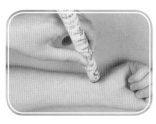 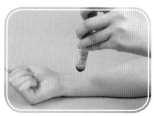

3. 烦躁、心情抑郁加灸太冲、阳陵泉穴，手执艾条，以点燃的一端对准施灸部位，距离皮肤 1.5 ~ 3 厘米施灸。每日灸 1 次，每次灸 3 ~ 15 分钟。

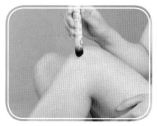 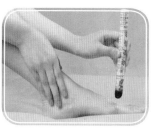

4. 头晕、耳鸣、腰酸痛、口干少唾液、手足心热及盗汗等加灸三阴交穴，手执艾条，以点燃的一端对准施灸部位，距离皮肤 1.5 ~ 3 厘米施灸。每日灸 1 次，每次灸 3 ~ 15 分钟。

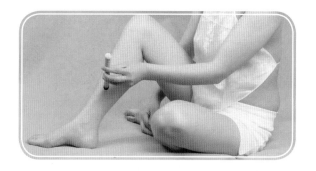

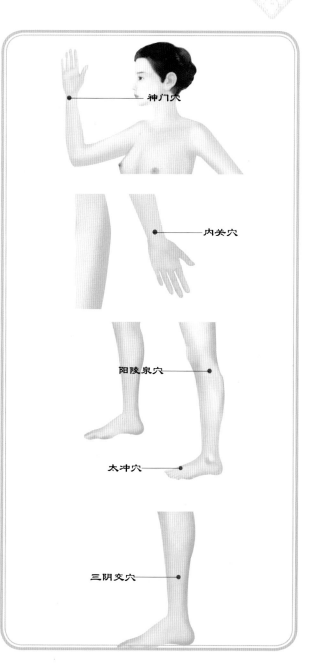

神门穴

内关穴

阳陵泉穴

太冲穴

三阴交穴

第八章　神清气爽身体棒：亚健康经穴调理法

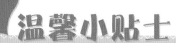
温馨小贴士

1. 当失眠已经发展到一定程度时就必须保持患者的居室安静和整洁，准备较为素净的床铺用品，切忌在房间内使用红色等热情的颜色，这样会加重其症状。

2. 失眠症患者可以适当地采取和朋友以及亲人沟通的方式缓解内心的焦躁，将焦躁的问题抛之脑后，适当地安排合理时间睡眠，这样睡眠质量会得到一定改善。

3. 为患者播放轻音乐，播放具有催眠效果的音乐，播放时间 35 ~ 65 分钟。

☉ 精力不足

现代人常常感叹自己精力不足，感到疲倦，或者浑身不舒服，每天感觉特别累，甚至出现体质下降的情况。其实，这是由于身体阳气少、动力不足造成的，这也是亚健康的表现。我们不妨试试艾灸，每天取两个穴位进行温和灸，让身体活络起来，从而解决这个问题。

※ 艾灸自疗

1. 用温和灸灸合谷穴，施灸时，手执艾条以点燃的一端对准施灸部位，距离皮肤1.5～3厘米，以感到施灸处温热、舒适为度。一般每周灸3～4次，每次灸10～20分钟。

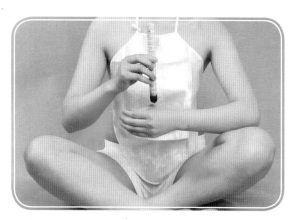

2. 用温和灸灸复溜穴，施灸时，手执艾条以点燃的一端对准施灸部位，距离皮肤1.5～3厘米，以感到施灸处温热、舒适为度。一般每周灸3～4次，每次灸10～20分钟。

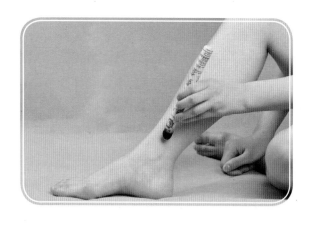

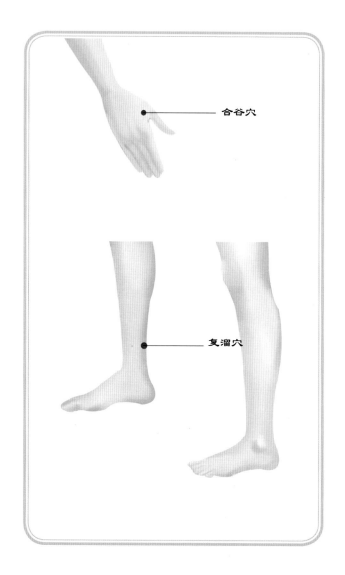

合谷穴

复溜穴

温馨小贴士

运动医学专家认为，要想保持持久旺盛的精力，需要经常运动，以增加体能储存，每周散步4～5次，每次30～45分钟，或一星期进行3～4次温和的户外活动，每次30分钟（每次不用太多时间），都是必要的。